VENTILAÇÃO MECÂNICA
Princípios e Aplicação

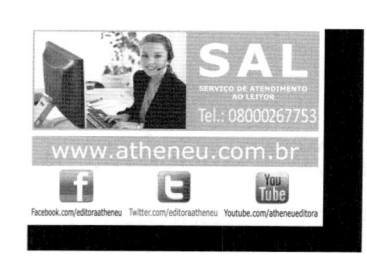

VENTILAÇÃO MECÂNICA
Princípios e Aplicação

Editores

Carlos Roberto Ribeiro de Carvalho

Juliana Carvalho Ferreira

Eduardo Leite Vieira Costa

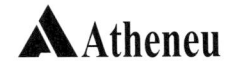

EDITORA ATHENEU

São Paulo — Rua Jesuíno Pascoal, 30
Tel.: (11) 2858-8750
Fax: (11) 2858-8766
E-mail: atheneu@atheneu.com.br

Rio de Janeiro — Rua Bambina, 74
Tel.: (21)3094-1295
Fax: (21)3094-1284
E-mail: atheneu@atheneu.com.br

Belo Horizonte — Rua Domingos Vieira, 319 — conj. 1.104

PRODUÇÃO EDITORIAL: Equipe Atheneu
PROJETO GRÁFICO/DIAGRAMAÇÃO: Triall Composição Editorial Ltda.

Dados Internacionais de Catalogação na Publicação (CIP)
(Câmara Brasileira do Livro, SP, Brasil)

Ventilação mecânica : princípios e aplicação / editores Carlos Roberto Ribeiro de Carvalho, Juliana Carvalho Ferreira, Eduardo Leite Vieira Costa. -- Rio de Janeiro : Editora Atheneu, 2015.

Bibliografia.
ISBN 978-85-388-0656-1

1. Medicina intensiva 2. Pronto-socorro 3. Terapia respiratória 4. Ventilação mecânica (Terapia) I. Carvalho, Carlos Roberto Ribeiro de. II. Ferreira, Juliana Carvalho. III. Costa, Eduardo Leite Vieira.

15-07189

CDD-616.200428
NLM-WF 100

Índices para catálogo sistemático:

1. Ventilação mecânica em pronto-socorro e UTI :
Medicina 616.200428

Sobre os editores

Carlos Roberto Ribeiro de Carvalho

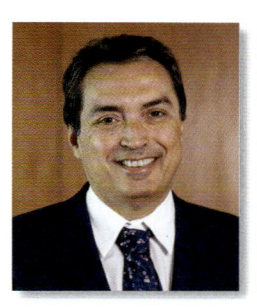

- Formado em Medicina pela Universidade de São Paulo (USP);
- Doutorado em Ciências pela USP;
- Professor Titular da Disciplina de Pneumologia da Faculdade de Medicina da Universidade de São Paulo (FMUSP);
- Diretor de Divisão do Serviço de Pneumologia do Instituto do Coração (InCor) do Hospital das Clínicas da Faculdade de Medicina da Universidade de São Paulo (HC-FMUSP).

Juliana Carvalho Ferreira

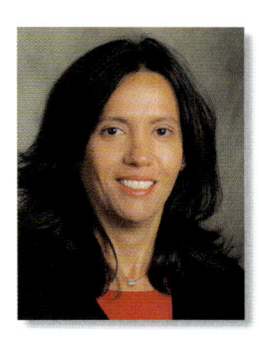

- Formada em Medicina pela Universidade de São Paulo (USP);
- Residência em Clínica Médica e Pneumologia no Hospital das Clínicas da Faculdade de Medicina da Universidade de São Paulo (HC-FMUSP);
- Doutorado em Ciências na Área de Concentração Pneumologia pela USP.
- Professora Colaboradora da Disciplina de Pneumologia da Faculdade de Medicina da Universidade de São Paulo (FMUSP);
- Médica da UTI Respiratória do Instituto do Coração do HC-FMUSP;
- Médica da UTI do AC Camargo Cancer Center.

Eduardo Leite Vieira Costa

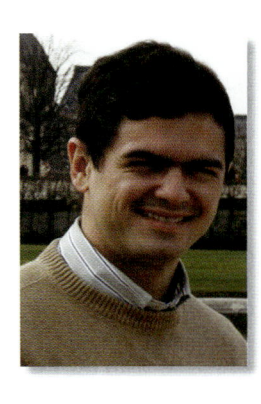

- Formado em Medicina pela Universidade Federal do Ceará (UFC);
- Residência em Clínica Médica e Pneumologia no Hospital das Clínicas da Faculdade de Medicina da Universidade de São Paulo (HC-FMUSP);
- Doutorado em Ciências na Área de Concentração Pneumologia pela Universidade de São Paulo (USP).
- Pós-doutorado pela Universidade de Harvard;
- Professor Colaborador da Disciplina de Pneumologia da Faculdade de Medicina da Universidade de São Paulo (FMUSP);
- Médico da UTI Respiratória do Instituto do Coração do HC-FMUSP;
- Intensivista da UTI do Hospital Sírio-Libanês.

Sobre os colaboradores

Adriana Sayuri Hirota

Fisioterapeuta da Divisão de Fisioterapia do Instituto Central do Hospital das Clínicas da Faculdade de Medicina da Universidade de São Paulo (HC-FMUSP).

Anna Miethke-Morais

Médica Formada pela Faculdade de Medicina da Universidade de São Paulo (FMUSP). Especializada em Pneumologia e em Insuficiência Respiratória e Ventilação Mecânica pelo Hospital das Clínicas da Faculdade de Medicina da Universidade de São Paulo (HC-FMUSP).

Carlos Eduardo Pompílio

Doutor em Medicina pela Faculdade de Medicina da Universidade de São Paulo (FMUSP). Médico do Hospital das Clínicas da Faculdade de Medicina da Universidade de São Paulo (HC-FMUSP).

Carlos Jardim

Doutor em Ciências pela Disciplina de Pneumologia da Faculdade de Medicina da Universidade de São Paulo (FMUSP). Responsável pelo Ambulatório de Hipertensão Pulmonar do Instituto do Coração do Hospital das Clínicas da Faculdade de Medicina da Universidade de São Paulo (InCor/HC-FMUSP).

Carlos Toufen Junior

Médico da Unidade de Terapia Intensiva Respiratória da Divisão de Pneumologia do Instituto do Coração do Hospital das Clínicas da Faculdade de Medicina da Universidade de São Paulo (InCor/HC-FMUSP). Doutorando pela Faculdade de Medicina da Universidade de São Paulo (FMUSP).

Carmen Sílvia Valente Barbas

Professora Livre-docente da Disciplina de Pneumologia da Faculdade de Medicina da Universidade de São Paulo (FMUSP). Médica da Unidade de Terapia Intensiva Respiratória da Divisão de Pneumologia do Instituto do Coração do Hospital das Clínicas da Faculdade de Medicina da Universidade de São Paulo (InCor/HC-FMUSP).

Carolina Fu

Departamento de Fisioterapia, Fonoaudiologia e Terapia Ocupacional da Faculdade de Medicina-Universidade de São Paulo (FMUSP).

Daniel Deheinzelin

Professor Livre-docente pelo Departamento de Cardiopneumologia da Faculdade de Medicina da Universidade de São Paulo (FMUSP). Núcleo Avançado de Tórax do Hospital Sírio Libanês.

Eduardo Corrêa Meyer

Doutor em Pneumologia pelo Departamento de Cardiopneumologia da Faculdade de Medicina da Universidade de São Paulo (FMUSP). Médico Intensivista e Pneumologista do Hospital Albert Einstein.

Eduardo da Rosa Borges

Formado em Medicina pela Universidade de São Paulo (USP). Doutor em Pneumologia pela Faculdade de Medicina da Universidade de São Paulo (FMUSP).

Eduardo Lyra de Queiroz

Médico Diarista da Unidade de Terapia Intensiva do Hospital Sírio-Libanês. Especialista em Pneumologia pela Sociedade Brasileira de Pneumologia e Tisiologia (SBPT) e Terapia Intensiva pela Associação de Medicina Intensiva Brasileira (AMIB). Mestre em Gestão de Tecnologia e Inovação em Saúde pelo Instituto de Ensino e Pesquisa do Hospital Sírio-Libanês.

Germano Forti Junior

Graduado em Fisioterapia pela Pontifícia Universidade Católica de Campinas (PUC-CAMP). Especialista em Fisioterapia Cardiorrespiratória pela Universidade Federal de São Paulo (Unifesp). Mestre em Ciências pela Universidade de São Paulo (USP). Director of Clinical Development at eVent Medical, Lake Forest CA-USA.

Guilherme P. P. Schettino

Doutor em Ciências pela Disciplina de Pneumologia da Faculdade de Medicina da Universidade de São Paulo (USP). Gerente Médico da Unidade de terapia Intensiva do Hospital Israelita Albert Einstein.

João Batista Borges Sobrinho

Doutor em Ciências pela Disciplina de Pneumologia da Faculdade de Medicina da Universidade de São Paulo (FMUSP). Pós-doutorando no Hedenstierna Laboratory. Department of Surgical Sciences, Anaesthesiology & Critical Care, Uppsala, Suécia.

Jorge Bonassa

Engenheiro Mecânico pela Escola Politécnica da Universidade de São Paulo (USP). Doutor em Ciências em Pneumologia pela Universidade Federal de São Paulo (Unifesp).

Josué Victorino

Doutor em Ciências pela Disciplina de Pneumologia da Faculdade de Medicina da Universidade de São Paulo (USP). Professor Adjunto de Medicina Intensiva da Universidade Federal de Ciências da Saúde de Porto Alegre (UFCSPA). Intensivista pela Associação de Medicina Intensiva Brasileira do Hospital de Clínicas de Porto Alegre (AMIB/HCPA). Pneumologista pela Sociedade Brasileira de Pneumologia e Tisiologia (SBPT).

Juliana Valério Pinaffi

Formada em Medicina pela Faculdade de Medicina da Universidade de São Paulo (FMUSP). Especializada em Insuficiência Respiratória e Ventilação Mecânica pelo Hospital das Clínicas da Faculdade de Medicina da Universidade de São Paulo (HC-FMUSP).

Laerte Pastore

Doutor em Pneumologia pela Faculdade de Medicina da Universidade de São Paulo (FMUSP). Especialista em Pneumologia e Terapia Intensiva pela Associação Médica Brasileira (AMB). Médico Diarista da Unidade de Terapia Intensiva do Hospital Sírio-Libanês.

Leda Tomiko Yamada da Silveira

Graduação em Fisioterapia pela Faculdade de Medicina da Universidade de São Paulo (FMUSP). Aprimoramento em Fisioterapia em Terapia Intensiva pelo Programa de Aprimoramento Profissional do Hospital das Clínicas da Faculdade de Medicina da Universidade de São Paulo (HC-FMUSP). Fisioterapeuta do Curso de Fisioterapia da FMUSP. Fisioterapeuta no Hospital Universitário da Universidade de São Paulo (HU-USP).

Luiz Fernando dos Reis Falcão

Professor Adjunto da Disciplina de Anestesiologia, Dor e Medicina Intensiva da Escola Paulista de Medicina (EPM).

Marcelo Britto Passos Amato

Professor Livre-docente em Pneumologia pela Faculdade de Medicina da Universidade de São Paulo (FMUSP). Médico Assistente da Unidade de Terapia Intensiva Respiratória da Divisão de Pneumologia do Instituto do Coração do Hospital das Clínicas da Faculdade de Medicina da Universidade de São Paulo (InCor/HC-FMUSP). Responsável pelo Laboratório de Investigação Médica em Pneumologia. Lim-09 da FMUSP.

Marcelo do Amaral Beraldo

Fisioterapeuta. Doutor em Ciências pela Faculdade de Medicina da Universidade de São Paulo (FMUSP). Pós-doutorando pela FMUSP.

Marcelo Park

Médico Assistente da Unidade de Terapia Intensiva Clínica do Hospital das Clínicas da Faculdade de Medicina da Universidade de São Paulo (HC-FMUSP). Médico Plantonista da Unidade de Terapia Intensiva do Hospital Sírio-Libanês.

Marcos Francisco Vidal Melo

Professor-associado do Departamento de Anestesiologia, Terapia Intensiva e Dor do Massachusetts General Hospital.

Maria José Carvalho Carmona

Professora-associada da Disciplina de Anestesiologia pela Faculdade de Medicina da Universidade de São Paulo (FMUSP).

Maria Vargas

Departamento de Ciências Cirúrgicas e Diagnósticos Integrados da Universidade de Gênova, Itália.

Mauro Roberto Tucci

Médico Intensivista. Doutor em Ciências pela Disciplina de Pneumologia da Faculdade de Medicina da Universidade de São Paulo (FMUSP). Pesquisador do Lim-09 da Unidade de Terapia Intensiva Respiratória da Divisão de Pneumologia do Instituto do Coração do Hospital das Clínicas da Faculdade de Medicina da Universidade de São Paulo (InCor/HC-FMUSP).

Otavio T. Ranzani

Médico Intensivista Formado pelo Programa de Medicina Intensiva do Hospital das Clínicas da Faculdade de Medicina da Universidade de São Paulo (HC-FMUSP). Pesquisador da Unidade de Terapia Intensiva Respiratória HC-FMUSP e Pesquisador Colaborador da Unidade de Terapia Intensiva Respiratória do Hospital Clínic de Barcelona.

Paolo Pelosi

Médico Intensivista. Departamento de Ciências Cirúrgicas e Diagnósticos Integrados. Universidade de Gênova, Itália.

Pedro Caruso

Professor Colaborador do Departamento de Cardiopneumologia da Faculdade de Medicina da Universidade de São Paulo (FMUSP). Médico da Unidade de Terapia Intensiva Respiratória da Divisão de Pneumologia do Instituto do Coração do Hospital das Clínicas da Faculdade de Medicina da Universidade de São Paulo (InCor/HC-FMUSP). Diretor Médico da UTI do A.C. Camargo Cancer Center.

Pedro Paulo Marinho Rodrigues Ayres

Médico Formado pela Faculdade de Medicina da Universidade de São Paulo (FMUSP). Residência Médica em Clínica Médica e Pneumologia pelo Hospital das Clínicas da Faculdade de Medicina da Universidade de São Paulo (HC-FMUSP). Especializado em Insuficiência Respiratória e Ventilação Mecânica pelo HC-FMUSP. Médico Intensivista da Unidade de Terapia Intensiva do Hospital Sírio-Libanês. Médico do Departamento de Emergências Clínicas do HC-FMUSP.

Robert M. Kacmarek

Fisioterapeuta. Professor do Departamento de Anestesia da Harvard Medical School. Diretor do Serviço de Terapia Respiratória do Massachussets General Hospital.

Roberta Ribeiro de Santis Santiago

Médica, Residência em Pneumologia no Hospital Otávio de Freitas, Recife-PE. Doutoranda do Programa de Pós graduação da Disciplina de Pneumologia da Faculdade de Medicina da Universidade de São Paulo (FMUSP).

Rogério de Souza

Doutor em Ciências pela Disciplina de Pneumologia da Faculdade de Medicina da Universidade de São Paulo (FMUSP). Responsável pelo Grupo de Circulação Pulmonar do Instituto do Coração do Hospital das Clínicas da Faculdade de Medicina da Universidade de São Paulo (InCor/HC-FMUSP).

Ruy de Camargo Pires Neto

Fisioterapeuta. Mestre e Doutor em Ciências pela Faculdade de Medicina da Universidade de São Paulo (FMUSP).

Sérgio Eduardo Demarzo

Doutor em Ciências pela Disciplina de Pneumologia da Faculdade de Medicina da Universidade de São Paulo (FMUSP). Médico da Unidade de Terapia Intensiva Adulto do A.C. Camargo Cancer Center. Médico Colaborador do Serviço de Endoscopia Respiratória do Hospital das Clínicas da Faculdade de Medicina da Universidade de São Paulo (HC-FMUSP).

Susimeire Gomes

Bióloga. Mestre em Ciências pelo Departamento de Fisiopatologia Experimental da Faculdade de Medicina da Universidade de São Paulo (FMUSP). Doutora em Ciências pelo Departamento de Cardiopneumologia do Instituto do Coração do Hospital das Clínicas da Faculdade de Medicina da Universidade de São Paulo (InCor/HC-FMUSP). Pesquisadora do Lim-09 Laboratório de Pneumologia Experimental da FMUSP.

Valdelis Novis Okamoto

Doutora em Ciências pela Disciplina de Pneumologia da Faculdade de Medicina da Universidade de São Paulo (FMUSP). Médica da Unidade de Terapia Intensiva do A.C. Camargo Cancer Center.

Foreword

From the time I graduated from medical school in 1975, I have witnessed greater change in the approach to mechanical ventilation than for any other therapy in the intensive care unit. By the mid-1970s, ventilator assistance in post-operative patients was reasonably well defined but its use in medical patients was more a hit-or-miss affair. Intensivists did not know how to adjust machine settings when faced with a patient bucking the ventilator, they contemplated the process of weaning and extubation without any scientific foundation, and they did not realize that minor increases in delivered volume could cause diffuse alveolar damage.

In the last four decades, the approach to the above problems (and many other areas) has changed radically. These alterations did not occur willy nilly. Rather, each change was the result of battles fought by lone pioneers who first dreamed of a radically different approach to some generally accepted aspect of patient care, which they believed could improve patient well-being and even make a difference between life and death.

The life-spring for the advancement of science is the conjuring up of a new idea – an idea that grates against conventional understanding. Discussion ensues among a small cadre of colleagues: thoughts are bounced forward and back until the group comes up with a way of testing what outsiders regard as a crazy idea. Untold hours are spent arranging and rearranging equipment to measure key variables with sufficient precision and robustness in order to test the new hypothesis. In certain areas, such as deciding whether or not weaning failure is the result of diaphragmatic fatigue, the backroom work can take ten years or more. Once the backroom work is completed, the research group moves to the patient bedside and tests the viability of the new hypothesis.

These are the steps that led the São Paulo research group to discover that simple adjustment in ventilator settings could save the lives of patients with the acute respiratory distress syndrome. Now, the core group, together with trainees and colleagues, present their approach to all aspects of mechanical ventilation in this new book.

Science is full of paradoxes. One irony is that travelers arriving at a research scene after the creative work has been completed get the credit for a seminal discovery because they undertake a study in a larger number of patients and are seen as providing ultimate confirmation that the new idea truly works. Authors are notoriously blind to the history of science and cite affirmative reports more often than the seminal study that gave birth to a new field of inquiry. Five years passed from the time that the São Paulo group published the lifesaving potential for use of low tidal volume until the ARDS Network published a study (of largely similar design), showing that the new scientific approach was beneficial. Science is primarily about ideas – ideas that carry a hope of benefiting humankind – and is less worried about knowing who did what and when. But to students of scientific history, a knowledge of how new scientific understanding came into being provides the warp and woof of a field.

Martin J. Tobin M.D.
Chicago, 2015

Prefácio

A UTI Respiratória do Hospital das Clínicas da Faculdade de Medicina de São Paulo (HC-FMUSP) foi criada em 1979 e passou a funcionar regularmente em 1982 quando se tornou um estágio obrigatório para os residentes de Clínica Médica do HC-FMUSP. Nesses 33 anos, contribuiu para a formação de toda uma geração de clínicos, infectologistas, neurologistas, pediatras e pneumologistas do HC-FMUSP, além de estagiários de outros serviços do Brasil e até de outros países. Contribuiu também na formação de enfermeiros, fisioterapeutas, fonoaudiólogos e engenheiros interessados em Terapia Intensiva e Ventilação Mecânica.

Baseando-se em fortes conceitos fisiológicos aplicados à prática clínica, sediou, ao longo dos anos, diversos estudos clínicos e teses de doutorado, com foco em pesquisa científica inovadora, muitas vezes motivada pelo desafio de atender pacientes de alta complexidade.

Em 1990, o atendimento de uma série de pacientes com leptospirose e insuficiência respiratória aguda de difícil tratamento motivou o delineamento de um estudo clínico para avaliar se uma estratégia ventilatória protetora poderia reduzir a mortalidade de pacientes com Síndrome do Desconforto Respiratório Agudo. O estudo, publicado em 1998 no *The New England Journal of Medicine*, alcançou repercussão mundial e mudou a forma como pacientes graves eram ventilados em todo o mundo, por ter sido o primeiro a mostrar que a maneira como os pacientes são ventilados tem impacto em sua sobrevida.

Foi em meio ao entusiasmo gerado pela consolidação de um grupo de pesquisa brasileiro especializado em Ventilação Mecânica que em 2000, a Editora Atheneu, em parceria com a Associação de Medicina Intensiva Brasileira (AMIB), lançou o Livro Ventilação Mecânica com o Prof. Carlos Carvalho como editor. O livro contava com a colaboração de intensivistas de todo o país, e muitos capítulos foram escritos por colaboradores e membros da UTI Respiratória. Para os jovens residentes e estagiários, assim como fisioterapeutas respiratórios, que passaram pela UTI Respiratória logo após sua publicação, o livro era uma fonte de informação e de inspiração, contribuindo para atrair muitos que depois desenvolveram suas teses de doutorado na UTI.

Passados 15 anos de sua publicação, o conhecimento científico avançou, e o livro precisava ser atualizado. Nos pareceu que uma reedição não era suficiente: queríamos que o novo livro fosse não só uma fonte de informação em Ventilação Mecânica, mas também uma celebração da história da UTI Respiratória. Assim, para este livro, contamos com a contribuição de muitas pessoas que fazem e fizeram parte dessa história. Os capítulos foram escritos por egressos da UTI, médicos e fisioterapeutas que desenvolveram suas teses de doutorado na UTI, e que trabalharam ou trabalham na UTI, além de colaboradores nacionais e internacionais.

Esperamos que a leitura desse texto traga inspiração para novos estudos em Ventilação Mecânica, pois apesar de termos caminhado bastante, ainda há muitos desafios a serem vencidos.

Carlos Roberto Ribeiro de Carvalho
Juliana Carvalho Ferreira
Eduardo Leite Vieira Costa

Sumário

Seção 3

Seção 4

Seção 5

Fisiologia Aplicada à Ventilação Mecânica

Insuficiência Respiratória Aguda

CAPÍTULO 1

- Valdelis Novis Okamoto
- Carlos Roberto Ribeiro de Carvalho

DESTAQUES

- O uso da ventilação mecânica em pacientes com insuficiência respiratória aguda impulsionou as unidades de terapia intensiva e transformou o conceito de morte na sociedade moderna.
- A incidência da insuficiência respiratória vem aumentando, com o envelhecimento da população.
- O conhecimento aprofundado da fisiopatologia da insuficiência respiratória é fundamental para o seu manejo.

OBJETIVOS

- Discutir o papel da insuficiência respiratória aguda no contexto histórico do desenvolvimento da terapia intensiva.
- Conhecer estimativas de prevalência e mortalidade da insuficiência respiratória aguda e suas limitações.
- Discutir a fisiopatologia da insuficiência respiratória aguda.

Introdução

Antes do advento da ventilação mecânica, os sinais e sintomas da insuficiência respiratória eram entendidos como o prenúncio mais imediato da morte: dificuldade respiratória progressiva, agitação, sonolência, torpor, cianose e alterações na pulsação. Com o desenvolvimento da terapia intensiva, a morte acabou desmembrada em insuficiências (respiratória, renal, cardiovascular, hepática, etc.), cada qual com uma forma de suporte. Hoje, o suporte aos órgãos insuficientes pode prolongar a vida, senão indefinidamente, mas a ponto de nos obrigar à reflexão ética de sua indicação.

Considerações históricas

Historicamente, a primeira insuficiência orgânica passível de tratamento foi a insuficiência respiratória causada pela poliomielite bulbar. Nessa doença, hoje quase erradicada do mundo, a infecção pelo vírus da pólio pode levar à morte por paralisia irreversível da musculatura respiratória. Grandes epidemias de poliomielite aconteceram nos Estados Unidos e na Europa no início do século XX. A maior delas ocorreu na década de 1950 e gerou milhares de casos de insuficiência respiratória de predomínio ventilatório. Nos EUA, a resposta foi a proliferação de respiradores do tipo pulmão de aço.

Nesses aparatos, o paciente permanece dentro do respirador – uma caixa hermeticamente fechada, apenas com a cabeça e o pescoço para fora. Através de foles, é gerada pressão negativa dentro do respirador, um simulacro de pressão pleural negativa, que leva à insuflação dos pulmões do paciente (Figura 1.1). Como os pulmões de aço demandam vigilância constante, eles forçaram à organização das "unidades respiratórias" – as primeiras unidades de terapia intensiva (Figura 1.2). A organização do cuidado aos pacientes mais graves, reunindo-os em locais com maior número de enfermeiros, já existia desde a atividade pioneira de Florence Nightingale, na Guerra de Criméia (1853-6). Pela primeira vez, no entanto, essas unidades começaram a incorporar a tecnologia mais atual em benefício dos pacientes de maior gravidade. Quando a epidemia de poliomielite chegou à Europa, não havia tamanha disponibilidade de pulmões de aço, que eram caros e importados. Em Copenhague, só havia um pulmão de aço e seis respiradores do tipo couraça na epidemia de 1952. A mortalidade da poliomielite bulbar chegou a 90%. Graças à intervenção de Bjorn Ibsen, um anestesiologista que vinha utilizando a ventilação manual com pressão positiva, via traqueostomia, durante procedimentos cirúrgicos, a pressão positiva começou a ser utilizada através de traqueostomia, com ventiladores manuais. E assim, centenas de pacientes foram ventilados manualmente, em turnos a cargo dos estudantes de Medicina, e a mortalidade caiu para 15%. A pressão positiva via traqueostomia mostrou-se bem mais eficaz no controle da insuficiência respiratória do que os pulmões de aço. O progresso veio

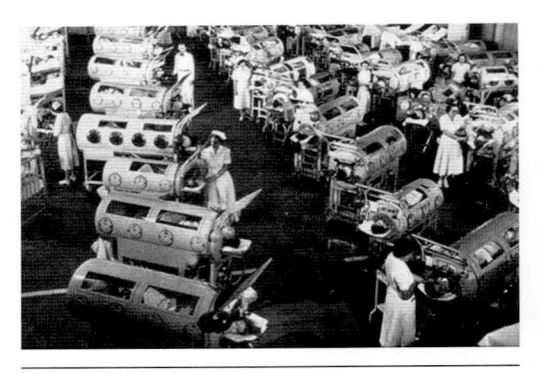

■ **Figura 1.2** Unidade respiratória. Fonte: Wikipedia contributors. Iron lung. http://en.wikipedia.org/wiki/iron_ lung. Acesso em 14/06/11.

com o desenvolvimento de aparelhos de ventilação mecânica com pressão positiva. Também com o desenvolvimento da técnica de intubação translaríngea, a traqueostomia primária foi abandonada na maioria dos casos de insuficiência respiratória aguda.

A *expertise* ventilatória desenvolvida durante a epidemia de poliomielite continuou a ser utilizada na insuficiência respiratória de outras origens, nas décadas que se seguiram. Desde seu início, as unidades respiratórias basearam suas propostas terapêuticas no conhecimento aprofundado da fisiologia e fisiopatologia. O estudo da fisiologia e fisiopatologia respiratória, por sua vez, teve seu maior impulso a partir da década de 1940, por motivos estratégicos: desenvolvimento da aviação, Guerra Fria, corrida espacial. Nos anos de 1960, os aparelhos de gasometria – frutos de estudos fisiológicos – foram incorporados às antigas "unidades respiratórias" – agora, unidades de terapia intensiva. A monitorização cardiovascular também foi assimilada.

A partir do uso clínico rotineiro da gasometria arterial, a insuficiência respiratória hipoxêmica começou a ser mais amplamente reconhecida e tratada. Condições de manuseio ventilatório mais difícil começaram a aparecer. Em 1967, Ashbaugh e Petty (Universidade de Denver, Colorado) descreveram uma série de 12 pacientes que apresentaram insuficiência respiratória hipoxêmica com infiltrado pulmonar bilateral e difuso, radiologicamente semelhante ao edema pulmonar, porém de origem não cardíaca, hipoxemia grave e refratária a

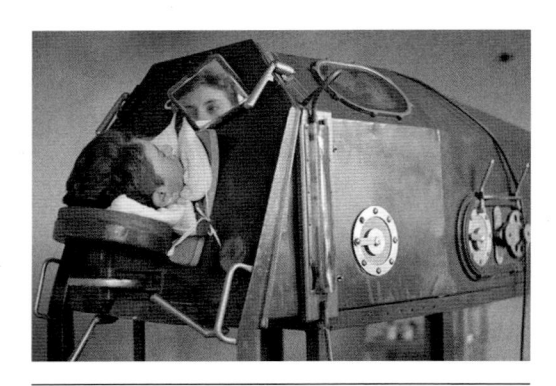

■ **Figura 1.1** Pulmão de aço.

altas concentrações de oxigênio e baixa complacência pulmonar ("pulmões duros"). Nessa série inicial de casos, os pacientes que morreram e foram submetidos à necrópsia tinham pulmões bastante pesados, sugerindo edema pulmonar. À microscopia, os alvéolos se encontravam preenchidos de material proteináceo, uma membrana hialina. O quadro histológico se assemelhava à síndrome da membrana hialina ou síndrome do desconforto respiratório do recém-nascido, que ocorre por deficiência de surfactante em bebês prematuros. Por esse motivo, o quadro foi denominado de síndrome do desconforto respiratório do adulto. Rapidamente, os pesquisadores entenderam que a síndrome é causada por um aumento da permeabilidade da membrana alvéolo-capilar, com extravasamento de plasma e células para dentro do alvéolo, sem que a pressão hidrostática esteja aumentada, o que gera infiltrado pulmonar difuso, hipoxemia refratária e baixa complacência pulmonar. Como o manejo ventilatório da insuficiência respiratória apoiou-se precocemente no controle gasométrico, foi natural que a ventilação mecânica tivesse como objetivo a normalização das pressões arteriais de oxigênio e gás carbônico.

As décadas seguintes e o conhecimento fisiopatológico mais aprofundado mostraram que outros parâmetros têm importância maior do que a mera normalização dos gases arteriais. As altas pressões inspiratórias e volumes correntes na faixa dos 12 a 15 mL/kg de peso, utilizados com o objetivo de atingir níveis altos de oxigenação e normocapnia, revelaram-se lesivos aos pulmões. A primeira evidência clínica foi a ocorrência frequente de barotrauma em pacientes com insuficiência respiratória em ventilação mecânica. Em uma série de casos publicada em 1984, Darioli e Perret observaram redução da ocorrência de barotrauma em pacientes com crise asmática ventilados com pressões de distensão mais baixas, porém tolerando níveis elevados de pressão arterial de CO_2. Esse conceito, denominado hipercapnia permissiva, começou a ser melhor apreciado nas duas décadas seguintes. Estudos em animais de experimentação demonstraram que a ventilação mecânica com altas pressões de distensão pode, por si só, determinar lesão pulmonar de padrão histológico indistinguível da lesão pulmonar aguda: preenchimento

e colapso alveolar, infiltrado inflamatório e membrana hialina – a chamada lesão pulmonar induzida pela ventilação mecânica. Estudos tomográficos realizados a partir da década de 1980 mostraram que a ventilação mecânica em posição supina acentua a tendência a colapso alveolar nas regiões pulmonares mais dorsais. Ela foi observada, em grau leve, em pacientes sem insuficiência respiratória (sob ventilação mecânica para anestesia) e, acentuadamente, nos pacientes com síndrome do desconforto respiratório agudo. Essa observação reforçou a suspeita de que a ventilação mecânica poderia amplificar a lesão pulmonar aguda, pois o volume corrente insuflado a cada ventilação acabaria tendo que ser acomodado no reduzido volume pulmonar não colapsado, nas áreas não dependentes. Esse conceito foi denominado *baby lung*. O conhecimento fisiopatológico aprofundado a respeito da síndrome do desconforto respiratório agudo, da lesão pulmonar induzida pela ventilação mecânica e o conceito de hipercapnia permissiva levou à realização, no final do século XX, de grandes ensaios clínicos randomizados em pacientes com lesão pulmonar aguda. Eles tiveram como objetivo determinar o efeito de uma ventilação mecânica protetora, com menores pressões de distensão e utilizando a menor fração inspirada de oxigênio para manter uma saturação arterial adequada. O resultado desses estudos gerou uma mudança de comportamento em relação à ventilação mecânica em pacientes com síndrome do desconforto respiratório agudo, extrapolada para a ventilação mecânica de modo geral: menor ênfase nos parâmetros gasométricos e maior ênfase na proteção pulmonar.

Conforme a ventilação mecânica avançou conceitualmente, também os ventiladores incorporaram microprocessadores, com respostas mais rápidas de abertura e fechamento das válvulas e a possibilidade de monitorização de pressões inspiratórias, expiratórias, fluxos e volumes. A observação de parâmetros fisiológicos em pacientes em ventilação mecânica foi facilitada. Nem sempre, no entanto, o desenvolvimento de tratamentos baseados no comportamento fisiológico/fisiopatológico demonstraram os benefícios esperados. Grandes ensaios clínicos randomizados avaliaram pacientes em insuficiência respiratória aguda, principalmente com síndrome do desconforto respiratório agudo, mas poucos resultaram positivos. A incorporação da evidência desses estudos na prática clínica, no entanto, é um dos maiores desafios a serem enfrentados pela terapia intensiva.

Epidemiologia

Ao contrário de outras doenças prevalentes, como câncer, tuberculose, HIV/AIDS, para as quais existem dados epidemiológicos internacionais confiáveis, a doença crítica – no espectro da qual figura a insuficiência respiratória – carece de estimativas confiáveis de incidência e prevalência, particularmente aquelas de base populacional. Por ser uma síndrome heterogênea e de múltiplas causas, com várias definições operacionais possíveis, os estudos de incidência e prevalência da insuficiência respiratória aguda são de difícil execução e comparação. O uso de ventilação mecânica invasiva por mais de 12 ou 24 horas tem sido adotado como medida substituta (*surrogate*) de insuficiência respiratória nos estudos epidemiológicos mais recentes. Essa opção tem a grande limitação de que o uso de ventilação mecânica é sujeito a vieses decorrentes da indicação, da disponibilidade de leitos de terapia intensiva e de ventiladores mecânicos. Sendo assim, ela provavelmente subestima a *real* incidência da insuficiência respiratória aguda. Mesmo com essa ressalva, é importante estimar a prevalência do uso de ventilação mecânica, particularmente em estudos de base populacional, para a avaliação das necessidades e custos envolvidos em seu provimento.

Em estimativas recentes, a prevalência do uso de ventilação mecânica variou de 217 a 314 por 100.000 habitantes por ano, com a maior utilização entre os maiores de 64 anos. Wunsch e colaboradores avaliaram os registros de altas hospitalares referentes a seis Estados norte-americanos no ano de 2005. Cerca de 3% dessas hospitalizações, aproximadamente 180 mil pacientes receberam ventilação mecânica invasiva, sendo quase a metade dos pacientes maiores de 65 anos. Com o envelhecimento da população, é esperado que a necessidade de ventilação mecânica aumente, já que causas importantes de insuficiência respiratória aguda, como pneumonia, sepse, síndrome do desconforto respiratório agudo incidem mais com o avançar da idade.

Em nosso meio, um estudo de base hospitalar estimou em 57% a prevalência da insuficiência respiratória aguda, definida como uso de ventilação mecânica invasiva por mais de 24 horas em pacientes internados em terapia intensiva em um hospital terciário. Esse número é elevado em relação a estimativas internacionais e pode refletir a escassez de leitos de terapia intensiva ou um *case mix* hospitalar de pacientes muito graves. Mais recentemente, um estudo brasileiro multicêntrico observacional estimou em 25% o uso de ventilação mecânica (invasiva e não invasiva) entre pacientes admitidos em UTIs de diversas instituições por todo o país.

Existem controvérsias a respeito da evolução da mortalidade da insuficiência respiratória aguda ao longo do tempo. Nesse contexto é importante ter em mente a origem das estimativas, pois estimativas de mortalidade provenientes de ensaios clínicos randomizados são sempre menores (mais otimistas) do que aquelas provenientes de estudos observacionais. Isso porque a população que participa de ensaios clínicos randomizados é selecionada por critérios de inclusão e de exclusão mais estreitos e tende a ser, comparativamente, menos doente. A população tende a ser menos doente, do que aqueles avaliados em estudos observacionais. Em seu estudo epidemiológico sobre a utilização da ventilação mecânica nos Estados Unidos, Wunsch e colaboradores estimaram a mortalidade hospitalar em 35% – o que é consistente com outras estimativas recentes e menor do que estimativas mais antigas, na faixa dos 40% a 45%. No Brasil, o estudo multicêntrico que avaliou a prevalência de uso de VM entre pacientes admitidos à UTI observou mortalidade de 42%.

É interessante notar que em estudos epidemiológicos de várias situações clínicas manuseadas em unidades de terapia intensiva, o uso de ventilação mecânica invasiva aparece como poderoso marcador de mau prognóstico. Em parte, isso se deve às complicações da ventilação mecânica invasiva. A maior parte desse efeito, no entanto, se explica pelo fato de que a ventilação mecânica é marcadora da insuficiência respiratória, que apesar dos extraordinários progressos obtidos em tão pouco tempo, continua na cadeia fisiopatológica que leva à morte.

A Tabela 1.1, a seguir, apresenta estudos epidemiológicos sobre insuficiência respiratória aguda e/ou uso da ventilação mecânica.

Definição de insuficiência respiratória

A insuficiência respiratória pode ser definida como a incapacidade do sistema res-

Tabela 1.1 Estudos epidemiológicos sobre insuficiência respiratória aguda e/ou uso da ventilação mecânica.

Estudo	Delineamento (base)	Definição de IRpA	População	Local, duração, ano do estudo	Prevalência/ Incidência	Mortalidade*
Esteban	Prospectivo (hospitalar)	VM > 12h	Adultos	361 UTI internacionais 1 mês, 1998	33% das admissões	31% (UTI)
Vincent	Prospectivo (hospitalar)	$PaO_2 / FIO_2 < 200 + VM$	> 12 anos	40 UTI internacionais 1 mês, 1995	56% das admissões	31%
Luhr	Prospectivo (populacional)	IOT + VM $\geq$ 4h	> 15 anos	Suécia, Dinamarca, Islândia e Noruega 8 semanas, 1997	78 casos por 100 mil pessoas ano	41%
Vasilyev	Prospectivo (hospitalar)	VM> 24h e $FIO_2 > 0,5$ por $\geq$ 24h	Todas as idades	25 UTI internacionais 2 meses, 1991-2	Não estudada	44%
Lewandowski	Prospectivo (populacional)	IOT + VM $\geq$ 24h	> 14 anos	Berlim (Alemanha) 8 semanas, 1991	89 casos por 100 mil pessoas ano	43%
Behrendt	Retrospectivo (populacional)	CID- 9 para IRpA e VM	> 5 anos	Estados Unidos 1 ano, 1994	137 casos por 100 mil pessoas ano	36%
Linko	Prospectivo (populacional)	VM > 6h	$\geq$ 16 anos	25 UTI finlandesas 8 semanas, 2007	150 casos por 100 mil pessoas ano	31% (90 dias)
Tominic	Prospectivo (hospitalar)	VM > 12h	Adultos	19 UTI chilenas 28 dias, 2003	27% das admissões	34% (UTI)

(Continuação)

Tabela 1.1 Estudos epidemiológicos sobre insuficiência respiratória aguda e/ou uso da ventilação mecânica.

(Continuação)

Estudo	Delineamento (base)	Definição de IRpA	População	Local, duração, ano do estudo	Prevalência/ Incidência	Mortalidade*
Esteban	Prospectivo (hospitalar)	VM > 12h	Adultos	349 UTI internacionais 1 mês, 2004	25% das admissões	31% (UTI)
França	Prospectivo (hospitalar)	VM > 24h	≥ 18 anos	12 UTI, hospital terciário São Paulo, Brasil, 2000	57% das admissões	48% (UTI)
Needham	Retrospectivo (populacional)	CID-9 para IRpA e VM	≥ 18 anos	Província de Ontario, Canadá 1992 a 2000	217 casos por 100 mil pessoas ano (2000)	33%
Carlson	Retrospectivo (populacional)	CID-9 para IRpA e VM	≥ 18 anos	Carolina do Norte, Estados Unidos 1996 a 2002	314 casos por 100 mil pessoas ano (2002)	37%
Wunsch	Retrospectivo (populacional)	CID-9 para VM	Todas as idades	6 estados americanos 1 ano, 2005	3% das saídas hospitalares	35%
Azevedo	Prospectivo (hospitalar)	VM > 24h nos primeiros 2 dias de UTI	≥ 18 anos	45 UTIs em 12 estados brasileiros	25% das admissões	34% (UTI) 42% (hospitalar)

LEGENDA: IRpA : insuficiência respiratória aguda; VM : ventilação mecânica; UTI : unidade de terapia intensiva; PaO_2 : pressão arterial de oxigênio; FIO_2 : fração inspirada de oxigênio; IOT : intubação orotraqueal; CID-9 : Classificação Internacional de Doenças, 9ª edição.

* Mortalidade refere-se à mortalidade hospitalar, ou a descrita entre parênteses.

piratório de promover as trocas gasosas necessárias para o metabolismo celular. Em outras palavras, existe insuficiência respiratória quando ocorre falência na oxigenação sanguínea e/ou eliminação do gás carbônico. Como a demanda metabólica é variável, não existe um valor absoluto de pressão arterial de oxigênio e de gás carbônico que por si só determinem a falência respiratória. Operacionalmente, no entanto, convencionou-se definir valores gasométricos de pressão arterial de oxigênio menor que 60 mmHg em ar ambiente e/ou pressão arterial de gás carbônico maior que 50 mmHg, com pH menor que 7,30, como indicativos de insuficiência respiratória aguda.

Classificação

Didaticamente, classifica-se a insuficiência respiratória aguda em hipoxêmica e hipercápnica. Na insuficiência respiratória hipoxêmica (ou tipo I), o déficit na oxigenação sanguínea é predominante e decorre de distúrbios da relação ventilação/perfusão. Na insuficiência respiratória hipercápnica ou ventilatória (tipo II), a retenção de gás carbônico predomina, embora também haja hipoxemia, e ocorre em consequência da hipoventilação.

Fisiopatologia

Mecanismos fisiopatológicos de hipoxemia

A hipoxemia é uma situação grave, pois a redução da PaO_2 gera redução do conteúdo arterial de O_2 (CaO_2) e consequentemente queda da oferta de O_2 ($\dot{D}O_2$') aos tecidos. A partir de um ponto crítico, a queda da oferta de oxigênio não pode mais ser compensada pelas células com aumento de extração e causa queda no consumo de O_2 e, consequentemente, hipóxia tecidual. Esta vai limitar o metabolismo celular e quando é muito intensa e/ou muito prolongada pode levar à morte celular com consequente disfunção do órgão afetado.

O consumo de oxigênio e a produção de gás carbônico variam bastante com o grau de atividade do indivíduo e diversas condições clínicas. O sistema respiratório normal tem capacidade de adequar sua função mesmo em estados de alto consumo e produção desses gases. Por exemplo, um maratonista tem sua produção de CO_2 e consumo de O_2 muito mais altos quando está correndo do que quando está dormindo. Seu sistema respiratório é capaz de se adaptar a cada situação, permitindo eliminação de CO_2 ($\dot{V}CO_2$') e consumo de O_2 ($\dot{V}O_2$') adequadas para cada situação. Quando esses mecanismos de adaptação estão comprometidos por alguma doença, mesmo em estados de baixo consumo tecidual de O_2, pode ocorrer insuficiência respiratória.

Há cinco mecanismos fisiopatológicos que podem explicar o aparecimento de hipoxemia:

a) Hipoventilação

Na hipoventilação, a quantidade de O_2 chegando ao alvéolo por minuto está reduzida, gerando hipoxemia, assim como a eliminação de CO_2 pelos alvéolos por minuto também está reduzida, gerando hipercapnia. Observa-se elevação da $PaCO_2$, associada à queda da PaO_2. Nessa situação, a hipoxemia é resultado da hipoventilação, sem alteração primária dos mecanismos de captação de oxigênio. Ou seja, a característica gasométrica da insuficiência respiratória ventilatória é a elevação da $PaCO_2$ e diminuição da PaO_2, porém, mantendo-se normal o gradiente alvéolo-arterial de O_2 ($DAaO_2$). A hipercapnia pode ocorrer de forma aguda ou crônica. Quando acontece de forma aguda, o organismo usa tampões ácido-básicos (bicarbonato, hemoglobina etc.) para não permitir que o pH caia demasiadamente de forma a prejudicar suas reações enzimáticas. Quando ocorre de forma crônica, os rins retêm bicarbonato, evitando a queda do pH.

Hipoventilação pode ocorrer por alterações em três mecanismos básicos da ventilação, isoladamente ou associados:

- Depressão do *drive* ou comando ventilatório;
- Incapacidade neuromuscular;
- Aumento da carga ventilatória.

Na prática clínica, as principais causas de hipoventilação são distúrbios do *drive* respiratório, como nas intoxicações por opioides ou no pós-operatório e nas doenças neuromusculares. Nessas condições, frequentemente, o pulmão é normal. Na hipoventilação, a hipoxemia geralmente é passível de fácil correção. Basta suplementar a oferta de oxigênio no ar inspirado via um cateter nasal.

b) Distúrbio $\dot{V}_A/\dot{Q}$

Corresponde ao principal mecanismo gerador de insuficiência respiratória hipoxêmica. Fisiologicamente, em função da distribuição das pressões pleurais e da conformação anatômica dos pulmões, a ventilação e a perfusão pulmonares não são homogeneamente distribuídas. Existem regiões bastante ventiladas e pouco perfundidas, predominantemente nos ápices pulmonares, e regiões bastante perfundidas e proporcionalmente menos ventiladas, nas bases. Mesmo assim, o acoplamento entre ventilação e perfusão é próximo do ideal nas porções intermediárias dos pulmões. A hipoxemia surge devido à perfusão de unidades alveolares com ventilação reduzida. O sangue que perfunde essas unidades alveolares retorna ao átrio esquerdo apenas parcialmente oxigenado, gerando a queda na oxigenação.

Situações patológicas diversas podem levar à ventilação de áreas mal perfundidas (efeito espaço morto) e também à perfusão de áreas pouco ventiladas (efeito *shunt*). Por exemplo, o efeito espaço morto é o mecanismo predominante da insuficiência respiratória decorrente do tromboembolismo pulmonar. O efeito *shunt* ocorre com frequência na doença pulmonar obstrutiva crônica exacerbada, no edema agudo de pulmão e na asma.

Outro exemplo de doença que gera distúrbio $\dot{V}_A/\dot{Q}$ é a congestão pulmonar, devido ao extravasamento de líquido para o interstício pulmonar e para os alvéolos, que ficam parcialmente preenchidos por líquido e consequentemente são menos ventilados.

A utilização de frações inspiradas de O_2 elevadas é capaz de reverter em parte a hipoxemia, pois a pressão parcial de O_2 fica muito elevada dentro dos alvéolos mal ventilados, permitindo maior saturação das moléculas de hemoglobina que os perfundem.

c) *Shunt* direito-esquerdo

Definido como a perfusão de unidades alveolares *não* ventiladas. O sangue que perfunde alvéolos não ventilados passa pelo pulmão sem realizar qualquer troca gasosa e retorna ao átrio esquerdo com baixa saturação de hemoglobina e baixa pressão parcial de O_2 (PaO_2).

Em doenças pulmonares difusas, como no edema agudo de pulmão (cardiogênico), e quando há edema pulmonar por alteração da permeabilidade da membrana alvéolo-capilar (Síndrome do Desconforto Respiratório Agudo), esse extremo do distúrbio $\dot{V}_A/\dot{Q}$ gera uma hipoxemia grave.

Nessa condição, a utilização de altas frações inspiradas de O_2, como o uso de máscaras de oxigênio ou mesmo de suporte ventilatório mecânico não é capaz de corrigir completamente a hipoxemia secundária ao *shunt*, pois o oxigênio ofertado pela máscara chega apenas a regiões ventiladas dos pulmões, e não aos alvéolos com *shunt*. Como as áreas que estão normalmente ventiladas e perfundidas já promovem uma saturação quase completa da hemoglobina que passa por elas, apenas a fração de oxigênio dissolvida no plasma será elevada com a oferta adicional de oxigênio. Como o conteúdo arterial de oxigênio depende fundamentalmente (mais de 98%) da fração de oxigênio ligada à hemoglobina, a elevação da porção dissolvida no plasma tem pouco impacto no conteúdo arterial e na oferta de oxigênio para os tecidos.

Devido à gravidade da hipoxemia gerada e à ausência de resposta à suplementação de O_2 no ar inspirado, apesar de ser um extremo da relação $\dot{V}_A/\dot{Q}$, ou seja, quando a relação fica igual a zero, o *shunt* é considerado um mecanismo à parte.

d) Alterações difusionais

Alteração da difusão se caracteriza pela incapacidade do sangue em equilibrar-se completamente com o gás alveolar até o final de seu trânsito capilar e ocorre através de um ou mais desses mecanismos: diminuição da área de troca alvéolo-capilar, diminuição do tempo de trânsito capilar, grande diminuição da PvO_2 e SvO_2 e espessamento da barreira alvéolo-capilar. Existe grande reserva funcional em relação à difusão, sendo raramente alterações difusionais isoladas responsáveis por hipoxemias graves. A utilização de elevadas frações inspiradas de O_2 corrige totalmente a hipoxemia, pois aumentando muito a pressão parcial de O_2 no gás alveolar, também aumenta muito o gradiente de O_2 através da membrana, facilitando sua difusão. Exemplo de doença que gera alteração de difusão é a fibrose pulmonar, que leva ao depósito de colágeno e fibroblastos no interstício pulmonar, causando além da diminuição da área de troca, espessamento da barreira alvéolo-capilar.

e) Redução da fração inspirada de oxigênio

Causa rara de insuficiência respiratória, pois a fração inspirada de O_2 em ar ambiente é 21% ($FIO_2 = 0,21$), e uma redução significativa só ocorre em altitudes muito elevadas (como no alto de montanhas, dentro de aviões etc.), ou inalação de misturas gasosas pobres em oxigênio. Na verdade, o mecanismo que explica a queda da PaO_2 neste caso é uma redução do gradiente alvéolo-arterial de O_2, gerando uma queda da difusão. Assim, pode ser considerada e incluída como uma alteração difusional e não um mecanismo isolado de hipoxemia.

Mecanismos fisiopatológicos de hipercapnia

Na insuficiência respiratória do tipo II, a alteração primordial é a redução da ventilação alveolar ($\dot{V}A$). Há um desbalanço entre a ventilação e a demanda ventilatória. Em situações normais, a demanda ventilatória é bem menor do que a capacidade ventilatória. Para um adulto de 70 kg, a demanda ventilatória ao repouso é de aproximadamente 7L/min, e a ventilação minuto ($\dot{V}E'$) é igual à demanda. A ventilação sustentável máxima, definida como a ventilação máxima obtida sem causar fadiga muscular, é de aproximadamente 80L/min, ou seja, 10 a 15 vezes maior que a demanda ventilatória. Deste modo, aumentos na produção de CO_2 causados por exercício, febre, estados hipermetabólicos, que elevam a demanda ventilatória, não causam hipercapnia em indivíduos normais. Entretanto, quando há algum mecanismo que impede a elevação da ventilação, esta pode ser menor que demanda ventilatória e causar hipercapnia.

A ventilação alveolar, definida como a porção da ventilação minuto que realmente ventila os alvéolos, descontada a porção que ventila o espaço morto, é que determina a eliminação de CO_2, juntamente com a produção de CO_2:

$$\dot{V}A = f \times (VT - VD)$$

Sendo: $\dot{V}$ = Ventilação alveolar, f = frequência respiratória, VT = volume corrente, VD = volume do espaço morto.

Portanto, alterações que levem ao aumento do espaço morto podem causar diminuição da ventilação alveolar mesmo com volume minuto normal ou aumentado.

Vários mecanismos podem levar a um desbalanço entre ventilação e demanda ventilatória:

a) Alterações do sistema nervoso central, como overdose de drogas, acidentes vasculares cerebrais, tumores do sistema nervoso central, que diminuem o drive respiratório e deixam de estimular a musculatura respiratória, reduzindo o $\dot{V}E$.

b) Alterações do sistema nervoso periférico, da placa muscular ou da musculatura respiratória, como na paralisia do nervo frênico ou na síndrome de Guillain-Barré, miastenia gravis, distrofias musculares, uso de bloqueadores musculares, todas condições que diminuem a eficiência da musculatura respiratória, reduzindo o $\dot{V}E$.

c) Alterações da caixa torácica, como cifoescoliose grave, hiperinsuflação pulmonar, situações que diminuem a expansibilidade da caixa torácica e consequentemente o VE.

d) Alterações das vias aéreas, como excesso de secreções ou broncoespasmo, que levam ao aumento do espaço morto fisiológico, ou seja, áreas muito ventiladas e pouco perfundidas, de modo que mesmo com manutenção do V E há queda da ventilação alveolar e, consequentemente, hipercapnia.

É importante lembrar que a queda na ventilação alveolar não causa apenas hipercapnia. Conforme discutido acima, a ventilação alveolar influencia a pressão alveolar de O_2, pois causa queda na oferta de O_2 para os alvéolos por minuto. Assim, a identificação de hipoxemia numa gasometria não é sinônimo de insuficiência respiratória hipoxêmica, do tipo I, pois pode ser decorrente também na insuficiência respiratória do tipo II.

Diagnóstico da insuficiência respiratória

O diagnóstico de insuficiência respiratória é geralmente feito a partir de dados clínicos, como dispneia, taquipneia, cianose, uso de musculatura acessória, e avaliação da gasometria arterial. A análise dos gases arteriais é utilizada como substituto da oxigenação e ventilação teciduais, pois a medida de consumo de O_2 e produção/eliminação de CO_2 não é fácil de se obter na prática clínica.

A gasometria arterial é bastante útil na avaliação da insuficiência respiratória tipo II, pois permite determinação da $PaCO_2$ e análise do pH sanguíneo. O pH é geralmente mais baixo nas insuficiências respiratórias agudas, pois não há ainda retenção de bicarbonato pelos rins. Já nas insuficiências respiratórias crônicas, podem-se encontrar grandes elevações de CO_2 com pH quase normal, graças à elevação compensatória de bicarbonato.

Para a avaliação das insuficiências respiratórias tipo I, hipoxêmicas, a gasometria arterial revela redução da PaO_2 e da saturação de O_2, mas não oferece pistas sobre o mecanismo causador. Quando é obtida com oferta de oxigênio por máscara ou cateter, não permite avaliar o quanto a troca gasosa está comprometida, já que dependendo da oferta de O_2 no momento da coleta, a PaO_2 poderá variar. Nessa situação, a oximetria de pulso, atualmente bastante disponível, permite diagnosticar hipoxemia no momento do exame clínico, de maneira não invasiva.

A relação entre PaO_2 e FIO_2 (PO_2/FIO_2) também é muito utilizada na prática clínica pois associa a PaO_2 obtida com uma oferta de O_2 conhecida. Este índice, entretanto, depende de FIO_2 conhecida e estável, o que é possível em ar ambiente ou sob ventilação mecânica invasiva, não sendo possível seu cálculo com uso de cateter ou máscara de O_2.

O cálculo do gradiente alvéolo-arterial de O_2 ($DAaO_2$ ou $P(A\text{-}a)O_2$), que é a diferença entre a pressão alveolar de oxigênio (PAO_2) e a pressão arterial de oxigênio (PaO_2), tem como vantagem o fato de ajudar a diferenciar a insuficiência respiratória em tipo I ou tipo II. Para seu cálculo é preciso primeiro calcular a pressão alveolar de O_2 (PAO_2):

$$PAO_2 = FIO_2 \times (P_{BAR} - P_{H2O}) - PACO_2/R$$

Sendo: PAO_2 a pressão alveolar de O_2; FIO_2 a fração inspirada de O_2; P_{BAR} a pressão barométrica; P_{H2O} a pressão de vapor d'água; $PACO_2$ a pressão alveolar de CO_2; R o coeficiente respiratório (relação entre produção de CO_2 e consumo de O_2).

Uma maneira simplificada de se calcular o $DAaO_2$ é a utilização da equação:

$$P(A\text{-}a)O_2 = 130 - (PaO_2 + PaCO_2)$$

Essa equação é válida para indivíduos adultos respirando em ar ambiente e em locais com altitudes médias de 700 a 800 m, como a cidade de São Paulo. No nível do mar, o número 130 deverá ser substituído por 150. Com essa simplificação, aceitamos como limite de normalidade até uma diferença de 20 mmHg e definimos insuficiência respiratória grave, quando a diferença for maior do que 30 mmHg.

Quando o distúrbio primário é hipercapnia (IR tipo II), o gradiente é normal, e quando se trata de insuficiência respiratória tipo I, está aumentado. Como o $DAaO_2$ varia com a FIO_2, seu cálculo só é confiável a 21%, ou seja, em ar ambiente, o que limita sua aplicação a casos menos graves de IR, que toleram ficar em ar ambiente para a coleta da gasometria.

Para calcular o *shunt*, é necessário ter uma gasometria arterial e uma gasometria de sangue venoso (obtida a partir de um cateter central posicionado no átrio direito ou na artéria pulmonar). É necessário também calcular os conteúdos arterial, venoso e capilar de O_2, através da fórmula de conteúdo de O_2:

$$CaO_2 = 1{,}34 \times Hb \times SaO_2 + 0{,}0031 \times PaO_2$$
$$CvO_2 = 1{,}34 \times Hb \times SvO_2 + 0{,}0031 \times PvO_2$$
$$CcO_2 = 1{,}34 \times Hb \times 1 + 0{,}0031 \times PAO_2$$

Sendo: CaO_2 = conteúdo arterial de O_2; Hb = taxa de hemoglobina em g%; SaO_2 = saturação arterial da hemoglobina; PaO_2 = pressão parcial de O_2 no sangue arterial; CvO_2 = conteúdo venoso de O_2, SvO_2 = saturação venosa central da hemoglobina; PvO_2 = pressão venosa central de O_2; CcO_2 = conteúdo capilar de O_2; PAO_2 = pressão alveolar de O_2.

O shunt deve ser calculado com o paciente respirando FIO_2 de 1 para evitar que alterações de difusão interfiram no cálculo e para garantir uma saturação capilar de hemoglobina de 100%. Obtidas as gasometrias arterial e venosa mista, o cálculo é feito através da equação:

$$\dot{Q}s/\dot{Q}t = (CcO_2 - CaO_2) / (CcO_2 - CvO_2)$$

Sendo: $\dot{Q}s/\dot{Q}t$ = *shunt*; CaO_2 = conteúdo arterial de O_2; CvO_2 = conteúdo venoso de O_2, CcO_2 = conteúdo capilar de O_2; PAO_2 = pressão alveolar de O_2.

Para pacientes que tolerem permanecer em ar ambiente para coleta de gasometria arterial, uma boa maneira de avaliar a troca gasosa na presença de hipoxemia é sugerida na Figura 1.3, a seguir:

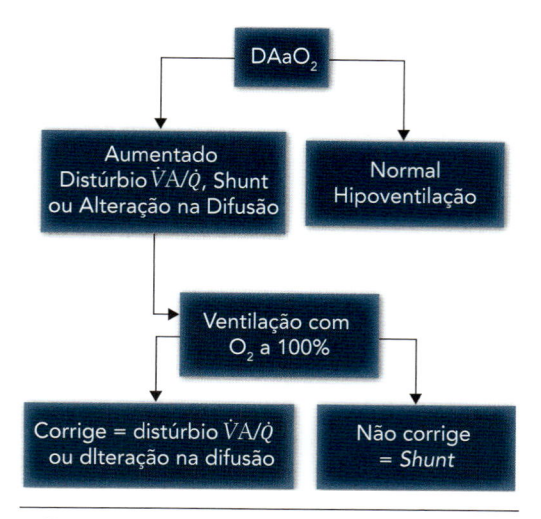

■ **Figura 1.3** Algoritmo para avaliação de troca gasosa na presença de hipoxemia.

Conclusão

Em resumo, a insuficiência respiratória tem uma importância histórica, pois contribuiu para o desenvolvimento da Terapia Intensiva. Tem um caráter clínico, pois está associada, devido à sua gravidade, à necessidade de internação e de cuidados intensivos. Seu diagnóstico precoce é fundamental para a introdução de terapêuticas adequadas. A monitoração dos parâmetros respiratórios, do estado hemodinâmico e das consequências sistêmicas é fundamental. Seu tratamento está associado à mais alta tecnologia introduzida nos ventiladores mecânicos e à aplicação de estratégias ventilatórias que salvam vidas, mas que devem ser protetoras, respeitando os limites do sistema respiratório. Tem ainda um caráter educativo, pois demonstra que o conhecimento da fisiologia respiratória e de seus distúrbios é de extrema importância para individualizar o tratamento e contribuir para a reversão dessa condição associada ainda hoje a um elevado risco de morte.

Literatura recomendada

1. Adhikari NK, Fowler RA, BhagwanjeeS, Rubenfeld GD. Critical care and the global burden of critical illness in adults. Lancet 2010; 375:1339-46.

2. Azevedo LC, Park M, Salluh JI, Rea-Neto A, Souza-Dantas VC, Varaschin P, Oliveira MC, Tierno PF, dal-Pizzol F, Silva UV, Knibel M, Nassar AP Jr, Alves RA, Ferreira JC, Teixeira C, Rezende V, Martinez A, Luciano PM, Schettino G, Soares M; ERICC(Epidemiology of Respiratory Insufficiency in Critical Care) investigators. Clinical outcomes of patients requiring ventilatory support in Brazilian intensive care units: a multicenter, prospective, cohort study. Crit Care 2013 Apr 4; 17(2):R63.

3. Esteban A, Ferguson ND, Meade MO, et al. VENTILA Group. Evolution of mechanical ventilation in response to clinical research. Am J Respir Crit Care Med 2008; 177(2):170-7.

4. Fairley HB. Ventilating the acutely injured lung. Am J Respir Crit Care Med 2001; 163:1049-50.

5. Franca SA, Toufen C Jr, Hovnanian AL, Albuquerque AL, Borges E R, Pizzo VR, Carvalho CR. The epidemiology of acute respiratory failure in hospitalized patients: a Brazilian prospective cohort study. J Crit Care 2011; 26(3):330 e1-8.

6. Goligher E, Ferguson ND. Mechanical ventilation: epidemiological insights into current practices. Curr Opin Crit Care 2009; 15(1):44-51.

7 – West JB. Fisiologia Respiratória Moderna. Edição: 6ª, 2002.

8. Petty TL . In the cards was ARDS. Am J Respir Crit Care Med 2001; 163:602-3.

9. Severinghaus JW, Astrup P, Murray JF. Blood gas analysis and critical care medicine. Am J Respir Crit **Care** Med 1998; 157(4 Pt 2):S114-22.

Indicações de Ventilação Mecânica

- Anna Miethke-Morais
- Pedro Paulo Marinho Rodrigues Ayres

DESTAQUES

- Insuficiência respiratória, necessidade de descanso da musculatura respiratória e incapacidade de proteção das vias aéreas são os principais grupos de indicações de instituição de ventilação mecânica invasiva.
- A definição do momento ideal para instituição desse suporte é crucial para evitar desfechos clínicos desfavoráveis.
- O conhecimento da fisiopatologia da insuficiência respiratória leva a uma indicação mais apropriada da ventilação mecânica invasiva, devendo-se paralelamente tratar a sua causa.
- Situações extremas como apneia, parada respiratória e parada cardiorrespiratória também são indicações de ventilação mecânica invasiva.

OBJETIVOS

- Discutir as principais indicações de ventilação mecânica invasiva.

Introdução

A medicina moderna tem como tendência o desenvolvimento de técnicas e aparelhos cada vez menos invasivos para todos os tipos de procedimentos. No caso do suporte ventilatório, o uso da ventilação não invasiva (VNI) cresceu nas últimas décadas e é de grande utilidade para reduzir a necessidade da ventilação mecânica invasiva (VMI), o que acarreta uma redução das complicações relacionadas à ventilação mecânica, do tempo de permanência do paciente na Unidade de Terapia Intensiva (UTI) e no hospital, e também dos índices de mortalidade. Porém, sabemos que essa estratégia conservadora muitas vezes não é suficiente e, em alguns casos, retarda a instituição do suporte ventilatório invasivo, podendo determinar graves consequências para o paciente. Haja vista a complexidade dos cenários, a indicação de VMI muitas vezes deve ser individualizada.

Ventilação mecânica invasiva – Em que situações indicar

Para a correta instituição do suporte ventilatório invasivo podemos dividir suas indicações didaticamente em quatro grandes grupos, que serão detalhados a seguir:

1. Insuficiência respiratória refratária a medidas não invasivas;
2. Necessidade de descanso da musculatura respiratória;
3. Incapacidade de proteção de vias aéreas;
4. Situações extremas.

Insuficiência respiratória refratária a medidas não invasivas

A função primordial do sistema respiratório é a de realizar as trocas gasosas. Em uma definição ampla e precisa desse conceito, devemos englobar todo processo relacionado à captação e transporte do O_2 do ambiente externo para o interior da mitocôndria permitindo a respiração celular aeróbia, assim como as etapas relacionadas à eliminação do CO_2 produzido pela respiração celular. Qualquer obstáculo a essa engrenagem entre consumo de O_2 e produção de CO_2, da qual participam coração, pulmão, vasos sanguíneos e hemocomponentes (principalmente a hemoglobina presente nas hemácias), pode determinar a presença de insuficiência respiratória.

Uma definição prática e simples de insuficiência respiratória aguda (IRpA) diz respeito à incapacidade do sistema respiratório em realizar as trocas gasosas. Não existem valores de pressões parciais de oxigênio e gás carbônico que determinem por si só a presença de insuficiência respiratória, uma vez que a demanda metabólica é variável. Por convenção, adotam-se os parâmetros de gasometria arterial de $PaO_2 < 60$ mmHg em ar ambiente e/ou $PaCO_2 \geq 45$ mmHg com pH $< 7,35$ como indicativos de falência respiratória.

A insuficiência respiratória aguda pode ser classificada aplicando-se o conceito do gradiente alvéolo-arterial de O_2 ($P(A-a)O_2$), que é derivado da equação do gás alveolar. Para seu cálculo, em ar ambiente, utiliza-se a equação abaixo:

$$P(A-a)O_2 = (P_{atm} - 47) \cdot 0.21 - PaCO_2/R - PaO_2,$$

onde P_{atm} é a pressão atmosférica (760 mmHg no nível do mar) e R é o quociente respiratório, que geralmente varia de 0,8 a 1. É comum utilizar-se a forma simplificada dessa equação (em pressões atmosféricas como a da cidade de São Paulo):

$$P(A-a)O_2 = 130 - (PaO_2 + PaCO_2)$$

Com base nesse índice, a IRpA pode ser dividida em dois subgrupos: Tipo I) hipoxêmica com $P(A-a)O_2$ aumentado e Tipo II) hipercápnica com $P(A-a)O_2$ normal. Estima-se o limite do valor normal desse gradiente utilizando a fórmula: idade/4 + 4.

Na IRpA do tipo II, a hipoxemia presente é proporcional ao aumento do CO_2, ambos presentes por haver hipoventilação alveolar. Quadros clínicos relacionados à redução do *drive* respiratório, incapacidade neuromuscular ou aumento da carga ventilatória estão relacionados a esse tipo de IRpA. Outras causas de hipoxemia como distúrbio $\dot{V}/\dot{Q}$, *shunt* e prejuízo na difusão do gás alveolar determinam a IRpA tipo I e aumentam o $P(A-a)O_2$.

O tratamento de ambos os tipos de IRpA é a reversão do processo causal da insuficiência respiratória levando à melhora da troca gasosa e da ventilação alveolar. Muitas vezes, até que esse objetivo seja alcançado, é necessária a instituição de suporte ventilatório, seja ele invasivo ou não invasivo.

Na IRpA tipo I ou hipoxêmica, oxigênio suplementar deve ser ofertado, seja através de cateteres, máscaras ou até de cateteres de alto fluxo, que ofertam fluxos de oxigênio aquecido e umidificado de até 60 L/min, fornecendo uma fração inspirada de oxigênio (FiO_2) que pode se aproximar de 100%. Uma tentativa de uso da VNI para melhora da troca gasosa e descanso da musculatura respiratória pode ser válida, embora sua taxa de falência nesses casos seja elevada (perto de 70%). Parâmetros clínicos como redução da frequência respiratória, aumento do volume corrente e redução no uso da musculatura respiratória acessória, assim como parâmetros gasométricos, tais como melhora do pH e redução da $PaCO_2$, são indicadores de sucesso da estratégia não invasiva. Se, mesmo com o uso da pressão positiva ou de altos fluxos de O_2, não conseguirmos melhorar o desconforto respiratório dentro da primeira hora, ou se o paciente evoluir com piora clínica, a VMI deve ser prontamente indicada (Quadro 2.1).

Na IRpA tipo II, devemos melhorar a ventilação alveolar e, consequentemente, a eliminação do CO_2. A ventilação alveolar depende basicamente da frequência respiratória (FR), volume corrente (V_T) e volume do espaço morto. O aumento da FR e do V_T, assim como a redução do espaço morto fisiológico, determinam melhora na ventilação alveolar e queda da $PaCO_2$. O aumento isolado da oferta de O_2 não reverte o processo e, em alguns casos, pode até mesmo piorar a insuficiência respiratória por piorar o distúrbio $\dot{V}/\dot{Q}$ e inibir o *drive* respiratório, agravando a retenção de CO_2 com consequente elevação da $PaCO_2$. A VNI com dois níveis de pressão pode auxiliar nesses casos, promovendo aumento do V_T e melhorando a ventilação alveolar. Caso, no entanto, haja contraindicações ao uso da VNI (Quadro 2.1), ela não seja eficiente, ou não seja possível reverter prontamente o processo (como, por exemplo, aplicar antídoto num indivíduo com hipoventilação secundária à intoxicação por opioides), a VMI deve ser instituída para aumentar a ventilação alveolar e reduzir a $PaCO_2$.

Quadro 2.1 Contraindicações para uso de VNI na insuficiência respiratória.

- Rebaixamento do nível de consciência, TCE
- Ausência de proteção de vias aéreas
- Dificuldade no acoplamento máscara-paciente
- Instabilidade hemodinâmica
- Vômitos incoercíveis
- SDRA com relação $PaO_2/FIO_2 < 200$ mmHg
- Sinais de falência respiratória: respiração paradoxal abdominal/uso acentuado da musculatura respiratória acessória
- Falência de VD
- Trauma torácico grave
- Lesão de via aérea alta

TCE: traumatismo crânio-encefálico; SDRA: síndrome do desconforto respiratório agudo; VD: ventrículo direito

---

A Figura 2.1 mostra um fluxograma de tratamento da IRpA com as indicações de VMI.

Necessidade de descanso da musculatura respiratória

Outra indicação importante de suporte ventilatório invasivo é a necessidade de descanso da musculatura respiratória, como em pacientes com comprometimento hemodinâmico grave (choque séptico ou cardiogênico), que evoluem com hiperlactatemia e acidose, estimulando assim o centro respiratório e promovendo hiperventilação. O consumo de O_2 pelos músculos respiratórios aumenta expressivamente, podendo ser de até 30% a 50% do disponível, agravando ainda mais o *déficit* entre oferta e consumo de O_2 e piorando a acidose e a hiperlactatemia. Nestas situações, deve-se priorizar a oferta de energia e O_2 para outros órgãos, como encéfalo e coração, indicando a VMI para reduzir o consumo de O_2 pela musculatura respiratória até a reversão do quadro crítico e da instabilidade hemodinâmica.

Incapacidade de proteção de vias aéreas

A terceira grande indicação de VMI é a da proteção de vias aéreas em pacientes com rebaixamento do nível de consciência (Escala de Coma de Glasgow < 8) ou com grave dificuldade de deglutição.

A incapacidade de manipular secreções e de proteger as vias aéreas com alto risco de aspiração de saliva e conteúdo gástrico nesses casos determina a necessidade de intubação e VMI para impedir complicações como hipóxia por asfixia e pneumonias aspirativas.

Situações extremas

Estão incluídas neste grupo situações como apneia, parada respiratória e parada cardiorrespiratória, em que a gravidade da situação clínica não dá dúvidas sobre a necessidade de instauração imediata de um suporte ventilatório invasivo.

Outras condições como cianose central persistente, fadiga muscular clínica com uso persistente de musculatura respiratória acessória e respiração abdominal paradoxal, cuja via final provável será a de parada respiratória ou cardiorrespiratória caso nenhuma medida eficaz seja instituída, fazem parte das situações extremas que indicam a VMI.

Podemos expandir essas situações para parâmetros gasométricos que indiquem alteração grave da troca gasosa, como $PaCO_2 > 50$ mmHg e pH < 7,25 associado a desconforto respiratório, ou Relação $PaO_2/F_IO_2 < 200$ mmHg.

1. Diagnosticar e tratar a causa da insuficiência respiratória

2. Classificar utilizando $P(A-a)O_2$:

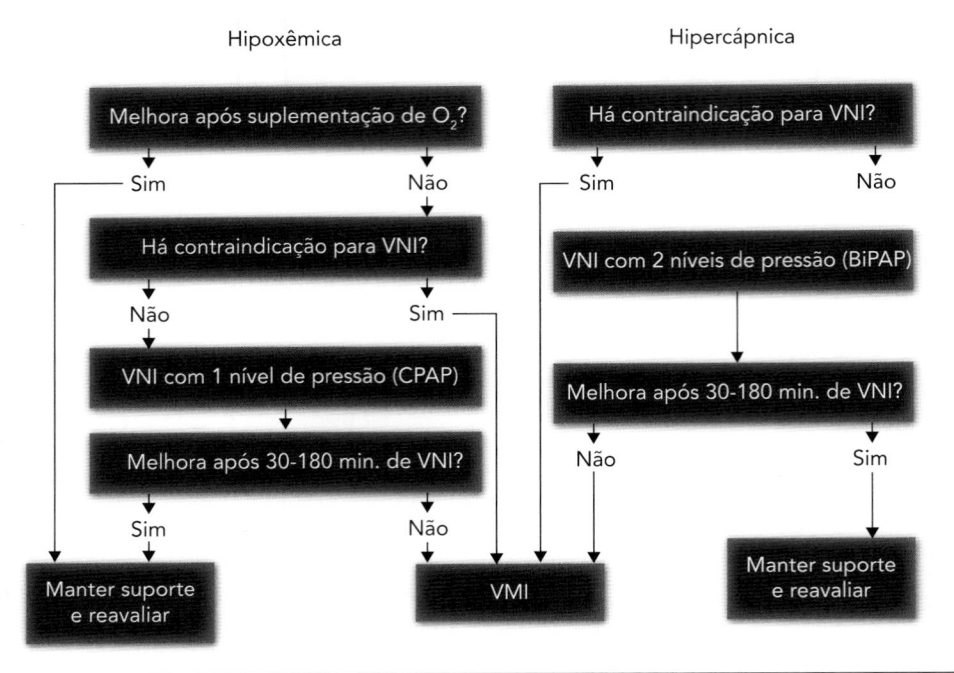

- **Figura 2.1** Insuficiência respiratória aguda.

Conclusão

Em suma, a decisão de proceder à intubação orotraqueal e iniciar a VMI depende não só da condição inicial do paciente, mas também de como ele se comporta frente a um período de observação enquanto medidas menos invasivas, como oxigênio por cateteres de alto fluxo ou VNI, são tentadas. A ausência de melhora ou a deterioração clínica anunciam desfecho negativo e são indicadores de que devemos assegurar a via aérea e iniciar a VMI.

A principal característica de um bom emergencista ou intensivista é a capacidade de antever problemas e preveni-los ou revertê-los prontamente. Saber indicar VMI no tempo exato e proceder à intubação com o preparo do procedimento adequado reduzem desfechos desfavoráveis e por vezes catastróficos.

Literatura recomendada

1. Azevedo LCP, Tanigushi LU, Ladeira JP - Medicina Intensiva - Abordagem prática - 1a ed. 2013 - cap 45: Ventilação Mecânica Não Invasiva; 679-691

2. Brochard L: Mechanical ventilation: invasive versus noninvasive, Eur Respir J Suppl, 2003;47-31s

3. Cairo JM - Mechanical Ventilation - Physiological and Clinical Applications - 5th ed.2012 - cap 4: Establishing the Need for Mechanical Ventilation: 48-62

4. Diretrizes Brasileiras de Ventilação mecânica AMIB/SBPT - Tema1: Indicação de Suporte Ventilatório Não Invasivo (VNI) e Invasivo (VMI), J Bras Pneumol 2013;39 Supl1S:4-8

5. Hess DR - Noninvasive Ventilation for Acute Respiratory Failure. Respir Care 2013;58(6):950–969

6. III Consenso Brasileiro de Ventilação Mecânica - J Bras Pneumol. 2007;33(Supl 2):S 54-S 70

7. Marino PL - Compêndio de UTI - 3a ed 2007 - cap 24: Princípios da Ventilação Mecânica; 384-394

8. Martin J. Tobin - Principles and Practice of Mechanical Ventilation - 3a ed. 2013 - Cap. 4: Indications for Mechanical Ventilation:101-135

9. Nava S, Ceriana P: Causes of failure of noninvasive mechanical ventilation, Respir Care, 2004; 49(3):295-303

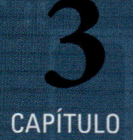

3

Princípios Básicos dos Ventiladores Artificiais

■ Jorge Bonassa

DESTAQUES

- A compreensão do funcionamento dos ventiladores é importante para entender a fisiologia respiratória durante a ventilação mecânica com pressão positiva.
- O funcionamento básico dos ventiladores é a base para o entendimento dos modos ventilatórios.
- As propriedades mecânicas do sistema respiratório são de extrema importância durante a aplicação da ventilação mecânica e devem fazer parte da monitorização de pacientes sob ventilação mecânica.

OBJETIVOS

- Entender o funcionamento básico dos ventiladores mecânicos.
- Compreender os conceitos de fluxo, pressão e volume no contexto da ventilação mecânica.
- Aprender a interpretar as curvas de pressão, fluxo e volume em função do tempo durante a ventilação mecânica.
- Rever o substrato fisiológico das propriedades mecânicas do sistema respiratório e suas implicações durante a ventilação mecânica.
- Aprender a realizar e compreender o significado de medidas de mecânica respiratória no paciente sob ventilação mecânica.

Um dos principais objetivos da ventilação mecânica é aliviar total ou parcialmente o trabalho respiratório do paciente. O trabalho respiratório representa a energia necessária para movimentar determinado volume de gás através das vias aéreas e expandir o pulmão, permitindo que ocorram as trocas gasosas nos alvéolos. O movimento de gases através das vias aéreas, tanto durante a inspiração como durante a expiração, irá gerar forças de atrito opostas à direção do movimento. A expansão do pulmão, da parede torácica e do diafragma irá gerar forças de natureza viscoelástica.

Durante a ventilação espontânea, o paciente deve desenvolver, através dos músculos respiratórios, uma força inspiratória suficiente para vencer as forças de atrito e as viscoelásticas. Doenças pulmonares frequentemente causam alterações no sistema respiratório que causam aumento das forças que se opõem ao movimento dos gases, exigindo níveis elevados de esforço por parte do paciente e predispondo à ocorrência da fadiga muscular. Nessa situação, é indicado o uso de equipamentos – ventiladores artificiais – capazes de "bombear" os gases para dentro dos pulmões, de forma cíclica, permitindo intervalos para que o volume inspirado seja exalado. Essa forma de ventilação, utilizando pressão positiva para bombear o gás para o interior dos pulmões, é a forma mais usual de ventilação mecânica artificial, embora existam equipamentos capazes de gerar pressão negativa. Na ventilação com pressão negativa, a pressão é aplicada ao redor da caixa torácica do paciente, através de coletes rígidos, promovendo a expansão do tórax e a inspiração. Por ter uso restrito a situações experimentais, a ventilação negativa não será abordada nesse capítulo.

Ventilação espontânea e ventilação com pressão positiva

A movimentação dos gases durante a ventilação pulmonar depende das forças desenvolvidas pelos músculos respiratórios e das propriedades mecânicas do sistema respiratório. Durante a respiração espontânea, os músculos intercostais e o diafragma se contraem, expandindo a caixa torácica e gerando uma pressão negativa sobre a superfície dos pulmões, transmitida ao longo do espaço pleural. Parte dessa pressão é necessária para vencer as forças viscoelásticas do pulmão e da caixa torácica. O restante é transmitido aos alvéolos gerando um gradiente entre a pressão alveolar e a pressão atmosférica, que permite o fluxo inspiratório. Com o relaxamento dos músculos respiratórios, na ausência de ativação da musculatura expiratória, a pressão elástica acumulada durante a inspiração é a única força atuante e torna a pressão alveolar positiva, invertendo o fluxo expiratório e permitindo a expiração (Figura 3.1A).

A instituição da ventilação com pressão positiva altera a dinâmica ventilatória em relação à respiração espontânea. O ventilador artificial pressuriza a via aérea do paciente, gerando o gradiente de pressão que irá movimentar o fluxo inspiratório (Figura 3.1B). A exalação ocorre de forma passiva como na ventilação espontânea.

Existem diversas formas de realizar a pressurização das vias aéreas, que se diferenciam quanto à interface interposta entre o ventilador e o paciente, e a maneira como o ventilador pressuriza o sistema respiratório do paciente. A interface utilizada entre o paciente e o ventilador permite classificarmos a ventilação positiva em invasiva e não invasiva:

- Ventilação não invasiva – utilização de máscara nasal, orofacial ou facial total;
- Ventilação invasiva – utilização de tubo oro ou nasotraqueal ou cânula de traqueostomia.

Apesar de ambas aplicarem pressão positiva nas vias aéreas para oferecer suporte ventilatório ao paciente, uma série de diferenças existe entre a ventilação invasiva e a não invasiva. A ventilação não invasiva mantém a capacidade de fala e deglutição, preserva a participação das vias aéreas superiores na ventilação, aquecimento e umidificação dos gases e pode ser aplicada de forma intermitente. Por outro lado, não oferece proteção das vias aéreas e está contraindicada em pacientes com rebaixamento do nível de consciência, com instabilidade hemodinâmica e hipoxemia grave, entre outras situações. Para mais detalhes sobre as indicações e forma de aplicação da ventilação não invasiva, veja os capítulos "Ventilação Não Invasiva. Equipamentos, Interfaces e Modos" e "Ventilação Não Invasiva: Aplicação Clínica".

Quanto à forma como é gerado o fluxo inspiratório, a ventilação mecânica pode ser classificada em ventilação com fluxo controlado e ventilação com pressão controlada:

- **Ventilação com fluxo controlado:** o ventilador impõe um fluxo pré-ajustado e consequentemente ocorre um aumento da pressão da via aérea em função da mecânica respiratória do paciente.

- **Ventilação com pressão controlada:** o ventilador pressuriza a via aérea com uma pressão constante e, em função do gradiente entre a via aérea e os alvéolos, se estabelece o fluxo inspiratório. Nesse caso a morfologia do fluxo – fluxo livre decrescente – lembra o padrão espontâneo.

A forma pela qual o ventilador pressuriza o sistema respiratório do paciente é determinante para o entendimento dos modos ventilatórios.

Graficamente, a ventilação espontânea e com pressão positiva são representadas através das curvas de fluxo, volume e pressão (Figura 3.2).

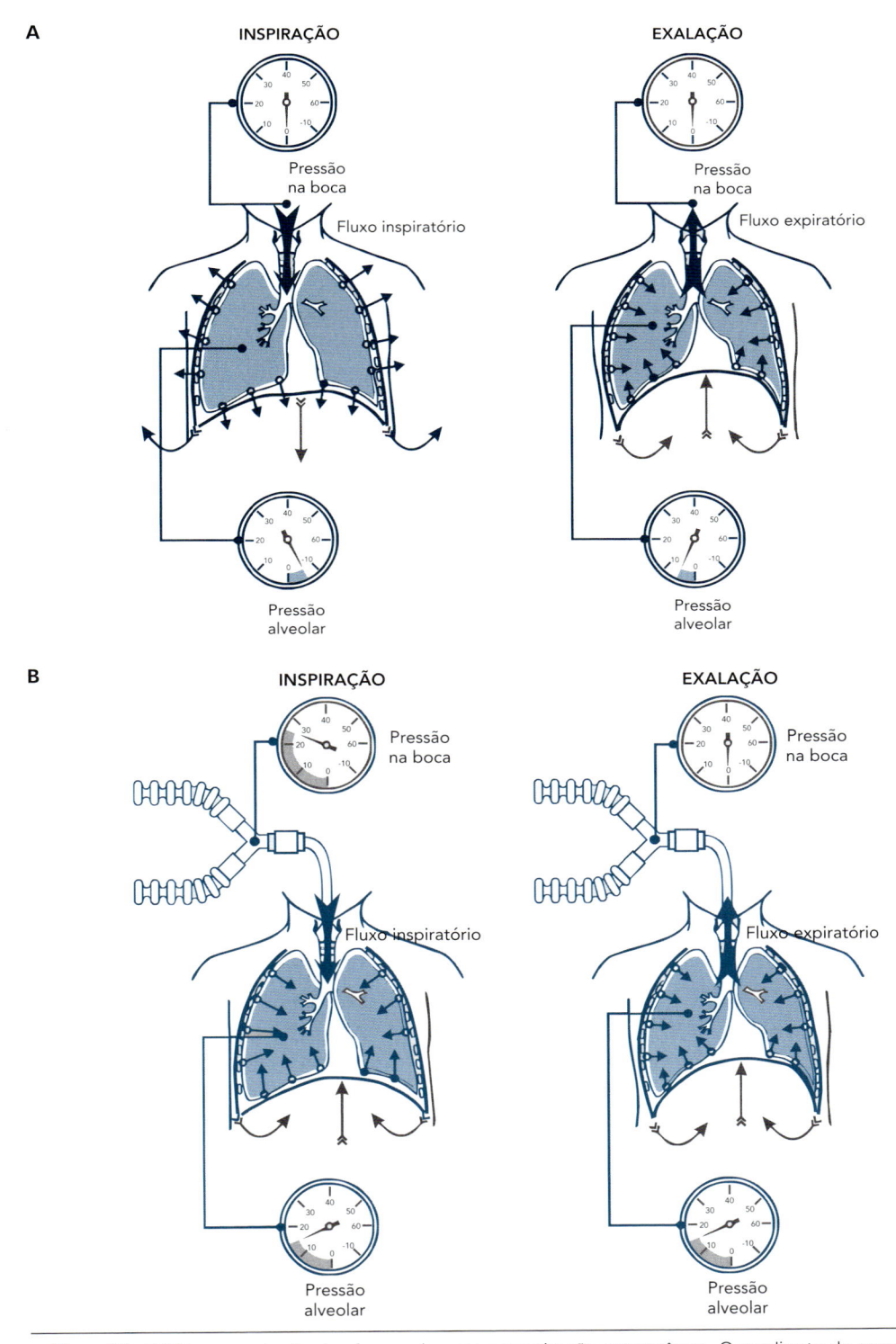

■ **Figura 3.1 (A)** Representação das forças durante a respiração espontânea. O gradiente de pressão boca-
-alvéolo determina o fluxo inspiratório e expiratório. **(B)** Representação das forças durante a ventilação com
pressão positiva. A pressurização da via aérea gera o gradiente que determina o fluxo inspiratório.

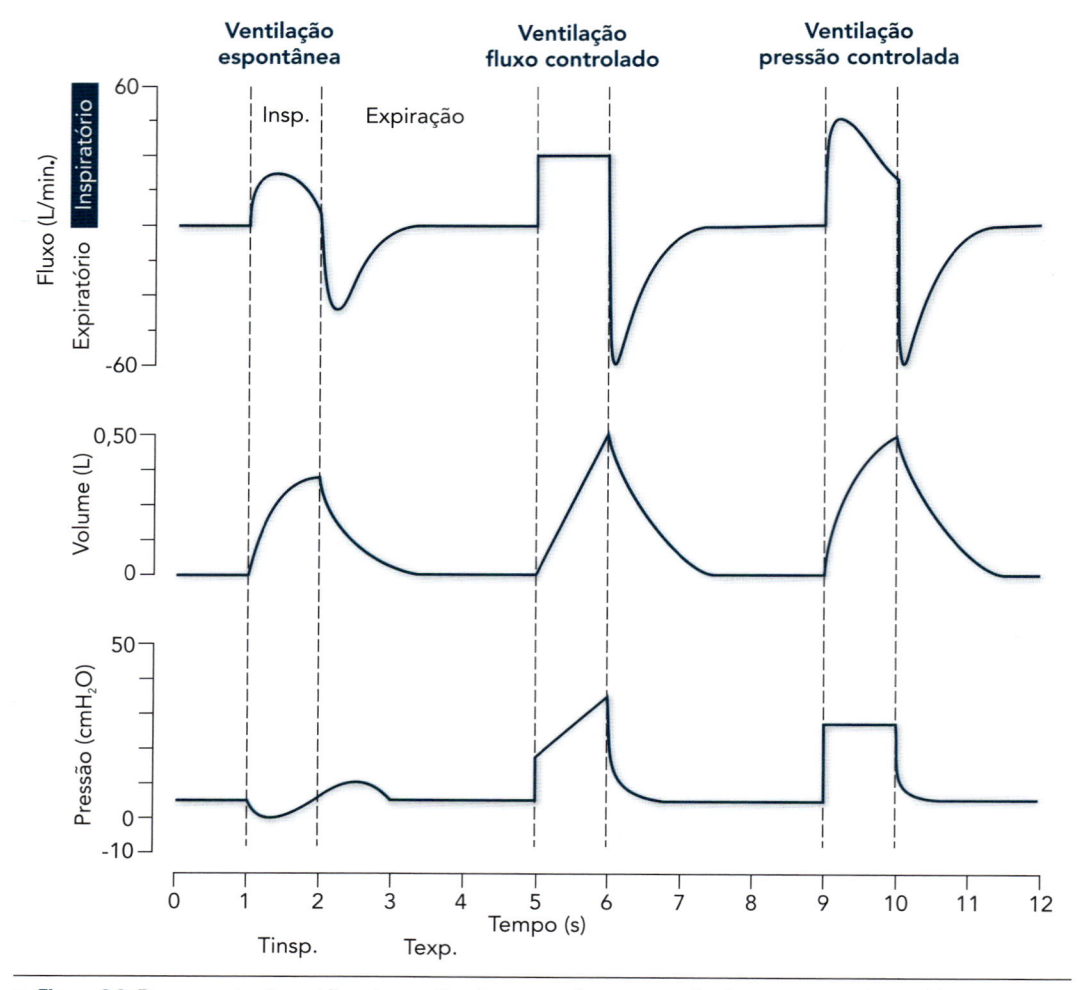

■ **Figura 3.2** Representação gráfica da ventilação espontânea e ventilação com pressão positiva.

Ventiladores para uso em terapia intensiva, para ventilação invasiva e não invasiva

Muitos dos ventiladores artificiais atualmente utilizados em terapia intensiva permitem tanto a ventilação invasiva como não invasiva.

O ventilador pode ser representado através dos seus principais sistemas (Figura 3.3):

1. Interface com o operador;
2. Controles;
3. Sensores;
4. Atuadores;
5. Interface com o paciente.

A interface com o operador compreende o painel de controles juntamente com as telas de monitoração e alarmes. Nos ventiladores atuais, a tendência é que essas funções estejam integradas em uma tela única, onde são representados através de *software* todos os elementos de controle, monitoração e alarmes. A partir da interface, são configurados os ajustes requeridos, que serão executados através de *hardware* e *softwares* de controle. Atualmente, o mais usual é que se utilizem sistemas de controle conhecidos como "controle de malha fechada". Nesse sistema, os parâmetros do paciente bem como das fontes de alimentação são medidos por sensores (pressão, fluxo, etc.), interpreta-

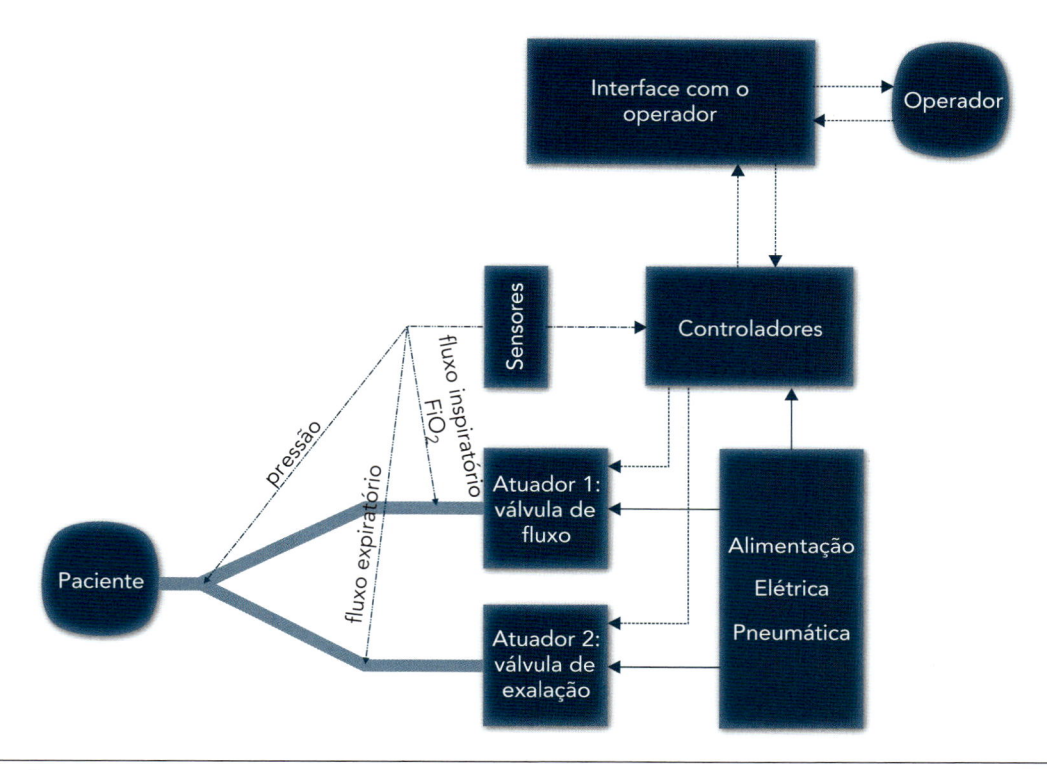

■ **Figura 3.3** Principais sistemas dos ventiladores artificiais.

dos por microprocessadores que, de acordo com regras pré-definidas ou algoritmos, acionam atuadores (válvulas de fluxo, exalação, etc.). Esse processo ocorre de forma contínua, a intervalos muito curtos de tempo, na ordem de milissegundos.

Os sensores utilizados no controle da ventilação são basicamente os sensores de pressão e de fluxo. A pressão é medida e controlada geralmente na via aérea do paciente, e o fluxo é medido tanto na via inspiratória como na via expiratória. A partir dos sinais de fluxo, são calculados tanto o volume inspirado como exalado. Outros sensores também são utilizados nos ventiladores, principalmente para fins de monitoração e alarme, como sensor de oxigênio e sensor de temperatura.

Os dois principais atuadores em um ventilador artificial são a válvula de fluxo e a válvula de exalação. A válvula de fluxo é o elemento ativo que, a partir da alimentação das redes pressurizadas de ar e oxigênio, controla o fluxo da mistura ar/oxigênio inspirada pelo paciente.

Para controlar a concentração de oxigênio na mistura, geralmente a válvula de fluxo é, na realidade, constituída de duas válvulas distintas, uma para controle do fluxo de ar e outra para o oxigênio. O acionamento simultâneo de ambas as válvulas permite tanto o controle do fluxo como da concentração de oxigênio.

A válvula de exalação habitualmente permanece fechada durante a fase inspiratória, e despressuriza o circuito ao término da inspiração.

O circuito respiratório, que se constitui na interface do ventilador com o paciente, apresenta dois tubos, inspiratório e expiratório, conectados respectivamente às válvulas de fluxo e exalação e no extremo oposto a um conector tipo "Y" onde é conectado o tubo endotraqueal ou cânula de traqueostomia.

A ventilação mecânica é realizada por meio de ciclos ventilatórios, apresentando duas fases: inspiratória e expiratória. A fase inspiratória dos ciclos é iniciada pela abertura da válvula de fluxo e fechamento da válvula de exalação. O tipo de controle exercido sobre a válvula de fluxo e o final da fase inspiratória é determinado pelo modo ventilatório selecionado. Ao final da inspiração, o ventilador fecha a válvula de fluxo e abre a de exalação. Durante a exalação, a válvula pode ser controlada de forma a manter uma pressão positiva ao final da expiração (PEEP).

Ventiladores exclusivos para ventilação não invasiva

A aplicação da ventilação não invasiva é feita por meio de máscaras nasais ou oronasais, em pacientes respirando espontaneamente, como forma de assistência parcial. Essa forma de aplicação da ventilação limita os valores de pressão a serem utilizados em até 30 cmH_2O. Quando se aproxima desse limite e principalmente acima dele, pode ocorrer a insuflação gástrica. Outro aspecto da ventilação não invasiva é a ocorrência de vazamentos, devido à dificuldade de adaptação da máscara à face do paciente. Essas características levaram ao desenvolvimento de ventiladores destinados exclusivamente à ventilação não invasiva, incorporando turbinas, com capacidade de geração de altos fluxos e baixas pressões.

O circuito respiratório desses ventiladores apresenta geralmente apenas o ramo inspiratório. A exalação é realizada através de um orifício na própria máscara de ventilação. Durante a fase inspiratória, a turbina gera um fluxo elevado, permitindo a pressurização do circuito mesmo na presença de vazamentos. Durante a fase expiratória, o fluxo é diminuído, ocasionando a despressurização do circuito e permitindo a expiração do paciente (Figura 3.4)

Os ventiladores mais simples são destinados à aplicação de suporte ventilatório em indivíduos que apresentam apneia obstrutiva do sono. Geralmente permitem o ajuste de um nível constante de pressão (CPAP) de até 20 cmH_2O, suficiente para manter as vias aéreas patentes durante o sono. Nesse caso, a turbina mantém um fluxo contínuo no circuito, necessário para manter o nível de pressão desejado.

A ventilação não invasiva também pode ser empregada com os ventiladores de terapia intensiva. Muitos ventiladores de última geração incorporam sistemas de compensação de vazamentos e algoritmos de controle adequados a esse tipo de aplicação.

Nesse capítulo, vamos concentrar nossa análise nos ventiladores comumente utilizados na terapia intensiva, que permitem a aplicação tanto da ventilação invasiva como não invasiva.

Conceitos básicos

Pressão, fluxo e volume

A definição de pressão é a força aplicada sobre uma superfície. A unidade de pressão comumente utilizada em ventilação mecânica é cmH_2O. Durante a ventilação mecânica, é usual manter na fase expiratória uma pressão positiva impedindo que o pulmão esvazie com-

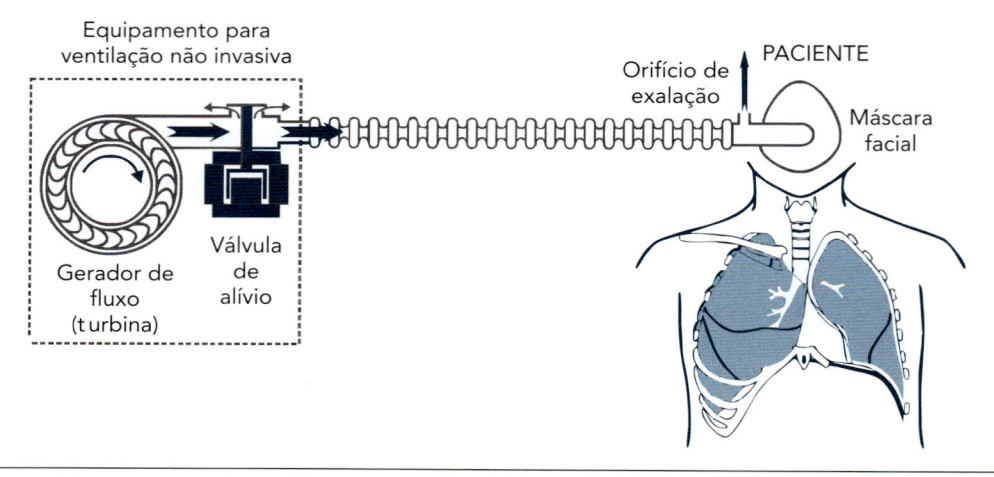

■ **Figura 3.4** Representação esquemática de ventilador não invasivo.

pletamente. Essa pressão é designada de PEEP – pressão positiva no final da exalação (do inglês, *positive end expiratory pressure*).

O volume corrente, medido em mL ou L, irá depender das condições de temperatura e pressão nas quais o volume é medido e também da quantidade de vapor de água contido na mistura. As medidas de volume nos ventiladores artificiais geralmente são realizadas em condições BTPS (*Body Temperature and Pressure, water Saturated*), ou seja, considera o gás saturado de vapor de água à temperatura do corpo humano e à pressão ambiente, por refletirem o volume final do gás inspirado no interior dos pulmões.

O fluxo representa a "velocidade" com que o volume é movimentado, ou, mais precisamente, a taxa de variação do volume em relação ao tempo (Equação 1). Exemplificando, se o volume de 1 L é inspirado no tempo de 1 segundo, o fluxo médio é 1 L/s. Geralmente, os ventiladores apresentam o fluxo na unidade L/min sendo 1 L/s = 60 L/min.

$$\text{Fluxo } (\dot{V}) = \frac{\Delta V}{\Delta t} = \frac{dV}{dt} \text{ (L/s, L/min.)} \quad \textbf{(Equação 1)}$$

O fluxo é a principal variável de controle no ventilador, podendo ser constante ou variável em relação ao tempo. Geralmente, nos ventiladores, o fluxo é medido diretamente e o volume é calculado segundo a Equação 2, a partir da integração do sinal do fluxo:

$$\text{Volume} = \int_{0}^{\text{Tinsp}} \dot{V} dt \textbf{(Equação 2)}$$

Os sinais de pressão, fluxo e volume geralmente são representados graficamente nas telas dos ventiladores artificiais. Uma análise sistematizada das curvas fornecidas, como no exemplo numérico da Figura 3.5, fornece detalhes do funcionamento do ventilador.

- **Curva de fluxo:** fluxo (L/min) × Tempo (s). A válvula de fluxo é aberta no ponto A – início da fase inspiratória – e o fluxo rapidamente atinge o valor de 30 L/min. O valor positivo indica que o fluxo é inspiratório. O fluxo é mantido constante em 30 L/min até o ponto B. Nesse instante, a válvula de fluxo é fechada, e o fluxo cai a zero. Simultaneamente, a válvula de exalação é aberta – início

da fase expiratória – e o gás no interior dos pulmões é exalado pela própria pressão no interior dos pulmões. O fluxo atinge o valor mínimo de –40 L/min. O valor negativo indica que o fluxo é expiratório. À medida que o pulmão esvazia, diminui a pressão no seu interior e consequentemente o fluxo expiratório. O fluxo expiratório zero indica o esvaziamento total dos pulmões. No ponto C, é iniciado um novo ciclo.

- **Curva de volume:** Volume (L) × Tempo (s). No ponto A, é iniciado enchimento dos pulmões através do fluxo inspiratório de 30 L/min. O volume é definido como a integral do fluxo em relação ao tempo e pode ser representado graficamente como a área da curva Fluxo × Tempo. O volume inspirado é a área definida entre a curva de fluxo inspiratório e o eixo do tempo, e o exalado, a área definida pelo fluxo expiratório. Como nesse caso o fluxo é mantido constante, o volume aumenta linearmente até o valor de 0,5 L no atingido no ponto B. Nesse instante, com o fechamento da válvula de fluxo e abertura da válvula de exalação, se inicia o esvaziamento dos pulmões, com o volume retornando a zero. Durante a exalação, o volume diminui de forma exponencial. Caso o volume exalado seja menor que o inspirado, a curva não irá retornar a zero, refletindo a diferença entre os dois valores.

- **Curva de pressão:** Pressão (cmH_2O) × Tempo (s). Com o início do fluxo inspiratório no ponto A, ocorre um aumento abrupto de pressão na via aérea, correspondendo à pressão necessária para vencer o atrito e movimentar os gases através das vias aéreas. À medida que ocorre a expansão dos pulmões, e a distensão das estruturas viscoelásticas, ocorre um aumento proporcional de pressão necessária para vencer as forças viscoelásticas. A pressão atinge seu valor máximo no ponto B, quando ainda existe fluxo inspiratório e os pulmões atingiram o volume máximo durante o ciclo. A pressão retorna ao valor inicial – linha de base – durante a exalação. A pressão da linha de base, durante a fase expiratória, pode ser mantida acima da pressão atmosférica através

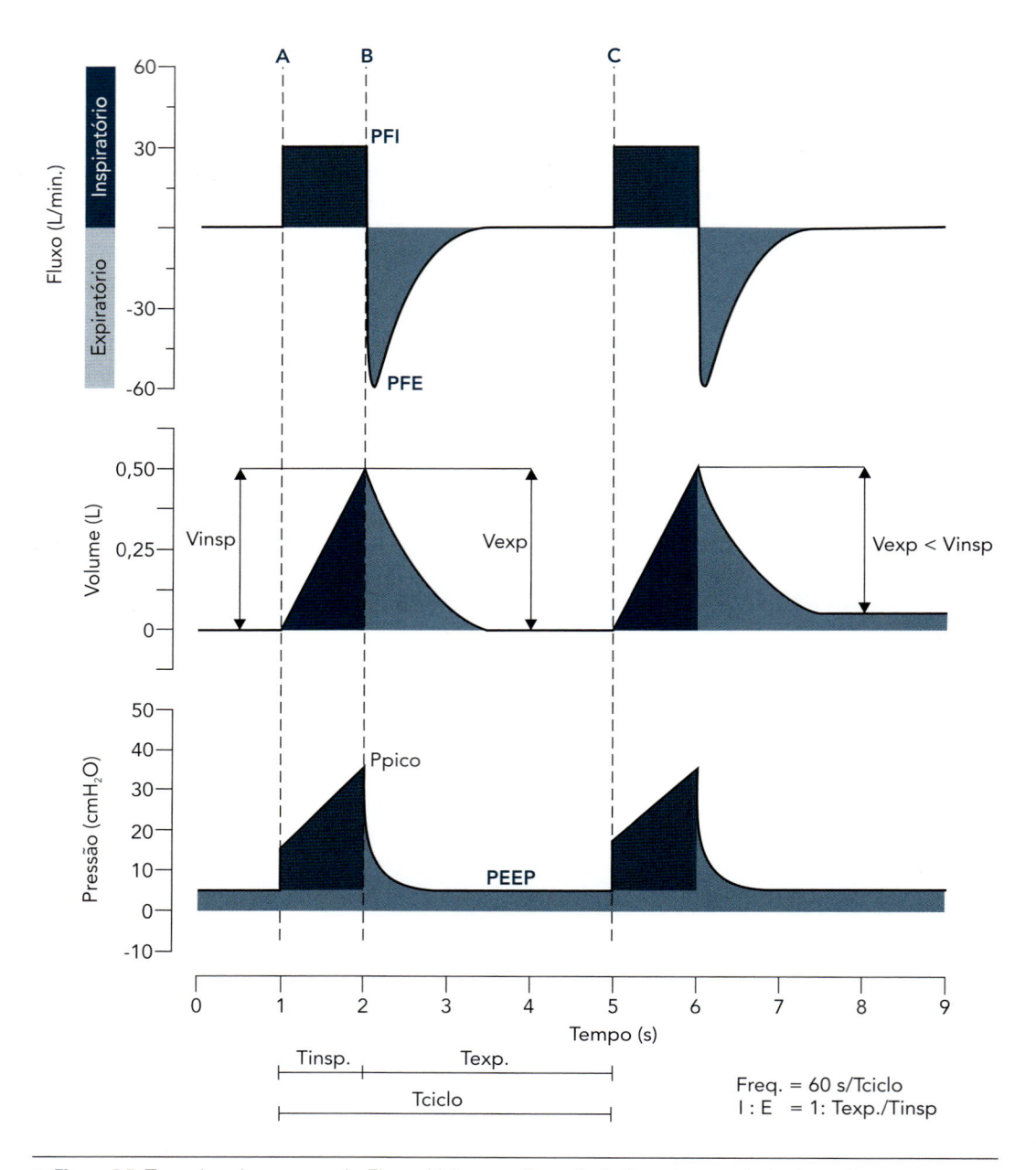

■ **Figura 3.5** Traçados das curvas de Fluxo, Volume e Pressão indicando os principais parâmetros que podem ser extraídos da leitura gráfica. Os instantes A e B correspondem ao início da fase inspiratória (abertura da válvula de fluxo e fechamento da válvula de exalação) e expiratória (fechamento da válvula de fluxo e abertura da válvula de exalação), respectivamente.

do controle da válvula de exalação. Ou seja, a válvula de exalação pode permanecer parcialmente fechada, impedindo a saída de todo o volume de gás do interior dos pulmões. Nesse caso, a pressão expiratória positiva mantida é chamada de PEEP.

Através da análise gráfica do exemplo dado, pode-se determinar:

- Tempo Inspiratório T_{insp} = 2 s − 1 s = 1 s;
- Tempo Expiratório T_{exp} = 5 s − 2 s = 3 s;

- Relação I : E = T_{insp}:T_{exp} = 1 : ($\frac{T_{exp}}{T_{insp}}$);

- Período do ciclo ventilatório T_{ciclo} = T_{insp} + T_{exp} = 1 s + 3 s = 4 s;

- Frequência respiratória Freq. = $\frac{60\ s}{T_{ciclo}}$ = $\frac{T_{exp}}{T_{insp}}$ = 15 ciclos/minuto;

- Fluxo inspiratório máximo = 30 L/min;

- Fluxo expiratório máximo = 40 L/min;

- Volume inspirado V_{insp} = 0,5 L;

- Volume exalado V_{exp} = 0,5 L;

- Pressão inspiratória máxima (pico) P_{Pico} = 35 cmH$_2$O;

- Pressão expiratória PEEP = 5 cmH$_2$O.

A partir dessa descrição sucinta do funcionamento do ventilador artificial, podem ser detalhadas as propriedades do sistema respiratório e sua inter-relação com as variáveis envolvidas na ventilação.

Resistência das vias aéreas
Resistência através de um tubo

Para que o ar e/ou oxigênio se movimente através das vias aéreas, é necessário que exista uma diferença de pressão na direção do movimento. O fluxo de gás irá se estabelecer em função dessa diferença de pressão, e o seu sentido será do ponto de maior para o de menor pressão. A pressão é a força motriz do fluxo. A descrição de um experimento utilizando um tubo endotraqueal, um manômetro ou transdutor de pressão e um fluxômetro facilita o entendimento do conceito da resistência (Figura 3.6).

O fluxômetro está conectado ao tubo endotraqueal, no ponto usualmente conectado ao ventilador. Através de um "T", é realizada a medida da pressão nesse mesmo ponto A, utilizando-se o transdutor de pressão. A outra extremidade do tubo, ponto B, está aberta, ou seja, a pressão no ponto B é a pressão atmosférica. O experimento é conduzido ajustando-se diversos fluxos e medindo-se a diferença de pressão entre os pontos A e B. Como a pressão no ponto B é a pressão atmosférica (P_B = 0), a diferença de pressão entre os dois pontos ($P_A - P_B$) é a própria pressão medida pelo transdutor no ponto A, P_A. Foram obtidos os valores experimentais indicados na Tabela 3.1.

Os dados obtidos com esse experimento revelam que:

- As pressões medidas em dois pontos distintos do tubo são diferentes quando existe um fluxo através do tubo.

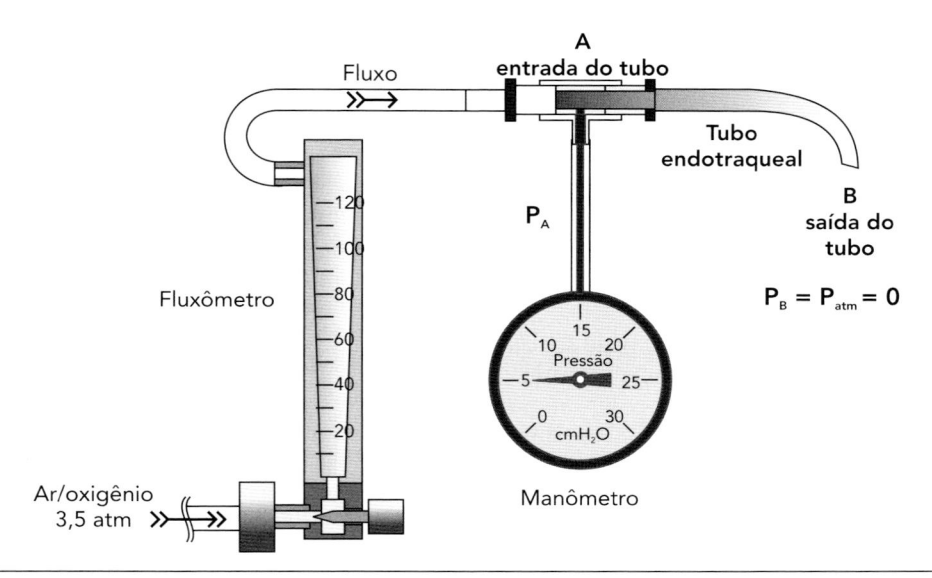

- **Figura 3.6** Representação esquemática do arranjo para medida de resistência de um tubo endotraqueal. Para cada fluxo ajustado no fluxômetro, é realizada a medida de pressão na entrada do tubo endotraqueal (ponto A) utilizando-se de um manômetro ou transdutor de pressão.

- A pressão diminui no sentido do fluxo.
- A diferença de pressão entre dois pontos do tubo é maior para fluxos mais elevados.

Tabela 3.1 Valores experimentais do fluxo e da diferença de pressão entre os pontos P_A-P_B.

Fluxo (L/min)	P_A-P_B (cmH$_2$O)
20	0,5
40	1,5
60	3,0
80	5,0
100	8,0
120	11

A diferença de pressão entre os pontos A e B é a força motriz que movimenta os gases através do tubo, vencendo as forças de atrito. A relação entre a diferença de pressão entre dois pontos de um tubo, ou via aérea, e o fluxo através do mesmo representa a resistência da via aérea, Rva, entre os dois pontos.

$$Rva = \frac{(P_A - P_B)}{Fluxo} \qquad \text{(Equação 3)}$$

P_A: Pressão na entrada do tubo endotraqueal (cmH$_2$O)
P_B: Pressão na saída do tubo endotraqueal (cmH$_2$O)
Fluxo: luxo (L/s)
Obs. 60 L/min. = 1 L/s

Para o tubo do experimento, pode ser calculada a resistência para cada fluxo ensaiado.

$$Rva = \frac{(P_A - P_B)}{Fluxo}$$

Para fluxo = 20 L/min.; $(P_A - P_B)$= 0,5 cmH$_2$O
20 L/min. = L/s = 0,33 L/s
Rva (com fluxo de 20 L/min.) = $\dfrac{0,5\ cmH_2O}{0,33\ Ls}$ = 1,5 cmH$_2$O/L/s

Calculando-se Rva para os demais fluxos obtêm-se os dados da Tabela 3.2.

Tabela 3.2 Cálculo de Rva para os demais fluxos.

Fluxo (L/min)	R_{va} (cmH$_2$O/L/s)
20	1,50
40	2,25
60	3,00
80	3,75
100	4,8
120	5,5

Verifica-se que a resistência calculada não é constante, e aumenta com a elevação do fluxo. Esse aumento de resistência em função do fluxo é explicado pela natureza do fluxo que se estabelece no tubo (Figura 3.7).

As constantes K_1 e K_2 representam os componentes da resistência para fluxo laminar e turbulento.

Para fluxos menores, as moléculas dos gases movimentam-se em camadas concêntricas. A camada em contato com a parede do tubo apresenta velocidade zero, e as demais deslizam entre si, em um movimento ordenado, obedecendo ao mesmo sentido e direção, alcançando velocidade máxima no centro do tubo. Esse tipo de fluxo é denominado laminar. Nesse caso, as forças de atrito são resultantes do movimento relativo das moléculas do gás, resultando em uma espécie de resistência intrínseca do gás, em função da sua viscosidade. Com o aumento do fluxo, as moléculas do gás apresentam uma movimentação desordenada, em trajetórias distintas. Nesse caso, além da viscosidade, também influem na resistência ao fluxo a densidade do gás e o atrito com as paredes do tubo. Na árvore brônquica, as bifurcações também contribuem para ocorrência do fluxo turbulento. Entretanto, à medida que ocorrem as ramificações, diminui o diâmetro das vias aéreas e o fluxo, resultando em um perfil mais laminar ao se aproximar dos bronquíolos terminais.

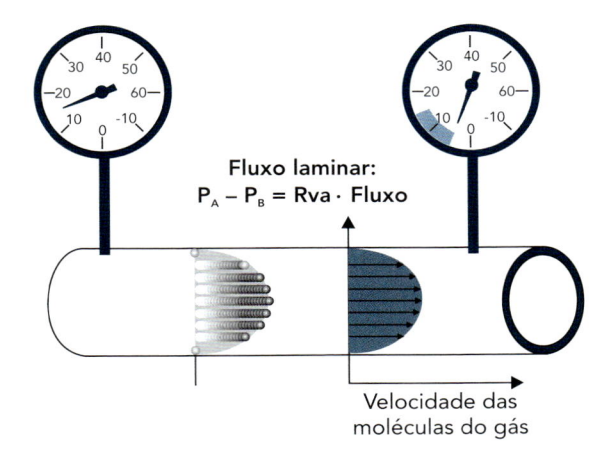

Fluxo laminar:

$$P_A - P_B = Rva \cdot Fluxo$$

Velocidade das
moléculas do gás

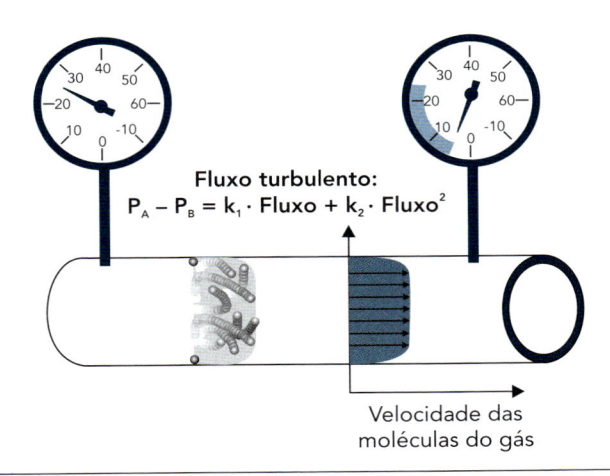

Fluxo turbulento:

$$P_A - P_B = k_1 \cdot Fluxo + k_2 \cdot Fluxo^2$$

Velocidade das
moléculas do gás

■ **Figura 3.7** Representação dos fluxos laminar e turbulento em um tubo. No fluxo laminar, as molécu-las dos gases movimentam-se em camadas concêntricas. A camada em contato com a parede do tubo apresenta velocidade zero, e as demais deslizam entre si, em um movimento ordenado, obedecendo ao mesmo sentido e direção, alcançando velocidade máxima no centro do tubo, apresentando um perfil para-bólico. Nesse caso, P_A-P_B = K_1 · Fluxo, onde K_1 representa a resistência. No fluxo turbulento, as moléculas do gás apresentam uma movimentação desordenada, em trajetórias distintas, e o perfil de velocidades apresenta-se achatado. No caso de fluxo turbulento, a equação que relaciona a queda de pressão entre dois pontos de um tubo e o fluxo através do mesmo é dada por (equação de Rohrer) P_A-P_B = K_1 · Fluxo + K_2 · Fluxo².

Do ponto de vista prático, o mais usual é de-terminar a resistência a um determinado fluxo. Ao se proceder dessa forma, deve-se lembrar que o valor da resistência relaciona exclusivamente a queda de pressão ao fluxo utilizado. Não é cor-reto determinar-se o valor de resistência para um valor de fluxo e utilizá-la indistintamente para outros valores. Conforme visto para o tubo en-dotraqueal, é necessária a utilização de diversos pontos na faixa de fluxos possíveis para determi-nar-se uma equação que descreva adequadamen-te o comportamento resistivo da via aérea.

Resistência do sistema respiratório

A mesma relação entre pressão e fluxo en-contrada no tubo endotraqueal é válida para o sistema respiratório, ou seja, para as vias aéreas naturais.

No caso do sistema respiratório, os pontos extremos podem ser considerados como a pressão na boca, ou no caso do paciente em ventilação mecânica, a traqueia (P_{tr}) e a pressão alveolar (P_{alv}). Conhecendo-se as pressões traqueal e alveolar para um determinado fluxo, é possível o cálculo da resistência das vias aéreas do paciente.

Considerando a fase inspiratória, com um fluxo inspiratório constante, pode ser utilizada a fórmula da resistência do tubo endotraqueal, onde $P_A = P_{tr}$ e $P_B = P_{alv}$

$$R_{va} = \frac{(P_{tr} - P_{alv})}{Fluxo} \qquad \text{(Equação 4)}$$

Por exemplo, se durante a fase inspiratória, com um fluxo de 30 L/min., a pressão traqueal fosse 15 cmH$_2$O e a pressão alveolar 5 cmH$_2$O, resultaria:

30 L/min. = 30/60 L/s = 0,5 L/s
R_{va} = (15-5) cmH$_2$O/0,5 L/s = 20 cmH$_2$O/L/s

As mesmas considerações feitas para o tubo endotraqueal em relação ao fluxo laminar e turbulento se aplicam para o sistema respiratório. Além disso, nem sempre dispomos de fluxo constante. Por exemplo, para estimarmos a resistência expiratória, dispomos de um fluxo decrescente, e consequentemente ocorrem alterações de resistência no decorrer da fase expiratória. Devido à natureza elástica das vias aéreas, também ocorrem alterações decorrentes da própria deformação das vias aéreas.

Apesar da importância das considerações apresentadas, para os objetivos desse capítulo é suficiente entender a relação entre os gradientes de pressão e o fluxo ao longo das vias aéreas.

No paciente em ventilação mecânica, a pressão é medida antes do tubo endotraqueal. Portanto, os valores medidos de resistência utilizando-se a pressão inspiratória proximal, referida como pressão na via aérea P_{va}, é na realidade a soma das resistências do tubo endotraqueal e das vias aéreas do paciente.

$$R_{va} = R_{va} \cdot tubo + R_{va} \cdot paciente = \frac{(P_{va} - P_{alv})}{Fluxo}$$
$$\text{(Equação 5)}$$

A soma das resistências do tubo endotraqueal e do sistema respiratório se constitui na

própria resistência das vias aéreas Rva. A diferença de pressão entre a entrada do tubo endotraqueal e a alveolar (Pva-Palv) é denominada Pressão Resistiva (P_{res}). A resistência das vias aéreas pode então ser simplificada:

$$R_{va} = \frac{P_{pres}}{Fluxo} \qquad \text{(Equação 6)}$$

Complacência

Complacência do sistema respiratório

O aumento do volume pulmonar durante a fase inspiratória ocasiona uma expansão dos pulmões e da parede torácica, distendendo as estruturas elásticas do sistema respiratório. Analogamente a um sistema de molas, essa estrutura elástica irá exercer uma força contrária e proporcional à deformação, por sua vez proporcional ao volume inspirado. Essa força elástica, distribuída pela superfície do pulmão, irá gerar uma pressão intrapulmonar positiva. A relação entre o volume inspirado e a variação de pressão no interior dos pulmões representa a complacência do sistema respiratório (Figura 3.8).

Na presença de PEEP, a variação de pressão resultante do aumento do volume, é a pressão alveolar subtraída da PEEP.

$$C_{sr} = \frac{Volume}{(P_{alv} - PEEP)} \text{ L/cmH}_2\text{O}$$

O aumento de pressão intrapulmonar (P_{alv} – PEEP), devido ao volume inspirado, se constitui na pressão elástica ($P_e l$), relativa ao volume. A complacência do sistema respiratório pode então ser simplificada:

$$C_{sr} = \frac{Volume}{P_{el}} \qquad \text{(Equação 7)}$$

Por exemplo, se durante a ventilação com PEEP de 5 cmH$_2$O e volume corrente de 0,5 L, a pressão alveolar no final da inspiração fosse 15 cmH$_2$O, resultaria o seguinte valor de complacência:

$$Csr = \frac{0,5 \text{ L}}{(15 - 5)} \text{ cmH}_2\text{O} = 0,05 \text{ L/cmH}_2\text{O}$$

Ou seja, nesse caso, um aumento de volume de 50 mL ocasiona um aumento de 1 cmH$_2$O no interior dos pulmões.

Inversamente, considerando a complacência de 0,05 L/cmH$_2$O e PEEP 5 cmH$_2$O, para um volume inspirado de 0,75 L, a pressão no interior dos pulmões resultaria:

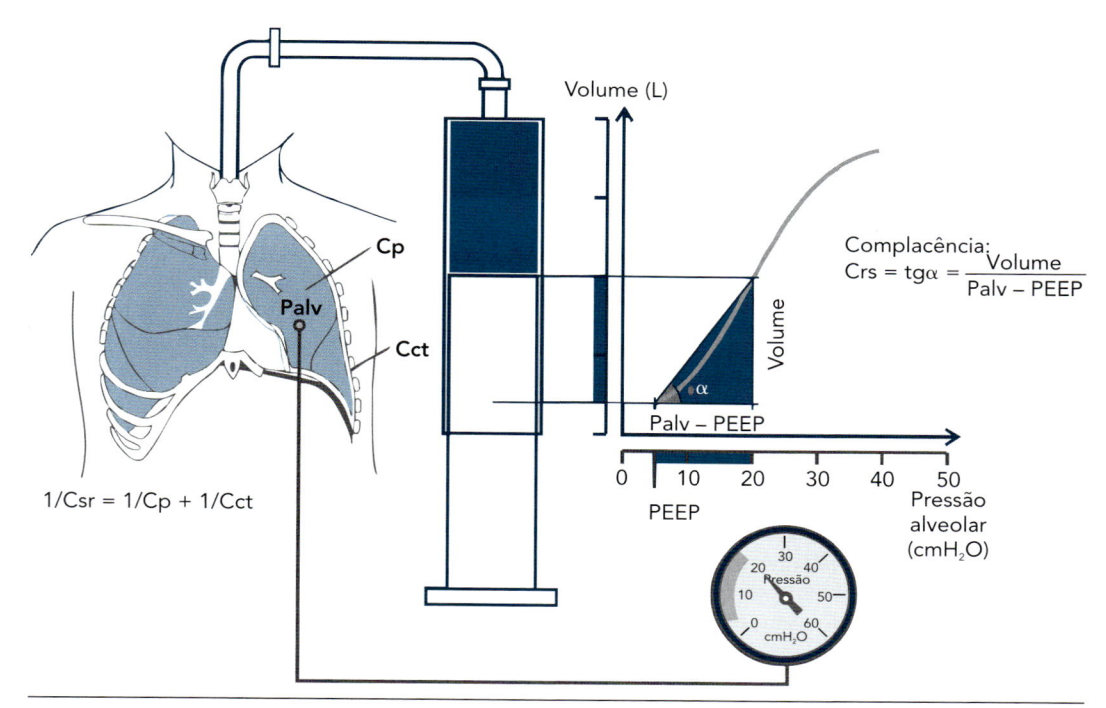

■ **Figura 3.8** Representação de um modelo para determinação da relação entre o volume inspirado e a variação de pressão no interior dos pulmões, definida como complacência do sistema respiratório. A medida da pressão deve ser realizada em condições estáticas (fluxo zero). A curva Pressão x Volume, representa a curva de complacência do sistema respiratório (pulmão e parede torácica). A inclinação da curva em um determinado ponto determina a complacência para o volume considerado. Pelo traçado do exemplo, observa-se, que para volumes baixos a inclinação da curva, ou seja, a complacência, é menor.

$$P_{alv} = \frac{Vol\,(L)}{Crs}\,(L/cmH_2O)\,+ PEEP\,(cmH_2O)$$

$$= \frac{0{,}75\,L}{0{,}05}\,L/cmH_2O = 15 + 5 = 20\,cmH_2O$$

Da mesma forma que a resistência, a complacência não apresenta um valor constante para diferentes volumes pulmonares. Alterações da complacência podem ocorrer em função do recrutamento alveolar, propiciado, por exemplo, pela utilização da PEEP. Por outro lado, a utilização de volumes elevados pode causar hiperinsuflação pulmonar, levando à diminuição da complacência.

Complacência do sistema de ventilação

Além da complacência do sistema respiratório, incorporando a parede torácica e os pulmões, o próprio ventilador artificial, juntamente com o circuito respiratório, apresenta uma complacência intrínseca, cujo efeito pode-

rá interferir na ventilação mecânica. O circuito do ventilador é formado por tubos, muitas vezes flexíveis, e volumes compressíveis, como os dispositivos de umidificação. O efeito dessa complacência intrínseca irá depender do modo de ventilação utilizado. Por exemplo, se a modalidade ventilatória empregada fornece um volume predeterminado ao paciente, parte desse volume pode ficar comprimida no próprio circuito, não participando da ventilação, diminuindo o volume corrente efetivo.

Para se calcular a complacência intrínseca do sistema de ventilação, é necessário insuflar um volume predeterminado no interior do circuito, obstruindo todas as suas saídas, e verificar a variação de pressão resultante. De forma prática, isso pode ser realizado obstruindo-se a saída do "Y" do circuito e certificando-se que não existam vazamentos, selecionando a modalidade ciclada a volume, ajustando-se um volume em torno de 100 mL e um fluxo de

10 L/min, geralmente disponíveis nos ventiladores. Deve-se então observar qual a pressão inspiratória P_{va} obtida no interior do circuito e realizar o cálculo da complacência. Por exemplo, supondo que a pressão na via aérea ao final da inspiração fosse 20 cmH$_2$O, a complacência do circuito seria:

$$C_{circ} = \frac{Volume}{P_{va}} = \frac{100\ ml}{20\ cmH_2O} = 5\ m/cmH_2O$$

Isso significa que, durante a ventilação mecânica, 5 mL de volume permanecerão no circuito para cada 1 cmH$_2$O de pressão na via aérea. Ou seja, se durante a ventilação, a pressão inspiratória atingisse 15 cmH$_2$O, o volume perdido no circuito seria de 75 mL.

O efeito da complacência do sistema de ventilação deve ser avaliado principalmente na ventilação de pacientes com complacência reduzida, sobretudo em crianças. Nesse caso, o circuito deve ser adequado, reduzindo-se o comprimento e diâmetro dos tubos, empregando-se materiais com pouca distensibilidade e reduzindo-se os volumes compressíveis. Muitos ventiladores atuais permitem a compensação do volume que ficará comprimido no circuito do ventilador. Para que essa compensação ocorra, é necessário fazer o autoteste do ventilador ao ligá-lo (o teste inclui a medida automática da complacência do circuito) e escolher a opção de compensar o volume comprimido no circuito.

Quando a medida da complacência é efetuada no paciente conectado ao ventilador, é importante verificar onde está sendo realizada a medida do volume. Se o volume considerado nos cálculos é o volume medido no ramo expiratório do circuito, então a complacência medida incorpora o circuito do paciente. Nesse caso, para se determinar a complacência do paciente, deve-se descontar do valor obtido a complacência do circuito. Se o volume utilizado nos cálculos de complacência é medido através de um sensor diretamente posicionado na entrada do tubo endotraqueal, então o valor obtido é a própria complacência do paciente.

Equação do movimento

A partir das definições de resistência e complacência, é possível relacionar as propriedades do sistema respiratório e do sistema de ventilação com as pressões, fluxos e volumes desenvolvidos durante a ventilação.

Retornando ao modelo do sistema de ventilação (Figura 3.1), a pressão na via aérea P_{va} é medida na entrada do tubo endotraqueal. Durante a fase inspiratória, considerando-se o paciente em ventilação controlada, sem esforço inspiratório, o valor da P_{va} irá incorporar tanto a componente resistiva, P_{res}, como a componente elástica, P_{el}. Considerando que o volume é medido na mesma posição, ou seja, é o volume efetivamente inspirado pelo paciente (Figura 3.9):

$$P_{va} = P_{res} + P_{el} + PEEP = R_{va} \cdot Fluxo + \frac{Volume}{C_{sr}} + PEEP$$

(Equação 8)

A partir dessa equação, a curva de pressão pode ser mais bem descrita utilizando-se os conceitos de resistência e complacência. Considerando como exemplo dois pacientes com mecânicas respiratórias distintas:

- **Paciente 1:** R1 = 20 cmH$_2$O/L/s; C1 = 0,025 L/cmH$_2$O
- **Paciente 2:** R2= 40 cmH$_2$O/L/s; C2=0,050 L/cmH$_2$O

Utilizando os mesmos parâmetros ventilatórios do exemplo, volume 0,5 L, fluxo inspiratório constante 30 L/min. e PEEP 5 cmH$_2$O, obtêm-se os seguintes traçados de pressão (Figura 3.10).

1. No instante 1s a válvula de fluxo é aberta, liberando um fluxo de 30 L/min através das vias aéreas. Nesse instante, o volume inspirado ainda é zero, e a pressão na via aérea:

$$P_{va} = R_{va} \cdot Fluxo + \frac{Volume}{C_{sr}} + PEEP$$

Paciente 1: P_{va1}= 20 cmH$_2$O/L/s $\cdot$ 0,5 L/s + $\frac{0L}{0,025}$ L/cmH$_2$O + 5 cmH$_2$O

P_{va1}= 15 cmH$_2$O

Paciente 2: P_{va2}= 40 cmH$_2$O/L/s $\cdot$ 0,5L/s + $\frac{0L}{0,05}$ cmH$_2$O + 5 cmH$_2$O

P_{va2}= 25 cmH$_2$O

2. No instante 1,5s a válvula de fluxo permanece aberta. Nesse instante o volume inspirado atingiu 250 mL. Portanto, a pressão

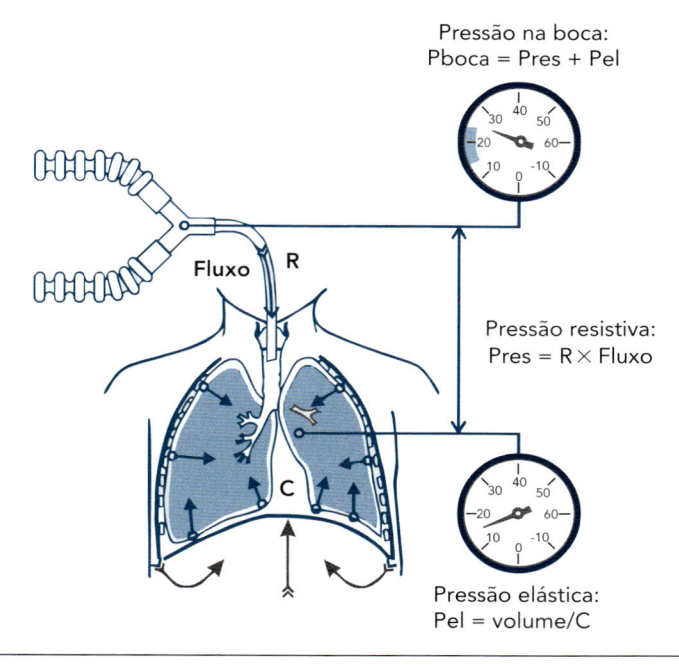

Figura 3.9 Volume efetivamente respirado pelo paciente.

elástica P_{el} no interior dos pulmões aumentou. Como o fluxo foi mantido constante, e considerando-se que não ocorreram mudanças nas resistências das vias aéreas, a pressão resistiva P_{res} também permaneceu constante. Calculando-se a pressão na via aérea para essa nova situação:

Paciente 1: $P_{va} = 20 \cdot 0,5 + \dfrac{0,25}{0,025} = 10 +$
$$10 + 5 = 25 \text{ cmH}_2\text{O}$$

Paciente 2: $P_{va} = 40 \cdot 0,5 + \dfrac{0,25}{0,05} + 5 = 20$
$$+ 5 + 5 = 30 \text{ cmH}_2\text{O}$$

3. No final da fase inspiratória, no instante 2s, o volume atingiu 0,5 L, e a válvula de fluxo ainda está aberta:

Paciente 1: $P_{va} = 20 \cdot 0,5 + \dfrac{0,5}{0,025} + 5 = 10$
$$+ 20 + 5 = 35 \text{ cmH}_2\text{O}$$

Paciente 2: $Pva = 40 \cdot 0,5 + \dfrac{0,5}{0,05} + 5 = 20$
$$+ 10 + 5 = 35 \text{ cmH}_2\text{O}$$

Esse exemplo ilustra uma situação na qual dois pacientes com mecânicas respiratórias distintas apresentam o mesmo valor de pressão na via aérea (P_{va}) ao final da inspiração, também chamada de pressão de pico (P_{pico}). Entretanto, no Paciente 1 a Ppico é composta de 10 cmH$_2$O de pressão resistiva e 20 cmH$_2$O de pressão elástica, além da PEEP. Ou seja, a pressão alveolar no paciente 1 é de 25 cmH$_2$O.

No Paciente 2, a pressão resistiva é de 20 cmH$_2$O e a elástica 10 cmH$_2$O, resultando em uma pressão alveolar de 15 cmH$_2$O, inferior à do Paciente 1.

A simples verificação do pico da Ppico não reflete corretamente os níveis de pressão a que efetivamente estão submetidos os alvéolos durante a ventilação.

4. O início da fase expiratória ocorre através do fechamento da válvula de fluxo e abertura da válvula de exalação. Durante a fase expiratória, supondo uma válvula de exalação ideal, que não ofereça resistência ao fluxo, ocorre uma rápida despressurização do circuito, e a pressão na via aérea se reduz ao valor da PEEP programada. Nesse instante, inverte-se o sentido do fluxo, ou seja, a pressão intrapulmonar é maior que a pressão na via aérea Pva. A força motriz do fluxo expiratório é a própria pressão

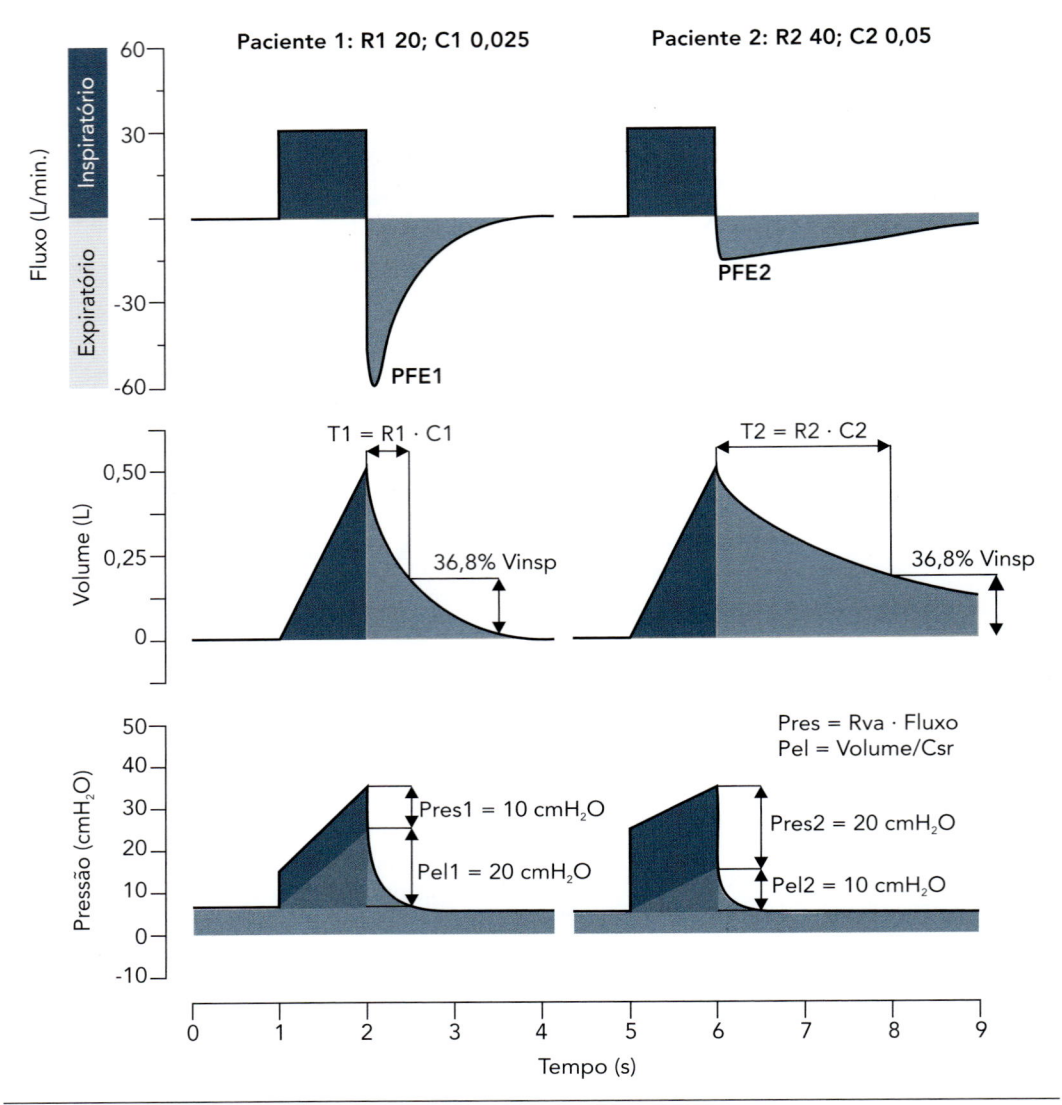

■ **Figura 3.10** Traçados das curvas de Fluxo, Volume e Pressão para dois pacientes com mecânicas respiratórias distintas. No exemplo foram utilizados fluxo inspiratório (30 L/min.) e volume (0,5 L) constantes. Pode-se observar que, apesar de apresentarem o mesmo pico de pressão, as pressões alveolares nos dois pacientes são diferentes. Além disso, no paciente 2, devido a uma constante de tempo maior, a exalação ocorre de forma mais lenta, com o pico de fluxo expiratório menor.

elástica no interior dos pulmões. No caso do Paciente 1, a pressão elástica atingiu 20 cmH$_2$O, e no paciente 2, 10 cmH$_2$O. Essa é a pressão disponível para movimentar os gases através das vias aéreas. Supondo que a resistência expiratória seja igual à inspiratória, a equação do movimento irá determinar o fluxo expiratório no início da expiração:

$$P_{va} = P_{res} + P_{el} + PEEP$$

Como durante a expiração, a Pva é igual à PEEP,

$$P_{res} = P_{el}, \text{ ou seja:}$$

$$R_{va} \cdot \text{Fluxo exp.} = \frac{\text{Volume}}{C_{sr}}$$

Paciente 1:
Fluxo exp1 = Volume/C$_{sr}$/R$_{va}$ = 20 cmH$_2$O/20 cmH$_2$O/L/s = 1 L/s = 60 L/min.

Paciente 2:

Fluxo exp2 = 10 cmH$_2$O/40 cmH$_2$O/L/s = 0,25 L/s = 15 L/min.

É importante lembrar que os cálculos de resistência e complacência aqui apresentados são baseados em um modelo simplificado, unicompartimental, no qual o sistema respiratório é representado por uma via aérea conectada a um único alvéolo. Entretanto, na maioria das doenças respiratórias, os pulmões são acometidos de maneira heterogênea, e determinadas regiões são mais afetadas do que outras. A resistência e complacência medidas em um paciente com enfisema pulmonar e pneumonia lobar, por exemplo, refletem o comportamento médio das unidades alveolares e vias aéreas. Nesse paciente, provavelmente a pressão alveolar obtida durante a ventilação seria bastante diferente de uma região pulmonar para outra.

Constante de tempo

À medida que ocorre o esvaziamento dos pulmões, a pressão elástica diminui e consequentemente o fluxo expiratório também diminui. O tempo necessário para que o pulmão exale todo o volume inspirado irá depender dos valores da complacência e resistência do paciente. Quanto maior a complacência, menor a pressão elástica para um determinado volume e, portanto, menor a força motriz para exalação. Por outro lado, quanto maior a resistência, menor o fluxo expiratório para determinada pressão elástica. O produto da resistência e complacência define a constante de tempo do sistema respiratório, relacionada com o tempo de esvaziamento do pulmão.

$$\tau = R_{va} \cdot C_{sr} \ (s) \qquad \text{(Equação 9)}$$

Calculando-se a constante de tempo para os casos do exemplo:

Paciente 1: τ = 20 cmH$_2$O/L/s . 0,025 L/cmH$_2$O = 0,5 segundo

Paciente 2: τ = 40 cmH$_2$O/L/s . 0,05 L/cmH$_2$O = 2 segundos

O esvaziamento do pulmão pode ser descrito por uma equação do tipo exponencial. De acordo com essa equação, a partir do início da exalação, o volume no interior dos pulmões diminui para 37%, 14%, 5% e 2% do volume inicial, respectivamente após 1, 2, 3, e 4 constantes de tempo (Figura 3.11).

Para o paciente 1, o tempo necessário para a exalação completa seria de aproximadamente 2,5 s e, para o paciente 2, 10 s. Se o próximo ciclo respiratório iniciar-se antes da exalação completa do volume inspirado no ciclo anterior, parte do volume inspirado ficará aprisionada nos pulmões, resultando em uma pressão positiva no interior dos pulmões ao final da exalação, referida como auto PEEP ou PEEP intrínseca.

Medida da resistência e complacência no ventilador

Para que se possam identificar as componentes resistiva e elástica durante a ventilação, os ventiladores dispõem de um recurso, a pausa inspiratória, que retarda a abertura da válvula de exalação em relação ao momento em que ocorreu o fechamento da válvula de fluxo. Durante a pausa inspiratória, não existe fluxo na via aérea (Fluxo = 0 e P$_{res}$ = 0); portanto, a pressão na via aérea P$_{va}$ medida pelo ventilador é a própria pressão intrapulmonar.

$$Pva = Rva \cdot 0 + \frac{Volume}{C_{sr}} + PEEP = \frac{Volume}{C_{sr}}$$
$$+ PEEP = Pel + PEEP$$

A pressão da via aérea na pausa é denominada pressão de "*plateau*" (P$_{plat}$), e a pressão máxima inspiratória, anterior à pausa, pressão de pico (P$_{pico}$). A diferença entre a Ppico e a Pplat é a pressão resistiva P$_{res}$.

$$Pausa: P_{va} = P_{plat} = P_{el} + PEEP = \frac{Volume}{C_{sr}} +$$
$$PEEP; P_{res} = 0$$
$$P_{res} = P_{pico} - P_{plat} = R_{va} \cdot Fluxo$$

Conhecendo-se P$_{pico}$, P$_{plat}$, PEEP, fluxo no instante da pausa e volume inspirado, é possível determinar os valores de complacência e resistência (Figura 3.12).

$$R_{va} = \frac{(P_{pico} - P_{plat})}{Fluxo}$$

$$C_{sr} = \frac{Volume}{(P_{plat} - PEEP)}$$

Para medir a PEEP intrínseca ou auto-PEEP estática, aplicamos uma pausa expiratória no fim da expiração, imediatamente antes do início do próximo ciclo e observamos a subida

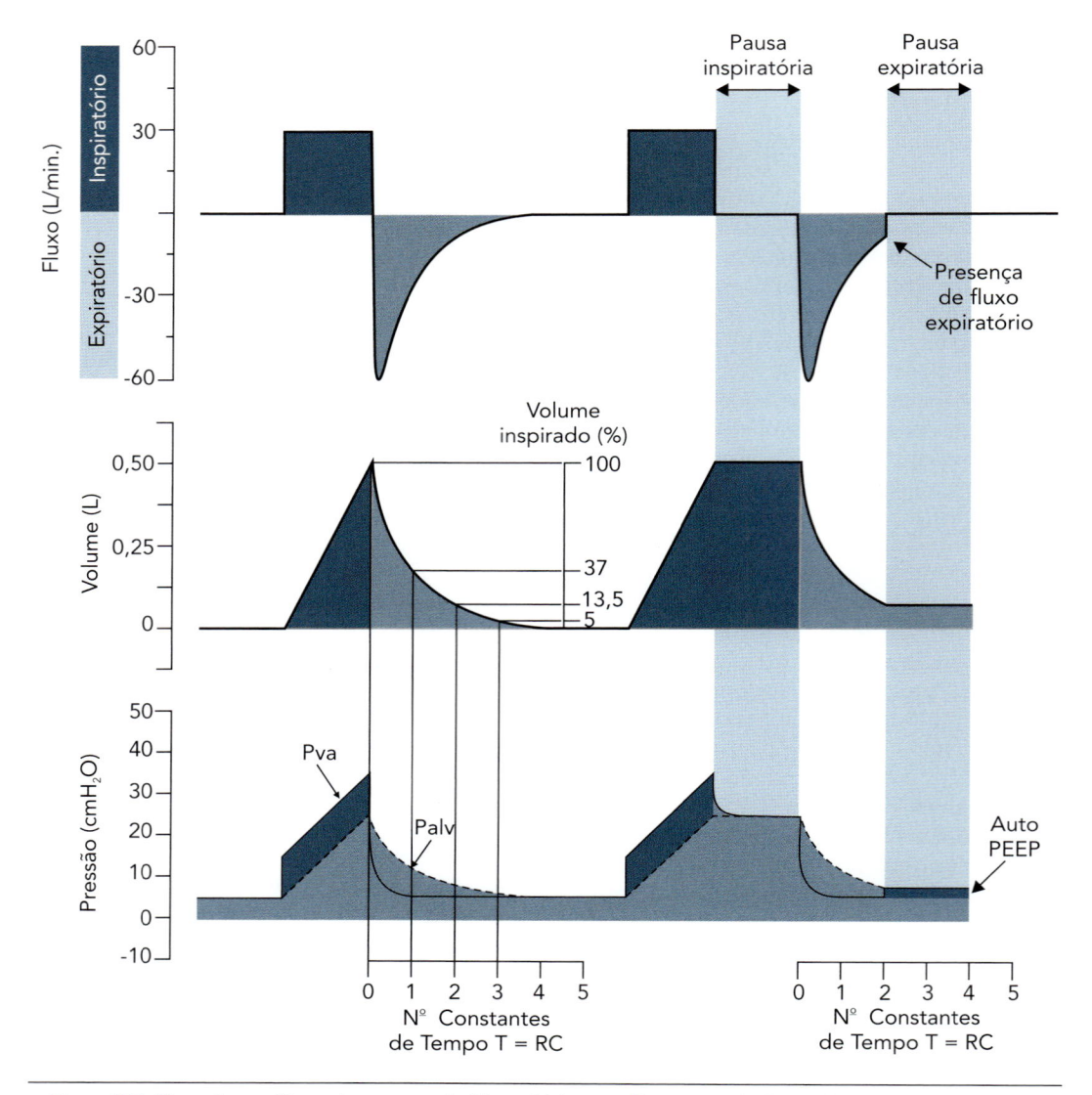

■ **Figura 3.11** Traçados gráficos das curvas de Fluxo, Volume e Pressão, relacionando a constante de tempo com os valores de volume e pressão durante a fase expiratória. São representadas as pausas inspiratória e expiratória, que permitem a visualização da pressão alveolar no final da inspiração e exalação, respectivamente. Nos traçados de pressão, a pressão alveolar está representada em linha pontilhada.

da pressão de vias aéreas até que seja atingido um platô (Figura 3.11). A diferença entre a PEEP externa utilizada durante essa manobra e o valor de pressão nas vias aéreas no final da oclusão é convencionalmente chamada de auto-PEEP, e a soma da auto-PEEP com a PEEP externa é chamada de PEEP total. Por exemplo, se a manobra foi feita com PEEP externa de 5 cmH_2O, e no final da oclusão, a pressão na vias

aéreasfor 8 cmH_2O, dizemos que a auto-PEEP é 3 cmH_2O e a PEEP total igual a 8 cmH_2O.

É importante lembrar de dois pontos importantes em relação à medida de auto-PEEP: 1) de maneira análoga ao que ocorre com a medida de resistência e complacência, a auto-PEEP obtida com a pausa expiratória reflete a média das unidades alveolares e suas vias aéreas, podendo haver áreas com auto-

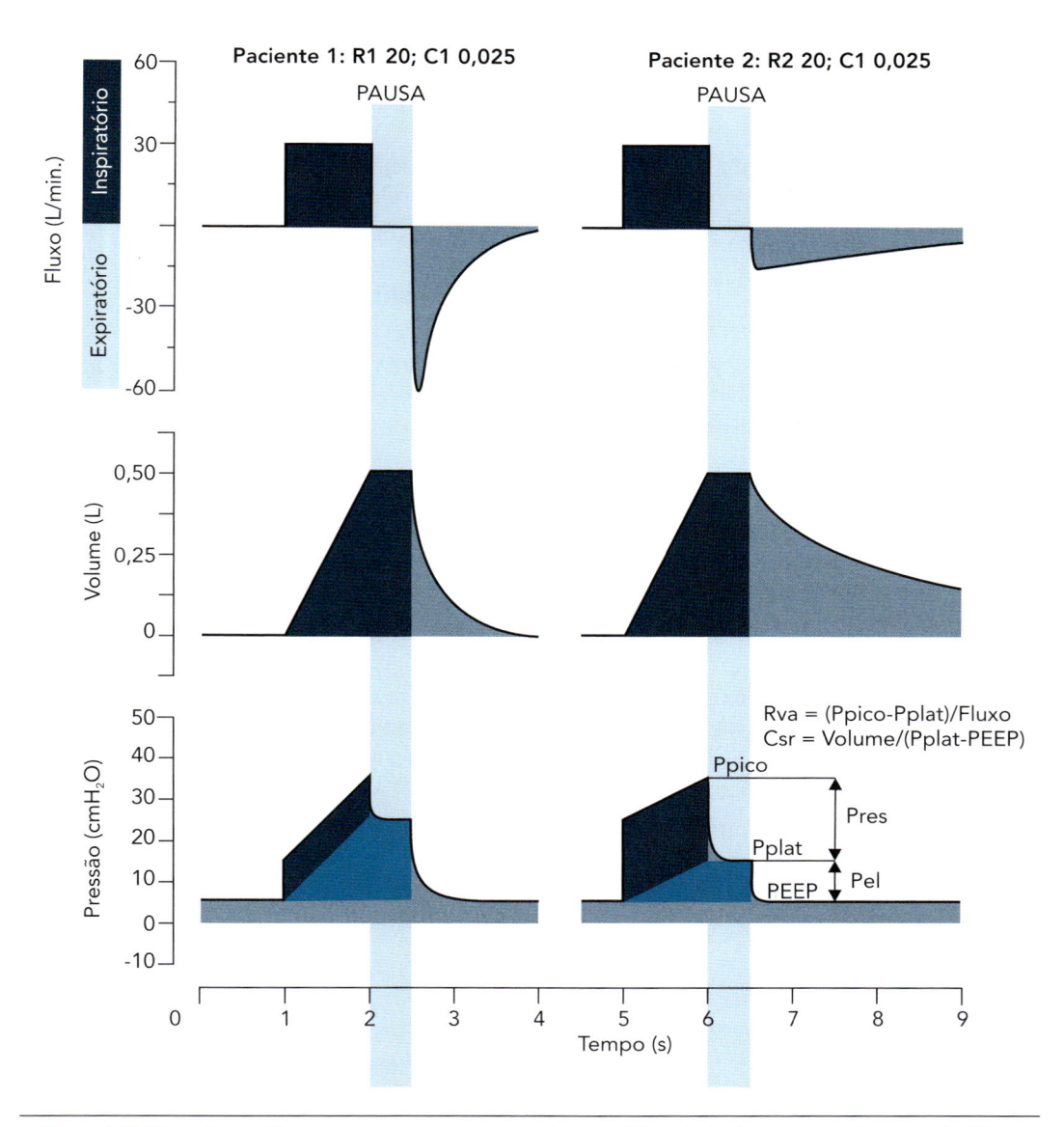

■ **Figura 3.12** Traçados gráficos representando a pausa inspiratória. Medindo-se o pico de pressão (Ppico), a pressão na pausa inspiratória (Pplat), a PEEP, o fluxo no instante da pausa e o volume inspirado, podem -se determinar os valores de complacência e resistência.

-PEEP mais altas e mais baixas (ou até zero), contribuindo para o valor médio medido; 2) Se a pressão de vias aéreas não se elevar após uma pausa expiratória em determinado valor de PEEP externa, então podemos dizer que para aquele valor de PEEP externa, a auto- -PEEP é zero. Entretanto, isso não significa que não haveria aprisionamento aéreo com PEEPs externas menores.

Trabalho respiratório

O trabalho mecânico representa a energia requerida para deslocar um corpo, ou fluido, vencendo as forças opostas ao movimento. No caso da ventilação mecânica, as variáveis que determinam o trabalho são as pressões elásticas, resistivas e o volume inspirado. O trabalho respiratório pode ser definido pela equação:

Trabalho respiratório =

$$\text{Área curva PV} = \int_{V_0}^{V_f} P \cdot dV \qquad \textbf{(Equação 10)}$$

A representação gráfica do trabalho (integral da pressão em relação ao volume) é a área sob a curva da pressão em relação ao volume, ou curva PV, onde podem ser visualizadas as componentes elástica e resistiva (Figura 3.13).

O trabalho mecânico aumenta à medida que são deslocados maiores volumes e/ou são requeridas pressões mais elevadas durante a ventilação. Geralmente o trabalho mecânico é medido durante a fase inspiratória, já que a exalação usualmente é passiva, e a energia utilizada é a própria força elástica do sistema respiratório. Em uma expiração ativa, os músculos respiratórios efetivamente irão realizar o trabalho mecânico. Durante a ventilação mecânica, a fração de trabalho realizado pelo ventilador e pelo paciente irá depender do modo de ventilação, das características do ventilador e dos parâmetros ajustados durante a ventilação. O cálculo do trabalho baseado na pressão medida na via aérea resulta no trabalho realizado pelo ventilador, e deve ser feito com o paciente em condições passivas, sob anestesia e/ou bloqueio neuromuscular . Para cálculo do trabalho realizado pelo paciente, é necessária a utilização da pressão pleural (Figura 3.14). Na prática, é utilizada a pressão esofágica (P_{es}), medida através da introdução de um pequeno balão no esôfago. A pressão esofágica reflete o esforço exercido pelos músculos respiratórios durante a inspiração.

Conclusão

Em resumo, a compreensão da fisiologia respiratória e suas peculiaridades durante a ventilação mecânica, em contraste com a ventilação espontânea, é fundamental para adequada aplicação da VM. O funcionamento dos ventiladores artificiais depende da geração de fluxo e pressão nas vias aéreas, e a interpretação das curvas de pressão, fluxo e volume em função do tempo é a base para o entendimento dos modos ventilatórios. A realização de manobras para monitorar as características da mecânica do sistema respiratório, mais especificamente a resistência, complacência e auto-PEEP estáticos são de extrema importância durante a aplicação da ventilação mecânica e devem fazer parte da rotina de monitorização de pacientes sob ventilação mecânica.

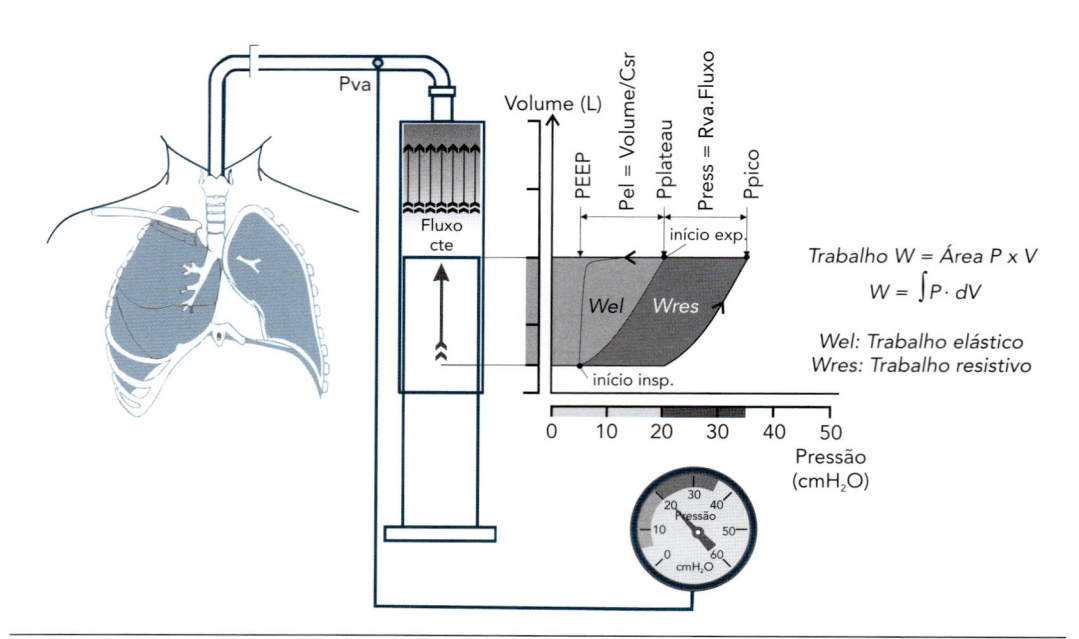

■ **Figura 3.13** A representação gráfica do trabalho mecânico (integral da pressão em relação ao volume) é a área sob a curva da pressão em relação ao volume, ou curva PV, na qual podem ser visualizadas as componentes de trabalho para vencer as forças elásticas (Wel) e resistivas (Wres). O cálculo do trabalho baseado na pressão medida na via aérea (Pva) representa o trabalho realizado pelo ventilador.

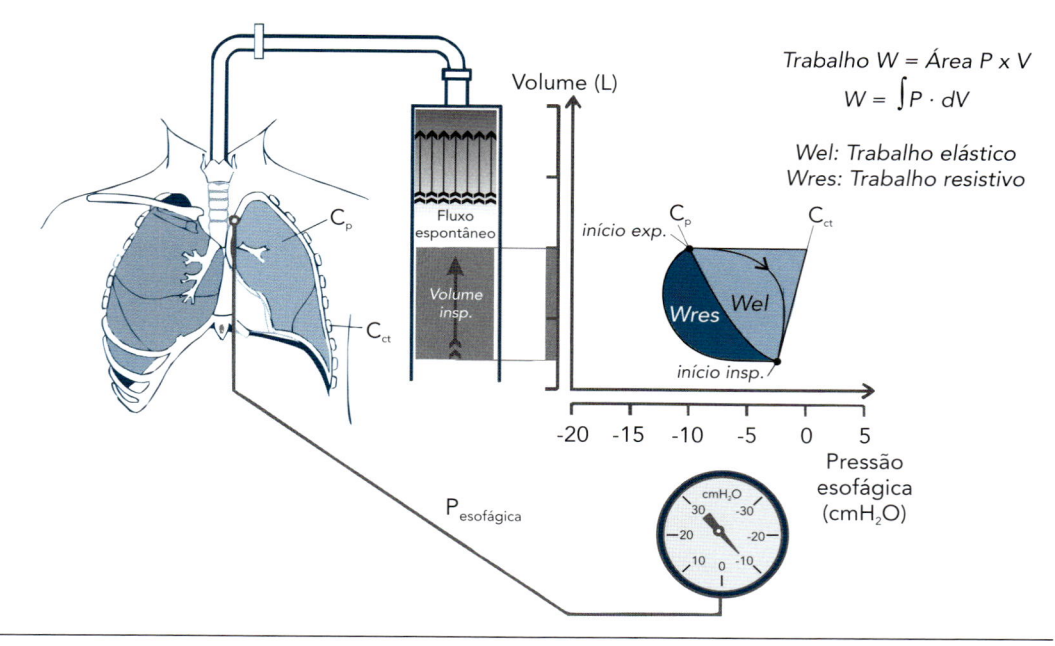

■ **Figura 3.14** Para medida do trabalho realizado pelo paciente deve ser utilizada a pressão esofágica ($P_{esofágica}$), que reflete o esforço exercido pelos músculos respiratórios durante a inspiração. Durante a inspiração espontânea, o trabalho para vencer as forças elásticas (Wel) é definido pela área entre as curvas da complacência do pulmão (Cp) e da caixa torácica Cct.

Literatura recomendada

1. Behrakis PK, Higgs BD, Baydur A, Zin WA, Milic Emili J.Respiratory mechanics during halothane anesthesia paralysis in humans. J Appl Physiol 1983; 55:1085-92.
2. Brody AW. Mechanical compliance and resistance of the lung thorax calculated from the flow recorded during passive expiration. Am J Physiol 1954; 178:189-96.
3. Carvalho CRR. Ventilação Mecânica – Volume I e II. Ed. São Paulo: Atheneu, 2000.
4. Carvalho CRR, Franca SA, Okamoto VN (organizadores). III Consenso brasileiro de Ventilação Mecânica. Jornal Brasileiro de Pneumologia 2007; 33(2s).
5. Chatburn RL, Khatib MF, Smith PG. Respiratory system behavior during mechanical inflation with constant inspiratory pressure and flow. Respir Care 1994; 39:979-88.
6. Kacmarek RM. Basic principles of ventilator machinery. In: Tobin JM – Principles and practice of mechanical ventilation. McGrawHill 1994; p.65-110

7. Macintyre NR, Leatherman NE. Mechanical loads on the ventilatory muscles. A theoretical analysis. Am Rev Respir Dis 1989; 139:968-73.
8. Marini JJ. Lung Mechanics determinations at the bedside: instrumentation and clinical application. Respir Care 1990; 35:669-96.
9. Marini JJ. Occult positive end expiratory pressure in mechanically ventilated patients with airflow obstruction: the auto-PEEP effect. AmRevRespir Dis 1982; 126:166-70.
10. Marini JJ, Crooke PS. A general mathematical model for respiratory dynamics relevant to the clinical setting. Am Rev Respir Dis 1993; 147:14-24.
11. Marini JJ, Capps JS, Culver BH. The inspiratory work of breathing during assisted ventilation. Chest 1985; 87:612-18.
12. Rossi A, Gottfried SB, Zocchi L, Higgs BD, Lennox S, Calverley PMA, Begin P, Grassino A, Milic-Emili J. Measurement of static compliance of the total respiratory system in patients with acute respiratory failure during mechanical ventilation. Am Rev Respir Dis 1985; 131:672-7.

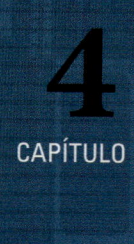

4
CAPÍTULO

Interação Paciente – Ventilador

- Juliana Carvalho Ferreira
- Germano Forti Junior
- Robert M. Kacmarek

DESTAQUES

- Minimizar a assincronia paciente-ventilador deve ser um dos objetivos da ventilação mecânica.
- Assincronia pode aumentar o trabalho respiratório, prejudicar as trocas gasosas, contribuir para a geração de PEEP intrínseca, causar comprometimento hemodinâmico e das trocas gasosas, promover a disfunção dos músculos respiratórios, atrasar o desmame, e prolongar a ventilação mecânica.
- Assincronia é frequentemente subdiagnosticada e está presente na maioria dos pacientes ventilados, em algum grau.
- A análise das curvas do ventilador é uma ferramenta fundamental para diagnosticar assincronia paciente-ventilador e monitorar a resposta do paciente a mudanças nos parâmetros respiratórios.

OBJETIVOS

- Reconhecer a importância da sincronia paciente-ventilador durante a ventilação mecânica.
- Compreender os tipos mais frequentes de assincronia paciente-ventilador, relacionando-os com as fases do ciclo respiratório.

Os principais objetivos da ventilação mecânica em pacientes com insuficiência respiratória aguda são: manter a troca gasosa adequada, reduzir o trabalho respiratório e prevenir a Lesão Pulmonar Induzida pela Ventilação Mecânica (VILI). Durante a fase mais crítica da Insuficiência Respiratória Aguda (IRpA), geralmente até 48 horas após o início da ventilação mecânica, sedação e ventilação controlada são frequentemente aplicadas, permitindo a recuperação dos músculos respiratórios, o início dos tratamentos específicos da causa da IRpA e a estabilização hemodinâmica. No entanto, a ventilação mecânica controlada prolongada está associada a uma série de complicações, incluindo disfunção dos músculos respiratórios e atraso no desmame. Assim, sedação mínima associada a interrupções diárias de sedação e manutenção de ventilação mecânica assistida são recomendadas logo que a fase mais crítica tenha passado. Neste ponto, a interação entre o paciente e o ventilador torna-se uma questão importante e a sincronia entre paciente-ventilador surge como um dos objetivos da ventilação mecânica.

Assincronia paciente-ventilador

Sempre que o suporte respiratório fornecido ao paciente pelo ventilador não corresponde à demanda do paciente em tempo, simultaneidade ou quantidade, há assincronia paciente-ventilador. Portanto, há assincronia durante a ventilação assistida ou espontânea quando, durante qualquer fase do ciclo respiratório, o ventilador não acompanha precisamente o padrão respiratório do paciente. A assincronia pode envolver um ou dois componentes da interação paciente-ventilador: o primeiro refere-se ao acoplamento entre o início e o término das fases inspiratórias do paciente e do ventilador (assincronia de disparo e de ciclagem); o segundo está relacionado à desproporção entre a demanda do paciente e a velocidade de pressurização do sistema respiratório e entrega de volume pelo respirador, referida também como assincronia de fluxo.

A ocorrência de assincronia paciente-ventilador durante a ventilação mecânica é muito mais comum do que se pensava, e estudos observacionais têm revelado que a maioria dos pacientes tem alguns eventos de assincronia quando submetidos à ventilação mecânica assistida, com até um quarto dos pacientes apresentando assincronia em 10% ou mais do total de ciclos respiratórios incluindo os esforços ineficazes (índice de assincronia > 10%). Sabemos, também, que a assincronia paciente-ventilador é frequentemente subdiagnosticada por médicos e fisioterapeutas, exceto quando o desconforto do paciente é evidente, e diz- se, no jargão coloquial, que o paciente está "brigando com o ventilador".

Assincronia paciente-ventilador pode ter consequências adversas graves para os pacientes, e é fundamental que os membros da equipe multidisciplinar aprendam a reconhecê-la precocemente, antes que o paciente comece a "brigar" com o ventilador. Conforme demonstrado no Quadro 4.1, as consequências de assincronia paciente-ventilador incluem sobrecarga muscular respiratória e prejuízo das trocas gasosas, comprometendo objetivos básicos da ventilação mecânica.

Uma vez reconhecida, a assincronia paciente-ventilador deve ser resolvida, de preferência, sem a necessidade de sedação profunda. O uso da sedação profunda, apesar de ser eficaz, uma

Quadro 4.1 Consequências da assincronia paciente-ventilador.

- Fadiga muscular
- Piora da troca gasosa
- Aumento do trabalho respiratório
- Hiperinsuflação dinâmica e PEEP$_i$
- Comprometimento hemodinâmico
- Períodos prolongados de sedação mais profunda
- Atraso do desmame
- Aumento do tempo de ventilação mecânica e da permanência na UTI

vez que suprime os esforços do paciente, coloca o paciente em risco de ventilação mecânica prolongada, disfunção muscular, instabilidade hemodinâmica e outras complicações. Além disso, sedação mais profunda e paralisia muscular, com frequência, são apenas uma forma de adiar o problema, já que a retirada posterior dos sedativos pode levar novamente à assincronia paciente-ventilador.

Fatores que contribuem para a sincronia paciente-ventilador

A interação entre paciente e ventilador é complexa e determinada por fatores relacionados ao paciente, ao ventilador, e pela interface entre os dois (ver Figura 4.1). Além disso, esses fatores se influenciam mutuamente, resultando numa rede complexa de interações.

Fatores relacionados ao paciente

Fatores do paciente importantes para interação paciente-ventilador incluem *drive* respiratório, função muscular, mecânica do sistema respiratório e demanda ventilatória, entre outros.

Drive respiratório

Drive respiratório do paciente é um aspecto importante da interação paciente-ventilador e pode contribuir para a assincronia paciente-ventilador quando excessivamente baixo ou alto.

Diminuição do *drive* respiratório pode ser resultado do comprometimento neurológico ou, mais comumente, de sedação excessiva.

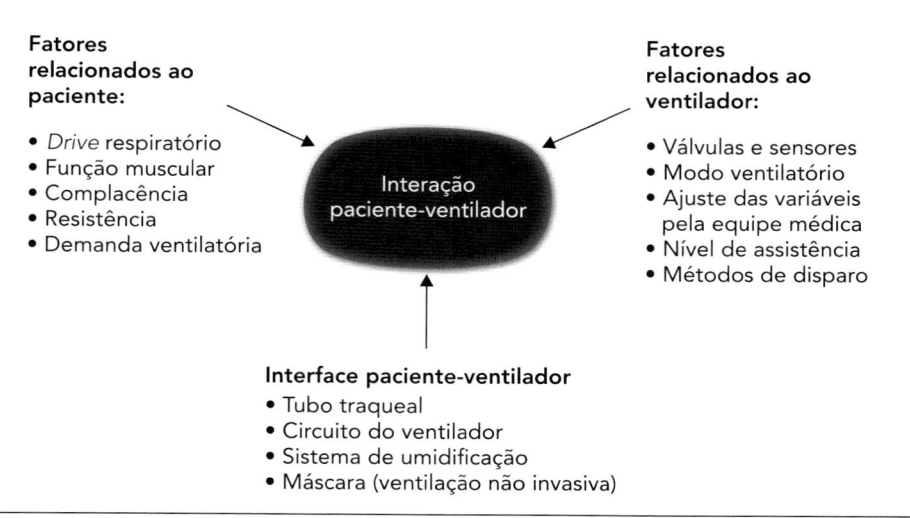

Fatores relacionados ao paciente:

- *Drive* respiratório
- Função muscular
- Complacência
- Resistência
- Demanda ventilatória

Interação paciente-ventilador

Fatores relacionados ao ventilador:

- Válvulas e sensores
- Modo ventilatório
- Ajuste das variáveis pela equipe médica
- Nível de assistência
- Métodos de disparo

Interface paciente-ventilador
- Tubo traqueal
- Circuito do ventilador
- Sistema de umidificação
- Máscara (ventilação não invasiva)

■ **Figura 4.1** A interação entre o paciente e o ventilador é determinada por fatores relacionados ao paciente, ao ventilador e à interface entre os dois, resultando em uma rede complexa de interações.

Também pode ser resultado de suporte ventilatório excessivo, não só com ventilação assistido-controlada, mas também com Pressão de Suporte (PSV), quando o nível de pressão de suporte é muito alto. O *drive* respiratório diminuído pode contribuir para o atraso de disparo e para a ocorrência de esforços ineficazes, insuficientes para disparar o ventilador, particularmente na presença de hipersinsuflação e configuração inadequada do limiar de disparo.

O aumento do *drive* respiratório pode ser resultado de acidose, hipercapnia ou hipóxia, mas também pode ser consequência de ansiedade, dor e outros estímulos cognitivos. Geralmente resulta em aumento da frequência respiratória e menor tempo inspiratório, os quais podem aumentar a probabilidade de assincronia.

A regulação da duração do Tempo Inspiratório neural (TIneural) e Tempo Expiratório neural (TEneural) é complexa, influenciada por diversos fatores, e exerce forte impacto na sincronia paciente-ventilador. Os ajustes do ventilador podem afetar drasticamente o TIneural, e, por outro lado, em alguns modos de ventilação, como PSV, a duração da TIneural afeta, em certa medida, a duração do tempo inspiratório do ventilador (TIvent). Portanto, a sincronização do ventilador com o início e término da inspiração neural não é simples e pode ser um desafio, mesmo com modos espontâneos como PSV.

A função muscular

A função muscular é cada vez mais identificada como uma peça fundamental na interação paciente-ventilador. Há considerável literatura científica mostrando que o esforço muscular excessivo provoca fadiga e lesa os músculos respiratórios, o que justifica o uso de ventilação mecânica como forma de reduzir o trabalho muscular em pacientes intubados por insuficiência respiratória. Modelos experimentais mostram que 24 a 48 horas de descanso são suficientes para a recuperação muscular respiratória em indivíduos normais, mas não se sabe se repouso absoluto – através de ventilação mecânica passiva – é necessário ou se apenas a redução do trabalho a valores normais – por meio de ventilação mecânica assistida – seria suficiente para a recuperação muscular. Também não está claro se esse período de descanso muscular é o mesmo no contexto das diversas condições clínicas, como sepse, pneumonia e SDRA, e se pode ser modulado por outros fatores tais como o uso de sedativos, bloqueadores neuromusculares e corticosteroides.

Por outro lado, a ventilação mecânica controlada por períodos prolongados também pode causar danos estruturais para os músculos respiratórios, além de atrofia muscular. Disfunção Diafragmática Induzida pelo Ventilador (VIDD) foi demonstrada em animais e seres humanos, mesmo depois de ventilação controlada por períodos tão curtos quanto 18 horas, e pode ser reduzida pelo uso de ventilação mecânica assistida.

Como resultado, parece que os músculos respiratórios de pacientes críticos sob ventilação mecânica podem ser prejudicados tanto por suporte excessivo quanto por suporte insuficiente. Ventilação mecânica controlada deve ser evitada ou limitada às primeiras 24 a 48 horas, e ventilação mecânica assistida deve ser aplicada o mais rapidamente possível. No entanto, o grau de alívio do trabalho muscular ainda não está claro, tanto em termos de preservação da função muscular como em relação ao seu impacto na interação paciente-ventilador.

Mecânica respiratória

A mecânica respiratória é determinante da relação entre pressão, fluxo e volume durante a ventilação mecânica, e, consequentemente, tem enorme impacto sobre a sincronia paciente-ventilador, como pode ser visto pela equação de movimento:

$$P_{va} = P_{el} + P_{res} + P_{mus} + PEEP$$
$$P_{va} = E \cdot V_T + R \cdot \dot{V} + P_{mus} + PEEP$$

Onde P_{va} = pressão das vias aéreas; P_{el} = pressão elástica; P_{res} = pressão resistiva; as P_{mus} = pressão muscular; PEEP = pressão expiratória final positiva; E = elastância do sistema respiratório (1/complacência); Vt = volume corrente; R = resistência do sistema respiratório; $\dot{V}$ = fluxo

Aumentos da resistência das vias aéreas geralmente são associados com maior esforço do paciente, com hiperinsuflação dinâmica e com maiores constantes de tempo para a inflação e deflação dos pulmões. Aumentos da resistência das vias aéreas influenciam o padrão de fluxo na PSV, resultando em redução mais lenta no fluxo inspiratório. Considerando que a ciclagem no modo PSV acontece quando um percentual predeterminado do pico de fluxo é atingido, aumentos de resistência resultam em TIvent mais prolongado, aumentando a chance de atraso de ciclagem.

A combinação de aumento da resistência das vias aéreas e hiperinsuflação dinâmica é particularmente associada com assincronia paciente-ventilador. Hiperinsuflação acontece quando o tempo expiratório é insuficiente para expirar o volume corrente, e o paciente faz um esforço inspiratório enquanto ainda há fluxo expiratório residual. Entretanto, como ainda há aprisionamento aéreo e fluxo expiratório residual, a mudança de pressão ou de fluxo no circuito necessária para disparar o ventilador pode não ser atingida, resultando em esforço ineficaz. Hiperinsuflação resulta da combinação de alta resistência das vias aéreas, suporte ventilatório excessivo (especialmente altos volumes correntes), e tempo expiratório curto, geralmente por causa de uma elevada frequência respiratória. A hipersinsuflação dinâmica aumenta a pressão alveolar ao final da expiração causando PEEP intrínseca (PEEPi), que por sua vez requer maior esforço do paciente para o disparo do ventilador.

Fatores associados ao ventilador

Fatores relacionados ao ventilador que influenciam a interação paciente-ventilador incluem o *hardware* do ventilador, como as válvulas proporcionais, o *software*, incluindo a detecção de disparo e o modo ventilatório, o nível de assistência inspiratória oferecido, e ajustes, como o modo, o limiar de disparo e o ajuste do critério de ciclagem, entre outros. Vários estudos de bancada têm mostrado que o desempenho dos ventiladores sob as mesmas condições experimentais é muito variável, mas mostram também melhora significativa no desempenho das novas gerações de ventiladores, refletindo melhoras de *hardware* e *software* incorporados em modelos comercialmente disponíveis.

Modo de ventilação mecânica

O modo de ventilação pode contribuir e até mesmo causar assincronia paciente-ventilador, especialmente assincronia de fluxo e de ciclagem, já que o método de disparo é o mesmo para todos os modos convencionais. No modo assistido-controlado a volume (VCV), o volume corrente e o fluxo são definidos pelo médico ou fisioterapeuta, e, como consequência, assincronia de fluxo inspiratório pode ocorrer se o fluxo e volume entregues não corresponderem à demanda do paciente. Há muitos estudos que mostram que a assincronia paciente-ventilador é comum no modo VCV. Ajustar o volume corrente e/ou usar fluxos mais elevados para os pacientes com maior *drive* respiratório e usar formas de onda de fluxo descendente são estratégias para reduzir a assincronia paciente-ventilador no modo VCV, mas exigem uma abordagem de tentativa e erro, e reavaliações frequentes.

O modo assistido-controlado à pressão (PCV) é uma alternativa quando a assincronia paciente-ventilador é atribuída à assincronia de fluxo inspiratório. Nesse modo, nem o fluxo nem o volume corrente são definidos, e o paciente tem algum controle sobre essas duas variáveis. No entanto, o ajuste da pressão inspiratória é crucial para a interação paciente-ventilador, e tanto assistência pressórica insuficiente como excessiva podem causar assincronia. Além disso, o tempo inspiratório nesse modo é definido pelo médico ou fisioterapeuta e, portanto, pode ocorrer assincronia de ciclagem. As comparações entre os modos pressão e volume controlados sugerem que o modo assistido-controlado à pressão pode ser superior em termos de sincronia, mas o ajuste desses modos, adaptando a configuração para cada paciente com reavaliações frequentes parece ser mais importante do que a escolha do modo *per se*.

SIMV (Ventilação Mandatória Intermitente Sincronizada) combina ciclos assistido-controlados, que podem ser à pressão ou a volume, com ciclos espontâneos, que podem ser verdadeiramente espontâneos (CPAP) ou com o modo pressão de suporte (veja Capítulo 7). Esse modo ainda é muito popular em todo o mundo, porque muitos médicos e fisioterapeutas acreditam que ele melhora a sincronia e facilita o desmame. No entanto, existem evidências de que ambas as afirmações são falsas. Para a sincronia paciente-ventilador, o problema com SIMV é que há mais de um tipo de ciclo respiratório sendo entregue de forma alternada. Como o centro respiratório utiliza a informação a partir do ciclo anterior para ajustar o esforço a ser aplicado no próximo ciclo, ele não é capaz de prever o que acontecerá na próxima respiração. Se a frequência respiratória definida no modo SIMV resulta em uma proporção de 1:1 entre ciclos assistido-controlados e ciclos espontâneos, o *drive* respiratório do paciente para o ciclo assistido-controlado será baseado no que aconteceu durante o ciclo espontâneo, e vice-versa, aumentando a probabilidade de assincronia. Usando a pressão de suporte para os ciclos espontâneos pode-se reduzir esse efeito, mas os ciclos ainda podem ter diferenças consideráveis na duração da inspiração e do volume corrente.

O modo PSV é frequentemente escolhido para melhorar a sincronia paciente-ventilador, uma vez que o fluxo entregue é livre, assim como o volume corrente e o tempo inspiratório. No entanto, o modo PSV pode resultar em assincronia clinicamente significativa, especialmente quando há assistência excessiva. Assincronia de ciclagem também pode ser significativa durante o modo PSV em pacientes com mecânica respiratória alterada. Não há modos de ventilação mecânica livres de assincronia paciente-ventilador, e ajustes cuidadosos e frequentes de cada modo têm um impacto crucial sobre o seu desempenho em termos de interação paciente-ventilador.

Modos mais recentes, tais como ventilação assistida proporcional (PAV +) e NAVA, do inglês *Neurally Adjusted Ventilatory Assist*, parecem diminuir o grau de assincronia quando comparados com PSV e podem ser ferramentas promissoras para melhorar a sincronia paciente-ventilador. Uma discussão mais detalhada dos modos convencionais e mais recentes da ventilação mecânica pode ser encontrada nos Capítulos 7 e 8.

Fases do ciclo respiratório e sua relação com a sincronia paciente-ventilador

Como já foi discutido, assincronia pode surgir sempre que a assistência oferecida pelo ventilador não coincidir com a demanda ventilatória do paciente. Podemos classificar assincronia de acordo com a fase do ciclo respiratório: início da respiração ou fase de disparo, fase inspiratória, e a transição da inspiração para a expiração ou fase de ciclagem. A fase expiratória geralmente não é incluída nessa classificação, uma vez que o ventilador é passivo durante a expiração (Figura 4.2).

É importante notar que as fases do ciclo respiratório são interdependentes, e assincronia em uma fase pode aumentar a probabilidade de assincronia em outras. Por exemplo, se o ventilador está atrasado durante o disparo, isso pode resultar em um atraso na ciclagem. Da mesma forma, assistência excessiva durante a fase inspiratória pode causar assincronia de fluxo e também levar a atraso de ciclagem (Figura 4.3).

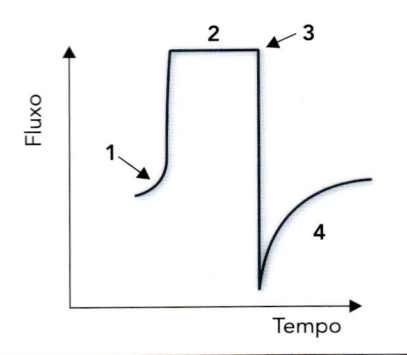

- **Figura 4.2** As fases do ciclo respiratório são: 1) início da inspiração ou fase de disparo; 2) fase inspiratória; 3) transição entre a inspiração e a expiração ou fase de ciclagem; 4) fase expiratória.

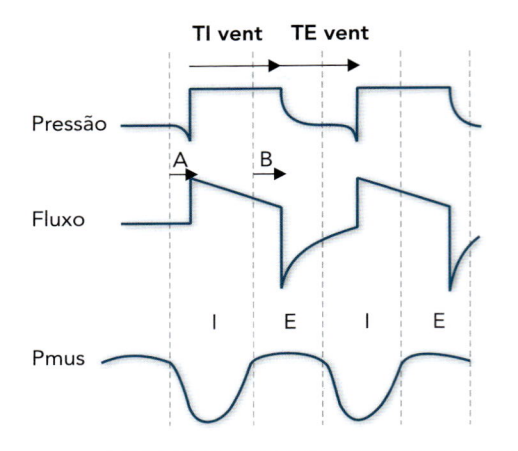

- **Figura 4.3** Ilustração da interdependência das fases respiratórias. Pressão gerada pelos músculos (Pmus), pressão na via aérea (pressão), e fluxo (Fluxo) durante ventilação assistido-controlada. O tempo inspiratório do ventilador (TI vent) não é muito superior ao tempo inspiratório do paciente (I), mas há um atraso entre o início do esforço do paciente e o início da inspiração do ventilador, um atraso de disparo (A). O atraso de disparo contribui para o atraso de ciclagem, isto é, o paciente para de respirar e começa a expirar (E), mas o ventilador continua na fase inspiratória por um tempo, causando atraso de ciclagem (B). O contrário também pode acontecer: atraso de ciclagem pode levar a atraso de disparo.

Fase de disparo

Durante a fase de disparo na ventilação assistida o ventilador tem de ser capaz de detectar o esforço do paciente e reagir, fornecendo o fluxo de acordo com o modo de ventilação. Assincronia durante essa fase acontece quando o ventilador detecta um esforço que, na verdade, não aconteceu, não detecta o esforço do paciente e falha em iniciar novo ciclo ou quando o ventilador detecta o esforço, mas com um longo atraso (Figura 4.4).

Autodisparo é a ocorrência de um ciclo respiratório assistido, ou seja, um ciclo identificado pelo ventilador como iniciado pelo paciente, quando na realidade não houve tal esforço. Auto-disparo pode ocorrer quando a sensibilidade de disparo do ventilador está muito alta, quando existem fugas no circuito ou quando há condensado no interior do circuito ou, ainda, como consequência de outros ruídos, como as oscilações cardiogênicas (Figura 4.4A).

Atraso de disparo é definido como prolongamento do tempo entre o início do esforço do paciente e o início da pressurização pelo ventilador. Uma vez que o ventilador precisa detectar o esforço do paciente e iniciar a pressurização, algum atraso é inevitável. Atraso excessivo ocorre quando o intervalo de tempo entre o esforço do paciente e da resposta do ventilador é longo o suficiente para ser percebido pelo paciente e causar-lhe desconforto, geralmente quando ultrapassa 100 ms. Atraso excessivo costumava ser frequente em ventiladores mais antigos, mas os modelos mais novos são mais sensíveis e rápidos, embora haja grande variação entre eles. No entanto, atrasos ainda ocorrem como resultado da combinação dos fatores relacionados ao paciente e às configurações do ventilador. A causa mais comum de atraso de disparo é a associação de aumento da resistência das vias aéreas, hiperinsuflação dinâmica e assistência inspiratória excessiva. Como mencionado anteriormente, o aumento da resistência das vias aéreas e a hipersinsuflação dinâmica resultam em PEEPi, o que torna mais difícil a detecção do esforço do paciente, de modo que o paciente precisa fazer um esforço maior. Quando o esforço é grande o suficiente para vencer o limiar de disparo, o disparo acontece, embora atrasado (Figura 4.4B).

Esforço ineficaz ocorre quando o paciente faz um esforço inspiratório, mas o limiar de disparo não é atingido; portanto, nenhum ciclo ventilatório mecânico é gerado. Ao contrário do que seria de se esperar, a magnitude do esforço inspiratório pode ser ainda mais elevada

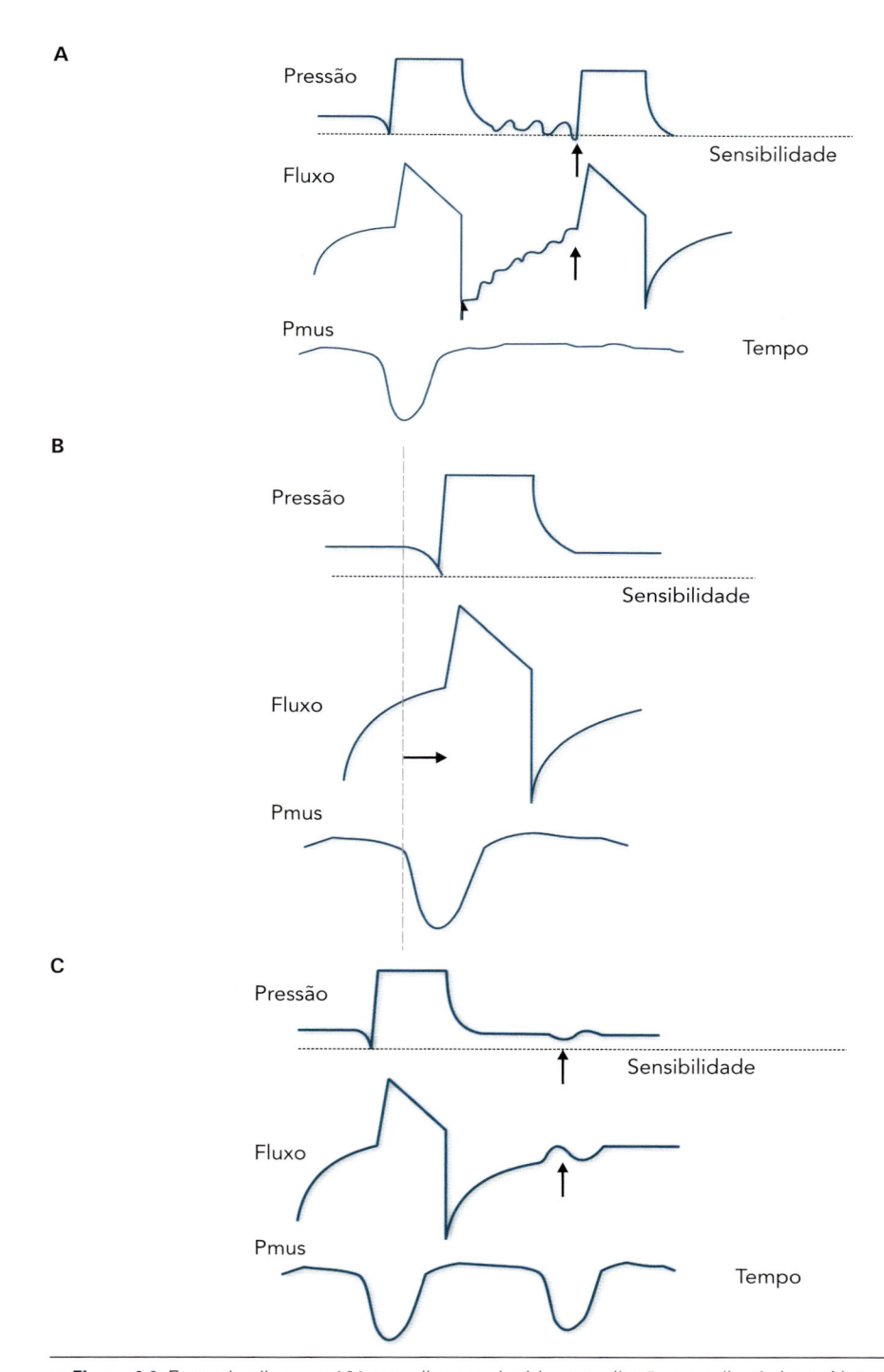

■ **Figura 4.4** Fase de disparo. **(A)** autodisparo devido a oscilações cardiogênicas. Note que as oscilações levarão a autodisparo apenas se a queda na pressão de vias aéreas for suficiente para atingir a sensibilidade de disparo. **(B)** atraso de disparo: o esforço do paciente começa vários milissegundos antes do início da inspiração pelo ventilador; **(C)** esforço perdido: o paciente faz esforço inspiratório antes de completar a expiração e, como resultado, a pressão de vias aéreas não reflete o esforço do paciente, impedindo que a sensibilidade de disparo seja atingida.

para os esforços respiratórios ineficazes quando comparados com respirações desencadeadas com sucesso. A combinação da mecânica do paciente e ajustes do ventilador predispõe para esse tipo de assincronia. Quando a assistência inspiratória é alta e gera altos volumes correntes, o tempo expiratório para exalar o grande volume corrente precisa ser aumentado. Se o paciente tem alta resistência expiratória, o tempo necessário para exalar o volume corrente será ainda maior, predispondo o paciente à hiperinsuflação dinâmica, ou PEEPi. Nesse caso, o paciente faz um esforço inspiratório antes do fim da expiração anterior, e o fluxo inspiratório gerado pelo esforço inspiratório é obscurecido pelo fluxo expiratório do ciclo anterior e pode não ser detectado pelo ventilador.

Esforços ineficazes têm sido identificados como o tipo mais frequente de assincronia paciente-ventilador, mais comumente vistos em pacientes com DPOC e outras doenças obstrutivas, com altas frequências respiratórias, PEEPi e recebendo altos níveis de pressão de suporte. A ocorrência de esforços ineficazes aumenta em proporção direta com o nível de assistência ventilatória, e pode ser abolida ou minimizada na maioria dos pacientes diminuindo-se a pressão de suporte.

O sistema de disparo tem um impacto menor do que se pensava na sincronia paciente-ventilador durante a fase de disparo. Os primeiros estudos com disparo a fluxo mostraram que esse método pode reduzir atrasos em comparação com o disparo à pressão, mas novos estudos, usando ventiladores mais novos, não confirmaram esta conclusão.

Novos métodos de disparo, como aquele baseado na forma de ondausado em ventiladores Respironics/ Philips, podem reduzir o atraso, mas a prioridade é reduzir o excesso de assistência, já que este constitui o principal fator de risco relacionado aos ajustes ventilatórios que levam a disparos ineficazes. O modo NAVA, que utiliza a atividade elétrica do diafragma para disparar ciclos espontâneos, parece reduzir substancialmente o atraso de disparo, além de reduzir a assistência excessiva. Esse modo pode ser usado para diminuir os esforços ineficazes e atraso de disparo, mas mais estudos clínicos são necessários para melhor compreensão do verdadeiro impacto desse novo método de disparo.

Fase inspiratória

Assincronia de fluxo ocorre quando o fluxo gerado não atende à demanda do paciente. O fluxo fornecido ao paciente pode ser acima ou abaixo da demanda, ou a aceleração de fluxo pode ser muito lenta ou muito rápida (Figura 4.5).

Esse tipo de assincronia é mais comum com VCV, mas também pode acontecer em outros modos ventilatórios. Em VCV o fluxo é definido pelo médico ou fisioterapeuta e, portanto, a probabilidade é baixa de que o valor definido seja igual à demanda do paciente. No entanto, a assincronia clinicamente relevante geralmente acontece quando o *drive* respiratório do paciente é alto, sobretudo se associado à mecânica respiratória alterada (Figura 4.5A).

Para minimizar a assincronia de fluxo, geralmente usam-se fluxos mais elevados, tais como 80 a 100 L/min. No entanto, fluxos altos induzem aumentos na frequência respiratória e consequentes mudanças no TIneural, o que poderá contribuir para a assincronia. Uma abordagem melhor seria usar modos ventilatórios que não limitam o fluxo inspiratório, como PCV e PSV. No entanto, mesmo com fluxo variável, a demanda do paciente pode não ser atendida. Uma das razões para isso é que o esforço inspiratório que o paciente utiliza para disparar o ventilador não cessa imediatamente após o disparo, continuando durante a fase inspiratória. O nível de esforço durante a fase pós-disparo está relacionado com a capacidade respiratória do paciente, e altos fluxos podem ser necessários para atender à demanda ventilatória do paciente. Uma vez que o fluxo em PSV é determinado pela pressão muscular, o nível de pressão de suporte e as propriedades mecânicas do sistema respiratório, se o médico ou fisioterapeuta não perceberem que o paciente está recebendo menos fluxo que o desejado, o único mecanismo que o paciente tem para aumentar o fluxo inspiratório é aumentar seu esforço muscular.

A sincronia de fluxo também é afetada pela aceleração do fluxo nos modos com fluxo variável, como PCV e PSV. A maioria dos ventiladores recentes permite ajustar a aceleração do fluxo inicial necessário para atingir a pressão das vias aéreas. Esse ajuste é chamado de tempo de rampa ou simplesmente rampa inspiratória. O ajuste da aceleração do fluxo pode ajudar a reduzir a assincronia de fluxo e melhorar o conforto. Acelerações rápidas podem diminuir o trabalho respiratório; no entanto, o conforto do paciente é maior com acelerações intermediárias a altas. A aceleração do fluxo deve ser titulada para melhorar o conforto, usando o *feedback* dos pacientes após cada alteração (Figura 4.5B).

É importante ter em mente que uma aceleração rápida resultará em um pico de fluxo inspiratório maior e, possivelmente, volumes correntes mais altos. Além disso, um pico de fluxo mais alto pode resultar em TIvent mais curto no PSV, uma vez que a ciclagem acontece quando o fluxo inspiratório atinge um percentual predeterminado do pico de fluxo. Como resultado, os ajustes do tempo de rampa para melhorar a sincronia de fluxo podem afetar a sincronia durante a fase de ciclagem. Monitoramento das consequências de alterações na rampa inspiratória e atenção à possível necessidade de ajustes de outros parâmetros ventilatórios são fundamentais para melhorar a interação paciente-ventilador (Figura 4.6).

Fase de ciclagem

Assincronia de ciclagem ocorre quando o término do esforço inspiratório do paciente não coincide com o término da fase inspiratória do ventilador. Existem dois tipos de assincronia de ciclagem: ciclagem prematura, quando o término da fase inspiratória ocorre enquanto o paciente ainda está fazendo esforço inspiratório, e atraso de ciclagem, quando o tempo inspiratório do ventilador é superior ao tempo inspiratório neural do paciente. É importante notar que a assincronia de ciclagem não é necessariamente uma diferença na duração das fases inspiratórias mecânica e neural; é uma questão de sincronização. Um atraso na fase de disparo pode resultar em um atraso na ciclagem, mesmo que Tineural e Tivent tenham exatamente a

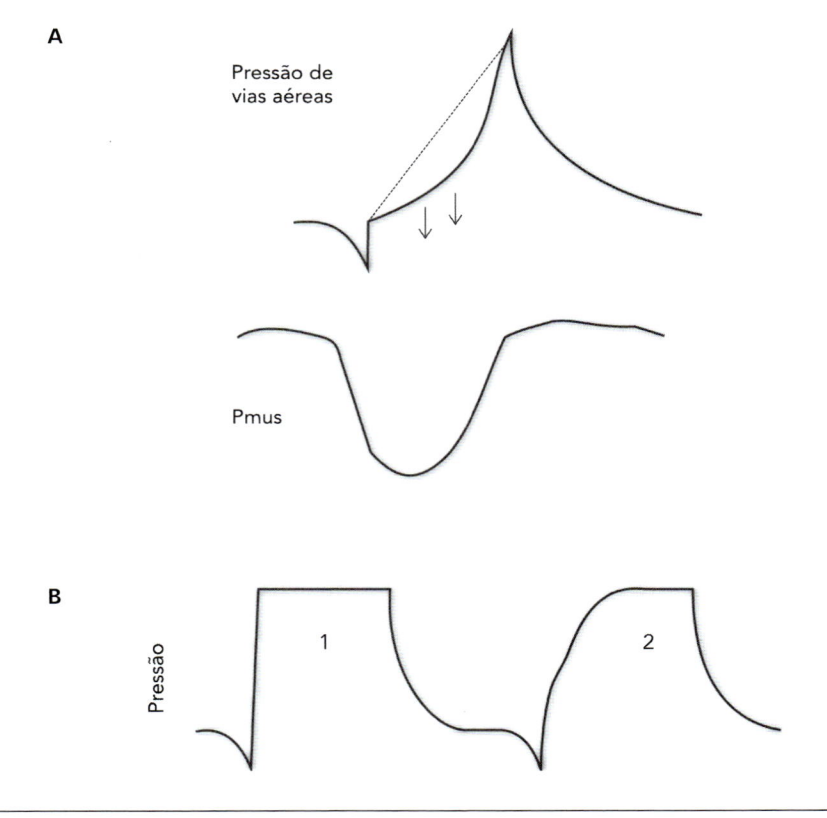

■ **Figura 4.5** Fase inspiratória. **(A)** assincronia de fluxo durante ventilação assistido-controlada. Note que o esforço do paciente é intenso, mas com o fluxo é constante, fazendo com que a pressão nas vias aéreas diminua, deformando a curva de pressão. **(B)** Mudanças na aceleração de fluxo resultando em mudanças na forma da curva de pressão. 1) aceleração máxima; 2) aceleração mínima.

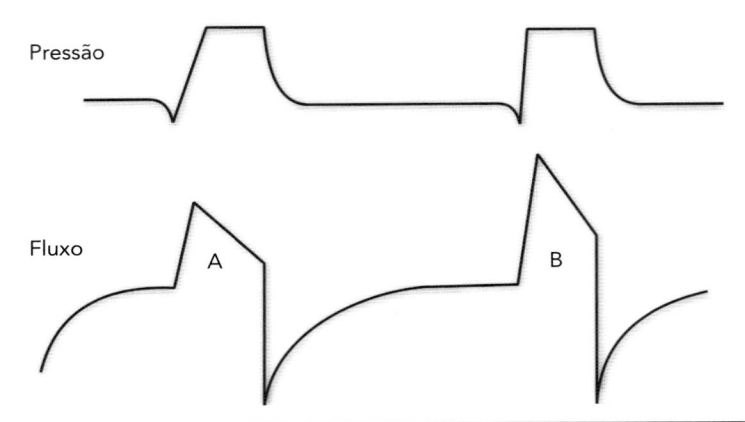

■ **Figura 4.6** Influência da aceleração de fluxo no tempo inspiratório do ventilador no modo pressão de suporte. No primeiro ciclo **(A)**, a aceleração de fluxo é mínima, e a pressão na via aérea sobe lentamente. No segundo ciclo **(B)**, a aceleração de fluxo é máxima, e a pressão sobe mais rapidamente. Na curva de fluxo, note que o pico foi maior, resultando em encurtamento do tempo inspiratório, já que foi mantido fixo o critério de ciclagem em 25% do pico de fluxo.

mesma duração. No entanto, muitas vezes há também uma diferença na duração dos tempos inspiratórios do ventilador e do paciente.

Assincronia de ciclagem tende a ser mais comum em modos assistido-controlados, nos quais o tempo inspiratório do ventilador é determinado pelo médico ou fisioterapeuta, quer diretamente, através do ajuste do tempo inspiratório ou relação I:E no modo PCV, ou indiretamente, como resultado da combinação do ajuste de volume corrente, fluxo inspiratório e pausa inspiratória no modo VCV. Quando ocorre assincronia de ciclagem em modos assistido-controlados, há duas estratégias possíveis: ajustes frequentes nas variáveis que determinam o tempo inspiratório do ventilador ou utilização de modos ventilatórios que permitem que o esforço do paciente module, em algum grau, o tempo inspiratório do ventilador, como a PSV. No entanto, a assincronia de ciclagem também tem sido descrita em modos mais espontâneos, especialmente em PSV.

A ciclagem da fase inspiratória para a fase expiratória no modo PSV ocorre quando o fluxo inspiratório cai para uma porcentagem do pico de fluxo inicial, normalmente 25% do pico de fluxo. Em pacientes com mecânica respiratória relativamente normal, o fluxo inspiratório cai rapidamente e atinge 25% do pico de fluxo inicial quando o paciente relaxa os músculos respiratórios no final de sua ins-

piração neural. Nesse contexto, o tempo inspiratório é fortemente influenciado pelo tempo inspiratório neural e a assincronia de ciclagem é mínima. No entanto, para os pacientes com a mecânica respiratória alterada, como aqueles com DPOC, que têm alta complacência do sistema respiratório e elevada resistência à expiração, a diminuição do fluxo inspiratório é mais lenta, resultando em um tempo inspiratório prolongado. No outro extremo, os pacientes com doenças pulmonares que levam à baixa complacência pulmonar, como fibrose pulmonar e SDRA, a taxa de queda do fluxo inspiratório pode ser bastante acentuada, resultando em menor tempo inspiratório.

Na ciclagem prematura o tempo inspiratório do ventilador termina enquanto o esforço inspiratório do paciente ainda está presente. Quando o critério de ciclagem é atingido, a válvula expiratória se abre, e a pressão das vias aéreas se reduz à PEEP. Se o esforço do paciente for intenso, a pressão das vias aéreas pode se reduzir a um nível inferior à PEEP, às vezes desencadeando um novo ciclo respiratório antes de expiração do primeiro, causando o que chamamos de duplo disparo (Figura 4.7). Esse segundo ciclo é geralmente mais curto do que o primeiro, como o esforço inspiratório do paciente já estava menor quando se iniciou, resultando também em menor volume corrente. No entanto, como a expiração estava incom-

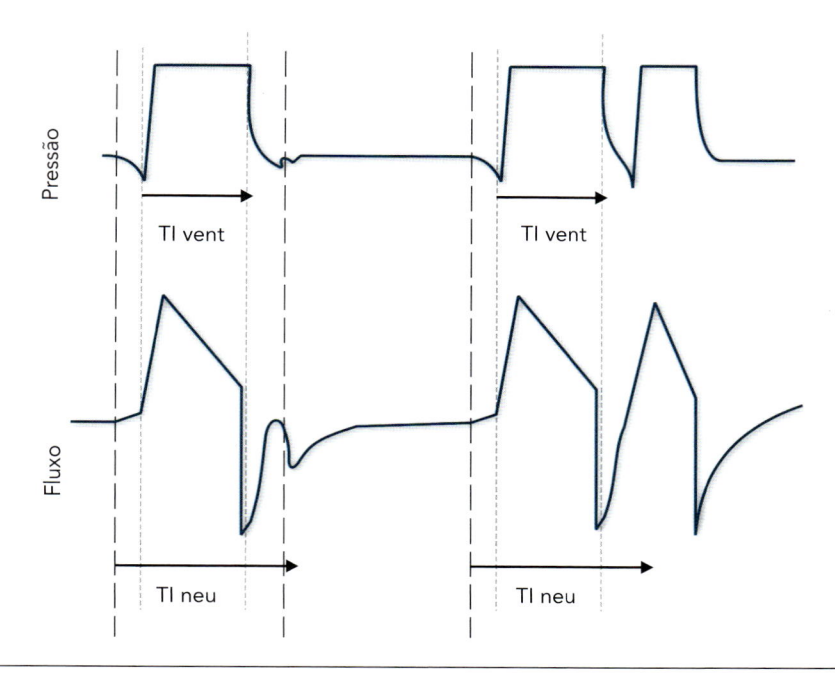

■ **Figura 4.7** Ciclagem precoce. No primeiro ciclo o término da inspiração ocorreu antes de o paciente completar seu esforço inspiratório. Como consequência, o fluxo expiratório alcançou um pico e imediatamente começou a cair, quase atingindo zero. Quando o esforço inspiratório do paciente terminou, o fluxo expiratório voltou a aumentar, pois parte do volume corrente inspirado não havia sido expirado ainda. No segundo ciclo o mesmo fenômeno ocorreu, desta vez com esforço inspiratório mais intenso, fazendo com que o fluxo ultrapassasse zero e ficando um pouco positivo. Isso fez com que o critério de disparo fosse atingido, e uma nova inspiração fosse iniciada, causando duplo disparo.

pleta na primeira respiração, o volume corrente do segundo ciclo se soma ao primeiro podendo contribuir para hipersinsuflação e até lesão pulmonar.

No atraso de ciclagem, a inspiração do ventilador continua após o término do esforço do paciente. Como resultado, muitas vezes o paciente aciona seus músculos expiratórios, aumentando o trabalho respiratório (Figura 4.8). Além disso, o atraso de ciclagem reduz o tempo expiratório e pode levar à exalação incompleta do volume corrente inspirado, causando hiperrinsuflação dinâmica (PEEPi). Essa combinação aumenta a incidência dos esforços ineficazes e o trabalho respiratório como um todo.

Assincronia de ciclagem pode ser minimizada no modo PSV pelo ajuste dos critérios de ciclagem, agora disponível na maioria dos ventiladores. Para um determinado nível de pressão de suporte, a forma de onda de fluxo inspiratório na PSV é determinada pela mecâ-

nica do paciente e esforço inspiratório. Portanto, um critério fixo de ciclagem pode resultar em uma ampla variação da TIvent, aumentando a probabilidade de assincronia de ciclagem. O ajuste do critério de ciclagem para valores mais altos, até 70% do pico de fluxo, pode diminuir a assincronia de ciclagem e o esforço ineficaz em pacientes com DPOC. Por outro lado, aumentar demais os critérios de ciclagem pode causar duplo disparo em pacientes com insuficiência respiratória aguda (principalmente SDRA). Ao ajustar o critério de ciclagem, os médicos e fisioterapeutas devem levar em conta a mecânica do sistema respiratório dos pacientes, e observar as formas de onda do ventilador, assim como o conforto do paciente.

Assincronia de ciclagem também pode ser minimizada com a utilização das tecnologias mais recentes para a ciclagem. Por exemplo, existem algoritmos automatizados para o ajuste dos critérios de ciclagem. Um algoritmo utili-

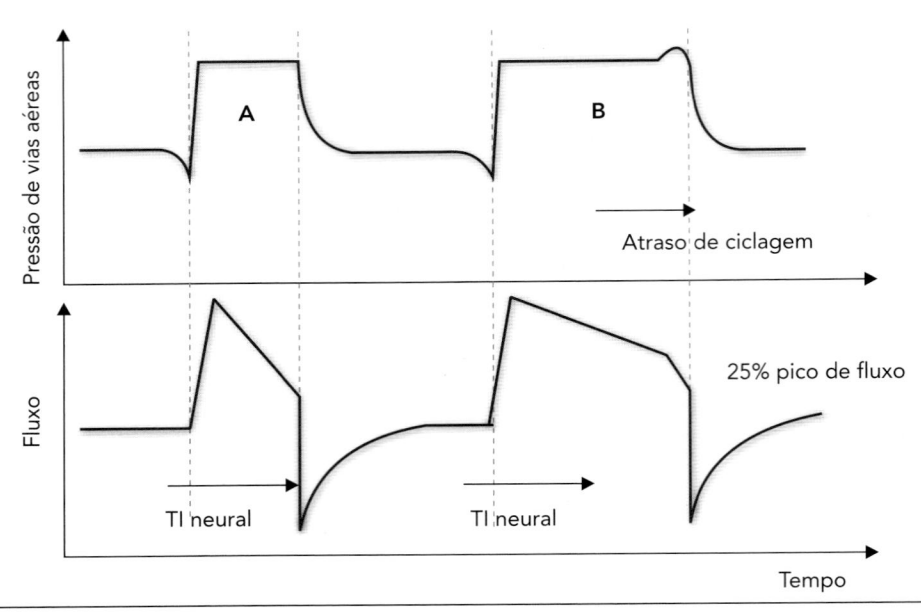

■ **Figura 4.8** Atraso de ciclagem: modo pressão de suporte com ciclagem a 25% do pico de fluxo. No primeiro ciclo respiratório **(A)**, o paciente tem mecânica respiratória normal. Quando acaba o esforço inspiratório, o fluxo inspiratório cai rapidamente e a ciclagem (25% do pico) é atingida, portanto não há atraso de ciclagem. No segundo ciclo respiratório **(B)**, o paciente tem resistência alta. Durante a inspiração, o fluxo cai lentamente após atingir seu pico, e quando o paciente termina o esforço inspiratório, o fluxo ainda não atingiu o critério de ciclagem. A inspiração mecânica se prolonga durante a expiração neural do paciente, o qual faz um esforço expiratório, notado pela elevação de pressão acima do limite no final da inspiração, acompanhado de mudança na inclinação da curva de fluxo inspiratório. Esse esforço contribui para que o fluxo finalmente atinja 25% do pico de fluxo, ocorrendo a ciclagem.

za parâmetros capturados pelo ventilador, tal como a curva de fluxo expiratório, para estimar a constante de tempo do doente e utilizá-la em uma equação matemática para ajustar o critério de ciclagem. O raciocínio é que os pacientes com constantes de tempo mais longas, como os com DPOC, precisam de um critério de ciclagem superior a 25% para evitar atraso de ciclagem, ao passo que pacientes com constantes de tempo muito curtas, tais como aqueles com SDRA, precisam de valores inferiores a 25% para evitar ciclagem prematura e duplo disparo. Novos modos de ventilação mecânica, especialmente PAV+ e NAVA também podem reduzir o atraso de ciclagem.

PAV+ usa a equação de movimento para entregar assistência inspiratória em proporção ao esforço do paciente, e compensa o aumento do trabalho respiratório imposto pela mecânica respiratória alterada. Se o nível de compensação é adequado, PAV+ pode facilitar a ciclagem, mas nenhum estudo foi publicado enfocando o efeito dessa nova modalidade na assincronia de ciclagem. O modo NAVA cicla quando a Atividade Elétrica do Diafragma (EADI) atinge 70% do seu pico. Uma vez que o método utiliza a EADI para ciclagem, a presença de mecânica respiratória alterada e hipersinsuflação não interferem com a ciclagem. O resultado é uma redução do atraso de ciclagem em relação à ciclagem fixa da PSV.

Conclusão

Assincronia paciente-ventilador está associada a complicações que incluem aumento do trabalho respiratório, necessidade de sedação mais profunda, retardo no desmame da ventilação mecânica, permanência na UTI e, possivelmente, aumento da mortalidade. Está presente, em algum grau, na maior parte dos pacientes em ventilação mecânica, especialmente em doentes com a mecânica respiratória alterada, como aqueles com DPOC. Assincronia pode acontecer em qualquer fase do ciclo respiratório, e com qualquer modo de ventilação. Compreender os conceitos básicos de mecânica respiratória e as características de cada modo de ventilação mecânica pode ajudar a prever, identificar e minimizar a assincronia paciente-ventilador.

Literatura recomendada

1. De Wit M. Monitoring of patient-ventilator interaction at the bedside. Respir Care 2011; 56:61-72.
2. Epstein S. How often does patient-ventilator asynchrony occur and what are the consequences? Respir Care. 2011; 56:25-38.
3. Georgopoulos D, Prinianakis G, Kondili E. Bedside waveforms interpretation as a tool to identify patient-ventilator asynchronies. Intensive Care Med 2006; 32:34-47.
4. Gilstrap D, MacIntyre N. Patient-ventilator interactions. Implications for clinical management. Am J Respir Crit Care Med 2013; 188(9):1058-68.
5. Kacmarek RM. Proportional assist ventilation and neurally adjusted ventilatory assist. Respir Care 2011; 56:140-8;
6. Kondili E, Xirouchaki N, Georgopoulos D. Modulation and treatment of patient-ventilator dyssynchrony. Curr Opin Crit Care 2007; 13:84-89.
7. MacIntyre N. Patient-ventilator interactions: optimizing conventional ventilation modes. Respir Care 2011; 56:73-84.
8. Pierson D. Patient ventilator Interaction. Respir Care 2011; 56:214-28.
9. Sassoon C. Triggering of the ventilator in patient-ventilator interactions. Respir Care 2011; 56:39-51.
10. Tobin M, Jubran A, Laghi F. Patient-ventilator interaction. Am J Respir Crit Care Med 2001; 163:1059-63.

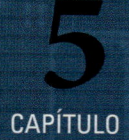

5

Lesão Induzida pela Ventilação Mecânica

- Eduardo Corrêa Meyer
- Daniel Deheinzelin

DESTAQUES

- Lesão pulmonar pode acontecer mesmo em pulmões normais submetidos à ventilação mecânica.
- O quadro histológico e mecânico observado é semelhante ao da Síndrome de Desconforto Respiratório Agudo (SDRA).
- A lesão pode ser induzida por grandes variações de volume alveolar e por abertura e fechamento cíclicos de alvéolos e vias aéreas.
- Por ativação de diferentes citoquinas e outros mediadores, a resposta local se torna sistêmica.
- A resposta cicatricial fibrogênica começa imediatamente após a lesão e está associada à mortalidade.
- Somente ensaios clínicos que utilizaram estratégias ventilatórias capazes de reduzir a VILI tiveram impacto sobre a mortalidade de SDRA.

OBJETIVOS

- Entender os mecanismos fisiológicos e bioquímicos da VILI: volotrauma, atelectrauma e biotrauma.
- Identificar as semelhanças entre VILI e SDRA e seu impacto em desfechos clínicos.
- Entender que a resposta cicatricial à lesão se inicia com a agressão, sendo o fator determinante de morbidade e mortalidade.

A VILI tem um quadro histopatológico e mecânico indistinguível da síndrome do desconforto respiratório agudo (SDRA). Modelos experimentais de VILI demonstram edema intersticial e alveolar, de instalação aguda, assim como o padrão observado em pacientes com SDRA. Experimentalmente, não se verifica a necessidade de elevação da pressão hidrostática para que esse edema apareça. O quadro microscópico observado na VILI sugere alterações de permeabilidade tanto do epitélio alveolar como do endotélio capilar como origem do edema, bem como redução da capacidade de o epitélio alveolar reabsorver esse edema.

Esses achados podem ser observados após alguns minutos de ventilação com altas pressões em pequenos animais. Mantida por mais tempo em animais maiores, a ventilação mecânica com altas pressões causa, do ponto de vista histológico, dano alveolar difuso, formação de membranas hialinas, hemorragia alveolar e infiltração neutrofílica, novamente semelhantes ao observado na SDRA.

Em 1964, Greenfield e colaboradores demonstraram a presença de atelectasias em cães submetidos à ventilação mecânica por 2 horas, mesmo após um período de recuperação de 24 horas. Em 1968, Sladen et al. relataram piora da função pulmonar, aumento do gradiente alvéolo- arterial de oxigênio e queda da complacência pulmonar em pacientes submetidos a períodos prolongados de ventilação mecânica. Em 1970, Mead e colaboradores, em modelo teórico de pulmão, calcularam que as forças aplicadas durante a aplicação de ventilação mecânica seriam muito maiores nos alvéolos do que na via aérea, onde as pressões são medidas. Na região alveolar a pressão poderia chegar a 140 cm H_2O, sendo capaz de causar hemorragia e formação de membrana hialina. Em 1971, Webb e Tierney demonstraram de forma inequívoca que a ventilação mecânica causava edema e hemorragia pulmonar, e mais, que a formação destes era dependente da pressão aplicada aos pulmões e estava reduzida quando se utilizava uma pressão positiva ao final da expiração (PEEP). Essas observações, que deram origem ao conceito de VILI, ocorreram na mesma época em que se descreveram as alterações que caracterizam a SDRA.

Embora a ventilação mecânica seja fundamental como suporte de tratamento para a SDRA e outras formas de insuficiência respiratória, a ocorrência de VILI aumenta significativamente a morbidade e mortalidade nessas condições. Entre os possíveis mecanismos de lesão estão o trauma direto às estruturas pulmonares, a falha do sistema surfactante e a produção tanto pulmonar quanto sistêmica de citoquinas e outros mediadores inflamatórios. Este último mecanismo de lesão é fundamental, já que a mortalidade nesses casos está frequentemente associada à Síndrome de Insuficiência de Múltiplos Órgãos. Nos Estados Unidos é estimado que a VILI aumente a mortalidade de pacientes com SDRA em até 35 mil casos/ano.

Princípios fisiopatológicos

Modelos animais em que foram utilizadas altas pressões positivas de distensão pulmonar são a base dos estudos de VILI. O que se verifica nesses modelos é um aumento de permeabilidade alvéolo-capilar, infiltração por células inflamatórias e indução de diferentes mediadores inflamatórios e de componentes da matriz extracelular, com seus fatores de crescimento. Nesses modelos, é possível estudar diferentes aspectos da lesão pulmonar induzida pelo ventilador, por exemplo, os efeitos de variáveis da ventilação, os achados histopatológicos resultantes desses efeitos, a resposta inflamatória e a resposta da matriz extracelular, consequentes a esses efeitos.

Esses modelos tipicamente utilizam altos volumes pulmonares e, consequentemente, altas pressões pulmonares. Essa resposta a altos volumes levou à denominação de volutrauma, ou seja, a lesão causada por hiperdistensão alveolar como consequência dos altos volumes impostos ao pulmão.

Porém, existem evidências de que é possível causar um quadro histológico e funcional semelhante à VILI gerada por altos volumes mesmo que os volumes aplicados não sejam altos. Em modelos que utilizam baixo volume corrente associado à ausência de PEEP (ZEEP), observa-se lesão a partir do epitélio bronquiolar, na forma de descamação, possivelmente por abertura e fechamento cíclico de alvéolos e pequenas vias aéreas. Essa forma de lesão foi chamada de atelectrauma.

Assim, os principais mecanismos de lesão na VILI são a hiperdistensão regional, causada pela aplicação local de estresse ou forças que modificam células e tecidos, forçando-os a assumir dimensões que normalmente não são atingidas; lesão de baixo volume causada pela abertura e fechamento cíclicos, causando abrasão do epitélio; a inativação de surfactante pelas grandes oscilações de tamanho da superfície alveolar e o estresse mecânico de diferentes células interconectadas.

Pode-se dizer que a relação entre altas pressões de distensão, resultantes do volume corrente e da complacência pulmonar, e a PEEP, que garante que não ocorra colapso e fechamento das estruturas pulmonares, é que determina o aparecimento de VILI. Portanto, num plano determinado por PEEP e volume corrente, parece haver uma zona segura cercada por diferentes combinações desses dois parâmetros potencialmente lesivos aos pulmões.

A combinação desses efeitos causa fraturas de estresse do endotélio, do epitélio e da membrana basal, com extravasamento de líquidos, proteínas e sangue para o interstício e o espaço aéreo. Além disso, também gera uma resposta celular, na qual o estresse mecânico desencadeia uma série de sinais intracelulares que provocam modificações nas proteínas da membrana celular, por exemplo, a bomba Na-K-ATPase, e geram a expressão de diversos genes do núcleo, alterando o comportamento do pneumócito. Esses sinais são notados pelas células através da via de ativação das MAPK (*Mitogen Activated Protein Kinase*). Essa mecanotransdução é fundamental no aparecimento da VILI, já que só a deformação celular já é capaz de induzir a resposta bioquímica. Essa resposta ainda é parcialmente compreendida e é foco de pesquisa básica que vem ganhando corpo nos últimos anos.

O quadro inflamatório instalado no pulmão tende a se propagar, e o resultado deletério dessa inflamação é denominado biotrauma. É o biotrauma que está associado ao aparecimento de insuficiência de múltiplos órgãos. Na VILI se detecta lesão renal, hepática e intestinal em diferentes modelos, apesar de a agressão inicial atuar somente nos pulmões.

Mais uma vez, à semelhança da síndrome do desconforto respiratório agudo, a VILI caracteriza-se por uma resposta inflamatória aguda no parênquima pulmonar que envolve o recrutamento de leucócitos, a ativação dos macrófagos presentes no tecido, e a produção de uma série de mediadores inflamatórios como citoquinas, quimiocinas, radicais de oxigênio, metabólitos do ácido aracdônico, e componentes da cascata de coagulação e do complemento.

Uma complexa rede de citoquinas e outras substâncias pro- inflamatórias têm importante papel, como moléculas que iniciam, amplificam e mantêm a resposta inflamatória na SDRA/VILI. Esses agentes são produzidos não apenas pelas células inflamatórias, mas também por fibroblastos e células epiteliais alveolares.

Duas das mais importantes citoquinas envolvidas na SDRA/VILI são o Fator de Necrose Tumoral α (TNFα) e a Interleucina 1β (IL-1 β), produzidas pelos macrófagos e neutrófilos. Essas citoquinas iniciam e amplificam a cascata inflamatória estimulando as células epiteliais, endoteliais e fibroblastos a produzirem outras citoquinas e também recrutando neutrófilos, eosinófilos e outras células inflamatórias para o local da injúria. Outras citoquinas tais como IL-2, IL-4, IL-6 e IL-8 também estão envolvi-

das na resposta inflamatória em SDRA/VILI aumentando a permeabilidade vascular e a quimiotaxia de neutrófilos.

A perda de regulação das vias de apoptose contribui para a lesão epitelial na SDRA/VILI. Ocorre ativação da via Fas/FasL no epitélio alveolar, modulado por diferentes fatores presentes no fluido pulmonar, dentre eles o Fator de Crescimento Transformador (TGF-β), proteína surfactante A e angiotensina II. O aumento da apoptose nas células epiteliais ocorre concomitantemente a uma inibição da apoptose nos neutrófilos, o que culmina por sustentar a inflamação por mais tempo. Outra característica da síndrome da SDRA/VILI é ativação da cascata de coagulação. A resposta procoagulante é associada à expressão aumentada do fator tecidual associado com o fator VII e subsequente ativação da cascata extrínseca de coagulação via geração do fator X.

Em pacientes com SDRA, estratégias ventilatórias baseadas em baixos volumes e altas PEEPs se associaram a uma redução na produção local e sistêmica de mediadores inflamatórios e anti-inflamatórios, demonstrando que o biotrauma pode ser modulado em pacientes com lesão pulmonar prévia.

No entanto, embora os mecanismos descritos estejam todos presentes, a lesão mecânica é o principal mecanismo envolvido na gênese da VILI. Dados obtidos através da visualização direta de alvéolos sugerem que a lesão por altos volumes se deve à instabilidade alveolar. Mais ainda, o quadro de VILI se instala com mínimas alterações em citoquinas, que seriam a marca de biotrauma.

Um achado particularmente interessante é a modulação da resposta na VILI pelas metaloproteinases de matriz, particularmente a MMP-8. Essas enzimas são ativadas quando há ativação de síntese de proteínas de matriz como o colágeno e a elastina. Animais *knockout* para MMPs têm quadros de VILI de menor intensidade, demonstrando que a reparação tecidual tem papel fundamental na fisiopatologia do quadro. Outro mediador importante da lesão é a pentraxina 3, que tem papel preponderante na modulação da resposta imune inata e dos processos inflamatórios. Animais transgênicos que produzem quantidades aumentadas de PTX3 por conterem várias cópias extras do gene, apresentam resistência elevada ao choque endotóxico, bem como à infecção experimentalmente induzida pelo procedimento de ligadura e perfuração do ceco. Nesses animais foram detectados níveis séricos aumentados de citoquinas proinflamatórias tais como TNFα e IL-1β. No caso da VILI, dado que o balanço proinflamatório é prejudicial, o que se verificou é o contrário. Animais transgênicos, com mais pentraxina, têm a VILI instalada na metade do tempo de animais com expressão normal ou ainda animais sem o gene de pentraxina, mostrando que o processo é multifatorial.

Reparação

Tanto na SDRA como na VILI, uma vez iniciados os processos de agressão ao parênquima pulmonar, os processos de reparação se iniciam quase simultaneamente. A reparação se dá por meio de um processo de fibroproliferação, com deposição de fibras colágenas no parênquima pulmonar e, em menor grau, de fibras elásticas.

Em pacientes sem lesão pulmonar prévia, submetidos à circulação extracorpórea para cirurgia de coronárias, verifica-se a ativação do gene para colágeno tipo I com cerca de uma hora de procedimento. Nesses pacientes verifica-se um infiltrado pulmonar por neutrófilos, com edema de septos, caracterizando dano alveolar difuso, que pode ser originado tanto pelo procedimento cirúrgico como pela ventilação a que são submetidos. Tais dados demonstram que a reparação é imediata à lesão. Em pacientes com SDRA instalada submetidos à ventilação mecânica, também se verifica um aumento precoce de marcadores de fibroproliferação. Em ambas as situações não é possível separar os efeitos da lesão dos efeitos de seu tratamento, a ventilação mecânica.

O processo de reparação exagerado tem sido associado de forma sistemática à mortalidade de pacientes com SDRA. Estudos que utilizam diferentes metodologias demonstram que pacientes com reparação mais intensa têm maior probabilidade de morrer, não havendo relação direta com variáveis respiratórias verificadas no curso da doença.

Em modelo experimental de VILI em ratos foi demonstrado que há diferenças na distribuição anteroposterior da produção de interleucina-1β e colágeno tipo III, com predomínio de ambas na região não dependente

de gravidade. Esse efeito foi verificado mesmo usando estratégias ventilatórias com baixos volumes correntes. Em ratos com lesão pulmonar prévia por ácido oleico, o processo inflamatório pode ser modulado pela estratégia ventilatória, com menor produção de interleucina-1β e menor infiltrado inflamatório em animais ventilados com estratégia de baixo volume. Para os marcadores de inflamação, não há diferença entre as regiões dependentes e não dependentes dos pulmões. A resposta fibrogênica, caracterizada pela expressão de RNA mensageiro para colágeno tipo III, também é modulada pela estratégia ventilatória, sendo maior quando se causa hiperdistensão do parênquima. Em contrapartida ao verificado para os marcadores de inflamação, a resposta fibrogênica é maior nas regiões dependentes dos pulmões.

Recentemente, se demonstrou que a ativação do sistema Wnt/ β-catenina, que tem papel central no sistema de reparação tecidual, ocorre precocemente em animais com pulmão normal submetidos à ventilação lesiva. Esses sistemas de reparação tecidual são essenciais para a recuperação pulmonar, o que pode ser verificado em animais submetidos à ventilação lesiva e posteriormente mantidos sob ventilação com parâmetros não lesivos. É interessante notar que a matriz extracelular tem papel fundamental na transdução de sinal para as células epiteliais alveolares, que são as primeiras a "sentir" os efeitos de pressão e volume da ventilação mecânica. Nesse contexto, moléculas intactas de laminina parecem ser o transdutor fundamental.

Tratamento

É fundamental observar que até hoje os únicos tratamentos que se mostraram realmente efetivos para a SDRA foram aqueles em que a ventilação mecânica foi aplicada de forma a reduzir substancialmente o risco de VILI. Portanto, uma melhor compreensão dos mecanismos e fatores que modulam o aparecimento de VILI é fundamental para melhorar as estratégias de tratamento e, consequentemente, reduzir a mortalidade da SDRA e mesmo de outras formas de insuficiência respiratória que necessitem de ventilação mecânica invasiva.

A infusão de células mesenquimais totipotentes após indução de VILI se mostrou eficiente em modelos experimentais, com menos inflamação e com uma reparação mais eficiente. Do ponto de vista mecânico, os animais melhoraram a complacência e reduziram a água extravascular pulmonar. As células mesenquimais modificaram o balanço inflamatório, com aumento de interleucina 10 (anti-inflamatória) e redução de fator de necrose tumoral-α.

Estudos farmacológicos em modelos experimentais de VILI testaram a hipótese de modular a permeabilidade vascular utilizando betabloqueadores, bloqueadores de canais de cálcio, inibidores de tirosinaquinases. Embora experimentalmente houvesse redução da VILI, ensaios clínicos em humanos nunca confirmaram esses efeitos. A modulação de efeitos inflamatórios e anti-inflamatórios já foi tentada com anticorpo anti-TNF, inibidores de MIP-2 e outras drogas. O que se verifica é um menor infiltrado inflamatório, mas que não impede o aparecimento de lesão. Modulação hormonal, como bloqueio do sistema renina-angiotensina ou bloqueio de diferentes vias metabólicas com uso de estatinas, tem o mesmo efeito. Como na SDRA, não existe tratamento farmacológico para VILI.

Conclusão

A lesão induzida pela ventilação mecânica e a SDRA compartilham aspectos fisiopatológicos, e as duas formas de lesão pulmonar são indistinguíveis entre si e impossíveis de serem isoladamente estudadas. A ventilação mecânica com pressão positiva, além de ser a terapêutica de suporte essencial à manutenção da vida em pacientes portadores de SDRA e outras formas de insuficiência respiratória aguda, é também a causadora de lesão pulmonar aguda e a perpetuadora de lesões preexistentes.

Os mecanismos de lesão envolvidos na VILI são complexos e se estendem desde o seu efeito mecânico direto sobre a superfície celular, até mecanismos de sinalização celular ativados por forças mecânicas e percebidos em diferentes estruturas das células pulmonares podendo, por fim, ter repercussão sistêmica.

Todas as tentativas farmacológicas experimentais ou clínicas nas quais o alvo do tratamento foi o bloqueio ou a inibição de uma ou de várias vias envolvidas na perpetuação da lesão pulmonar, inflamação ou reparação resultaram negativas, e sem modificação expressiva da VILI.

A única maneira de atenuar a VILI demonstrada até hoje é o emprego de estratégias ventilatórias que minimizem o estresse mecânico sobre o tecido pulmonar causado pela ventilação.

Até o momento, o entendimento atingido sobre os mecanismos envolvidos na VILI apontam na direção da busca de estratégias ventilatórias minimamente agressivas para o tecido pulmonar, pois sabemos que a cascata de eventos que culmina na irreversibilidade da lesão pulmonar pode se iniciar já nos primeiros minutos de ventilação mecânica.

Literatura recomendada

Aqui estão incluídos trabalhos de autores e de outros egressos da UTI – Pneumologia, HCF-MUSP e que se dedicaram ao estudo da VILI, além de trabalhos-chave de diferentes autores.

1. Caruso P, Meireles SI, Reis LF, Mauad T, Martins MA, Deheinzelin D. Low tidal volume ventilation induces proinflammatory and profibrogenic response in lungs of rats. Intensive Care Med 2003; 29:1808-11.
2. Carvalho ME, Dolhnikoff M, Meireles SI, Reis LF, Martins MA, Deheinzelin D. Effects of overinflation on procollagen type III expression in experimental acute lung injury. Crit Care 2007; 11:R23.
3. Correa-Meyer E, Pesce L, Guerrero C, Sznajder JI. Cyclic stretch activates ERK1/2 via G proteins and EGFR in alveolar epithelial cells. Am J Physiol Lung Cell Mol Physiol 2002 May; 282(5):L883-91.
4. Deheinzelin D, Jatene FB, Saldiva PH, Brentani RR. Upregulation of collagen messenger RNA expression occurs immediately after lung damage. Chest 1997; 12:1184-8.
5. Dreyfuss D, Saumon G. Ventilator-induced lung injury: lessons from experimental studies. Am J Respir Crit Care Med 1998; 157:294-323.
6. Mead J, Takishima T, Leith D: Stress distribution in lungs: a model of pulmonary elasticity. J Appl Physiol 1970, 28:596-608.
7. Menezes SL, Bozza PT, Neto HC, Laranjeira AP, Negri EM, Capelozzi VL, et al. Pulmonary and extrapulmonary acute lung injury: inflammatory and ultrastructural analyses. J Appl Physiol 2005; 98:1777-83.
8. Muscedere JG, Mullen JB, Gan K, Slutsky AS. Tidal ventilation at low airway pressures can augment lung injury. Am J Respir Crit Care Med 1994; 149:1327-34.

9. Negri EM, Hoelz C, Barbas CS, Montes GS, Saldiva PH, Capelozzi VL. Acute remodeling of parenchyma in pulmonary and extrapulmonary ARDS. An autopsy study of collagen-elastic system fibers. Pathol Res Pract 2002; 198:355-61.

10. Prost et al.: Ventilator-induced lung injury: historical perspectives and clinical implications. Annals of Intensive Care 2011 1:28.

11. Santos CC, Slutsky AS. Invited Review: mechanisms of ventilator-induced lung injury: a perspective. J Appl Physiol 2000; 89:1645-55.

12. Tsuno K, Miura K, Takeya M, Kolobow T, Morioka T. Histopathologic pulmonary changes from mechanical ventilation at high peak airway pressures. Am Rev Respir Dis 1991; 143:1115-20.

13. Webb HH, Tierney DF. Experimental pulmonary edema due to intermittent positive pressure ventilation with high inflation pressures: protection by positive end-expiratory pressure. Am Rev Respir Dis 1974; 110:556-65.

6
CAPÍTULO

Modelos Experimentais da Síndrome do Desconforto Respiratório Agudo (SDRA)

- Roberta Ribeiro de Santis Santiago
- Susimeire Gomes

DESTAQUES

- Os modelos experimentais auxiliam no entendimento da fisiopatologia e terapêutica da SDRA.
- Algumas variáveis relacionadas à progressão da SDRA são de difícil avaliação no paciente crítico, sendo necessário o estudo experimental para o seu conhecimento.
- Existem vários modelos experimentais de SDRA (lipopolissacarídeo [LPS], lavagem total pulmonar, ácido oleico, ventilação lesiva, etc.) utilizados em pesquisa.

OBJETIVOS

- Conhecer os principais modelos animais da SDRA utilizados na pesquisa experimental.
- Identificar as características de um modelo experimental ideal de SDRA.

A utilização de animais de experimentação na pesquisa científica começou no século IV a.C. com Aristóteles e Sócrates, avançando nos séculos seguintes principalmente após a necessidade dos estudos e descobertas de vacinas. Contudo, foi Claude Bernard, em 1865, quem lançou os princípios do uso de animais como modelo para o estudo da fisiologia humana. Seu trabalho "Introdução ao Estudo da Medicina Experimental" procurou estabelecer as regras para o estudo da medicina em experimentação. Bernard provocou situações físico-químicas nos animais que resultavam em alterações semelhantes às de doenças em humanos, enfatizando-a importância da experimentação animal criteriosa aos estudos humanos.

Atualmente, os modelos animais são utilizados em todos os campos da pesquisa biológica e os estudos de fisiopatologia da SDRA não fogem a esta regra. Isto porque algumas variáveis relacionadas ao quadro evolutivo e à resposta ao tratamento da doença são difíceis de estudar em pacientes por alguns motivos. Primeiro, em humanos, a SDRA geralmente acontece num contexto de disfunção também de outros órgãos, em pacientes com antecedentes patológicos diversos, tornando difícil controlar todas as variáveis clínicas de interesse. Segundo, os pacientes com SDRA necessitam de tratamento imediato, dificultando o estudo da progressão da doença. Por fim, as amostras histopatológicas estudadas são muitas vezes provenientes de pacientes que foram a óbito, onde a lesão já está em estado avançado.

A SDRA foi descrita pela primeira vez em 1967 por Ashbaugh *et al*. Em um grupo de 272 pacientes sob ventilação mecânica, os autores perceberam que 12 deles apresentaram um quadro não responsivo ao tratamento habitual. Alterações muito semelhantes entre os pacientes foram encontradas na avaliação clínica e de necropsia neste grupo de evolução mais grave. Os achados clínicos mais frequentemente descritos foram opacidades bilaterais na radiografia de tórax, hipoxemia refratária e complacência pulmonar reduzida. À microscopia, encontrou-se: atelectasia, numerosos macrófagos e neutrófilos alveolares, membrana hialina, hemorragia intersticial e intra-alveolar, além de extravasamento de líquido proteico para o espaço intra-alveolar inativando o sistema surfactante.

A busca pela reprodução experimental da SDRA começou na década de 1960 com modelos de lesão hemorrágica, lesão tecidual ou sepse no intuito de simular o que acontecia em pacientes. Nessa época, havia ainda a dificuldade até mesmo de reconhecer a doença no paciente. Embora tenham sido induzidas várias mudanças fisiológicas e até mesmo disfunção do surfactante, as alterações estruturais não eram completas, pois tais modelos causavam apenas edema e atelectasia sem formar membrana hialina, a característica histológica mais marcante da SDRA.

Na tentativa do melhor entendimento da doença, em 1976, durante a conferência realizada pelo *National Institutes of Health* (NIH), foram analisadas as possíveis causas do dano alveolar e sua resposta estrutural e funcional. Nesta conferência, além da discussão sobre a fisiopatologia da SDRA, concluiu-se que ainda não havia um modelo experimental completo o suficiente para descrever as características presentes em pacientes. Por isso, foram apresentadas algumas recomendações para o desenvolvimento dos modelos experimentais e, desde então, as informações obtidas nestes modelos reproduziram alguns dos possíveis mecanismos fisiopatológicos de SDRA humana, suas consequências e tratamentos.

Finalmente, em 2011, a *American Thoracic Society* publicou as principais características de um modelo experimental capaz de simular a SDRA. Em primeira instância, especialistas em modelos experimentais de SDRA responderam a algumas questões para definir as principais características observadas em um modelo animal ideal. Em um segundo momento, as características principais foram ordenadas conforme sua relevância. Desta forma, concluíram que o modelo experimental ideal de SDRA deve seguir pelo menos três das características citadas na Tabela 6.1, a seguir:

Estas características podem ser encontradas em vários modelos animais classicamente já descritos, porém, existem alguns fatores que podem interferir na escolha do modelo mais adequado ao seu estudo.

Seleção do animal

Independentemente do animal estudado, a experimentação requer uma postura ética bus-

Tabela 6.1 Características do modelo ideal de SDRA.

Características do modelo ideal de SDRA	
Evidência histológica de lesão tecidual	Acúmulo intra-alveolar ou intersticial de neutrófilos, formação de membrana hialina, presença de proteína no espaço alveolar (fibrina) e espessamento da parede alveolar.
Alteração da barreira alvéolo-capilar	Aumento do teor de água extravascular pulmonar, concentração elevada de proteínas no lavado broncoalveolar (LBA), principalmente proteínas de alto peso molecular (albumina, IgM) e aumento da relação pulmonar do peso seco/úmido.
Resposta inflamatória	Aumento de neutrófilos no LBA, aumento da atividade de mieloperoxidase no tecido pulmonar, elevadas concentrações de citocinas pró-inflamatórias, no tecido pulmonar ou LBA, atividade de pró-coagulação e aumento da expressão de moléculas de adesão.
Alterações fisiológicas	Hipoxemia, níveis de PaO_2/FIO_2 menor que 200 mmHg, aumento da ventilação minuto e aumento da frequência respiratória espontânea.

cando sempre o equilíbrio entre a necessidade do desenvolvimento da ciência e a adoção de medidas capazes de minimizar o número de experimentos – tirando o maior proveito possível de cada vida utilizada. Além disso, é fundamental reduzir ao máximo o sofrimento dos animais submetendo-os à analgesia e sedação adequadas. Para a escolha do animal mais apropriado, alguns aspectos como seu tamanho, características imunológicas e genéticas precisam ser consideradas.

Tamanho

A escolha do porte do animal é uma consideração importante na seleção de modelos animais de SDRA por vários motivos. Estudos com animais menores como ratos e camundongos são mais fáceis de fazer e têm custo menor, permitindo a realização de estudos com grandes números de animais. A extrapolação dos resultados desses estudos para seres humanos pode, entretanto, ser limitada, principalmente nos casos em que as alterações regionais pulmonares estão em questão direta ou indiretamente. Por outro lado, estudos em animais de médio porte como suínos, ovinos e primatas podem ser mais relevantes para os seres humanos, apesar de serem mais complexos para organizar e necessitarem de maiores recursos financeiros. Outro aspecto a ser considerado é a dificuldade metodológica de monitorar os parâmetros fisiológicos de animais menores (ratos e camundongos). Por exemplo, é difícil realizar a medida da pressão arterial média em camundongos pelo tamanho dos vasos. A coleta de amostras sanguíneas também é limitada em animais menores pela pequena volemia. As amostras de sangue são importantes quando o desenho do estudo requer a monitorização dos parâmetros fisiológicos, tais como gases sanguíneos, citocinas plasmáticas e contagens de leucócitos ao longo do tempo.

Os suínos têm sido muito utilizados, por sua semelhança ao ser humano em relação à fisiologia pulmonar, cardiovascular, renal, digestiva, tegumentar e ocular. As raças tradicionais de suínos (Landrace e Large White) apresentam a desvantagem de aumentar o peso de um quilo para 100 quilos em quatro meses de idade, alcançando aproximadamente 150 quilos em nove meses, e dificultando estudos de longa duração. Para solucionar este problema, atualmente estão sendo utilizados os "mini-pigs" (conservam o médio porte na idade adulta). Os mini-pigs nascem com 0,5 kg, atingem 12-45 kg aos quatro meses e na idade adulta pesam entre 45-100 kg. As raças mais comumente usadas em pesquisa são: Yucatan, Hanford, Sinclair, Pitman-Moore, Goettingen, e no Brasil foi desenvolvida a raça Minipig.br, obtida através de vários cruzamentos destas espécies menores.

Ovinos também são utilizados na pesquisa científica em outros países, mas raramente no Brasil devido ao seu alto custo e difícil reprodução em clima quente. Os maiores criadores de ovinos são Austrália, China e Nova Zelândia. Esses animais possuem um importante papel em estudos dos sistemas cardiovascular, renal, reprodutor e endócrino. Dentro da Pneumologia, são utilizados em modelos de SDRA, pneumonias virais e bacterianas, câncer e asma. A semelhança anatômica e funcional entre pulmões de ovinos e de humanos justifica seu uso na avaliação de muitas doenças pulmonares.

Sistema imune

A diferença da resposta inflamatória é comum entre as espécies, pois todos os seres vivos se adaptaram a patógenos que são específicos ao seu ambiente. Algumas destas diferenças já são estabelecidas, como por exemplo, a distribuição de macrófagos intravasculares entre espécies. Em alguns animais, os macrófagos intravasculares são restritos ao baço e fígado, mas em outros estas células se encontram no pulmão e são denominados *Pulmonary Intravascular Macrophages* (PIM), macrófagos maduros que se aderem às células endoteliais de capilares pulmonares podendo ligar e degradar microrganismos, endotoxina e partículas no sangue. Os PIMs são encontrados em muitas espécies, incluindo carneiros, bois, porcos, gatos, cabras, cavalos e as baleias/golfinhos; seu papel no desenvolvimento da lesão pulmonar foi estudado através da depleção destes macrófagos em ovinos, onde a lesão induzida por endotoxina foi diminuída. Portanto, a presença de PIM pode aumentar a suscetibilidade de uma espécie à lesão pulmonar.

Outro exemplo da diferença da resposta inflamatória é em relação à produção de óxido nítrico. Estudos clínicos e em modelos animais sugerem que o óxido nítrico (NO) está envolvido na patogênese da lesão pulmonar. Entretanto, esses estudos mostram que macrófagos humanos e de roedores diferem significativamente na sua capacidade para produzir NO, pois em roedores a produção de NO é maior do que em macrófagos de cabras, macacos e porcos, similares aos macrófagos humanos.

Tais diferenças também levam à alteração da sensibilidade ao LPS, devendo ser levadas em consideração no desenvolvimento de modelos animais de SDRA, conforme demonstrado na Tabela 6.2.

Anticorpos específicos

Os estudos da resposta inflamatória em modelos de SDRA geralmente requerem análises bioquímicas e moleculares cujo princípio é a relação antígeno-anticorpo. Para tanto, é necessário verificar a existência de anticorpos específicos adequados aos objetivos do estudo. Até o momento, em humanos, ratos e camundongos, o painel de citocinas é completo. Por outro lado, em porcos e coelhos, por exemplo, não é possível estudar o perfil inflamatório de algumas citocinas.

Alteração genética

Dependendo do alvo de estudo, alguns animais OGM (organismos geneticamente modificados) ou animais transgênicos podem ser utilizados em modelos de SDRA. Atualmente somente animais menores (rato e camundongo) são encontrados com estas alterações. A utilização destes animais faz parte de um estudo muito mais controlado, onde podemos isolar proteínas ou genes que podem interferir no modelo experimental adotado.

Quando utilizamos OGMs, devemos consultar as resoluções normativas elaboradas pela Comissão Técnica Nacional de Biossegurança (Ctnbio) que classificam os animais em quatro níveis de biossegurança baseado na patogenicidade para o homem e para o animal (risco baixo, moderado, risco elevado individual e risco elevado para a comunidade).

Após a seleção do modelo experimental, a definição genética deve ser o primeiro aspecto a ser considerado. Quando se trata de roedores, existem inúmeras linhagens de camundongos (espécie: *Mus musculus*) e ratos (espécie: *Rattus norvegicus*). A raça de alguns animais também deve ser definida: de coelhos (espécie: *Oryctolagus cuniculus),* a mais utilizada é a *New Zealand* de suínos (espécie: *Sus scropha domesticus),* utiliza-se a raça *Landrace* ou *Large* White e de ovelhas (espécie: *Ovis aries*), as raças utilizadas são Bardoka (proveniente da Sérvia), Dorset (dos Estados Unidos da América) e Booroola merino (da Austrália).

Tabela 6.2 Diferença da resposta imune entre os animais utilizados em pesquisa.

Animal	Presença de PIM	Sensibilidade ao LPS	Produção de óxido nítrico
Homem	Não	Intermediária	+
Macaco	Não	Intermediária	+
Porco	Sim	Alta	++
Cão	Não	Baixa	++
Ovelha	Sim	Alta	++
Coelho	Não	Intermediária	++
Rato	Não	Baixa	+++
Camundongo	Não	Baixa	+++

PIM = *Pulmonary Intravascular Macrophages*, LPS = Lipopolissacarídeo.

Principais modelos de SDRA

Os modelos animais são baseados nos aspectos descritos da fisiopatologia da SDRA e tentam reproduzir suas alterações epiteliais e endoteliais. A seguir, descrevemos os quatro modelos mais utilizados na pesquisa científica.

Modelo de Lipopolissacarídeo (LPS)

Lipopolissacarídeo (LPS) é uma endotoxina com uma estrutura molecular de grandes dimensões, compreendida por um lipídeo e um polissacarídeo ligados por uma ligação covalente. O LPS é um dos principais componentes da membrana externa de bactérias gram-negativas, contribuindo para a sua integridade estrutural e protegendo a membrana de certos tipos de ataques. A lesão pulmonar no modelo animal com endotoxina ocorre através de dois mecanismos: o primeiro mecanismo envolve as células endoteliais, com ação direta no endotélio vascular e posterior ativação de apoptose destas células. O segundo mecanismo ocorre através da ativação de uma resposta inflamatória sistêmica.

Na resposta inflamatória sistêmica, o LPS se liga a uma proteína de ligação específica para LPS (LBP ou *Lipopolysaccharide Binding Protein*) formando um complexo LPS:LBP. Este complexo ativa o receptor CD14/TLR4 desencadeando a reação mediada principalmente pelo NF-kB, um fator de transcrição que se mantém inativo no citoplasma e que migra para o núcleo após a interação do LPS com seus receptores. O NF--kB promove a transcrição de diversos genes relacionados à resposta inflamatória aguda (Figura 6.1). Embora a resposta frente ao LPS seja bem compreendida, pouco se sabe a respeito dos pontos de regulação dessa resposta.

Os critérios utilizados no modelo de endotoxina para definir lesão moderada é a relação PaO_2/FiO_2 inferior a 300 mmHg e lesão grave (PaO_2 de 60 a 75 mmHg) que pode ocorrer no prazo de 2 a 4 horas após a administração de endotoxina. A lesão está associada à instabilidade cardíaca, com um aumento inicial do débito cardíaco e da pressão arterial média seguido por uma queda significativa nestas medições. Estes efeitos cardíacos são causados por mudanças na resistência vascular sistêmica.

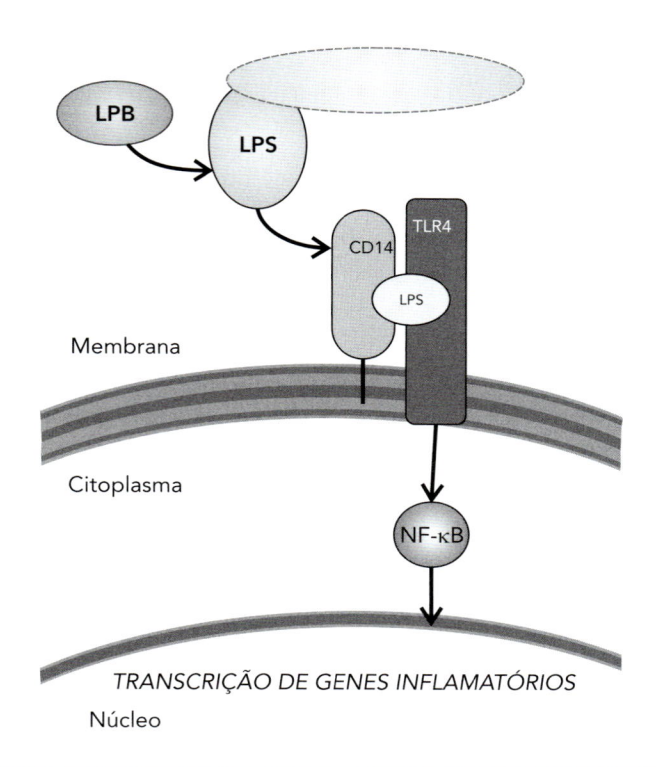

■ **Figura 6.1** Mecanismo da resposta inflamatória obtida com o modelo de LPS.

A administração pode ser via endovenosa, com hipoxemia evidente, seguida por alterações pulmonares com deformidade e aprisionamento de polimorfonucleares (PMN) no capilar pulmonar, ou por via intratraqueal, com as mesmas alterações, porém com grande aumento de PMN na via aérea.

Após a injeção de endotoxina, o pulmão apresenta-se heterogêneo, com áreas focais de congestão pulmonar, hemorragia pulmonar, edema intersticial e atelectasias, levando ao espessamento acentuado da parede alveolar com alterações morfológicas semelhantes à SDRA. A fisiopatologia do modelo de endotoxina é consistente com uma resposta inflamatória elevada. A infiltração de neutrófilos ocorre do capilar pulmonar para o septo alveolar, espaços aéreos e interstício. Macrófagos alveolares também aumentam de tamanho e número, com elevação significativa de citocinas pró-inflamatórias. Embora o papel da inflamação na etiologia da lesão pulmonar induzida por endotoxina esteja bem estabelecida, o papel de permeabilidade alvéolo-capilar não está tão claro, pois a alteração é apenas moderada, causando pouco aumento na água extravascular pulmonar.

O modelo tem a vantagem de ser reprodutível e fornecer informações importantes sobre a resposta inflamatória que se assemelha a uma situação de sepse. É importante levar em conta que o modelo de endotoxina leva à resposta inflamatória que pode variar entre as espécies conforme a presença, ou não, de macrófagos intravasculares pulmonares (PIM). Além disso, o preparo das soluções pode variar pelo sorotipo e pureza do LPS, sendo a duração do efeito da exposição espécie-dependente.

Modelo de extração de surfactante

Este modelo, também chamado de lavagem total pulmonar, foi desenvolvido por Lachmann em 1980. Atualmente é utilizado em suínos, ratos, coelhos, ovelhas e cães onde a lavagem pulmonar é realizada com 30 ml/kg de solução fisiológica aquecida (37° C), introduzida através do tubo endotraqueal, retirada por sifonagem e seguida por aspiração. Este procedimento é repetido até que a relação PaO_2/FiO_2 seja inferior a 100 mmHg por pelo menos 10 minutos. Considera-se uma lesão grave quando os níveis de PaO_2/FiO_2 estão entre 50-70 mmHg, ou moderada quando a relação PaO_2/FiO_2 for menor que 300 mmHg. O número total de lavagens pode variar conforme o animal. A hipoxemia é imediata com pouca alteração hemodinâmica. A depleção do surfactante pode estar associada à lesão pulmonar por pelo menos três mecanismos. Primeiro, a falta do surfactante pode alterar a tensão superficial facilitando, assim, o colapso alveolar; segundo, parte da solução salina introduzida no pulmão permanece lá, mesmo após a sifonagem e aspiração de vias aéreas, podendo causar inundação alveolar; finalmente, pode ocorrer piora da imunidade pulmonar ocasionada pela falta de proteínas anti-inflamatórias, sobretudo a proteína surfactante tipo A (SP-A).

As alterações fisiopatológicas são semelhantes às da SDRA, com edema perivascular, grandes áreas de atelectasias, complacência diminuída e alteração das trocas gasosas, porém não ocorre lesão epitelial grave. Existe pouco recrutamento neutrofílico, e o papel das citocinas neste modelo ainda está incerto, apesar de alguns estudos em suínos terem mostrado aumento significativo de TNF-α, IL-1β, e IL-6 em amostras de lavado broncoalveolar (LBA).

Além da incapacidade de causar lesão epitelial grave, o modelo provoca lesão pulmonar facilmente recrutável e de recuperação rápida. A recuperação pulmonar acontece em horas, principalmente em animais nos quais a produção de surfactante é rápida. É, portanto, um modelo indicado para testes curtos de estratégias de ventilação mecânica e para estudos com surfactante. Como forma de contornar essas limitações, existe a proposta de combinar o modelo de extração de surfactante com ventilação mecânica lesiva (Figura 6.2), gerando uma lesão mais grave e duradoura, com acometimento tanto do epitélio quanto do endotélio.

Modelo de ácido oleico

O modelo de ácido oleico (AO) foi criado para simular a SDRA desenvolvida a partir da embolia gordurosa, onde o ácido oleico é prevalente. O AO é insolúvel em água e deve ser dissolvido em etanol antes da administração pelo acesso venoso periférico, central, ou diretamente no átrio ou na artéria pulmonar. Uma dose única provoca lesão por 12h. Recomenda-se, portanto, repetição periódica das doses no caso de experimentos prolongados.

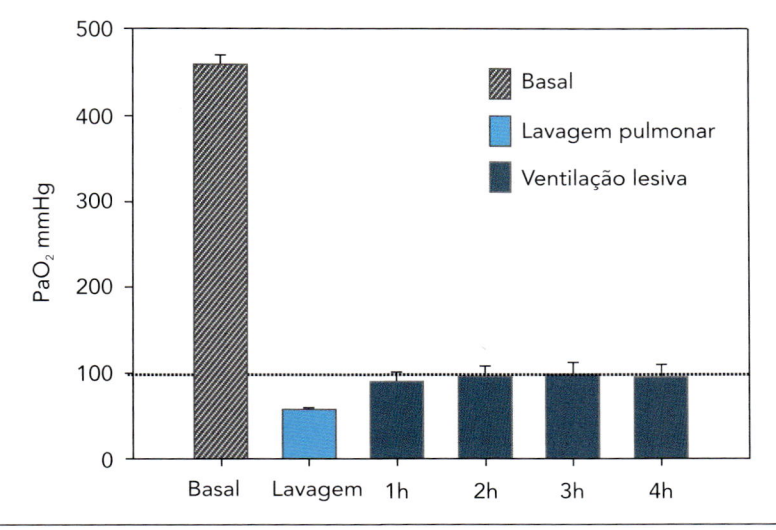

■ **Figura 6.2** Níveis de PaO$_2$ com fração inspirada de oxigênio de 100%, durante um protocolo de SDRA em suíno utilizando o modelo de extração de surfactante seguido pelo modelo de ventilação lesiva (volume corrente em torno de 20 mL/kg). Observe que os níveis de PaO$_2$ permaneceram abaixo de 100 mmHg após a extração do surfactante e durante as 4h de ventilação lesiva.

Estudos de fase aguda tipicamente utilizam porcos, ovelhas e cães, nos quais o AO (0,06 a 0,15 mL/kg) é injetado lentamente no átrio direito até atingir uma relação PaO$_2$/FiO$_2$ entre 80 a 120 mmHg. Para uma lesão uniforme, três doses iguais são frequentemente administradas enquanto o animal está em decúbito dorsal, lateral direito e esquerdo. O critério para considerar uma lesão grave é uma PaO$_2$/FiO$_2$ entre 60-100 mmHg. A resposta ao AO é rápida ocorrendo hipoxemia grave em 1 hora, acompanhada do aumento da pressão da artéria pulmonar, aumento da resistência vascular pulmonar, diminuição da pressão arterial média e queda do débito cardíaco. Devido às complicações hemodinâmicas, é comum a morte súbita destes animais, sendo necessária uma monitoração hemodinâmica intensiva.

O mecanismo pelo qual o ácido oleico provoca lesão pulmonar não é claro. Sabe-se que existe um efeito diretamente tóxico para as células endoteliais. Alguns estudos mostram que a ação do AO está relacionada à inibição da atividade da bomba de Ca^{2+} e Na$^+$-K$^+$-ATPase, levando à disfunção da membrana celular. Semelhante ao comportamento clínico da SDRA, este modelo produz uma lesão pulmonar morfologicamente heterogênea para a qual contribui necrose e não apoptose. O dano endotelial

é evidente dentro de 1 minuto, seguido de lesão epitelial com edema e necrose da célula tipo I. O AO permanece no espaço extracelular e na via aérea, não sendo detectado intracelularmente. Após 2-3h da exposição, ocorre congestão capilar grave, edema intersticial e intra-alveolar. Uma semana depois da exposição, começa a formação de fibrose com a deposição de fibrina sobre a superfície do alvéolo.

Embora o papel da inflamação neste modelo não esteja claro, alguns estudos relataram aumento dos níveis de TNF-α e IL-8 logo após a injeção de ácido oleico, enquanto outros grupos não conseguiram observar estes mesmos níveis após horas de injeção. O modelo de ácido oleico pode ser considerado inadequado ao estudo da fisiopatologia inflamatória da SDRA por apresentar uma etiologia diferente, porém este modelo imita a doença clínica muito bem, podendo ser utilizado aos estudos de SDRA principalmente com complicações cardíacas e hemodinâmicas.

Modelo de ventilação mecânica lesiva

Cerca de 3 anos depois da primeira descrição da SDRA, foi desenvolvido o conceito de ventilação lesiva. Durante os anos de 1980 e 1990, vários estudos mostraram que a ventilação mecânica pode produzir a lesão chamada de *Ventilatory-Induced Lung Injury (VILI)*. O mecanismo envolve lesão direta tecidual devido ao estiramento mecânico e ativação de vias intracelulares específicas envolvidas na "mecanotransdução", resultando na lesão endotelial e epitelial alveolar bem como na formação de edema intersticial. Tal alteração se torna evidente após 20 minutos de ventilação mecânica utilizando alto volume corrente (20-30 mL/kg), podendo liberar citocinas pró-inflamatórias, bem como outros componentes da resposta inflamatória.

A gravidade da lesão pulmonar vai depender da estratégia ventilatória utilizada. Volume corrente alto com a ausência ou níveis de PEEP (pressão expiratória final positiva) baixos podem resultar em diminuição da complacência, alteração de trocas gasosas, hemorragia alveolar, formação de membrana hialina e infiltração neutrofílica.

Os animais devem ser anestesiados durante todo o protocolo de ventilação, o que requer melhor monitoração hemodinâmica e de temperatura. A mecânica pulmonar e a troca gasosa costumam deteriorar à medida que se instala a lesão. Por isso, é necessário o acompanhamento da oxigenação através de oximetria de pulso ou gasometria arterial e recomenda-se também o acompanhamento da complacência pulmonar (Figura 6.3). A principal vantagem do modelo de ventilação mecânica lesiva é a sua relevância clínica, pois a ventilação mecânica é o único componente do tratamento da SDRA que apresenta impacto na mortalidade. Portanto, os modelos contribuem com o aperfeiçoamento das estratégias terapêuticas.

Conclusão

Os modelos experimentais de SDRA devem seguir algumas regras para que possam ser reprodutíveis e similares à doença em pacientes. As seguintes características são imprescindíveis: evidência de disfunção fisiológica, alteração da barreira alvéolo-capilar, ativação da resposta inflamatória e evidência histológica de lesão tecidual. Nenhum modelo preenche a todos esses pré-requisitos, e atualmente os modelos que mais se aproximam do ideal utilizam associação de dois métodos de instalação da lesão, intensificando assim a resposta esperada. É importante lembrar que, dependendo da hipótese a ser testada, outros aspectos precisam ser levados em conta como a espécie animal, sua resposta imune, a disponibilidade de anticorpos específicos e animais geneticamente modificados.

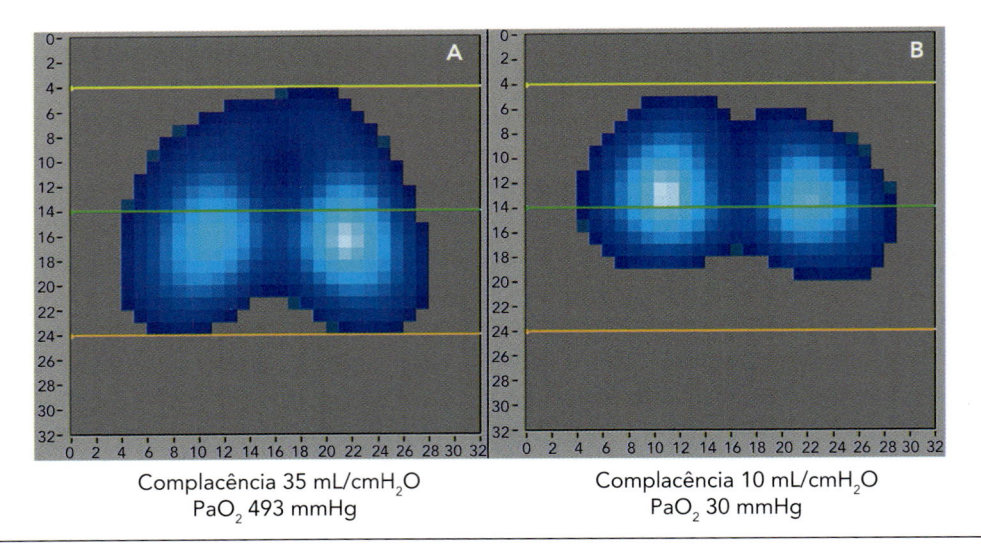

Complacência 35 mL/cmH$_2$O
PaO$_2$ 493 mmHg

Complacência 10 mL/cmH$_2$O
PaO$_2$ 30 mmHg

■ **Figura 6.3** Tomografia de Impedância Elétrica gerando imagem dinâmica em um modelo experimental (suíno) de VILI. **(A)** Animal no momento inicial do experimento representando a ventilação em pulmão normal. **(B)** Mesmo animal após 3 horas de VILI, nota-se redução significativa da área de ventilação concomitante à redução da complacência e PaO$_2$.

Literatura recomendada

1. Gil J. Models of Lung Disease – Microscopy and Structural Methods Lung Biology in Health and Disease, vol. 47, Marcel Dekker, New York 2005.
2. Gomes S. Tese de doutorado: "Validação de um modelo suíno da síndrome do desconforto respiratório agudo (SDRA) grave e persistente". Depto. de Cardiopneumologia – Faculdade de Medicina da Universidade de São Paulo – 2014 (www.teses.usp.br)
3. Halter JM, Steinberg JM, Gatto LA, DiRocco JD, et al. Effect of positive end-expiratory pressure and tidal volume on lung injury induced by alveolar instability. Critical Care 2007; 11(1):R20.
4. Hau J, Hosier GLV. Handbook of Laboratory Animal Science. Animal Models, Vol III, 3nd Ed. CRC press, London, 2005; 263-300.
5. Lachmann B, Robertson B, Vogel J. In vivo lung lavage as an experimental model of the respiratory distress syndrome. Acta Anaesthesiol Scand 1980; 24(3):231-6.
6. Lopez-Aguilar J, et al. Early physiological and biological features in three animal models of induced acute lung injury. Intensive Care Med 2010; 36(2):347-55.
7. Matute-Bello G, Frevert CW, Martin TR. Animal models of acute lung injury. Am J Physiol Lung Cell Mol Physiol 2008; 295(3):L379-99.
8. Matute-Bello G, Dowen G, Moore BB, et al. An official American Thoracic Society workshop report: features and measurements of experimental acute lung injury in animals. Am J Respir Cell Mol Biol 2011; 44(5):725-38.
9. Notter R, Finkelstein JN, Holm BA. Lung injury, mechanism, pathophysiology and therapy. Lung Biology in Health and Disease, vol. 196, 1st ed. Marcel Dekker, New York, 2005.
10. Wang HM, Bodenstein M, Markstaller K. Overview of the pathology of three widely used animal models of acute lung injury. Eur Surg Res 2008; 40(4):305-16.
11. Zhu Y-bi, Zhang Y-bo, Liu A-jun, Halter JM, et al. A novel, stable and reproducible acute lung injury model induced by oleic acid in immature piglet. Chinese Medical Journal 2012; 124(24):4149-54.

2
Seção

Ventilação Mecânica:
Modos e Aplicação

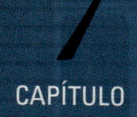

CAPÍTULO 7

Modos Convencionais de Ventilação Mecânica

- Carlos Toufen Junior
- Carlos Roberto Ribeiro de Carvalho

DESTAQUES

- Os ventiladores microprocessados disponíveis na maioria das UTIs atualmente dispõem de diversos modos ventilatórios e oferecem grande sofisticação no monitoramento da ventilação mecânica.
- Chamamos de modos convencionais os modos volume controlado, pressão controlada, SIMV e pressão de suporte.
- Os modos convencionais são os modos ventilatórios mais utilizados ao redor do mundo em diversos contextos clínicos, e devem ser de conhecimento dos profissionais que cuidam de pacientes sob VM.
- O entendimento dos princípios básicos de ventilação mecânica e de funcionamento dos ventiladores é essencial para a compreensão do funcionamento dos modos convencionais.

OBJETIVOS

- Rever os princípios básicos de ventilação mecânica invasiva, que são a base do funcionamento dos modos convencionais.
- Conhecer os aspectos básicos de funcionamento dos modos convencionais.
- Utilizar as curvas de pressão, fluxo e volume em função do tempo para compreender o funcionamento dos modos convencionais e monitorar a ventilação mecânica.

A ventilação mecânica (VM) se faz através da utilização de aparelhos que, intermitentemente, insuflam ou auxiliam a insuflação dos pulmões com volumes de gás fresco (volume corrente – V_T). O movimento do gás para dentro dos pulmões ocorre devido à geração de um gradiente de pressão entre as vias aéreas superiores e os alvéolos, podendo ser conseguido por um equipamento que diminua a pressão alveolar (ventilação por pressão negativa) ou que aumente a pressão da via aérea proximal (ventilação por pressão positiva). Devido à sua majoritária aplicação na prática clínica, serão comentados so-

mente os aspectos relacionados à ventilação com pressão positiva, tanto na forma invasiva como na não invasiva. Neste gás inspirado, controla-se a concentração de O_2 (F_IO_2) necessária para obter-se uma taxa arterial de oxigênio (pressão parcial de oxigênio no sangue arterial – PaO_2) adequada. Controla-se, ainda, a velocidade com que o gás será administrado (fluxo inspiratório-$\dot{V}$) durante a inspiração. Na ventilação com volume controlado, por exemplo, define-se a forma da onda de fluxo: "descendente", "quadrada" (mantém um fluxo constante durante toda a inspiração), "ascendente" ou "sinusoidal". O número de ciclos respiratórios que os pacientes realizam em um minuto (frequência respiratória-f) será consequência do tempo inspiratório (TI), que depende do fluxo, e do tempo expiratório (TE). O TE pode ser definido tanto pelo paciente (ventilação assistida), de acordo com suas necessidades metabólicas, como através de programação prévia do aparelho (ventilação controlada). O produto da f pelo V_T é o volume minuto ($\dot{V}_E$). Dessa forma, fica claro o que acontece quando fazemos ajustes no aparelho. Por exemplo, se optarmos por ventilar um paciente em volume assistido/controlado, o que temos que definir para o ventilador é o V_T e o $\dot{V}$ e, de acordo com a resistência e a complacência do sistema respiratório do paciente, uma determinada pressão será atingida na via aérea. Se, por outro lado, optarmos por um modo assistido-controlado à pressão, temos que definir a pressão inspiratória que deverá ser atingida e o tempo inspiratório, e o V_T será consequência desses ajustes e da resistência e complacência do sistema respiratório.

Assim, o princípio do ventilador mecânico é gerar um fluxo de gás que produza determinada variação de volume com variação de pressão associada. As variações possíveis para esta liberação de fluxo são enormes, e com o progresso dos ventiladores microprocessados, as formas de visualizar e controlar o fluxo, o volume e a pressão estão em constante aprimoramento. Cada vez mais a equipe da UTI estará exposta a diferentes modos ventilatórios e formas de apresentação e análise de parâmetros respiratórios fornecidas pelo ventilador, sofisticando as decisões clínicas. Entretanto, estudos epidemiológicos mostram que os *modos convencionais* são os mais usados ao redor do mundo, e para a maioria dos casos, são suficientes para ventilar a maioria dos pacientes. Portanto, é fundamental conhecer os modos convencionais de VM.

Atualmente, a maior parte dos ventiladores artificiais apresenta telas nas quais se podem visualizar as curvas de volume, fluxo e pressão ao longo do tempo. Assim, serão apresentadas, nesse capítulo, as definições das modalidades ventilatórias usando esquemas representativos das curvas.

Conforme visto no Capítulo 3, o ciclo ventilatório durante a ventilação mecânica com pressão positiva pode ser dividido em (Figura 7.1).

Curva de fluxo – ventilação controlada por volume

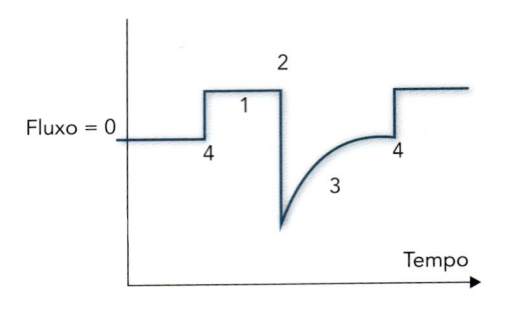

■ **Figura 7.1** Fases do ciclo ventilatório. 1: fase inspiratória; 2: ciclagem (passagem da inspiração para a expiração); 3: fase expiratória; 4: disparo (início da inspiração).

Fase inspiratória

Corresponde à fase do ciclo em que o ventilador realiza a insuflação pulmonar, conforme as propriedades elásticas e resistivas do sistema respiratório. Válvula inspiratória aberta.

Mudança de fase (ciclagem)

Transição entre a fase inspiratória e a fase expiratória.

Fase expiratória

Momento seguinte ao fechamento da válvula inspiratória e abertura da válvula expiratória, permitindo que a pressão do sistema respiratório equilibre-se com a pressão expiratória final determinada no ventilador.

Mudança da fase expiratória para a fase inspiratória (disparo)

Fase em que termina a expiração e ocorre o disparo (abertura da válvula inspiratória) do ventilador iniciando nova fase inspiratória.

Análise gráfica durante a ventilação mecânica

Curvas de fluxo

O fluxo geralmente é medido diretamente pelo ventilador, por exemplo, através de sensores de pressão diferencial posicionados entre a cânula endotraqueal e o "Y" do circuito do ventilador, conforme visto no Capítulo 3. Nos modos controlados, o fluxo inicia-se depois de determinado intervalo de tempo (depende da f ou da relação inspiração:expiração – TI/TE) ou quando é atingido um limiar de sensibilidade (*trigger* ou disparo) preestabelecido. Duas técnicas são utilizadas na prática para o disparo de um ciclo ventilatório: a queda de pressão ou a geração de fluxo (na modalidade assistida e/ou espontânea). Após o início do ciclo (disparo), o fluxo aumenta até atingir um valor prefixado, chamado de pico de fluxo. Este valor é definido pelo operador no modo volume controlado e pode ser mantido constante ou ter valor decrescente no tempo. O fluxo, nessa modalidade, vai definir o tempo que a válvula inspiratória permanecerá aberta (TI), de acordo com o V_T estabelecido. Por exemplo: ventilação com volume controlado com V_T de 500mL e $\dot{V}$ de 60L/min (ou seja, 1 L/s); logo o TI será de 0,5s – tempo que a válvula inspiratória permanecerá aberta para propiciar a entrada de 1/2 litro de ar. O fluxo inspiratório encerra-se confor-

me o modo de ciclagem estabelecido, ou seja, fecha-se a válvula inspiratória e abre-se a válvula expiratória do aparelho, começando então o fluxo expiratório. As características da curva de fluxo nos modos espontâneos (pico e duração) são determinadas pela demanda do paciente. O começo e o final da inspiração são, normalmente, minimamente afetados pelo tempo de resposta do sistema de demanda (válvulas). Porém, em casos de alta demanda ventilatória por parte do paciente, o retardo na abertura da válvula inspiratória pode gerar dissincronia paciente-ventilador. Na Figura 7.2, apresentamos o exemplo de uma onda de fluxo quadrada (fluxo constante) no modo volume controlado. Apresentamos ainda a característica da onda de fluxo na ventilação espontânea sem o uso de suporte ventilatório.

A forma da onda de fluxo pode ser modificada no ventilador diretamente ou indiretamente conforme o modo ventilatório escolhido. Abaixo, alguns exemplos de curva de fluxo (Figura 7.3).

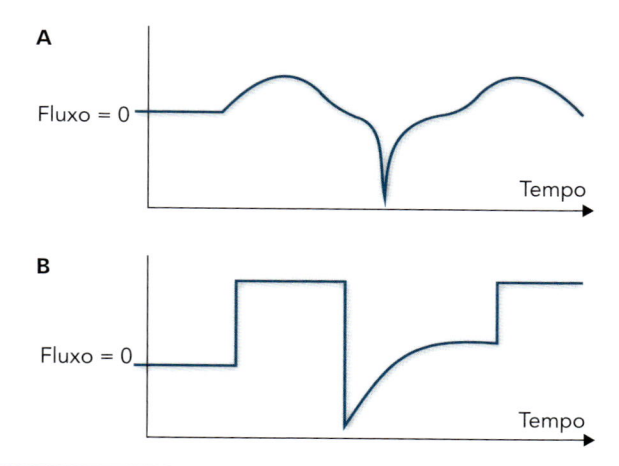

■ **Figura 7.2** Curvas de fluxo. **(A)** Ventilação espontânea; **(B)** Ventilação controlada por volume.

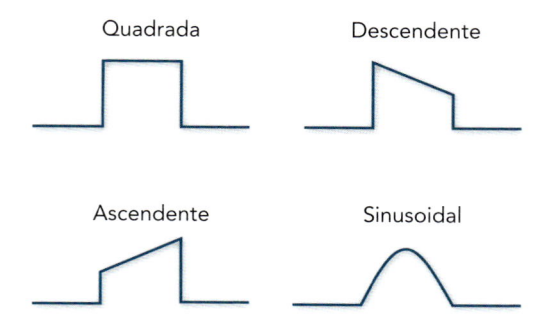

■ **Figura 7.3** Formas da curva de fluxo.

Os formatos de onda de fluxo mais utilizados na prática clínica são do tipo quadrado, que permite a realização da monitoração da mecânica respiratória, e o descendente, que proporciona uma melhor distribuição do ar inspirado.

Curvas de pressão

A pressão é geralmente medida pelo ventilador diretamente, através de transdutor instalado próximo ao tubo endotraqueal ("Y" do circuito do ventilador) ou na saída do ramo inspiratório.

Durante a ventilação espontânea, na inspiração, devido à contração da musculatura inspiratória, ocorre uma queda da pressão nos alvéolos/vias aéreas para que seja gerado o fluxo inspiratório (Figura 7.4). Na ventilação assistida e em modos espontâneos como a Pressão de Suporte, a contração da musculatura inspiratória leva à queda de pressão no circuito e, quando atingido o limiar de sensibilidade ajustado, promove a abertura da válvula de fluxo, ou disparo. O fluxo inspiratório gerado causa a entrada progressiva de gases, gerando o volume corrente (V_T) e, consequentemente, o aumento progressivo da pressão no sistema respiratório do paciente. Na expiração, ao contrário, como a pressão no sistema está elevada, a abertura da válvula expiratória promove a saída passiva do V_T, com consequente queda da pressão nas vias aéreas.

Na Figura 7.4, o traçado de pressão nas vias aéreas começa e termina no nível zero. Entretanto, é possível utilizar uma pressão positiva ao final da expiração (PEEP, do inglês *Positive End-Expiratory Pressure*), quando, então, o traçado partirá e terminará em um nível de pressão acima de zero. Note que, na ventilação espontânea, a pressão intratorácica é negativa na inspiração e positiva na expiração, ao passo que durante a ventilação mecânica, a pressão nas vias aéreas se mantém positiva durante todo o ciclo (desde que se use uma PEEP). Esse fato gera repercussões hemodinâmicas que devem ser do conhecimento do profissional responsável pelo suporte ventilatório do paciente.

Disparo do ventilador

Durante a ventilação mecânica, um limiar de disparo ajustado pelo operador deve ser alcançado para iniciar a inspiração. Com a ventilação controlada, a variável é o tempo e é independente do esforço do paciente. Nos modos que permitem ciclos assistidos e espontâneos, a inspiração começa quando se alcança um nível de pressão ou fluxo predeterminado (sensibilidade).

No disparo à pressão, o ventilador detecta uma queda na pressão de vias aéreas ocasionada pelo esforço do paciente. Este esforço pode iniciar a inspiração se a queda de pressão nas vias aéreas, decorrente do esforço inspiratório, ultrapassar o limiar de pressão para o disparo (sensibilidade ou *trigger*) ou pode não disparar um ciclo, caso a queda de pressão não ultrapasse este limiar, gerando apenas trabalho respiratório e dissincronia (Figura 7.5). O limiar de pressão é determinado pelo operador e representa quanto abaixo da PEEP a pressão de vias aéreas deve ficar para disparar o ventilador. O disparo a fluxo envolve o uso de um fluxo inspiratório basal contínuo (*bias flow* ou *continuous flow*). Quando a diferença entre o fluxo inspiratório e o fluxo expiratório alcançar um determinado limite de sensibilidade, abre-se a válvula inspiratória e um novo ciclo ventilatório começa.

Sensibilidade e tempo de resposta do ventilador. Quando o disparo é deflagrado pelo esforço inspiratório do paciente, existe um intervalo entre o início da deflexão negativa da pressão e o início do fluxo inspiratório. A este intervalo chamamos de tempo de resposta do ventilador. Este tempo depende da sensibilidade da válvula inspiratória do ventilador e da capacidade do ventilador em gerar o fluxo (Figura 7.6).

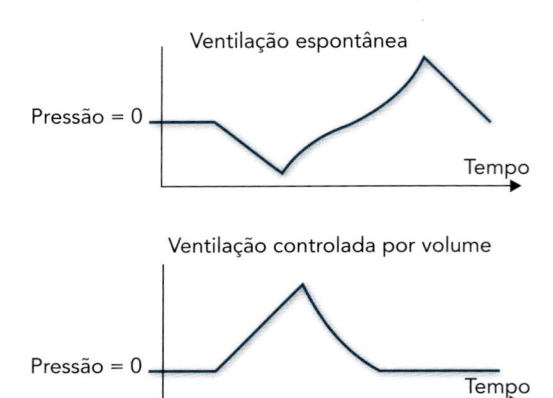

■ **Figura 7.4** Curvas de pressão nas vias aéreas.

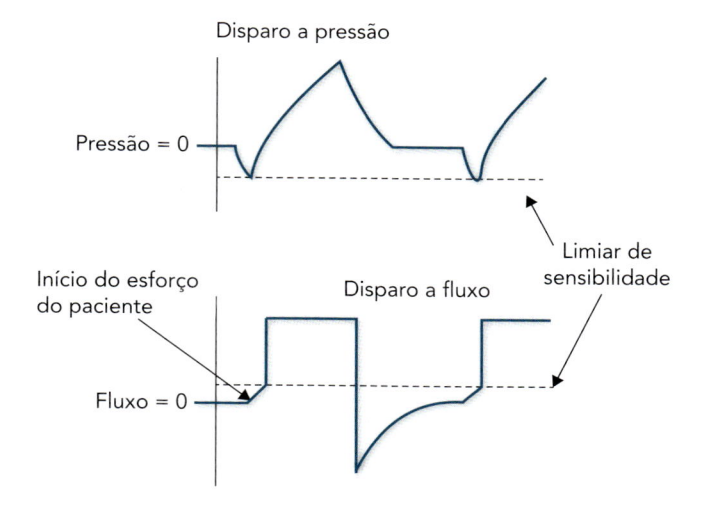

- **Figura 7.5** Disparo do ventilador por pressão e fluxo.

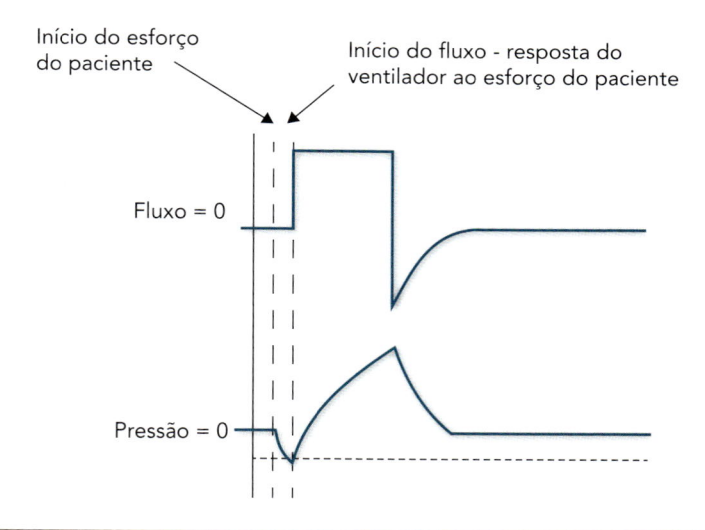

- **Figura 7.6** Sensibilidade e responsividade.

Quando o tempo de resposta do ventilador é elevado, o paciente fará um esforço acima do necessário até que o fluxo se inicie, aumentando o trabalho respiratório e gerando dissincronia paciente-ventilador. Em geral, admite-se como responsividade aceitável aquela abaixo de 150 milissegundos.

Curvas de volume

O gráfico de volume representa em sua porção ascendente o volume pulmonar inspirado e, em sua curva descendente, o volume pulmonar expirado. Os volumes são iguais a menos que esteja ocorrendo vazamento, desconexão do circuito ou aprisionamento aéreo (Figura 7.7).

Curvas de fluxo, pressão e volume em função do tempo

Individualmente, as curvas de fluxo, pressão e volume são importantes, porém, podemos utilizar e completar melhor as curvas quando estão associadas. A seguir, na Figura

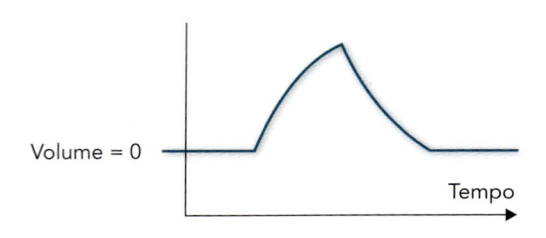

- **Figura 7.7** Curva de volume.

7,8, são mostradas as três formas de curvas em associação, durante a ventilação controlada, assistida e espontânea.

Modalidades ventilatórias convencionais

Ventilação mandatória contínua

Todos os ciclos ventilatórios são disparados e/ou ciclados pelo ventilador (ciclos mandatórios). Quando o disparo ocorre pelo tempo, o modo é apenas controlado. Quando o disparo ocorre de acordo com pressão negativa ou fluxo positivo, realizado pelo paciente, chamamos o modo de assistido/controlado.

Nos ventiladores mecânicos mais modernos, a ventilação mandatória contínua pode ocorrer com volume controlado (os ciclos mandatórios têm como variável de controle o volu-me, são limitados a fluxo e ciclados a volume) ou com pressão controlada (os ciclos mandatórios têm como variável de controle a pressão, são limitados à pressão e ciclados a tempo).

Ventilação mandatória contínua com volume controlado – modo controlado

Neste modo fixa-se a frequência respiratória, o volume corrente e o fluxo inspiratório. O início da inspiração (disparo) ocorre de acordo com a frequência respiratória preestabelecida (por exemplo, se a f for de 12IPM – Incursões Por Minuto, o disparo ocorrerá a cada 5s). O disparo ocorre exclusivamente por tempo, ficando o comando sensibilidade desativado (Figura 7.9).

A transição entre a inspiração e a expiração (ciclagem) ocorre após a liberação do volume corrente preestabelecido em velocidade determinada pelo fluxo.

Este modo ventilatório, como todo modo controlado, aplica-se a pacientes sedados que não têm condições de realizar o esforço necessário para disparar o ventilador. O modo controlado a volume deve ser utilizado durante o cálculo da mecânica respiratória, instituindo-se durante a medida uma pausa inspiratória. Este modo também pode ser vantajoso quando utilizado com o objetivo de manter o volume minuto constante, mesmo com alterações da mecânica respiratória, prevenindo alterações do pH e PCO_2 arterial.

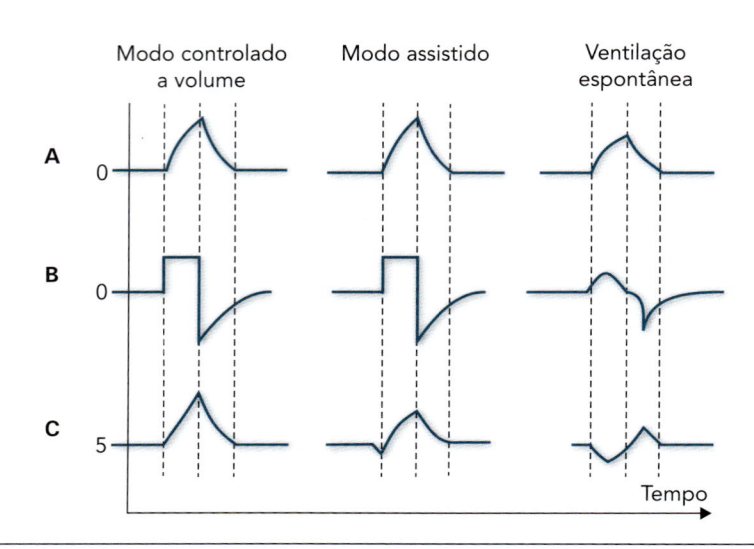

- **Figura 7.8** Associação de curvas. **(A)** Curva de volume; **(B)** Curva de fluxo; **(C)** Curva de pressão.

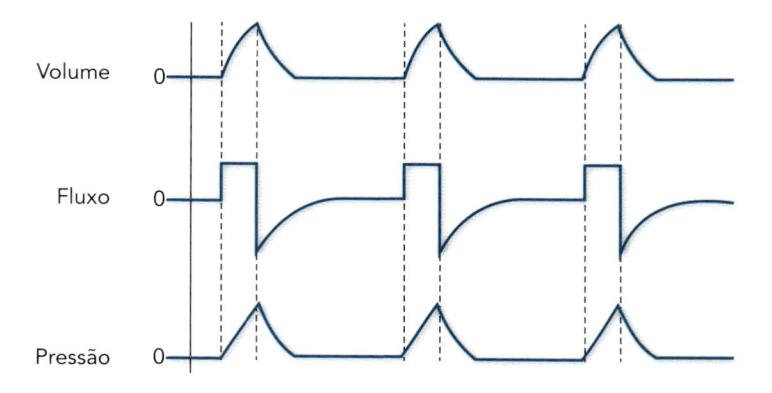

■ **Figura 7.9** Ventilação mecânica controlada (CMV) limitada a volume.

Quando utilizado em pacientes com síndrome do desconforto respiratório agudo, tem-se como vantagem a possibilidade de fixar um volume corrente baixo ($\leq$ 6 mL/kg de peso ideal), porém com a desvantagem de não ser possível fixar a pressão de platô (que deve ser mantida menor que 30 cmH$_2$O), a qual poderá variar com mudanças na mecânica respiratória do paciente.

Ventilação mandatória contínua com volume controlado – modo assistido-controlado

Nesta situação, a frequência respiratória pode variar de acordo com o disparo decorrente do esforço inspiratório do paciente, porém mantêm-se fixos tanto o volume corrente como o fluxo. Caso o paciente não atinja o valor pre-

determinado de sensibilidade para disparar o aparelho, este manterá ciclos ventilatórios de acordo com a frequência respiratória mínima indicada pelo operador (Figura 7.10). Este modo aplica-se a pacientes que apresentam nível de consciência suficiente para disparar o ventilador mecânico, determinando a própria frequência respiratória. Em ventiladores em que o fluxo não é livre, este modo ventilatório pode ser bastante desconfortável, motivo pelo qual é pouco utilizado para pacientes que têm esforços inspiratórios presentes. Em ventiladores com fluxo livre, este modo tem como vantagem a possibilidade de reduzir a sedação e permitir ao paciente utilizar a musculatura respiratória para disparar o ventilador, mantendo limitado o volume corrente.

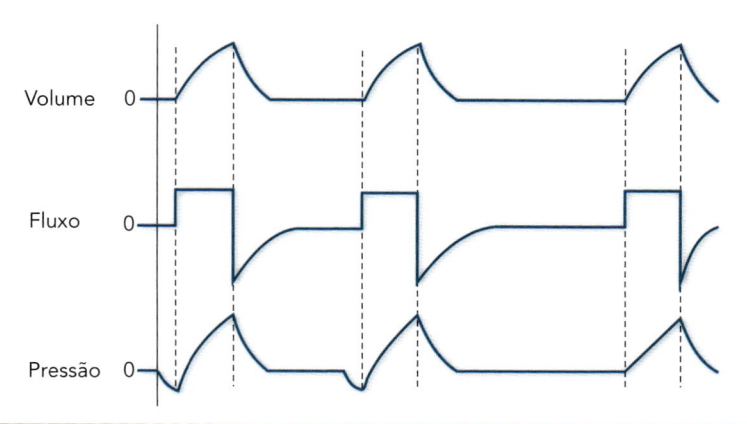

■ **Figura 7.10** Ventilação mecânica assistido-controlada limitada a volume. Os dois primeiros ciclos são assistidos, disparados pelo paciente, como podemos notar pela queda de pressão de vias aéreas imediatamente antes do início da fase inspiratória. O terceiro ciclo é iniciado pelo ventilador, disparado a tempo, pois não há queda de pressão antes do ciclo que indique esforço inspiratório.

Ventilação mandatória contínua com pressão controlada – modo controlado

Neste modo ventilatório, fixa-se a frequência respiratória, o tempo inspiratório ou a relação inspiração:expiração (relação TI/TE), e o limite de pressão inspiratória. O disparo continua predeterminado de acordo com a frequência respiratória indicada, porém a ciclagem agora acontece de acordo com o tempo inspiratório ou com a relação TI/TE (Figura 7.11). O volume corrente passa a depender da pressão inspiratória preestabelecida, das condições de impedância do sistema respiratório e do tempo inspiratório selecionado pelo operador.

Este modo ventilatório, assim como o modo volume controlado, aplica-se a pacientes sedados que não têm condições de realizar o esforço respiratório necessário para disparar o ventilador. Tem como vantagem o controle da pressão de pico inspiratória, limitando a possibilidade de lesões pulmonares induzidas pelo ventilador. Porém, este modo de ventilação mecânica não permite fixar o volume corrente, o qual pode variar com variações da mecânica respiratória. Em pacientes com síndrome do desconforto respiratório agudo, este modo tem a vantagem de manter fixa a pressão de pico inspiratória e o delta de pressão, fatores associados à lesão pulmonar nesta síndrome.

Ventilação mandatória contínua com pressão controlada – modo assistido-controlado

No modo assistido-controlado os ciclos ocorrem conforme o esforço do paciente ultrapasse a sensibilidade. O volume corrente obtido passa a depender também desse esforço.

Este modo ventilatório tem como objetivo permitir que o paciente possa disparar o ventilador, reduzindo sua necessidade de sedação e mantendo sua musculatura respiratória em atividade, porém com o limite de pressão e o tempo inspiratório controlados. A Figura 7.12

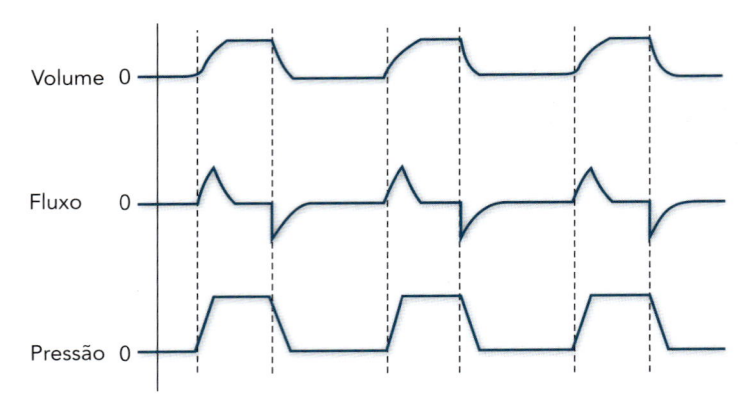

■ **Figura 7.11** Ventilação mecânica controlada (CMV) limitada à pressão.

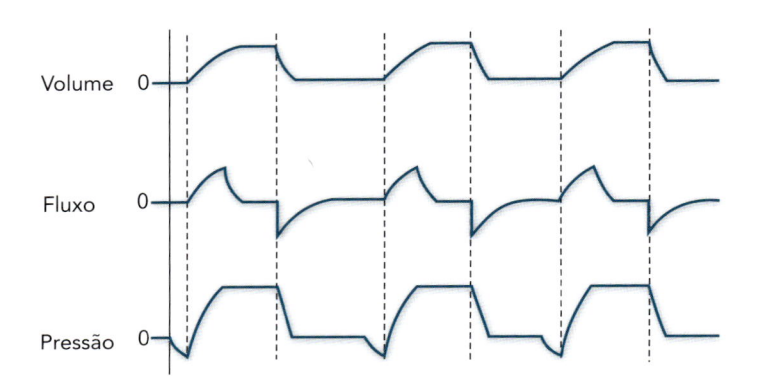

■ **Figura 7.12** Ventilação mecânica assistido-controlada limitada à pressão.

apresenta a ventilação mecânica assistida-controlada limitada à pressão.

Ventilação mandatória intermitente

O ventilador oferece ciclos mandatórios a uma frequência predeterminada, porém permite que ciclos espontâneos (ciclos ventilatórios disparados e ciclados pelo paciente) ocorram entre eles. Quando o ventilador permite que o disparo dos ciclos mandatórios ocorra em sincronia com pressão negativa ou fluxo positivo realizado pelo paciente, chamamos este modo de ventilação mandatória intermitente sincronizada (SIMV, do inglês *Synchronized Intermittent Mandatory Ventilation*), que é o modo presente nos ventiladores modernos.

Do mesmo modo como ocorre com a ventilação mandatória contínua, nos ventiladores mecânicos mais modernos a ventilação mandatória intermitente pode ocorrer com volume controlado (os ciclos mandatórios limitados a fluxo e ciclados a volume) ou com pressão controlada (os ciclos mandatórios limitados à pressão e ciclados a tempo).

Este modo ventilatório garante um determinado número de ventilações controladas, enquanto permite ciclos espontâneos em seu intervalo, podendo ser utilizado na transição entre um modo ventilatório totalmente controlado para um modo ventilatório espontâneo, em momentos em que o paciente alterna períodos de despertar com períodos de apneia, ainda sob efeito de sedação.

Ventilação mandatória intermitente sincronizada com volume controlado

Neste modo, fixa-se a frequência respiratória, o volume corrente e o fluxo inspiratório, além do critério de sensibilidade para a ocorrência do disparo do ventilador pelo paciente. Esta modalidade ventilatória permite que o ventilador aplique os ciclos mandatórios predeterminados em sincronia com o esforço inspiratório do paciente. Os ciclos mandatórios ocorrem na janela de tempo predeterminada (de acordo com a frequência respiratória do SIMV), porém sincronizados com o disparo do paciente. Se houver apneia, o próximo ciclo será disparado por tempo até que retornem as incursões inspiratórias do paciente (Figura 7.13). Se o paciente fizer esforços inspiratórios com frequência maior do que a preestabelecida, o ventilador permite a ocorrência de ciclos espontâneos entre os ciclos mandatórios. Este modo ventilatório pode ser utilizado na transição entre um modo ventilatório controlado por volume e um modo ventilatório espontâneo.

Ventilação mandatória intermitente sincronizada com pressão controlada

Semelhante ao modo anterior, com a diferença que os parâmetros definidos pelo operador passam a ser a frequência respiratória, o tempo inspiratório ou a relação inspiração:expiração (relação TI:TE), e o limite de pressão inspiratória, além do critério de sensibilidade para a ocorrên-

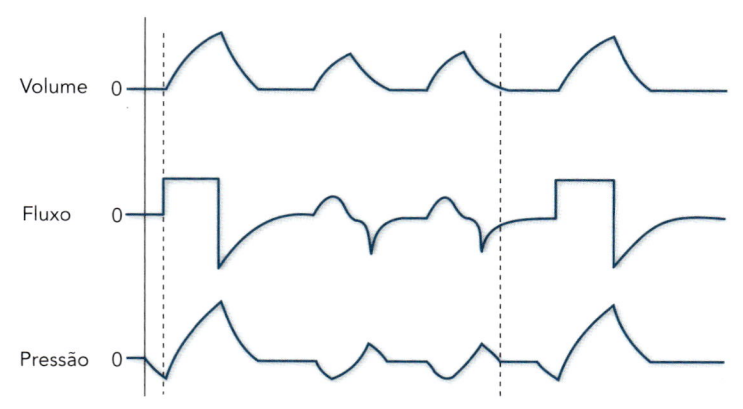

■ **Figura 7.13** A primeira linha tracejada marca o início do primeiro ciclo, que é mandatório, controlado a volume, seguindo os ajustes feitos pelo operador. Em seguida, o paciente faz esforços respiratórios com frequência maior do que a programada, e o ventilador permite a ocorrência de ventilação espontânea. A segunda linha tracejada indica o final da janela de tempo resultante da frequência respiratória programada. Note que ao final da janela do tempo, não ocorre outra ventilação mandatória imediatamente, o ventilador "espera" o próximo esforço do paciente para gerar um ciclo assistido, no modo volume controlado.

cia do disparo do ventilador pelo paciente. Este modo ventilatório pode ser utilizado na transição entre um modo ventilatório controlado por pressão e um modo ventilatório espontâneo.

Ventilação mandatória intermitente sincronizada (com volume controlado ou com pressão controlada) associada a ventilação com pressão de suporte

Existe aqui a combinação das ventilações mandatórias sincronizadas com ventilações espontâneas assistidas através de pressão inspiratória preestabelecida (pressão de suporte – Figura 7.14). É semelhante ao SIMV com volume controlado ou pressão controlada, mas os ciclos espontâneos entre os ciclos mandatórios são agora ciclos assistidos, com disparo, e presença de pressão de suporte na fase inspiratória (compare os ciclos espontâneos da Figura 7.13 com a Figura 7.15).

Ventilação espontânea contínua

Todos os ciclos ventilatórios são espontâneos, ou seja, disparados e ciclados pelo paciente. A ventilação espontânea contínua pode ser assistida pelo ventilador (o ventilador busca alcançar pressões predeterminadas durante a inspiração – ventilação com pressão de suporte – PSV) ou não assistida pelo ventilador (o ventilador mantém uma pressão positiva durante todo o ciclo respiratório, tanto da inspiração como na expiração – pressão positiva nas vias aéreas – CPAP).

Ventilação com pressão de suporte

Este é um modo de ventilação mecânica espontânea, ou seja, disparado e ciclado pelo paciente, em que o ventilador assiste a ventilação através da manutenção de uma pressão positiva predeterminada durante a inspiração até que o fluxo inspiratório do paciente seja reduzido a um nível predeterminado do pico de fluxo inspiratório atingido (normalmente 25% do pico de fluxo). Isso permite que o paciente controle a frequência respiratória e o tempo inspiratório e, dessa forma, o volume de ar inspirado. Assim, o volume corrente depende do esforço inspiratório, da pressão de suporte preestabelecida e da mecânica do sistema respiratório. Como desvantagem, este modo funciona apenas quando o paciente apresenta *drive* respiratório (Figura 7.15).

Este é o modo ventilatório mais utilizado em pacientes despertos com perspectiva de extubação.

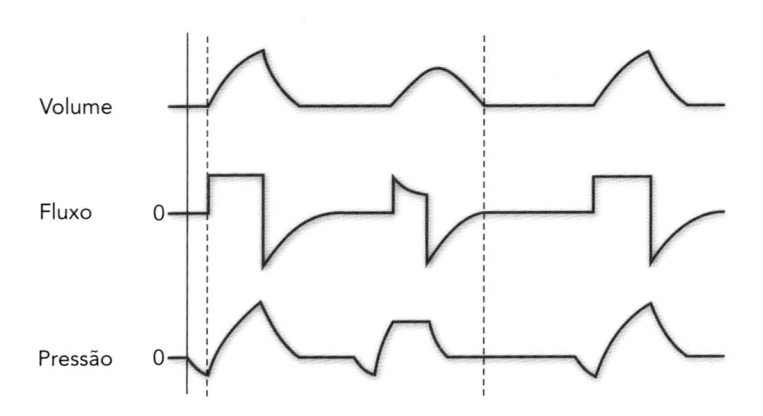

■ **Figura 7.14** A primeira linha tracejada marca o início do primeiro ciclo, que é mandatório, controlado a volume, seguindo os ajustes feitos pelo operador. Em seguida, o paciente faz um esforço respiratório antes do fim da janela de tempo predeterminada, e dispara um ciclo no modo pressão de suporte. A segunda linha tracejada indica o final da janela de tempo resultante da frequência respiratória programada. Novamente, o ventilador "espera" o próximo esforço do paciente para gerar um ciclo assistido, no modo volume controlado.

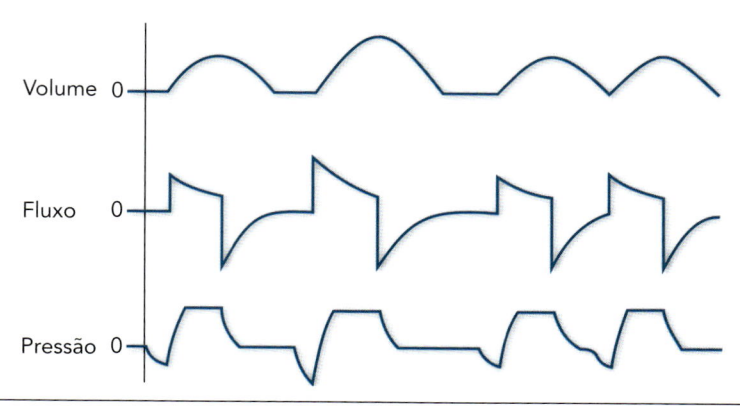

■ **Figura 7.15** Ventilação com pressão de suporte (PSV).

Pressão positiva contínua nas vias aéreas

No modo pressão positiva contínua de vias aéreas, ou CPAP (do inglês *Continuous Positive Airway Pressure*), o venitlador permite que o paciente ventile espontaneamente, porém fornece uma pressurização contínua tanto na inspiração quanto na expiração (Figura 7.16). Este é um modo de ventilação espontânea não assistida pelo ventilador. O volume corrente depende do esforço inspiratório do paciente e das condições da mecânica respiratória do pulmão e da parede torácica. É um modo ventilatório pouco utilizado em pacientes com ventilação mecânica invasiva, pois não permite a compensação da resistência do tubo traqueal, sendo muito utilizado após a extubação na ventilação não invasiva.

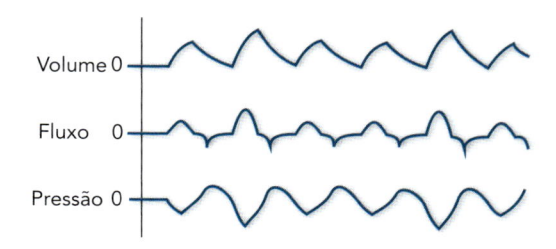

■ **Figura 7.16** Pressão positiva contínua nas vias aéreas (CPAP).

Conclusão

Descrevemos nesse capitulo os modos convencionais de ventilação mecânica invasiva, que são os mais frequentemente usados. Profissionais de saúde que participam do cuidado de pacientes críticos sob ventilação mecânica devem conhecer o funcionamento desses modos e suas vantagens e desvantagens. Apresentamos um resumo dos modos ventilatórios na Tabela 7.1. No Capítulo 8 são apresentados modos avançados de ventilação mecânica.

Tabela 7.1 Modos ventilatórios.

Variável de controle	Ciclo mandatório			Ciclo espontâneo			Modo ventilatório
	Disparo	Limite	Ciclagem	Disparo	Limite	Ciclagem	
Volume	Tempo	Fluxo	Volume	-	-	-	Ventilação mandatória contínua com volume controlado – modo controlado
	Tempo, pressão ou fluxo	Fluxo	Volume	-	-	-	Ventilação mandatória contínua com volume controlado – modo assistido-controlado
	Tempo, pressão ou fluxo	Fluxo	Volume	Pressão ou fluxo	Pressão	Pressão	Ventilação mandatória intermitente com volume controlado
Pressão	Tempo	Pressão	Tempo	-	-	-	Ventilação mandatória contínua com pressão controlada – modo controlado
	Tempo, pressão ou fluxo	Pressão	Tempo	-	-	-	Ventilação mandatória contínua com pressão controlada – modo assistido-controlado
	Tempo, pressão ou fluxo	Pressão	Tempo	Pressão ou fluxo	Pressão	Pressão	Ventilação mandatória intermitente com pressão-controlada
	-	-	-	Pressão ou fluxo	Pressão	Fluxo	PSV = *Pressure-Support Ventilation* (pressão de suporte)
	-	-	-	Pressão ou fluxo	Pressão	Pressão ou fluxo	CPAP = *Continuous Positive Airway Pressure* (pressão positiva contínua nas vias aéreas)

Referências consultadas

1. Bekos V, Marini JJ. Monitoring the mechanically ventilated patient. Crit Care Clin 2007; 23:575-611.

2. Branson RD. Techniques for automated feedback control of mechanical ventilation. Semin Resp Crit Care Medicine 2000; 21(3): 203-9.

3. Branson RD, Johannigman JA. What is the evidence base for the newer ventilation modes? Respir Care 2004; 49(7):742-60.

4. Chatburn RL. Which ventilators and modes can be used to deliver noninvasive ventilation? Respir Care 2009; 54(1):85-101.

5. Dekel B, Segal E, Perel A. Pressure support ventilation. Arch Intern Med 1996; 156:369-73.

6. Hess D. Ventilator modes used in weaning. Chest 2001; 120:474-6.

7. Pádua AI, Martinez JAB. Modos de assistência ventilatória. Medicina, Ribeirão Preto 2001;l 34:133-42.

8. Jubran A. Advances in respiratory monitoring during mechanical ventilation. Chest 1999; 116:1416-25.

9. Suarez-Sipmann F, Pérez MM, González AP. New modes of ventilation: NAVA. Med Intensive 2008; 32(8):398-403..

Novos Modos de Ventilação Mecânica

■ Mauro Roberto Tucci

DESTAQUES

- Os modos avançados de ventilação mecânica foram desenvolvidos para contornar algumas limitações dos modos convencionais.
- Os modos avançados são pouco utilizados na prática clínica, em parte porque nenhum mostrou benefício em desfechos clínicos em comparação aos modos convencionais.
- A ausência de padronização da nomenclatura dos modos avançados não favorece a compreensão do funcionamento desses modos e a maneira de ajustá-los.

OBJETIVOS

- Descrever o funcionamento dos modos ventilatórios avançados e suas opções de ajuste.
- Descrever os benefícios esperados com utilização de cada modo e suas limitações.

Os objetivos da ventilação mecânica (VM) nos pacientes com insuficiência respiratória são manter uma adequada troca gasosa, reduzir o trabalho respiratório do paciente, melhorando assim seu conforto, e evitar lesão induzida pela ventilação mecânica (VILI). Para atingir esses objetivos, uma série de ajustes devem ser feitos no ventilador, buscando combinações de pressão, fluxo e volume mais adequados para cada paciente.

A escolha do modo ventilatório é fundamental para traçarmos uma estratégia ventilatória individualizada e que priorize os objetivos da VM, pois cada modo permite o ajuste (ou controle) de algumas variáveis, ao passo que outras variáveis resultarão dos ajustes feitos e de características mecânicas do sistema respiratório do paciente. Essa escolha é muitas vezes baseada nas preferências da equipe que cuida do paciente pois, em muitas situações, não há um modo ventilatório que seja claramente superior aos outros, desde que as variáveis disponíveis sejam bem ajustadas. No entanto, em algumas situações específicas, um determinado modo ventilatório pode se adequar melhor aos objetivos ventilatóios traçados para o paciente.

Nos últimos 30 anos, houve um aumento significativo do número e da complexidade dos modos ventilatórios, tendo sido patenteados diversos modos ventilatórios de controle de malha fechada, isto é, modos que utilizam os sinais de fluxo, pressão e volume obtidos durante o ciclo respiratório para modificar automaticamente determinadas variáveis ventilatórias. Além disso, modos automatizados têm sido criados com o objetivo de facilitar o processo de desmame ou para ajustar uma ventilação mais segura para pacientes com insuficiência respiratória grave ou outras condições específicas. Entretanto, o impacto clínico da utilização desse novos modos ainda não é conhecido.

Normalmente, o nome dos modos ventilatórios avançados é resultado de como eles são designados pelos fabricantes e, às vezes, o mesmo modo pode ter nomes diferentes em ventiladores de fabricantes diferentes. Esse grande número de denominações não favorece o entendimento das propriedades do modo ventilatório, sendo importante classificá-los para facilitar a compreensão de como eles funcionam.

Iremos, neste capítulo, abordar alguns modos ventilatórios ainda não descritos sobre modos básicos ou convencionais. Dos modos apresentados, poucos foram adaptados para uso com ventilação não invasiva, e, portanto, nos limitaremos a discutir os modos no contexto da ventilação mecânica invasiva. Para facilitar a compreensão dos modos ventilatórios, vamos usar algumas definições de termos baseados nos conceitos propostos por R. L. Chatburn para classificação dos modos ventilatórios (Tabela 8.1).

Modos de ajuste manual

BIPAP (ventilação com pressão positiva em dois níveis pressóricos) e APRV (ventilação com liberação de pressão nas vias aéreas)

O modo BIPAP (ventilação com pressão positiva em dois níveis pressóricos ou *Bilevel Positive Airway Pressure Ventilation*) permite uma respiração espontânea em dois níveis de pressão: CPAP alta (pressão inspiratória) e baixa (PEEP). Na CPAP baixa, o paciente pode respirar espontaneamente sem ou com pressão de suporte (PSV) (Figura 8.1A). A diferença entre o modo BIPAP e o modo PCV com PEEP é que, no BIPAP, o paciente pode exalar durante o período de pressão elevada, ao passo que isso não é possível no modo PCV clássico, pois a válvula expiratória está fechada. Quando o paciente não está fazendo esforço inspiratório, o BIPAP é semelhante ao modo PCV (Figura 8.1B). Alguns novos ventiladores usam válvula de exalação ativa no modo PCV, incorporando dessa forma parte do conceito do BIPAP.

Neste modo, é necessário ajustar os comandos do modo PSV para os ciclos espontâneos na CPAP baixa, além do valor de pressão da CPAP alta, e os tempos na CPAP baixa e na CPAP alta.

O modo BIPAP também é denominado de BiLevel, PCV+, Bivent, BIPV e DuoPAP. Há algumas evidências de que este modo, ao preservar a respiração espontânea, seja mais confortável para o paciente, sendo necessário menor nível de sedação durante a ventilação mecânica. Além disso, pode melhorar a relação ventilação/perfusão (melhorando a oxigenação) e causar menor comprometimento cardiovascular. É importante não confundir BIPAP com o BiPAP®, que é o nome comercial de um ventilador usado para ventilação não invasiva. O modo BIPAP existe somente para ventilação mecânica invasiva.

O modo APRV (ventilação com liberação de pressão nas vias aéreas do inglês *Airway Pressure Release Ventilation*) funciona de modo similar ao BIPAP, diferindo deste pela relação entre tempo inspiratório:tempo expiratório (TI:TE), pois o tempo expiratório (tempo no nível de pressão inferior) é curto, geralmente menor do que 1,5s (Figura 8.1C). Podemos dizer que, quando o paciente não tem respirações espontâneas, o APRV é similar ao modo pressão controlada com relação I:E invertida (PCV-IRV); mas diferente do PCV-IRV, o modo APRV permite ciclos espontâneos em qualquer parte do ciclo respiratório (isto é, nos dois níveis de CPAP).

Para o ajuste inicial do modo APRV, se utiliza uma frequência baixa de liberações, isto é, de CPAP baixa (6 a 10 respirações por minuto) e com tempo curto, para não permitir uma exalação completa (geralmente 0,8 segundos).

A modalidade APRV foi concebida para ser usada em pacientes com insuficiência respiratória aguda que ainda conseguem manter um bom controle ventilatório, tendo como vantagens manter o recrutamento alveolar e melhorar a oxigenação. No modo APRV, a eliminação do CO_2 é facilitada quando a CPAP se reduz até o valor de menor pressão, permitindo certo nível de esvaziamento pulmonar. Apesar das vantagens de permitir respiração espontânea, no APRV, o volume minuto é dependente da mecânica respiratória, do tempo de liberação da pressão e do esforço do paciente, o que de certo modo dificulta o ajuste do modo. É preciso atentar também para a possibilidade de colapso pulmonar durante a liberação da pressão, potencialmente levando à abertura e fechamento

Tabela 8.1 Definições usadas por R. Chatburn para classificar os modos ventilatórios.

Respiração: trata-se de uma inspiração acompanhada de uma expiração.

Respiração espontânea: uma respiração na qual o paciente dispara e termina a inspiração

Respiração mandatória: todas as respirações que não forem espontâneas. O ventilador ou dispara e/ou termina a inspiração.

Variável de controle: é a variável (pressão, volume, fluxo ou tempo) que o ventilador usa para controlar a inspiração. Normalmente os modos podem ser mais simplesmente classificados como controlados à pressão ou a volume.

Variáveis condicionais: são variáveis (volume, pressão, frequência respiratória etc.) usadas para controlar o comportamento de vários modos ventilatórios.

Variável de fase: uma variável (pressão, fluxo etc.) que é usada pelo ventilador para iniciar, manter ou terminar alguma fase do ciclo respiratório.
- **Disparo**: é a variável que inicia a inspiração.
- **Limite:** é uma variável que não ultrapassa um valor predeterminado durante a inspiração, mas que não termina a inspiração.
- **Ciclo:** é a variável que termina a inspiração.

Controle único: usualmente uma única variável (como pressão inspiratória ou volume corrente) é monitorada para controlar a ventilação fornecida pelo ventilador durante a fase inspiratória.

Controle duplo: um esquema de controle no qual o ventilador pode alternar entre controle à pressão ou a volume. Essa alternância pode ocorrer dentro do mesmo ciclo (intraciclo, caso do modo VAPSV) ou entre os ciclos (em ciclos diferentes, caso do modo PRVC).

Grupos de modos ventilatórios
- **Ajuste manual**: o operador ajusta manualmente a variável de controle, podendo ser o controle único ou duplo. Ex.: modos PCV, PSV, BIPAP
- **Modos "servo controlados":** nesses modos, o ventilador amplifica o esforço inspiratório do paciente. Ex.: modos ATC, NAVA e PAV.
- **Modos automáticos:** o ventilador ajusta variáveis de acordo com modelos derivados de processos fisiológicos ou de alguma forma de inteligência artificial (algoritmos baseados na opinião de especialistas, lógica *fuzzy* etc.). Ex.: modos ASV, SmartCare.

VAPSV: *volume-assured pressure support ventilation*; PRVC: *pressure regulated volume control*; PCV: *pressure controlled ventilation*; PSV: *pressure support ventilation*; BIPAP: *bi-level positive airway pressure*; ATC: *automatic tube compensation*; NAVA: *neurally adjusted ventilatory assist*; PAV: *proportional assist ventilation*; ASV: *adaptive support ventilation*.

cíclicos de vias aéreas e alvéolos. As evidências, até o presente momento, não mostram vantagens claras do modo APRV em relação a outros modos em desfechos clínicos relevantes para pacientes com insuficiência respiratória grave.

VAPSV (ventilação com pressão de suporte e volume garantido)

O modo PSV é um modo ventilatório espontâneo que permite grande modulação do padrão respiratório pelo paciente. Na PSV, a ventilação alveolar varia conforme o esforço muscular e a impedância (resistência e complacência) do sistema respiratório e, portanto, seu uso é limitado em situações nas quais se deseje um controle maior da ventilação alveolar ou haja risco de hiper ou hipoventilação acentuadas. Alguns exemplos são situações de instabilidade do *drive* respiratório, como alteração do nível de consciência, ou de alterações súbitas

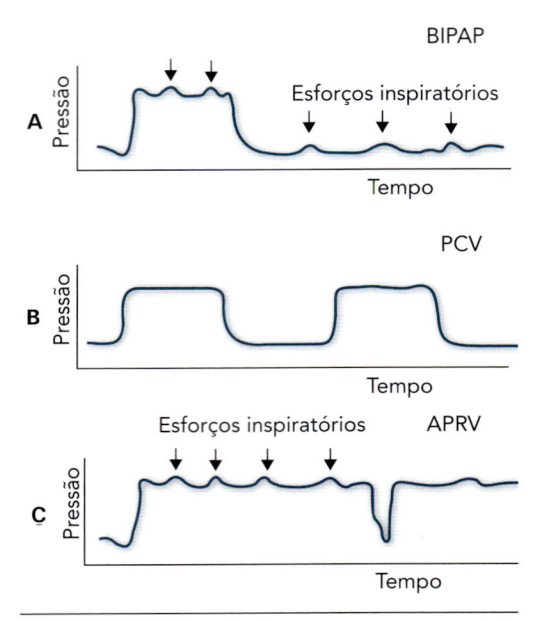

■ **Figura 8.1** Exemplos de curvas de pressão comparando o modo BIPAP (**A**), PCV (**B**) e APRV (**C**). No modo BIPAP (**A**), o paciente pode respirar tanto no CPAP alto quanto no CPAP baixo (PEEP). Quando o paciente não faz esforços inspiratórios, o ciclo do modo BIPAP é igual ao de um ciclo do modo PCV (**B**). O modo APRV (**C**), se diferencia do BIPAP (**A**) pelo tempo inspiratório mais longo e tempo expiratório curto.

na impedância do sistema respiratório, como crise de broncoespasmo ou edema pulmonar, além de situações em que um rígido controle da $PaCO_2$ é necessário, como na presença de hipertensão intracraniana.

Por outro lado, apesar da ventilação com volume controlado ser capaz de garantir uma ventilação alveolar mínima e contornar essas deficiências da pressão de suporte, sua utilização também é problemática, podendo levar à assincronia paciente-ventilador em indivíduos com grandes esforços inspiratórios, como acidose metabólica e edema pulmonar, assim como em pacientes despertos.

O VAPSV (Ventilação com Pressão de Suporte e Volume Garantido, do inglês *Volume Assured Pressure Support Ventilation*) foi desenvolvido para conjugar esses dois modos dentro de um mesmo ciclo. Nesta modalidade, o paciente recebe uma pressão de suporte com o fluxo "livre"

da pressão de suporte (Figura 8.2A) e, se o ventilador detectar que o volume corrente desejado não foi obtido ao se atingir o critério de ciclagem da pressão de suporte, a inspiração se prolonga com um fluxo constante, como o fluxo do modo volume controlado, até que o volume ajustado seja atingido (Figura 8.2B).

Neste modo, também denominado VAPS ou *Pressure Augmentation*, são ajustados o nível de pressão de suporte, o volume corrente, o fluxo e a frequência respiratória, além da FIO_2 e PEEP.

No VAPSV, dois tipos de modos podem ocorrer dentro de um ciclo, caracterizando-o como um modo disparado pelo paciente ou a tempo, limitado à pressão ou a volume (dependendo se foi ou não atingido o volume ajustado) e ciclado a volume ou a fluxo.

Não há estudos avaliando o melhor modo de ajustar o ventilador no VAPSV. Um modo prático é escolher um valor de pressão de suporte à semelhança de como se ajusta o modo pressão de suporte, além de volume corrente e frequência respiratória que imponham um volume minuto mínimo desejado.

O VAPSV pode ser utilizado para os pacientes em que se optou pela ventilação controlada a volume, mas se deseja melhorar a sincronia paciente-ventilador durante a fase inspiratória.

PRVC (ventilação controlada a volume com pressão regulada)

O modo PRVC (ventilação controlada a volume com pressão regulada, do inglês *Pressure-Regulated Volume Control*) também é denominado de AutoFlow, VC+ (*Volume Control Plus*) ou APV (*Adaptive Pressure Ventilation*). Neste modo, a ventilação é similar à do modo PCV, com a diferença que um valor de volume corrente, e não de pressão inspiratória, é ajustado. O ventilador regula automaticamente uma pressão inspiratória para obter o volume corrente desejado, gerando um padrão de pressão semelhante ao obtido no modo pressão controlada. Caso ocorra queda ou aumento do volume corrente, por variação na complacência ou no esforço do paciente, a pressão inspiratória é aumentada ou reduzida nos próximos ciclos para obter o volume ajustado (Figura 8.3). Nesse modo, são ajustados o volume corrente, o tempo inspiratório, a aceleração do fluxo e a frequência respiratória, além da F_IO_2 e PEEP.

É um modo disparado pelo paciente (pressão ou fluxo) ou pelo ventilador (tempo), limitado à pressão e ciclado a tempo, com uma variável condicional que é o volume corrente.

A principal vantagem dessa modalidade, além de permitir a garantia de um volume corrente adequado, é contar com um fluxo livre que pode possibilitar maior sincronia do paciente com o ventilador e reduzir o trabalho respiratório do paciente. Além disso, o modo permite reduzir as pressões inspiratórias caso o paciente esteja fazendo um volume corrente adequado. No entanto, para pacientes com *drive* respiratório aumentado, que tentam ob-

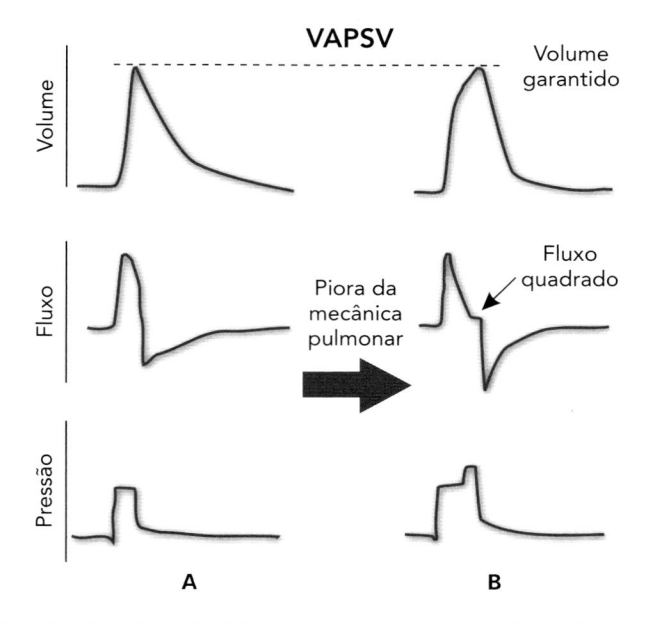

■ **Figura 8.2** Exemplo de curvas de volume, fluxo e pressão na modalidade VAPSV. Na situação **(A)**, o volume ajustado é atingido e o ventilador cicla por fluxo (como no modo PSV). Na situação **(B)**, com a piora da mecânica pulmonar, o volume ajustado não é atingido e a inspiração continua, com o fluxo constante ajustado, até atingir o volume corrente ajustado.

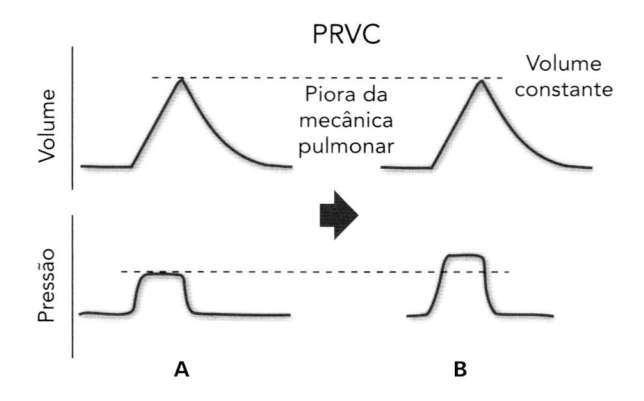

■ **Figura 8.3** Curvas de volume corrente e pressão proximal no modo PRVC. Neste modo, o ventilador escolhe uma pressão inspiratória que mantenha o volume corrente ajustado. Na situação **(B)** (à direita) houve piora da mecânica pulmonar, o que levou o ventilador a aumentar a pressão inspiratória para manter o volume corrente igual ao da situação **(A)**.

ter volumes correntes altos, como por exemplo acidose metabólica, este modo pode determinar redução da pressão inspiratória levando a um aumento do esforço produzido pelo paciente. Não há estudos comparativos com outros modos que avaliem desfechos clínicos em longo prazo, podendo-se afirmar que as evidências de benefício desta modalidade são escassas.

Volume Support (VS)

O modo VS é similar ao modo PSV, com a diferença que um volume corrente é ajustado em vez de ser ajustada uma pressão de suporte. O ventilador ajusta automaticamente uma pressão de suporte para obter o volume corrente desejado. O VS é semelhante ao modo PRVC, com a diferença que o modo VS cicla por fluxo, enquanto o modo PRVC cicla por tempo.

A pressão inspiratória é regulada baseada na pressão/volume do ciclo anterior comparada com o valor de volume corrente que se ajustou. O ventilador começa o primeiro ciclo com uma pressão inspiratória de 5 cmH_2O e reavalia esse valor ciclo a ciclo, ajustando-o para obter o volume corrente ajustado pelo operador.

Neste modo, são ajustados o volume corrente, o critério de ciclagem da pressão de suporte e a aceleração do fluxo, além da F_iO_2 e PEEP. É um modo disparado pelo paciente, limitado à pressão e ciclado a fluxo.

Caso ocorra uma deterioração da mecânica respiratória do paciente, o nível de pressão de suporte será gradativamente elevado de forma a manter o volume corrente ajustado. Inversamente, caso o paciente aumente o nível de esforço inspiratório ou melhore a complacência pulmonar, o nível de pressão suporte é diminuído. As evidências clínicas de benefício deste modo, mesmo para o processo de desmame, são escassas.

Ventilação com Frequência Mandatória (MRV)

O modo MRV (Ventilação com Frequência Mandatória, do inglês *Mandatory Rate Ventilation*) é uma forma de PSV na qual a pressão inspiratória é automaticamente ajustada baseada em um alvo de frequência respiratória ajustada pelo operador, juntamente com um valor inicial de pressão de suporte. O ventilador compara a média da frequência respiratória dos últimos quatro ciclos e, caso ela seja menor

que o alvo, reduz a pressão inspiratória e, caso maior, aumenta a pressão inspiratória. Pode ser usado para auxiliar no desmame do ventilador.

Neste modo, são ajustados a frequência respiratória, a pressão de suporte inicial, o critério de ciclagem e a aceleração do fluxo, além da F_iO_2 e PEEP. É um modo disparado a pressão ou fluxo, limitado a pressão e ciclado a fluxo.

Ventilação Minuto Mandatória (MMV)

O modo MMV (Ventilação Minuto Mandatória, do inglês *Mandatory Minute Ventilation*) foi primeiro descrito em 1977. Neste modo, o operador ajusta um alvo de volume minuto (ajusta a frequência respiratória e o volume corrente) e, caso o volume minuto fique inferior ao objetivo, ciclos mandatórios serão disparados pelo ventilador. É um modo que pode ser usado para desmame do ventilador. Há alguns estudos antigos mostrando vantagens deste modo sobre o SIMV, mas não há comparações com os modos mais novos.

Modos "servo controlados"

PAV (Ventilação Assistida Proporcional) e PAV + T3

A Ventilação Assistida Proporcional (do inglês *Proportional Assist Ventilation*) é um modo introduzido em 1992 para reduzir o esforço da musculatura respiratória utilizando uma pressão proporcional ao esforço do paciente, em vez de aplicar uma pressão inspiratória ou volume corrente fixos. Também é denominado como PPS (*Proportional Pressure Support*).

Pode ser considerado um modo espontâneo que gera uma pressão inspiratória variável baseada na equação do movimento e que se altera conforme o esforço do paciente.

$$P_{va} = R. \text{ Fluxo} + \text{Volume}. E + PEEP,$$

onde P_{va} é a pressão de vias aéreas, R, a resistência do sistema respiratório e E, a elastância do sistema do respiratório.

Caso o esforço do paciente se reduza, a ajuda do ventilador também irá se reduzir (Figura 8.4). Este modo depende da medida da elastância (o inverso da complacência) e resistência do sistema respiratório do paciente. Conhecendo essas variáveis, o operador ajusta a porcentagem de assistência a volume (ou controle da elastância) e a porcentagem de assistência a fluxo (ou controle da resistência). A pressão inspiratória gerada a cada instante da inspiração resultará da mecânica respiratória e da porcentagem de assistência, utilizando a equação do movimento.

$$P_{va} = (R.\ \%\text{assistência a fluxo}).\ \text{Fluxo} + \text{Volume}.$$
$$(E.\ \%\text{assistência a volume}) + PEEP$$

A medida da resistência e da elastância em pacientes em respiração espontânea não é fácil. A necessidade da medida correta dessas variáveis representa o "calcanhar de Aquiles" do modo PAV. Os valores de assistência a fluxo e a volume podem ser inicialmente ajustados em 80% de assistência (significa que o ventilador irá realizar 80% do trabalho inspiratório, e o paciente, os 20% restantes) e, posteriormente, se ajustam esses valores para se obter a melhor sincronia com o ventilador.

Visando a reduzir as dificuldades com o cálculo da resistência e complacência, foi desenvolvido o modo PAV+ (PAV *plus*). Nesta modalidade, o *software* monitoriza em tempo real o trabalho respiratório, resistência e complacência do paciente. Essas medidas são realizadas através de microplatôs de pressão com duração de 300 ms feitos de maneira automática e aleatória a cada 4 a 10 respirações. A porcentagem de assistência tem um único ajuste, igual para o fluxo e volume, que varia de 5% a 95%, sendo mudada para manter o trabalho respiratório do paciente dentro de valores adequados (0,3 a 0,7J/L) e evitar fadiga (geralmente é usado um valor de assistência menor que 80%). Além da assistência, neste modo, o operador também ajusta o critério de ciclagem, limite de volume corrente e de pressão, tipo de tubo (traqueostomia ou cânula) e diâmetro do tubo.

Apesar do vazamento também poder criar problemas durante a ventilação em modo PAV+, este modo tem sido usado com sucesso para ventilação não invasiva, na qual a resistência e a elastância não podem ser facilmente medidas, e o vazamento é frequente. Nessa situação, os ajustes de assistência a fluxo e a volume são titulados visando ao conforto do paciente – muito similar ao ajuste da pressão de suporte.

Apesar do embasamento "fisiológico" deste modo, e de proporcionar, em estudos clínicos, um maior conforto ao paciente e melhor sincronia com o ventilador do que o modo PSV, a sua capacidade em melhorar desfechos clínicos importantes para os pacientes em VM ainda não foi claramente demonstrada. Este modo pode ser utilizado em pacientes com assincronia importante com o ventilador. Um dos problemas desta modalidade é que, em situações onde se usam valores elevados de assistência, principalmente em pacientes com doença obstrutiva, em especial DPOC, pode ocorrer um aumento excessivo da pressão inspiratória, determinando um tempo inspiratório inapropria-

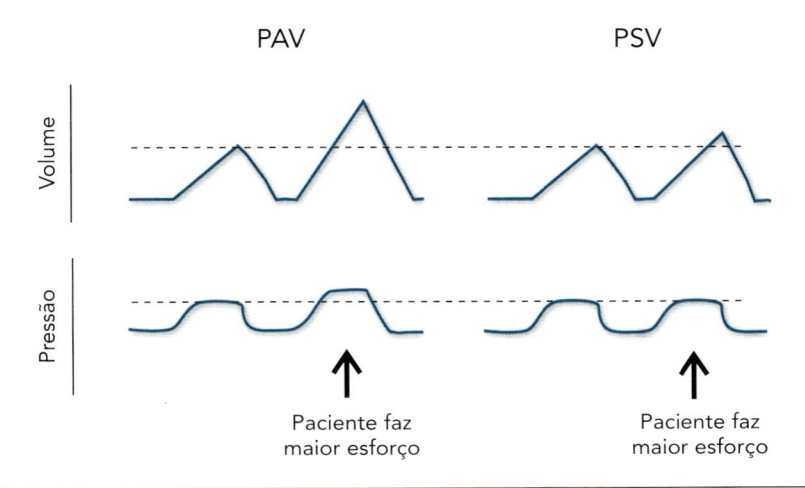

■ **Figura 8.4** Curvas de volume corrente e pressão proximal comparando o modo PAV (à esquerda) com o modo PSV (à direita). No modo PAV, a pressão inspiratória é variável conforme o esforço inspiratório do paciente, o que determina aumento do volume corrente. No modo PSV, a pressão inspiratória não se altera com o aumento do esforço inspiratório do paciente.

damente prolongado. Esse tipo de assincronia de ciclagem é designado tecnicamente de *runaway*. Este modo não deve ser usado em pacientes com *drive* respiratório reduzido, doença obstrutiva com PEEP intrínseca elevada e grande fuga aérea por dreno torácico.

ATC (Compensação Automática do Tubo)

Durante a inspiração, o paciente deve exercer um esforço inspiratório suficiente para vencer a resistência das vias aéreas e do tubo endotraqueal. Quanto maior o fluxo inspiratório ou maior a resistência do tubo endotraqueal, maior será a diferença de pressão através do tubo (pressão no Y do ventilador – pressão traqueal).

O recurso de compensação da resistência do tubo endotraqueal – ATC ou TC – *Automatic Tube Compensation* ou compensação automática do tubo – se caracteriza por aumentar o nível de pressão de suporte utilizando uma equação que caracteriza o comportamento resistivo do tubo endotraqueal. Para realizar a compensação, deve-se ajustar o tipo de tubo (traqueostomia ou cânula orotraqueal), o número do tubo utilizado e a porcentagem de compensação desejada (de 10% a 100%). O ventilador irá medir, a cada instante, o fluxo na via aérea, calcular a pressão necessária para vencer a resistência do tubo endotraqueal e adicionar essa pressão no nível de pressão de suporte ajustado, conforme a porcentagem de compensação desejada (Figura 8.5). O resultado é uma pressão de suporte que varia conforme uma fórmula matemática para manter a pressão constante no interior da traqueia. Isso permite reduzir o trabalho inspiratório do paciente em relação ao modo PSV, melhorando a sincronia com o ventilador. De certa forma, podemos fazer uma analogia entre o modo ATC e o modo PAV, na qual o ATC oferece somente assistência a fluxo. A diferença entre o ATC e a assistência a fluxo do PAV é que a fórmula utilizada no ATC não é linear como no PAV, o que permite melhor compensação da resistência. Além disso, em alguns ventiladores, também é possível habilitar o ATC na expiração, o que possibilita uma redução na PEEP conforme necessário para compensar parcialmente a resistência do tubo traqueal durante o início da expiração.

Apesar de existirem estudos mostrando, em determinadas circunstâncias, menor trabalho respiratório e maior conforto com o ATC quando comparado com o modo PSV, a real utilidade deste modo na prática clínica ainda está por ser definida.

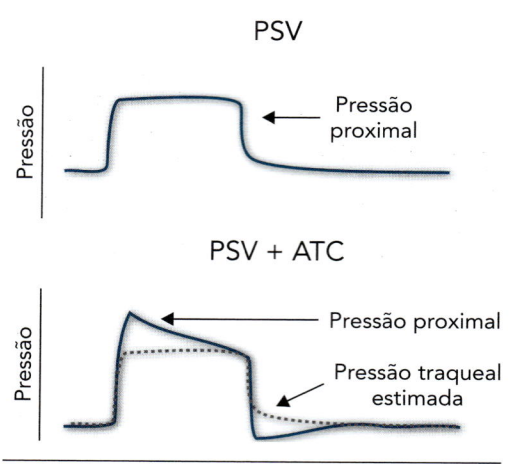

■ **Figura 8.5** Curvas de pressão proximal comparando o modo PSV com o modo ATC associado com PSV (PSV + ATC). Com o ATC ativado, a pressão inspiratória e o fluxo são aumentados para compensar a resistência do tubo traqueal, objetivando manter constante o valor de pressão na traqueia (estimado pelo ventilador), reduzindo assim o trabalho respiratório do paciente.

Ventilação assistida ajustada neuralmente (NAVA)

O modo NAVA (Ventilação Assistida Ajustada Neuralmente, do inglês *Neurally Adjusted Ventilatory Assist*) é um modo ventilatório que captura a atividade elétrica do diafragma (*Eadi*, do inglês *Electric activity of the diaphragm*), através de eletrodos em um cateter colocado no esôfago e a utiliza para o controle da ventilação. A Eadi pode ser captada em qualquer modo ventilatório, podendo ser usada para monitorização respiratória.

O modo NAVA, de maneira equivalente ao PAV, fornece suporte proporcional ao esforço do paciente. No modo NAVA, o disparo do ventilador pode ser pneumático (a fluxo ou pressão) ou neural (início da contração do diafragma), dependendo do que for detectado primeiro, reduzindo o risco de assincronia no disparo. Durante a inspiração, a pressão fornecida não é fixa, mas proporcional à Eadi multiplicada por um fator ajustado pelo usuário denominado nível NAVA, que expressa quantos cmH_2O o paciente receberá para cada microvolt de Eadi. A ciclagem ocorre quando a ativação neural da musculatura diafragmática apresenta uma queda para 70% do pico de Eadi, ou quando o tempo inspiratório máximo é atingido (2,5 segundos para adultos).

Neste modo, são ajustadas a PEEP, a F_iO_2, o "nível NAVA" para ajustar a pressão inspiratória, o valor de Eadi utilizado para disparo, o ajuste de disparo a fluxo e ajustes de ventilação de resgate nos modos PSV e PCV, caso o sinal de Eadi seja perdido, como nas retiradas acidentais do cateter esofágico, ou quando não haja disparo do ventilador pelo paciente.

O modo NAVA permite melhor sincronia com o paciente, pois além de obter o sinal elétrico do diafragma, que precede as variações de pressão e fluxo nas vias aéreas, é imune às assincronias causadas por vazamento. Em estudos clínicos, o uso do NAVA determinou melhora da sincronia com o ventilador, redução da necessidade de sedativos em alguns pacientes e, também, possibilitou reduzir a pressão média de vias aéreas. O modo NAVA está indicado para pacientes que necessitem de ventilação por tempo prolongado e que apresentem assincronia importante com o ventilador em modos espontâneos, como a pressão de suporte. Uma das desvantagens do modo é que necessita de passagem do cateter esofágico com eletrodos que devem estar posicionados corretamente no esôfago para captar adequadamente o sinal elétrico do diafragma. Da mesma forma que os outros modos avançados, não há estudos mostrando claros benefícios em desfechos clínicos relevantes.

Modos automáticos

Ventilação de Suporte Adaptativa (ASV)

O modo Ventilação de Suporte Adaptativa (ASV, do inglês *Adaptative-Support Ventilation*) utiliza um algoritmo que estabelece automaticamente, através de uma fórmula estabelecida por Otis em 1950, a frequência respiratória (FR) e o volume corrente (VC) que, combinados, minimizam o trabalho respiratório do paciente, levando-se em consideração a constante de tempo do sistema respiratório, o volume do espaço morto alveolar e o volume minuto ideal estimado em 100 mL/min/kg de peso ideal para pacientes maiores do que 15 kg. O operador pode ajustar a porcentagem do volume minuto ideal a ser obtido entre 25% a 350%, levando-se em conta as variações na relação ventilação/perfusão e na ventilação alveolar.

Além do peso ideal e da porcentagem desejada do volume minuto a ser oferecida, o operador ajusta a PEEP, a F_iO_2, a aceleração de fluxo e o critério de ciclagem do modo espontâneo (PSV). Conhecendo o volume minuto ideal estimado, o ventilador calcula a FR a ser atingida e define um valor de volume corrente. Nas ventilações espontâneas, disparadas pelo paciente, é utilizado o modo PSV com pressão inspiratória ajustada para atingir o volume corrente calculado. Caso as ventilações espontâneas não atinjam o alvo de volume minuto, ciclos mandatórios, do tipo pressão controlada, com pressão inspiratória ajustada pelo ventilador para atingir o volume corrente calculado, são disparados pelo ventilador. O ventilador também ajusta a relação I:E e o tempo inspiratório dos ciclos mandatórios para prevenir o aparecimento de PEEP intrínseca, baseado em valores mínimos de tempo inspiratório (0,5 s ou uma vez a constante de tempo expiratória) e de tempo expiratório (2 vezes a constante de tempo expiratória).

O modo ASV pode ser usado durante todo o período de ventilação, da intubação ao desmame. Entre as potenciais vantagens do modo ASV, estariam um ajuste mais adequado dos padrões ventilatórios do paciente resultando em redução do trabalho respiratório e aumento do conforto, estímulo para respirações espontâneas, menor necessidade de intervenção do operador e redução do tempo de desmame do ventilador. Os efeitos deste modo, em comparação com outros, sobre desfechos importantes, como tempo de internação e sobrevida, ainda são escassos.

SmartCare/PS

O modo *SmartCare*/PS é um modo baseado em regras definidas por especialistas para ajuste do modo PSV com o objetivo de fazer um desmame automático do ventilador. O modo somente é utilizado quando se quer realizar o desmame da ventilação mecânica invasiva.

Neste modo, a pressão inspiratória do modo PSV é ajustada para manter níveis aceitáveis de frequência respiratória, volume corrente e EtCO$_2$, considerados com uma "região de conforto respiratório". Esta região de conforto é variável conforme o diagnóstico do paciente. A pressão de suporte é progressivamente reduzida, contanto que o paciente ainda se mantenha na "região de conforto", até atingir um nível mínimo de pressão de suporte que será variável conforme o tipo de tubo (traqueostomia ou cânula orotraqueal), tipo de dispositivo de umidificação (HME ou umidificador aquecido) e do uso ou não de ATC (*Automatic Tube Compensation*).

Quando esse nível mínimo de pressão de suporte é atingido, o ventilador gera um aviso sonoro e visual (na tela), e é iniciado um teste de respiração espontânea (*spontaneous breathing trial*) automático de 1 hora de duração. Após esse período de tempo, se o paciente manteve-se na "zona de conforto", o ventilador fornece a informação que a "extubação deve ser considerada".

Este método de desmame automatizado foi testado em um estudo clínico multicêntrico e determinou redução do tempo de desmame do ventilador em relação ao grupo controle. Porém, outros estudos não mostraram tal benefício. Acreditamos que, dependendo de quão intensivo e bem estruturado seja o protocolo de desmame seguido pela equipe de uma UTI, o modo *SmartCare* tenha maior ou menor agilidade durante o processo de desmame em relação ao protocolo clínico.

Os modos *SmartCare*, ASV e o MRV foram testados em um simulador do sistema respiratório para comparar a comportamento no desmame de 6 condições diferentes (4 condições de sucesso e 2 de falha), com bom desempenho.

Intellivent®-ASV (IASV)

É um modo que promove um ajuste automático da oxigenação e ventilação durante todo o período de ventilação mecânica, inclusive aplicando estratégias de ventilação mecânica protetora para pacientes com insuficiência respiratória grave.

O modo IASV é baseado no modo ASV (*Adaptative Support Ventilation*), mas permite, além do ajuste do volume minuto, o ajuste automático da PEEP e da F$_1$O$_2$. Esses três parâmetros podem ser ajustados, separadamente, para modo automático ou manual. Há um módulo de desmame automático que pode ser habilitado ou não.

Para este novo algoritmo de ASV, além das medidas de mecânica respiratória, as medidas de EtCO$_2$ e de saturação de oxigênio periférica também são usadas. Três condições especiais do paciente podem ser escolhidas: SDRA (Síndrome do Desconforto Respiratório Agudo), DPOC (Doença Pulmonar Obstrutiva Crônica) e lesão cerebral. A medida de EtCO$_2$ guia o ajuste automático do volume minuto e, conforme a condição escolhida, tolera hipercapnia permissiva.

A oxigenação é guiada pela complacência pulmonar e pela oximetria de pulso, sendo os valores de F$_1$O$_2$ e PEEP alterados automaticamente para manter uma saturação adequada. A elevação da PEEP para melhorar a oxigenação segue o protocolo ARDSnet, o qual utiliza uma tabela que relaciona os ajustes de PEEP e F$_1$O$_2$ à saturação periférica de oxigênio. Dados da interação cardiopulmonar, através da estimativa da variação da pressão de pulso (delta PP) pela onda da oximetria de pulso, podem ser utilizados para limitar o aumento da PEEP acima de valores que levem à deterioração da função cardiovascular do paciente. A redução da PEEP segue os princípios do protocolo *Open Lung*, fazendo com que primeiro se reduza a F$_1$O$_2$ e depois a PEEP, determinando assim menor colapso pulmonar.

Esta modalidade é relativamente recente, havendo relatos iniciais de que o modo aumenta o tempo em que o paciente fica em condições seguras de ventilação mecânica (com oxigenação adequada e valores protetores de volume corrente e pressões respiratórias).

Conclusão

Existe uma grande variedade de novos modos ventilatórios, e a nomenclatura abundante e não padronizada dificulta seu uso pelos profissionais da terapia intensiva. Alguns desses modos existem há mais de 20 ou 30 anos, como ATC, ASV, APRV, BIPAP, PAV, PRVC, e ainda hoje são poucos utilizados, pois as situações nas quais eles levam a resultados clínicos relevantes ainda não foram bem definidas em estudos clínicos.

Mais recentemente, novos modos automatizados têm sido criados para situações específicas, como desmame do ventilador e ajuste de ventilação protetora para pacientes com insuficiência respiratória, mas as situações clínicas em que esses modos automatizados são realmente úteis precisam ser melhor definidas.

Portanto, é importante novamente reforçar que, para muitas situações na prática clínica, o modo ventilatório não é determinante para desfechos clínicos, mas sim a habilidade da equipe da UTI em traçar estratégias ventilatórias e ajustar de maneira adequada o modo escolhido.

Literatura recomendada

1. Amato MBP, Barbas CSV, Bonassa J, Saldiva PHN, Zin WA, Carvalho CRR. Volume assured pressure support ventilation (VAPSV) – a new approach for reducing muscle workload during acute respiratory failure. Chest 1992; 102:1225-34.

2. Branson RD, Johannignaman JA. What is the evidence base for the newer ventilation modes? Respir Care 2004; 49(7):742-60.

3. Burns KE, Lellouche F, Lessard MR. Automating the weaning process with advanced closed-loop systems. Intensive Care Med 2008; 34(10):1757-65.

4. Carvalho CRR, Toufen Jr C, Franca SA. III Consenso Brasileiro de Ventilação Mecânica. Ventilação mecânica: princípios, análise gráfica e modalidades ventilatórias. J Bras Pneumol 2007; 33(supl.2):54-70.

5. Chatburn RL, Mireles-Cabodevila E. Closed-loop control of mechanical ventilation: description and classification of targeting schemes. Respir Care 2011; 56(1):85-102.

6. Couto LP, Barbas CSV. Ventilação assistida proporcional plus (PAV +): uma atualização. Pulmão RJ 2011; 20(3):34-8.

7. Ferreira JC, Valiatti J, Schettino GPP, Bonassa J, Iwata L, Carvalho CRR. Comparação do Modo VAPS com os Modos Volume Controlado e Pressão Controlada em Pacientes com Insuficiência Respiratória Aguda. Rev Bras Terapia Intensiva 2005; 17:89-93.

8. González M, Arroliga AC, Frutos-Vivar F, Raymondos K, Esteban A, Putensen C, et al. Airway pressure release ventilation versus assist-control ventilation: a comparative propensity score and international cohort study. Intensive Care Med 2010; 36(5):817-27.

9. Kacmarek RM. Proportional assist ventilation and neurally adjusted ventilatory assist. Respir Care 2011; 56:140-148.

10. Mireles-Cabodevila E, Diaz-Guzman E, Heresi GA, Chatburn RL. Alternative modes of mechanical ventilation: a review for the hospitalist. Cleve Clin J Med 2009; 76(7): 417-30.

11. Morato JB, Sakuma MTA, Ferreira JC, Caruso P. Comparison of 3 modes of automated weaning from mechanical ventilation: A bench study. Journal of Critical Care 2012 Dec; 27(6):741. e1-8. doi: 10.1016/j.jcrc.2011.12.021. Epub 2012 Mar 28.

12. Rose L, and Hawkins M. Airway pressure release ventilation and biphasic positive airway pressure: a systematic review of definitional criteria. Intensive Care Med 2008; 34:1766-73.

13. Sakurai D, Kanzato R. Assistência ventilatória ajustada neuralmente (NAVA). Pulmão RJ 2011; 20(3):29-33.

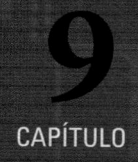

CAPÍTULO 9

Ventilação Não Invasiva: Equipamentos, Interfaces e Modos

- Leda Tomiko Yamada da Silveira
- Carolina Fu

DESTAQUES

- O sucesso da VNI depende da seleção adequada de pacientes, da disponibilidade de pessoal treinado, da técnica de ventilação e da interface utilizada.
- A principal característica dos equipamentos específicos para VNI é a capacidade de compensação de escape aéreo.
- Ventiladores específicos para VNI possuem um único ramo para inspiração e expiração, sendo obrigatório um orifício distal para remoção de CO_2.
- Para pacientes em insuficiência respiratória aguda, deve-se preferir a máscara oronasal em detrimento da nasal.
- A escolha de máscara adequada para a anatomia do rosto do paciente e seu ajuste correto reduzem complicações e aumentam a tolerância à VNI, aumentando as taxas de sucesso.
- A presença de vazamento excessivo entre interface e paciente interfere em todas as fases do ciclo ventilatório.
- Não há evidência científica da superioridade de algum modo ventilatório, porém suas características de funcionamento devem ser levadas em consideração na escolha e aplicação da VNI.

OBJETIVOS

- Conhecer os equipamentos que podem ser usados para a aplicação de VNI e suas características.
- Apresentar as vantagens e desvantagens das interfaces disponíveis no mercado e identificar os fatores relacionados ao ajuste da interface e ao sucesso da VNI.
- Conhecer os modos utilizados na VNI e como suas particularidades podem interferir na aplicação da VNI.

A ventilação não invasiva (VNI) tem sido cada vez mais aplicada no tratamento de grupos seletos de pacientes com insuficiência respiratória aguda (IRpA), como alternativa à ventilação mecânica invasiva, para fornecer suporte ventilatório e evitar a intubação traqueal e suas complicações.

A VNI não deve, no entanto, ser encarada como substituta do suporte ventilatório invasivo, especialmente nos casos em que o paciente depende de suporte ventilatório para manutenção da vida. Os riscos e benefícios específicos de cada uma das formas de ventilação devem ser confrontados para a definição do tipo de suporte ventilatório mais adequado em cada situação.

A VM invasiva é indicada para doentes mais críticos, para os quais os objetivos relacionados à segurança do paciente sobrepõem-se aos relacionados ao conforto. Alguns critérios que influenciam a escolha de suporte ventilatório invasivo são: rebaixamento do nível de consciência com risco de apneia, incapacidade de manter a patência das vias aéreas, risco de hipoventilação, incapacidade de disparo na VNI devido a vazamentos excessivos, falência de extubação, necessidade de altas frações inspiradas de oxigênio (F_IO_2) e de altas pressões positivas finais expiratórias (PEEP), entre outros. Se nenhum destes critérios estiver presente, pode-se optar pela VNI, a qual proporciona maior conforto, não requer sedação, preserva a fala e a deglutição e tem menor incidência de complicações.

Estudos clínicos mostraram que a VNI deve ser aplicada como primeira escolha no tratamento da IRpA por exacerbação da doença pulmonar obstrutiva crônica (DPOC), pois mostrou reduzir a taxa de intubação e mortalidade neste grupo de pacientes. Há também forte evidência para o uso da VNI no tratamento do edema pulmonar cardiogênico. Outras indicações da VNI (discutidas em mais detalhes no capítulo "Ventilação Não Invasiva – Aplicação Clínica") incluem insuficiência respiratória hipoxêmica em pacientes imunossuprimidos, pós-operatório de cirurgias de alto risco, e desmame da ventilação invasiva em pacientes com DPOC.

O sucesso na aplicação da VNI é multifatorial. Seleção adequada de pacientes, colaboração do paciente, disponibilidade de pessoal treinado, monitorização adequada de pacientes submetidos a este tipo de tratamento e atuação multidisciplinar são fatores essenciais a serem considerados. Também interferem no sucesso deste recurso a técnica de ventilação empregada e a interface utilizada.

Equipamentos

Não existe, até o momento, comprovação científica da superioridade de um tipo de ventilador mecânico para VNI em relação a outro para pacientes em IRpA. Os equipamentos mais comumente utilizados para fornecer suporte ventilatório de forma não invasiva serão descritos a seguir.

Ventiladores mecânicos de UTI

Todo ventilador mecânico de Unidades de Terapia Intensiva (UTI) pode ser conectado a uma interface do tipo máscara e, assim, fornecer suporte ventilatório de forma não invasiva. Os ventiladores mecânicos permitem o controle mais rigoroso de parâmetros como F_IO_2, oferecem uma variedade de modos ventilatórios a serem utilizados e possuem ramos inspiratório e expiratório separados, evitando a reinalação de gás carbônico (CO_2) (Figura 9.1). Outra vantagem deste tipo de equipamento é a flexibilidade para modificar o uso para VM invasiva, caso haja necessidade de intubação, sem troca do equipamento, além da disponibilidade de monitorização de parâmetros e alarmes.

No entanto, a maior desvantagem na utilização de ventiladores de UTI para aplicação de VNI é a dificuldade em lidar com os vazamentos, que frequentemente ocorrem durante o fornecimento de suporte ventilatório de forma não invasiva e que podem prejudicar o funcionamento do ventilador, já que estes são equipamentos originalmente desenvolvidos para atuar em situações de nenhum ou mínimo vazamento. Além disso, os vazamentos que ocorrem na VNI fazem com que os alarmes sejam acionados sem que haja importância clínica, e podem distrair ou incomodar a equipe.

Outra desvantagem de usar ventiladores de UTI para a aplicação de VNI está no maior peso de seu circuito, o que pode comprometer o contato da máscara com o rosto do paciente e aumentar o vazamento. O preço mais elevado deste tipo de equipamento não é necessaria-

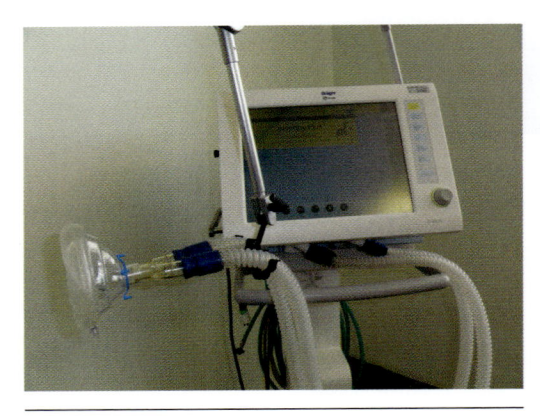

■ **Figura 9.1** Circuito de VNI, ramos inspiratório e expiratório e máscara.

mente uma desvantagem, visto que podem ser usados também para ventilação invasiva.

Os modelos de ventiladores mecânicos mais recentes têm apresentado adaptações que melhoram seu funcionamento durante a VNI, como algoritmos para a compensação automática de vazamento e ajuste do critério de ciclagem durante o modo de ventilação com pressão de suporte, já que a ciclagem baseada na queda do fluxo inspiratório muitas vezes fica comprometida na presença de vazamentos.

Os principais prejuízos trazidos pela não compensação de vazamento por estes equipamentos quando utilizados para VNI são autodisparo, redução na taxa de pressurização e atraso na ciclagem. Nem todos eles podem ser compensados quando o modo de VNI é ativado, e isto varia de equipamento para equipamento. Estes algoritmos ainda não se provaram suficientes na redução significativa de assincronias.

Ventiladores mecânicos específicos para VNI

A característica principal deste tipo de ventilador é a presença de um único ramo para a inspiração e para a expiração. Para minimizar a reinalação de CO_2 é obrigatório que haja um orifício na porção distal do circuito que permite saída de ar continuamente e, desta forma, elimina o CO_2 exalado pelo paciente (Figura 9.2). Estes ventiladores são programados para operar na presença de vazamento.

Em situações de baixo fluxo, pode haver remoção insuficiente de CO_2 e, consequentemente, reinalação deste gás. Este problema pode ser minimizado programando-se valores

não muito baixos de PEEP (> 5 cmH_2O), aumentando-se o fluxo de vazamento intencional ou utilizando-se uma válvula que impeça a reinalação. Teoricamente um vazamento fixo na máscara produz menor reinalação que o mesmo vazamento fixo no circuito.

Alguns destes ventiladores para VNI permitem que o operador ajuste o disparo e/ou a ciclagem, outros realizam um rastreamento constante dos fluxos inspiratório e expiratório e ajustam automaticamente o disparo e a ciclagem. Essas características fazem com que os ventiladores específicos para VNI propiciem boa sincronia entre paciente e ventilador que, juntamente ao menor preço e à capacidade de trabalhar na presença de vazamento, garantem vantagens deste tipo de ventilador sobre os ventiladores de UTI.

Os modelos mais simples de ventiladores específicos para VNI necessitam de oxigênio suplementar no circuito inspiratório, na saída de fluxo do ventilador ou diretamente na máscara, porque funcionam com uma turbina que utiliza o ar ambiente para gerar o fluxo disponibilizado para o paciente. A turbina consome bastante energia, dificultando o uso destes equipamentos em bateria. São equipamentos simples o suficiente para aplicação em domicílio, mas também são utilizados em ambiente hospitalar. Como o oxigênio é fornecido externamente, a F_IO_2 efetivamente ofertada para o paciente é variável, uma vez que é determinada por diversos fatores, como a pressão inspiratória, o fluxo de oxigênio, local de inserção do mesmo e vazamentos. Além disso, devido ao alto fluxo inspiratório oferecido pelo ventilador, a F_IO_2 dificilmente consegue ser maior que 50%. Os modos ventilatórios disponíveis, o ajuste de alarmes e o fornecimento de oxigênio são restritos. Geralmente permitem escolher entre ventilação com um nível de pressão, o CPAP (*Continuous Positive Airway Pressure,* pressão positiva contínua em vias aéreas) ou com dois níveis de pressão: EPAP (*Expiratory Positive Airway Pressure,* pressão positiva em vias aéreas na expiração) que é análogo à PEEP, e IPAP (*Inspiratory Positive Airway Pressure,* pressão positiva em vias aéreas na inspiração), semelhante a uma pressão de suporte.

Alguns ventiladores mais recentes funcionam conectados à rede de oxigênio e, portanto, possuem ajuste de F_IO_2. Possuem também mo-

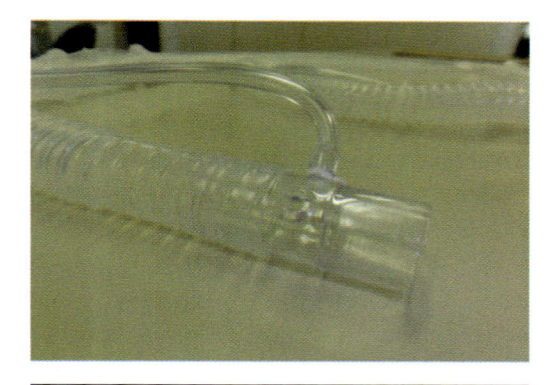

■ **Figura 9.2** Circuito de BIPAP com válvula exalatória.

nitorização sofisticada, com gráficos, alarmes e ventilação de resgate para casos de apneia do paciente. Apesar de não obrigatórios, a monitorização de pressão e volume são desejáveis, assim como alarmes de desconexão e de perda da alimentação de energia. Estes ventiladores geralmente são utilizados em ambiente hospitalar e podem oferecer outros modos ventilatórios e ajustes.

Gerador de fluxo

Este tipo de equipamento, associado a uma máscara e uma válvula de PEEP, permite a realização de VNI em sua forma mais simples, o CPAP (Figura 9.3). Esta forma de VNI também pode ser obtida por ventiladores específicos para VNI e ventiladores de UTI.

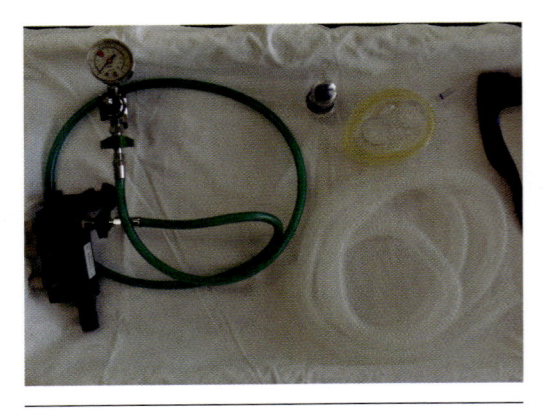

- **Figura 9.3** Circuito de CPAP com gerador de fluxo.

A simplicidade deste equipamento, evidenciada pela ausência de alarmes, a limitação nos parâmetros ajustáveis e a pobre monitorização faz com que a indicação deste equipamento seja evitada em pacientes em IRpA grave. Deve-se atentar para que o equipamento forneça fluxo de gás suficiente para manter constante a pressão positiva. Seu funcionamento já se mostrou, no entanto, semelhante aos ventiladores para VNI. As vantagens do gerador de fluxo sobre os ventiladores de UTI ou específicos para VNI são sua praticidade para instalação e uso, portabilidade e preço mais acessível.

Interfaces

A interface utilizada influencia de forma expressiva o sucesso do suporte ventilatório não invasivo, principalmente porque afeta o fluxo de vazamentos e o conforto do paciente e, portanto, seu grau de colaboração com a terapia. Da escolha da interface podem advir assincronias, vazamento aéreo, claustrofobia, lesões na pele e irritação ocular.

As interfaces podem ser fabricadas sob encomenda, moldadas diretamente no paciente. Entretanto, para pacientes em IRpA, isto não é possível, sendo então utilizadas interfaces padrão, disponíveis no mercado no tamanho pediátrico e adulto pequeno, médio e grande.

Algumas máscaras são feitas de uma única peça de material, porém muitas das máscaras existentes são formadas de duas partes: um coxim, feito de material macio (p.e. silicone, hidrogel, polipropileno) e que faz o contato com a pele do paciente, e uma moldura de material rígido (p.e. termoplástico, policarbonato). A porção macia da máscara muitas vezes pode ser substituída se a moldura ainda estiver em boas condições, o que reduz o custo da máscara. A porção macia pode ser de quatro tipos: transparente e não inflável, transparente e inflável, totalmente de hidrogel ou de espuma. A moldura da máscara possui pontos para que os fixadores sejam conectados. Quanto maior o número de pontos de conexão maior a probabilidade de que o ajuste entre máscara e face seja bem feito. Os fixadores podem ser de tecido ou silicone, e podem conectar-se às máscaras por meio de ganchos, por velcro ou por orifícios no corpo da máscara.

Minimizando complicações relacionadas à interface

Entre 25% e 33% dos pacientes que são adequadamente selecionados para VNI apresentam má adaptação à terapia, normalmente devido a problemas relacionados à interface, como escape aéreo excessivo, claustrofobia, reinalação de CO_2, lesões na pele do nariz, dor na face e ressecamento de mucosas. Estes problemas são os principais responsáveis para o insucesso da VNI, que pode chegar a porcentagens altas como 40% a 60%.

Lesões na pele são provocadas pelo contato da máscara, mesmo após poucas horas de uso, e sua incidência varia de 2% a 23%. A maior força de compressão da máscara contra o rosto do paciente na tentativa de reduzir o escape aéreo aumenta o desconforto e a probabilidade de ocorrência de necrose tecidual devido à inadequada perfusão tecidual no local de contato com a máscara.

Em estudo de laboratório, observou-se que mesmo pressões muito elevadas de vedação da máscara contra o rosto do paciente ainda permitem pequeno vazamento, ou seja, o selamento da máscara no rosto do paciente não é perfeito. A criação de dobras na porção da máscara que entra em contato com o rosto do paciente e irregularidades no rosto do paciente podem formar canais que permitem a passagem de ar. Evitar que a máscara seja excessivamente apertada contra o rosto do paciente é a principal estratégia para prevenir a lesão na pele, já que um pequeno vazamento é aceitável e não causa interferência relevante na sincronia paciente-ventilador.

Os principais pontos de atrito e lesão na pele são a asa do nariz, a testa, o lábio superior e a mucosa nasal (no caso de plugues ou *prongs* nasais). Um método simples para evitar o risco de apertar excessivamente a máscara contra o rosto do paciente é permitir um espaço de dois dedos entre o fixador e o rosto do paciente. Outra estratégia para evitar as lesões na pele é o ajuste do ângulo entre a máscara e o suporte da testa, fornecido por alguns tipos de máscara, que evita a fricção sobre a asa do nariz.

Curativos também têm sido usados para evitar a lesão ou tratar a pele lesada, reduzindo consideravelmente a incidência desse tipo de complicação. Os melhores resultados são obtidos quando os curativos são aplicados ao rosto do paciente no início da aplicação da VNI para prevenir as lesões. Por essa razão, esta prática se tornou padrão no início da aplicação de VNI em muitas UTIs. O rodízio entre os tipos de interface pode reduzir o risco de lesão, uma vez que permite melhor distribuição da pressão e da fricção.

Escape aéreo excessivo ao redor da máscara faz com que o volume corrente alveolar fornecido ao paciente seja menor, prejudicando a efetividade da máscara em reduzir o esforço respiratório e também causando assincronia entre paciente e ventilador. A assincronia acontece especialmente no modo de ventilação com pressão de suporte, cuja ciclagem ocorre com a queda do fluxo inspiratório até um valor predeterminado – o que pode não ocorrer em casos de vazamento. O escape aéreo depende da pressão na via aérea e da pressão exercida pela máscara sobre o rosto do paciente; o aumento da pressão na via aérea promove o desprendimento da máscara do rosto do paciente, prejudicando a vedação.

O ajuste correto no rosto, sobretudo de máscaras que promovam melhor conforto, pode levar ao aumento da tolerância do paciente com a terapia da VNI e, consequentemente, redução das taxas de falha da VNI.

Tipos de interface

Os tipos de interface disponíveis atualmente, em tamanhos variados, são:

- **Conector bucal:** adaptado entre os lábios do paciente, promovendo um selo labial (Figura 9.4)
- **Máscara nasal:** posicionada somente sobre o nariz do paciente (Figura 9.5)

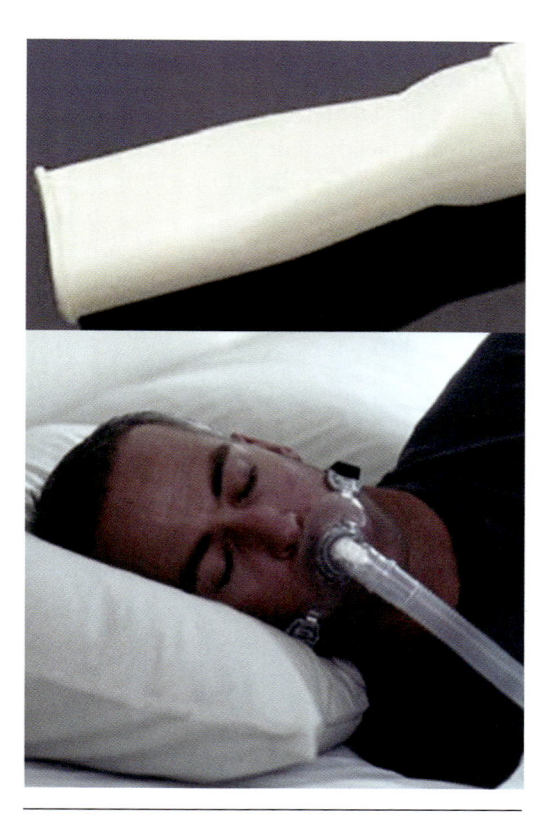

■ **Figura 9.4** Conectores bucais. Fonte: Nava S, Navalesi P, Gregoretti C. Interfaces and Humidification for Noninvasive Mechanical Ventilation. Respir Care 2009:54(1):71-84.

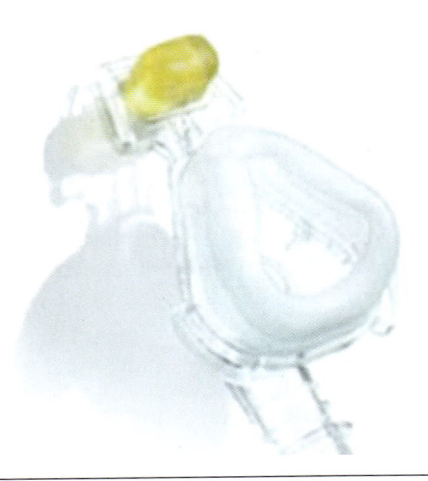

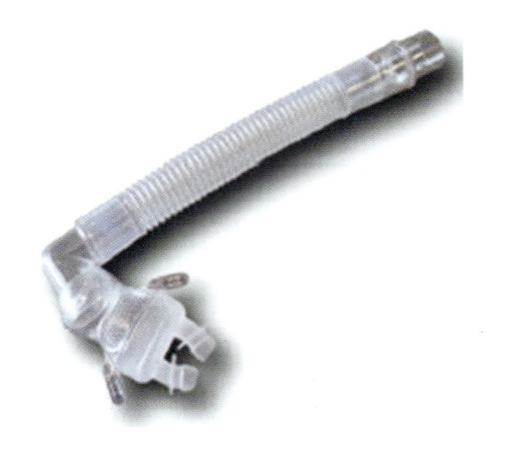

■ **Figura 9.5** Máscara nasal. Fonte: Nava S, Navalesi P, Gregoretti C. Interfaces and Humidification for Noninvasive Mechanical Ventilation. Respir Care 2009:54(1):71-84.

■ **Figura 9.6** Plugues nasais. Fonte: Nava S, Navalesi P, Gregoretti C. Interfaces and Humidification for Noninvasive Mechanical Ventilation. Respir Care 2009:54(1):71-84.

- **Plugue (*prong*) nasal:** inserido nas narinas do paciente (Figura 9.6)
- **Máscara oronasal ou facial:** adaptada sobre nariz e boca do paciente (Figura 9.7)
- **Máscara facial total:** posicionada por cima do nariz, boca e olhos do paciente (Figura 9.8)
- **Capacete:** disposto de forma a cobrir toda a cabeça e parte do pescoço; não apresenta contato com a face ou a cabeça do paciente (Figura 9.9).

A escolha da interface mais adequada para cada paciente deve ser baseada na disponibilidade e na situação clínica do paciente, visto que não há estudos que mostrem que um tipo de interface seja universalmente superior aos outros. Em estudo clínico comparando um conector bucal, uma máscara oronasal e duas máscaras faciais totais com diferentes volumes internos, utilizados em pacientes com IRpA, não foi constatada diferença com relação ao esforço do paciente, gasometria arterial, sincronia paciente-ventilador e conforto.

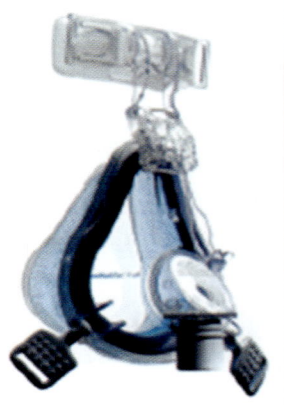

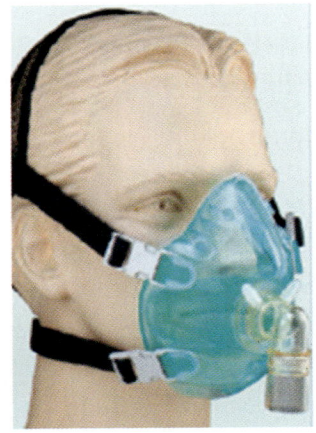

■ **Figura 9.7** Máscaras faciais. Fonte: Nava S, Navalesi P, Gregoretti C. Interfaces and Humidification for Noninvasive Mechanical Ventilation. Respir Care 2009:54(1):71-84.

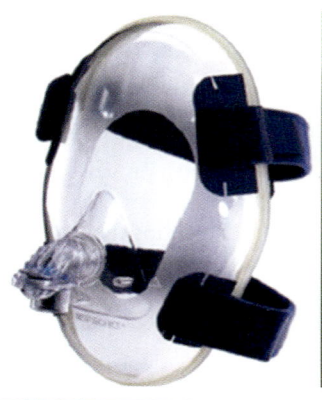
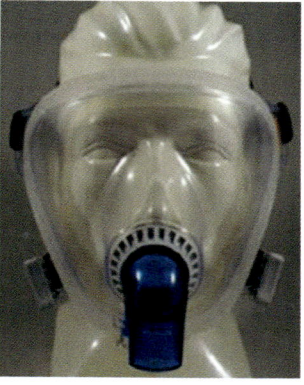

- **Figura 9.8** Máscaras faciais totais. Fonte: Nava S, Navalesi P, Gregoretti C. Interfaces and Humidification for Noninvasive Mechanical Ventilation. Respir Care 2009:54(1):71-84.

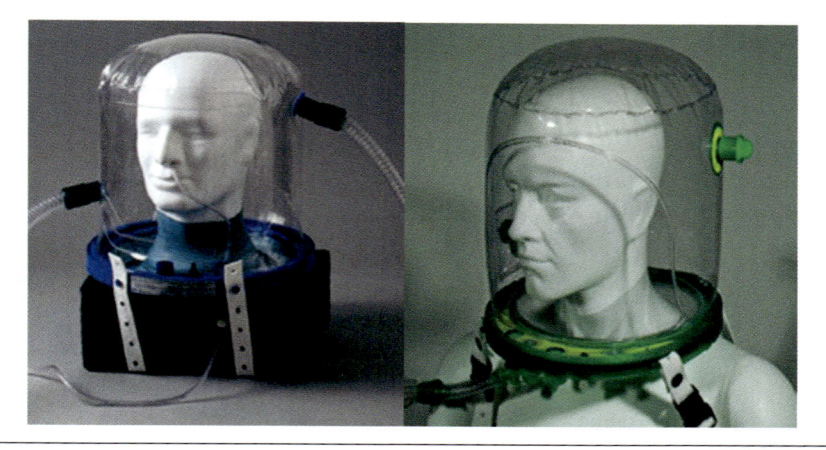

- **Figura 9.9** Capacetes. Fonte: Nava S, Navalesi P, Gregoretti C. Interfaces and Humidification for Noninvasive Mechanical Ventilation. Respir Care 2009:54(1):71-84.

No tratamento da IRpA, na grande maioria dos casos, são utilizadas máscaras oronasais ou faciais totais. As máscaras nasais normalmente falham em pacientes hipoxêmicos que apresentam respiração bucal, o que acarreta escape aéreo. Na fase de recuperação, no entanto, pode ser feita a troca da máscara oronasal pela nasal, mais confortável e que está menos associada a complicações.

A máscara facial total cobre toda a região anterior do rosto do paciente; portanto, a pressão de ajuste da máscara contra o rosto é menor, assim como o risco de lesões decorrentes de hipoperfusão local. Entretanto, este tipo de interface apresenta maior volume interno, o que pode interferir na eficácia da VNI, pois significa também aumento do espaço morto anatômico.

Estudos mostraram que o espaço morto dinâmico de máscaras faciais totais não é muito maior que o de máscaras oronasais, graças aos orifícios de exalação presentes nesta máscara e à porção de ar estagnado dentro dela, que não contribui para a reinalação. A máscara facial total apresentou a mesma eficácia clínica que a máscara oronasal, apesar de seu maior volume interno em estudo clínico realizado com pacientes com IRpA hipercápnica.

Os capacetes são feitos de um capuz transparente (cloreto de polivinil) que cobre a cabeça e o pescoço do paciente, aliado a um colar macio que adere ao pescoço e garante uma conexão selada quando o capacete é inflado. É fixo por dois suspensórios axilares ancorados em ganchos anteriores e posteriores. O capacete possui pelo menos duas portas, uma para a entrada de gás e outra para a saída. Por não apresentar contato com o rosto do paciente, o capacete evita lesão na pele e aumenta o conforto. Aperfeiçoamentos recentes deram aos capacetes colares mais confortáveis e mais eficientes, além de válvulas antiasfixia para prevenção de reinalação em casos de mal funcionamento do ventilador.

Foi demonstrado que, quando comparados com máscaras oronasais, os capacetes trazem melhora similar na oxigenação, porém as complicações como intolerância ao suporte ventilatório, incidência de necrose da pele, distensão gástrica e irritação ocular foram menos comuns. Entretanto, o capacete pode levar à reinalação de CO_2 e aumento do trabalho respiratório.

O aumento do trabalho respiratório resulta da combinação do material complacente do capacete com o modo ventilatório *pressão de suporte* (PSV), gerando assincronia de disparo e ciclagem, e comprometendo a eficácia ventilatória. O risco de reinalação de CO_2 resulta do grande volume interno do capacete, levando à maior pressão parcial inspiratória de CO_2 quando comparado às máscaras oronasais. São necessários altos fluxos de gás (40 a 60 L/min) para que a pressão parcial inspiratória de CO_2 seja mantida baixa. Os capacetes não estão disponíveis comercialmente no Brasil e grande parte da experiência com essa interface é em UTIs europeias.

Modos

Os ventiladores específicos para VNI geralmente oferecem modos com um único nível de pressão, a CPAP, ou VNI com dois níveis de pressão. No CPAP, o operador ajusta a pressão contínua aplicada ao sistema, equivalente à PEEP, e a ventilação corrente é resultante dos esforços inspiratórios do paciente, sem que haja disparo ou ciclagem. Nos modos com dois níveis de pressão, ajusta-se uma pressão expiratória, a EPAP, e a pressão inspiratória, a IPAP, que oferece suporte inspiratório ao paciente, sendo necessário haver um critério para disparo e ciclagem.

Em ventiladores de UTI que permitem ao operador ativar a modalidade VNI, geralmente são disponibilizados modos ventilatórios mais frequentemente utilizados para VNI, como CPAP e PSV. Em outros ventiladores, todos os modos disponíveis para VM invasiva podem ser usados para a VNI.

Os modos espontâneos, como a PSV, proporcionam maior liberdade para o paciente controlar a frequência e a duração dos ciclos ventilatórios de acordo com seu padrão respiratório, o que se traduz como melhor sincronia, sendo estes modos preferidos quando a principal preocupação é garantir conforto. Entretanto, o modo PSV também pode associar-se à assincronia entre paciente e ventilador. O atraso no reconhecimento de um disparo pode aumentar o trabalho respiratório; a lentificação do fornecimento de pressurização traz a sensação de que o fluxo é insuficiente; se a pressurização ocorrer de forma muito rápida, pode ocorrer o término precoce da fase inspiratória devido à contração reflexa da musculatura expiratória.

Baixos níveis de pressão de suporte podem impedir que o paciente obtenha um volume corrente adequado, além de poder provocar o fenômeno de duplo-disparo. Por outro lado, níveis elevados de PS podem causar hiperdistensão pulmonar e aumento do tempo inspiratório, levando à expiração ativa com a finalidade de interromper a fase inspiratória. Vazamentos excessivos também podem fazer com que o fluxo não caia a ponto de atingir o limiar para ciclagem, aumentando o tempo inspiratório e exigindo a contração da musculatura expiratória, com consequente aumento do trabalho respiratório.

Como medidas para aumentar o conforto nesta modalidade, alguns equipamentos mais recentes permitem o ajuste de parâmetros como o tempo de subida da pressão inspiratória ou como o tempo inspiratório máximo, que determina a ciclagem caso o fluxo não atinja o critério de ciclagem a fluxo. É interessante que seja feito um ajuste fino frequente do tempo de subida da pressão inspiratória, do pico de pressão inspiratória e do limiar de ciclagem no modo PSV para garantir a sincronia paciente-ventilador.

No modo ventilação proporcional assistida (PAV) o paciente possui maior controle tanto da pressão inspiratória quanto do limiar de ciclagem, e não há tanta necessidade do ajuste fino ciclo a ciclo, sendo esta uma vantagem teórica deste modo sobre o PSV. Porém, estudos comparativos entre estas modalidades não são conclusivos.

Outra modalidade recentemente aprovada no Brasil para uso em VNI é o NAVA (Assistência Ventilatória Neuralmente Ajustada), no qual o suporte ventilatório é proporcional à atividade elétrica do diafragma (ver capítulo 8). Este modo tem se mostrado melhor que o PSV com relação à sincronia paciente-ventilador quando utilizado na VM invasiva e pode aumentar a sincronia paciente-ventilador também na VNI, porém, mais estudos são necessários.

É possível aplicar modos parcialmente assistidos, semelhantes ao SIMV ou modos assistido-controlados em VNI, mas quando esse tipo de ventilação é necessária em pacientes com IRpA, em geral é mais seguro aplicá-la através de VM invasiva.

Ajuste dos parâmetros ventilatórios

Há relatos de uso de VNI com sucesso nos modos CPAP, PCV, VCV, PSV e PAV+. Na DPOC, recomenda-se que o modo PSV seja ajustado com PS suficiente para gerar volume corrente de 6 a 8 ml/kg e frequência respiratória abaixo de 30 incursões por minuto. A PEEP deve ser ajustada abaixo da PEEP intrínseca para evitar hiperinsuflação, evidenciada na prática à beira do leito como uma redução no volume corrente causada por elevação da PEEP. Os modos NAVA e PAV+ podem ser alternativas à VNI com dois níveis de pressão. Dependendo do equipamento, a nomenclatura utilizada pode ser pressão inspiratória positiva nas vias aéreas (IPAP), que é o correspondente à PEEP somada à PS, e pressão expiratória positiva nas vias aéreas (EPAP), correspondente à PEEP.

Para edema pulmonar cardiogênico, a evidência mais forte de VNI é com o modo CPAP. Sugere-se a utilização de EPAP, ou PEEP, em torno de 10 cmH_2O para que sejam garantidos os efeitos hemodinâmicos e ventilatórios. Modos com dois níveis de pressão – capazes de aumentar a ventilação alveolar – são preferidos quando existe hipercapnia associada.

Na insuficiência respiratória hipoxêmica sugere-se utilizar PEEP acima de 8 cmH_2O e PS para fornecer volume corrente de 6 a 8 mL/kg em ambiente de UTI.

Já no pós-operatório de cirurgias torácicas e abdominais eletivas – exceto cirurgias de esôfago, em que o uso da VNI não é recomendado – a PEEP deve ser mantida abaixo de 7,5 cmH_2O e a pressão inspiratória não deve ser maior que 15 cmH_2O.

Conclusão

Em resumo, o sucesso do uso de VNI depende fundamentalmente de conhecimento adequado das suas indicações, do emprego adequado e individualizado de suas interfaces, assim como da escolha do modo e dos ajustes ventilatórios de acordo com a indicação. Dessa forma, a presença de profissionais adequadamente treinados é essencial.

Literatura recomendada

1. Chatburn RL. Which ventilators and modes can be used to deliver noninvasive ventilation? Respir Care 2009; 54(1):85-101.
2. Davies JD, Gentile MA. What does it take to have a successful noninvasive ventilation program? Respir Care 2009; 54(1):53-61.
3. Fu C, Caruso P, Lucatto JJ, de Paula Schettino GP, de Souza R, Carvalho CR. Comparison of two flow generators with a noninvasive ventilator to deliver continuous positive airway pressure: a test lung study. Intensive Care Med 2005; 31(11):1587-91.
4. Girault C, Briel A, Benichou J, Hellot MF, Dachraoui F, Tamion F, et al. Interface strategy during noninvasive positive pressure ventilation for hypercapnic acute respiratory failure. Crit Care Med 2009; 37(1):124-131.
5. Holanda MA, Reis RC, Winkeler GFP, Fortaleza SCB, Lima JWO, Pereira EDB. Influência das máscaras facial total, facial e nasal nos efeitos adversos agudos durante ventilação não-invasiva. J Bras Pneumol 2009; 35(2):164-173.
6. Keenan SP, Winston B. Interfaces for noninvasive ventilation: does it matter? J Bras Pneumol 2009; 35(2):103-105.
7. Pierson DJ. History and epidemiology of noninvasive ventilation in the acute-care setting. Respir Care 2009; 54(1):40-52.
8. Schettino GP, Tucci MR, Sousa R, Valente Barbas CS, Passos Amato MB, Carvalho CR. Mask mechanics and leak dynamics during noninvasive pressure support ventilation: a bench study. Intensive Care Med 2001; 27(12):1887-91.

9. Schettino GPP, Reis MAS, Galas F, Park M, Franca S, Okamoto V. Ventilação Mecânica não-invasiva com pressão positiva. III Consenso Brasileiro de Ventilação Mecânica. J Bras Pneumol 2007; 33(Supl2):S-92-S-105.

10. Vignaux L, Tassaux D, Carteaux G, Roeseler J, Piquilloud L, Brochard L et al. Performance of noninvasive ventilation algorithms on ICU ventilators during pressure support: a clinical study. Intensive Care Med 2010; 36:2053-59.

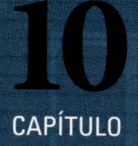

10

Ventilação Não Invasiva: Aplicação Clínica

■ Guilherme P. P. Schettino

DESTAQUES

- O uso da ventilação não invasiva diminui a necessidade de intubação, tempo de internação, custo e morbimortalidade de grupos específicos de pacientes com insuficiência respiratória aguda ou crônica agudizada.

- Ventilação não invasiva com pressão positiva deve ser a primeira opção de suporte ventilatório para pacientes com DPOC agudizada ou edema pulmonar cardiogênico.

- Hospitais que prestam assistência a pacientes com estes diagnósticos devem ter pessoal treinado e equipamentos disponíveis para o uso de VNI.

- Pacientes com insuficiência respiratória hipoxêmica, particularmente aqueles imunossuprimidos, assim como pacientes com insuficiência respiratória no pós-operatório de cirurgias torácicas ou abdominais, podem se beneficiar do uso da VNI.

- Ventilação não invasiva pode ser utilizada como estratégia para encurtar o tempo de ventilação mecânica invasiva e/ou prevenir a ocorrência de insuficiência respiratória pós-extubação em pacientes selecionados.

OBJETIVOS

- Entender os benefícios da ventilação não invasiva para pacientes com insuficiência respiratória aguda, em comparação com outras formas de suporte ventilatório.

- Rever as interfaces e modos ventilatórios usados na ventilação não invasiva, e entender sua aplicação em diferentes situações clínicas.

- Conhecer as principais indicações e contraindicações da ventilação não invasiva

Introdução

No início da década de 1990 do século passado, foram publicados alguns estudos descrevendo a possibilidade de ventilar pacientes com insuficiência respiratória aguda, ou insuficiência respiratória crônica agudizada, utilizando uma máscara, e não mais um tubo traqueal, como interface entre o paciente e o ventilador mecânico. Esta técnica foi chamada de ventilação não invasiva com pressão positiva (*Noninvasive Positive Pressure Ventilation* – NPPV) ou simplesmente ventilação não invasiva (VNI). Lembro-me do primeiro caso em que usamo.s a VNI na UTI Respiratória do Hospital das Clínicas/FMUSP. Estávamos nos preparando para intubar uma jovem com bronquiectasias, insuficiência respiratória, que havia sido intubada anteriormente, e ela nos perguntou se não havia outra maneira de aliviar a sua dispneia que não a intubação traqueal. Eu era o residente do caso, lembrei-me dos artigos de VNI que havíamos discutido naquela semana e decidimos tentar a nova técnica de suporte ventilatório.

Tivemos que improvisar uma máscara, que foi emprestada pelos anestesistas, utilizar o modo volume controlado no ventilador Bennett MA1. O resultado foi surpreendentemente bom, com melhora da dispneia, diminuição do esforço inspiratório, ganho de oxigenação e queda lenta e progressiva da $PaCO_2$. O sucesso deste primeiro caso animou a todos da UTI Respiratória para o uso e aprimoramento da técnica de VNI.

Apresentaremos neste capítulo as técnicas, principais indicações e evidências atuais para o uso da VNI para pacientes com insuficiência respiratória aguda ou crônica agudizada em ambiente hospitalar.

Aspectos técnicos para uso da VNI

A principal característica da VNI é a presença de uma máscara ou outro dispositivo não invasivo, ao invés de uma prótese traqueal (tubo orotraqueal, nasotraqueal ou cânula de traqueostomia) como interface entre o sistema respiratório do paciente e o ventilador mecânico. Os conceitos básicos do suporte ventilatório invasivo, como discutidos em outros capítulos deste livro, continuam valendo e são aplicáveis para a VNI.

Interfaces

Existem vários tipos de interfaces disponíveis para a ventilação não invasiva, desde pequenos dispositivos nasais até grandes capacetes, cada qual com suas vantagens e limitações. O Capítulo 9 discute os tipos de interfaces para VNI e suas vantagens e limitações.

É muito importante salientar que a adaptação às interfaces de VNI é muito individual, e por essa razão os hospitais devem dispor de diferentes modelos e tamanhos de máscaras, possibilitando assim encontrar a melhor máscara para cada paciente.

Modos ventilatórios e ventiladores mecânicos

Todos os modos ventilatórios, talvez exceto a ventilação com oscilação de alta frequência, podem ser utilizados tanto de forma invasiva quanto não invasiva. A descrição do funcionamento dos modos ventilatórios pode ser encontrada em outros capítulos deste livro, e os seus princípios continuam válidos para o uso não invasivo. A Tabela 10.1 ilustra algumas características dos modos ventilatórios quando utilizados de forma não invasiva.

Além disso, ventiladores exclusivos de VNI geralmente oferecem basicamente dois modos ventilatórios: VNI com pressão única, que nada mais é do que um CPAP, e ventilação com dois níveis de pressão, no qual ajustamos dois níveis de pressão: a pressão expiratória, ou EPAP, que se assemelha à PEEP, e a pressão inspiratória, ou IPAP, que se assemelha à pressão inspirató-

Tabela 10.1 Características dos modos ventilatórios utilizados durante a ventilação não invasiva.

	CPAP	Va/C	PS	PC	PAV	NAVA
Garantia de frequência respiratória		✓		✓		
Garantia de VT inspiratório		✓				
Diminuição do trabalho respiratório	+	++	+++	+++	+++	+++
Aumento da ventilação alveolar (diminuição da $PaCO_2$)		+++	+++	+++	++	++
Recrutamento alveolar (aumento da PaO_2)	++	++ *	++*	++*	++*	++*
Sincronia paciente-ventilador (conforto)	+		++	++	+++	+++
Disponibilidade e baixo custo	+++	+++	++	++	+	+

CPAP: pressão positiva contínua na via aérea; Va/C: volume assistido/controlado; PS: pressão de suporte; PC: pressão controlada; PAV: ventilação assistida proporcional; NAVA: suporte ventilatório com ajuste neural. (*) quando com uso concomitante de PEEP ou CPAP. Obs: em alguns ventiladores de VNI o nome BIPAP® é utilizado para descrever o modo PS + PEEP.

ria do modo pressão de suporte (ver Capítulo 9). A escolha do modo ventilatório e seus respectivos ajustes devem ser baseados nas necessidades específicas de cada paciente, possibilitando a diminuição do trabalho respiratório, aumento da ventilação alveolar e melhora das trocas gasosas, oferecendo a melhor sincronia paciente-ventilador possível. Uma boa sincronia entre paciente e ventilador aumenta o conforto e a tolerância ao suporte ventilatório não invasivo, fundamental na aplicação da VNI, já que nesta técnica não podemos lançar mão de sedação profunda para reduzir o desconforto dos pacientes.

A quantificação do trabalho respiratório é tecnicamente difícil e por isso não é feita na prática clínica diária. Habitualmente utilizamos sinais clínicos para inferir que o trabalho respiratório está em níveis seguros. A presença de dispneia, frequência respiratória > 30 ciclos/min, ventilação superficial (V_T < 4 mL/kg), uso da musculatura acessória, sudorese e taquicardia são indícios de trabalho respiratório aumentado e, consequentemente, risco para a ocorrência de fadiga muscular. Frente a esta situação, particularmente após excluir-se hipoxemia e acidose, o nível do suporte ventilatório deve ser aumentado com o incremento da pressão inspiratória (IPAP nos modos exclusivos de VNI). O ajuste da PEEP externa para valores discretamente inferiores à PEEP intrínseca (PEEPi ou auto-PEEP) pode diminuir o excesso de trabalho respiratório gerado pela presença da PEEPi.

O ajuste da pressão inspiratória do ventilador mecânico capaz de manter um V_T = 6 ml/kg e frequência respiratória < 30 ciclos/min é geralmente suficiente para garantir uma adequada ventilação alveolar e evitar a fadiga muscular na maioria dos pacientes em VNI, independente da causa da insuficiência respiratória. Lembramos que o uso de altas pressões inspiratórias, particularmente valores superiores a 20 cmH$_2$O, podem ser desconfortáveis para o paciente, aumentar a taxa de vazamento de ar ao redor da máscara e comprometer a sincronia paciente-ventilador e, portanto, deve ser evitado.

Assim como na ventilação invasiva, a FiO$_2$ deve ser ajustada para manter uma FiO$_2$ > 90%. O uso de PEEP ou EPAP é também útil para correção da oxigenação naqueles pacientes com insuficiência respiratória hipoxêmica e aumento do *shunt* pulmonar por colapso alveolar. Alguns autores recomendam evitar o uso de FiO$_2$ > 60% e PEEP > 10 cmH$_2$O para garantir uma SaO$_2$ adequada durante a VNI, já que a necessidade de ajustes nestes valores seria um marcador de gravidade da insuficiência respiratória e alerta para alto risco de falha da VNI.

A gasometria arterial é utilizada para a monitorização da PaCO$_2$ e pH. A ventilação alveolar minuto ($\dot{V}Ealv$ = VTalv × FR; onde $\dot{V}Ealv$: volume minuto alveolar; VTalv: volume corrente alveolar e FR: frequência respiratória) deve ser a necessária para a correção lenta e progressiva da acidose respiratória. O valor de pH > 7,30 e PaCO$_2$ < 60 mmHg são geralmente bem tolerados por pacientes com DPOC agudizada nas primeiras horas de VNI. O ajuste de altas pressões inspiratórias com o intuito de gerar maiores V_T, e consequentemente queda mais rápida da PaCO$_2$, pode levar à piora da hiperinsuflação dinâmica com aumento da PEEPi em pacientes com limitação ao fluxo aéreo (por ex.: DPOC e asma).

Tanto os ventiladores de UTI microprocessados quanto os ventiladores específicos para ventilação não invasiva podem ser utilizados na UTI para o suporte ventilatório não invasivo. Outrora houve uma grande discussão se havia vantagem do uso de tipo de ventilador quando comparado com outro. Hoje sabemos que o importante é a capacidade do ventilador funcionar adequadamente no modo selecionado mesmo na presença de vazamento de ar ao redor da máscara. Antigamente, essa capacidade de compensar grandes vazamentos era uma vantagem dos ventiladores específicos para VNI, mas hoje também vários ventiladores de UTI de última geração possuem algoritmos de compensação de vazamento quando selecionada a opção "uso não invasivo". Facilidade dos ajustes, possibilidade de monitorização da mecânica respiratória, segurança dos alarmes, sincronia paciente-ventilador e custo devem nortear a escolha do ventilador mecânico a ser utilizado durante a VNI.

Seleção dos pacientes

A ventilação não invasiva pode ser utilizada com diferentes objetivos como discutido a seguir e ilustrado na Figura 10.1:

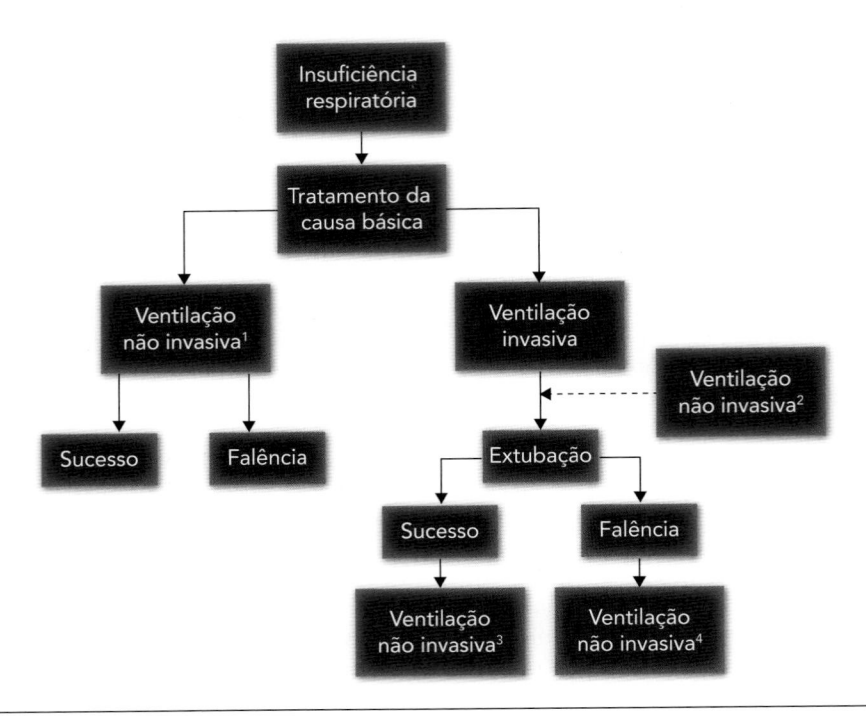

■ **Figura 10.1** Indicações atuais para o uso da ventilação não invasiva. Os números de 1 a 4 refletem diferentes situações em que pode-se considerar o uso de ventilação não invasiva: 1) ventilação não invasiva para o tratamento da insuficiência respiratória aguda ou crônica agudizada; 2) ventilação não invasiva para abreviar o tempo de ventilação mecânica invasiva; 3) ventilação não invasiva para a prevenção de insuficiência respiratória pós-extubação; 4) ventilação não invasiva para tratamento da insuficiência respiratória pós-extubação.

■ Ventilação não invasiva para o tratamento da insuficiência respiratória aguda ou crônica agudizada (Figura 10.1, indicação 1). É o uso clássico para a ventilação não invasiva. Nesta situação, a VNI é utilizada para o suporte ventilatório de pacientes com insuficiência respiratória aguda ou crônica agudizada que serão intubados caso a ventilação não invasiva falhe. A Figura 10.2 mostra a taxa de falência da ventilação não invasiva em diferentes etiologias de insuficiência respiratória em uma série de pacientes hospitalizados, confirmando o seu grande benefício para evitar intubação nos pacientes com DPOC agudizada e edema pulmonar cardiogênico.

Na última década, cânulas nasais de oxigênio em alto fluxo surgiram como alternativa à ventilação não invasiva para situações em que a VNI tem menor eficácia, em particular na insuficiência respiratória aguda não hipercápnica, ou hipoxêmica. Tais cânulas ofertam oxigênio com frações inspiradas de até 100%, levam à discreta pressurização das vias aéreas e permitem que o paciente fale e se alimente, o que pode trazer maior conforto. Em 2015, dois estudos demonstraram que as cânulas nasais de alto fluxo são pelo menos equivalentes à VNI, e podem até melhorar desfechos clínicos. Essa modalidade terapêutica é nova e parece promissora, podendo ser considerada como alternativa à VNI para pacientes com insuficiência respiratória aguda hipoxêmica.

■ Ventilação não invasiva para abreviar o tempo de ventilação mecânica invasiva (Figura 10.1, indicação 2). Nesta situação a ventilação não invasiva é empregada para permitir a extubação de pacientes que falharam em um teste de respiração espontânea. O conceito por trás desta condição é extubar o paciente, mesmo após a falha de um teste de respiração espontânea, caso este paciente preencha

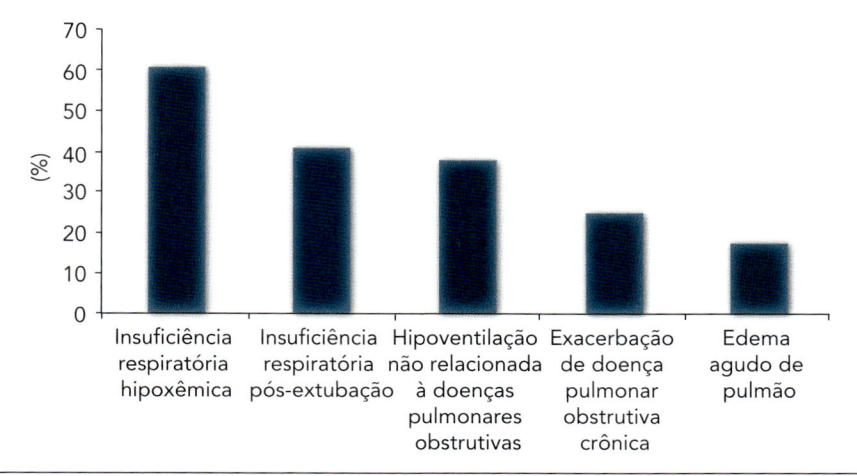

■ **Figura 10.2** Taxa de falência da ventilação não invasiva e consequente necessidade de intubação em uma população de pacientes com insuficiência respiratória aguda ou crônica agudizada internados em um hospital geral terciário e de ensino. (Schettino G- Crit Care Med 2006).

naquele momento critérios de elegibilidade para uso da VNI, ou seja, se o paciente seria candidato ao uso da ventilação não invasiva caso não estivesse intubado. Pacientes com DPOC agudizada que foram intubados, ou por apresentarem contraindicação para uso de VNI no momento da intubação, ou mesmo após tentativa de uso de VNI com falha da mesma, são os melhores candidatos para esta estratégia para encurtar o tempo de intubação. A possibilidade de diminuir o trabalho ventilatório causado pela presença do PEEPi e evitar a congestão pulmonar após extubação, com o uso dos modos PS/PEEP (IPAP/EPAP) ou CPAP, devem ser os principais fatores para o benefício do uso da VNI nesta condição.

■ Ventilação não invasiva para a prevenção de insuficiência respiratória pós-extubação (Figura 10.2, indicação 3). Neste caso, a VNI é utilizada na tentativa de prevenir a ocorrência de insuficiência respiratória nas primeiras horas após a extubação naqueles pacientes que foram bem sucedidos em um teste de respiração espontânea. O desafio aqui é identificar aqueles pacientes com maior risco para o desenvolvimento de desconforto respiratório pós-extubação. Pacientes com ventilação invasiva prolongada, múltiplas comorbidades, episódio prévio de falha em teste de ventilação espontânea ou reintubação,

DPOC e insuficiência cardíaca parecem ser os melhores candidatos para esta estratégia de uso da VNI.

■ Ventilação não invasiva para tratamento da insuficiência respiratória pós-extubação (Figura 10.2 – indicação 4). Nesta situação a ventilação não invasiva é utilizada para o tratamento da insuficiência respiratória que se desenvolve nas primeiras 48 horas após a extubação. O resultado do emprego da VNI nesta situação é controverso, sendo que alguns estudos mostram aumento da morbimortalidade quando esta estratégia de resgate para insuficiência respiratória pós-extubação foi comparada com a reintubação precoce.

■ Uso da ventilação não invasiva para o tratamento da insuficiência respiratória em pacientes que optaram por não serem intubados. Nestes casos, a ventilação não invasiva é utilizada com a intenção de oferecer suporte ventilatório para pacientes com insuficiência respiratória potencialmente reversível, mas que por algum motivo manifestaram o desejo de não serem intubados. Indivíduos com doenças crônicas avançadas ou aqueles com várias comorbidades são os principais representantes desse grupo. Pacientes com DPOC agudizada ou insuficiência cardíaca congestiva grave são os maiores beneficiados dessa estratégia de uso da VNI.

■ Ventilação não invasiva para pacientes em cuidados de fim de vida. Aqui a VNI é utilizada para alívio da dispneia em pacientes com insuficiência respiratória, porém sem a perspectiva de sobrevida. As evidências do benefício dessa estratégia são escassas, particularmente quando comparada com o tratamento farmacológico da dispneia ou sedação.

A escolha adequada dos pacientes, procurando selecionar aqueles que realmente irão se beneficiar do uso da VNI, e contraindicando o seu uso para os pacientes com risco de agravamento da sua condição com o uso desta técnica, é fundamental para o uso seguro e com sucesso do suporte ventilatório não invasivo no ambiente hospitalar (Figura 10.3).

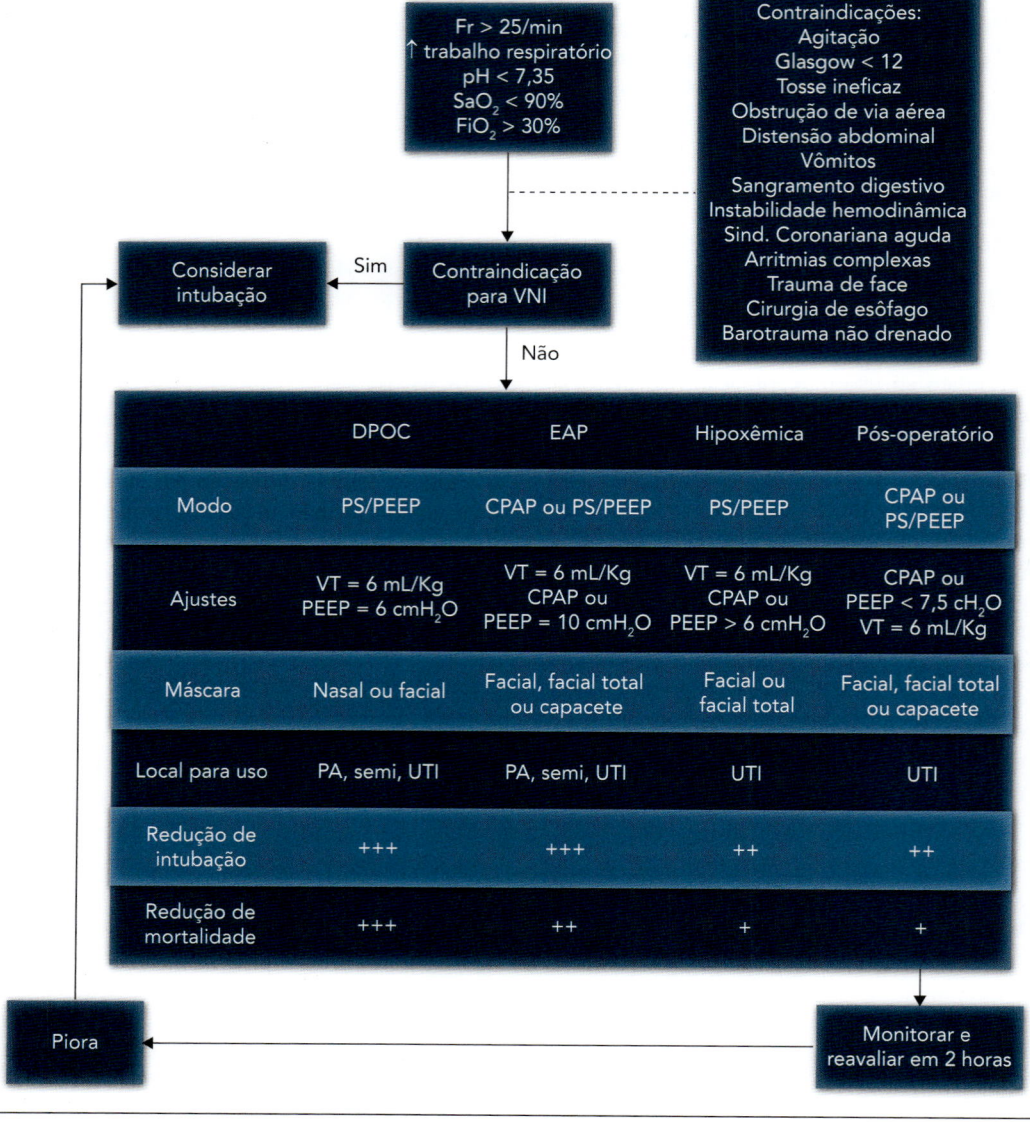

■ **Figura 10.3** Indicações, contraindicações e sugestões para uso inicial da ventilação não invasiva para pacientes com insuficiência respiratória aguda ou crônica agudizada em ambiente hospitalar. DPOC: doença pulmonar obstrutiva crônica; EAP: edema agudo dos pulmões PS: pressão de suporte; VT: volume corrente; PEEP: pressão positiva ao final da expiração; CPAP: pressão positiva contínua em vias aéreas; PA: pronto atendimento. (Adaptada do III Consenso Brasileiro de Ventilação Mecânica – J Bras Pneumol 2007).

Ventilação não invasiva é uma técnica de suporte ventilatório espontâneo e parcial, isto é, o paciente tem que ser capaz de manter ritmo respiratório próprio e tolerar períodos, mesmo que curtos, fora do suporte ventilatório. A tabela da Figura 10.3 lista os critérios clássicos para contraindicação da ventilação não invasiva, alguns considerados absolutos, outros relativos. Quando o paciente está utilizando a VNI e apresenta qualquer um dos critérios de contraindicação, a mesma deve ser descontinuada e o paciente intubado para a continuidade de suporte ventilatório, só que agora de forma invasiva.

Habitualmente os pacientes que irão se beneficiar do uso da VNI apresentam sinais de melhora da insuficiência respiratória tão logo a VNI é iniciada. Aqueles que não apresentam melhora clínica e laboratorial nas primeiras horas do uso da VNI têm risco aumentado para falha da técnica e devem ser acompanhados e monitorizados com atenção, e ter por perto material para intubação traqueal. A necessidade de aumento progressivo da pressão inspiratória, PEEP ou FiO_2 também é indicativa de risco para falha da VNI. O sinal de alerta deve ser aceso quando é preciso uso de $FiO_2 > 60\%$ e $PEEP > 8$ cmH_2O para manter $SaO_2 > 90\%$, ou pressão inspiratória > 20 cmH_2O para alcançar $V_T > 4$ ml/kg e frequência respiratória $< 30/$min, e também quando ocorre piora rápida e significativa da oxigenação ($SaO_2 < 88\%$) poucos minutos após a desconexão da máscara. Sonolência, agitação, sudorese, taquipneia, taquicardia, arritmia, dor precordial são os principais sinais clínicos de falha da VNI.

É importante lembrarmos que a intubação em condições de urgência ou na iminência de uma parada cardiorrespiratória para um paciente em VNI deve ser evitada e está associada com aumento da morbimortalidade para pacientes com insuficiência respiratória.

Conclusão

Concluindo, a VNI pode reverter insuficiência respiratória em determinados grupos de pacientes, evitando a intubação traqueal e suas complicações. Pode ser usada também para encurtar o tempo de ventilação mecânica invasiva e para prevenir falha de extubação em pacientes de alto risco. Entretanto, seu uso deve ser feito por profissionais bem treinados, sob monitorização intensiva, com escolha da interface mais adequada, e reavaliações constantes.

Literatura recomendada

1. Comitê de ventilação mecânica da Associação de Medicina Intensiva Brasileira (AMIB) e Comitê de terapia intensiva da Sociedade Brasileira de Pneumologia e Tisiologia (SBPT). Recomendações brasileiras de ventilação mecânica 2013 - Parte I. J Bras Pneumol 2014; 40(4):327-363.
2. Keenan SP, Sinuff T, Burns K, et al. Clinical practice guidelines for the use of noninvasive positive-pressure ventilation and noninvasive continuous positive airway pressure in the acute care setting. CMAJ 2011; 183:E195-214.
3. Schettino G, Altobelli N, Kacmarek RM. Noninvasive positive-pressure ventilation in acute respiratory failure outside clinical trials: experience at the Massachusetts General Hospital. Crit Care Med 2008; 36:441-7.
4. Schettino G, Reis M, Galas F, Park M, Franca S, Okamoto V. III Consenso de Ventilação Mecânica: ventilação não invasiva com pressão positiva., J Bras Pneumol 2007; 33:S92-105.

11

Hipoxemia Refratária e Terapias de Resgate

- Eduardo Leite Vieira Costa
- Eduardo Lyra de Queiroz

DESTAQUES

- Hipoxemia refratária é uma condição incomum.
- O diagnóstico é fácil à beira do leito, necessitando apenas de gasometria arterial.
- Geralmente está presente nos casos mais graves da síndrome do desconforto respiratório agudo e compartilha com esta condição suas etiologias.
- É uma condição grave com alta letalidade.

OBJETIVOS

- Reconhecer a definição, a epidemiologia e as consequências fisiológicas da síndrome da hipoxemia refratária.
- Diferenciar as principais causas agravantes da hipoxemia grave.
- Descrever as principais estratégias ventilatórias e não ventilatórias de tratamento da síndrome.

Definição

Hipoxemia pode ser definida como uma pressão parcial de oxigênio no sangue arterial (PaO_2) abaixo dos valore normais, tipicamente abaixo de 60-75 mmHg quando respirando ar ambiente. Para a hipoxemia refratária, entretanto, não existe uma definição oficial, apesar de haver relativo consenso que tanto o grau de hipoxemia quanto a sua duração devem ser considerados.

Para quantificar a gravidade da hipoxemia, no lugar da PaO_2, utiliza-se geralmente a relação entre a PaO_2 e a fração inspirada de oxigênio (FiO_2), relação PaO_2/FiO_2, para levar em conta as diferentes concentrações de oxigênio ofertadas. O valor de corte, apesar de arbitrário, deve considerar o risco de morrer em decorrência da hipoxemia. Na maioria dos estudos, esse valor ficou em torno de 70 mmHg, provavelmente porque níveis inferiores elevam o risco de morte devido à queda acentuada da saturação arterial de oxigênio, fenômeno causado pelo comportamento sigmoide da curva de dissociação da hemoglobina.

Além da gravidade da hipoxemia, também deve ser preenchido o critério de tempo para satisfazer a definição de hipoxemia refratária. De preferência, a hipoxemia deve ser mantida por pelo menos uma hora, apesar do uso de tratamentos de resgate, como manobras de recrutamento, posição prona e óxido nítrico. Alternativamente, a hipoxemia grave prolongada por mais de seis horas também pode ser considerada refratária, mesmo sem uso de terapias de resgate. Portanto, pode-se definir hipoxemia refratária como relação PaO_2/FiO_2 abaixo de 70 mmHg por pelo menos seis horas ou então por mais de uma hora, apesar do uso de terapias de resgate.

Existem, ainda, dois outros aspectos a serem considerados na definição da hipoxemia refratária. O primeiro é a variabilidade da PaO_2 durante o ciclo respiratório. Nos pacientes com síndrome do desconforto respiratório agudo (SDRA), a capacidade residual funcional (CRF) dos pulmões, a principal responsável pela estabilidade da PaO_2, está muito reduzida, permitindo uma variabilidade da PaO_2 de até 30 mmHg durante o ciclo respiratório. Portanto, o momento de coleta da gasometria deve ser considerado em relação ao ciclo respiratório. O segundo aspecto é o fato de a relação PaO_2/FiO_2 não ser constante para um dado nível de *shunt* pulmonar. Ela depende da FiO_2 utilizada e, também, da diferença arteriovenosa de oxigênio. Portanto, é importante a padronização da FiO_2 na hora da coleta da gasometria. A padronização da FiO_2 em 1,0 no momento do diagnóstico da hipoxemia refratária torna a definição mais precisa, porque permite uma identificação melhor da quantidade de *shunt* pulmonar através da correção da hipoxemia secundária aos distúrbios de ventilação-perfusão.

Conceitos gerais

Antes de mais nada, é necessário fazer a distinção entre hipoxemia e hipóxia. A hipoxemia diz respeito a baixas concentrações de oxigênio no sangue arterial, enquanto a hipóxia se refere a baixas taxas de oxigênio na intimidade tissular. Em última instância, é o nível de oxigênio no tecido que importa, pois serve de força motriz para a difusão do oxigênio para o interior da mitocôndria, onde se dará a fosforilação oxidativa necessária à vida celular normal.

Por conseguinte, idealmente, o ajuste da oxigenação arterial e o tratamento da hipoxemia deveriam ser guiados com base em medidas de oxigenação tecidual. Entretanto, são vários os leitos teciduais - como o cerebral, o renal e o esplâncnico - e cada um tem ofertas e demandas de oxigênio diferentes, tornando impossível uma medida global única de adequação da oxigenação, mesmo sem levar em conta a dificuldade de mensurar a concentração de oxigênio em alguns desses tecidos. Portanto, para fins práticos, utiliza-se a concentração de oxigênio no sangue arterial como guia para o tratamento sob o preceito de que se o sangue ofertado ao tecido tem uma concentração adequada de oxigênio, então, o tecido também terá.

A oferta de oxigênio também é determinada pela concentração de hemoglobina no sangue e pelo débito cardíaco, além de outros fatores, como pH e afinidade da hemoglobina pelo oxigênio. Fica fácil, assim, concluir que o grau seguro de hipoxemia para o tecido varia de paciente para paciente e depende, entre vários fatores, do débito cardíaco, da distribuição da perfusão e da taxa de hemoglobina. Por exemplo, valores médios de PaO_2 de 24,6 mmHg foram encontrados em alpinistas do Monte Everest sem repercussões significativas após um período de aclimatação de 60 dias em altitude de 2.500 m. Durante o período de aclimatação, os sujeitos dessa pesquisa sofreram um aumento adaptativo da concentração de hemoglobina para aproximadamente 20 g/dL, compensando, de forma parcial, a diminuição da oferta tecidual de oxigênio causada pela hipoxemia.

Na verdade, existe uma grande variabilidade na tolerância cerebral à hipoxemia, e o desenvolvimento de encefalopatia também depende do grau de isquemia concomitante. Em uma série de casos publicada em 1970, mais da metade dos pacientes (12/22) que atingiram valores de PaO_2 de 7,5 a 21 mmHg sobreviveram. Desses 12 pacientes, dois ficaram com dificuldades para deambular e 10 recuperaram independência funcional após a alta.

Experimentos com voluntários sadios revelaram que o fluxo coronário chega a dobrar após a redução da FiO_2 para 10%. De forma semelhante, a subida a elevadas altitudes causa aumento agudo do fluxo coronariano, seguido, ao longo de uma semana, de decréscimo de 25% em relação ao valor basal.

Na circulação pulmonar, a hipóxia é um potente ativador do mecanismo de controle da relação ventilação-perfusão, chamado de vasoconstrição hipóxica. O papel desse mecanismo na homeostase é o de gerar vasoconstrição local em regiões que não estão recebendo ventilação, como, por exemplo, em uma pneumonia lobar. Dessa forma, a perfusão é desviada para regiões normais e menos sangue atravessa a região doente, atenuando o *shunt* e a hipoxemia resultantes da pneumonia. Esse mecanismo de controle torna-se inadequado quando a hipóxia deixa de ser regional e passa a ser generalizada no pulmão, como é o caso das hipoxemias. Nessa situação, podem acontecer hipertensão e edema pulmonares, esse último conhecido como edema pulmonar de grandes altitudes.

Não se podem minimizar, entretanto, os efeitos deletérios da falta de oxigênio, e deve-se lembrar que, em casos extremos, a baixa oxigenação arterial pode levar à disfunção orgânica grave. Exemplos dramáticos dessa disfunção são a parada cardiorrespiratória por hipoxemia e a encefalopatia hipóxica. As arritmias podem acontecer decorrentes de hipoxemia, como é frequente durante a dessaturação nas apneias do sono. As pausas sinusais, a fibrilação atrial, as extrassístoles ventriculares multifocais e até a taquicardia ventricular não sustentada já foram descritas nessa situação. Também há evidências sugerindo que o sistema nervoso central sofre danos irreparáveis quando a PaO_2 cai para menos de 30 mmHg.

Epidemiologia

A síndrome da hipoxemia refratária é uma condição importante por sua gravidade. Pode corresponder até a um terço dos casos diagnosticados de SDRA. Qualquer que seja a causa subjacente, a hipoxemia refratária é uma condição com letalidade elevada que precisa ser diagnosticada precocemente para evitar a deterioração do quadro clínico.

Em geral, a síndrome da hipoxemia refratária deriva de uma injúria pulmonar de grande monta ou da evolução de uma injúria inicialmente menos grave, acentuada pela aplicação de uma ventilação mecânica lesiva. Esse segundo mecanismo é prevalente, pois os casos menos graves de lesão pulmonar muitas vezes não são diagnosticados, resultando em aplicação de ventilação mecânica não protetora e levando à progressão da lesão pulmonar.

Em estudos recentes, a incidência de hipoxemia refratária nos grupos que usaram níveis de pressão positiva ao final da expiração (PEEP) mais baixos, foi de 10% a 35%, enquanto nos grupos que usaram PEEP mais elevada, foi de 5% a 20%. A letalidade dos pacientes com hipoxemia refratária, nesses estudos, foi de 50% a 90%.

Causas agravantes da hipoxemia

Várias causas podem provocar ou piorar a hipoxemia e devem, portanto, ser conhecidas, procuradas ativamente e, quando possível, controladas. Entre elas, destacam-se a presença de secreção brônquica, o pneumotórax e os derrames pleurais, o uso de vasodilatadores sistêmicos, a embolia pulmonar, o *shunt* cardíaco direita-esquerda e a instabilidade hemodinâmica.

Secreção brônquica

A presença de secreção em vias aéreas é capaz de promover um *déficit* de ventilação regional acentuado, causando, assim, uma hipoxemia acentuada por meio de efeito *shunt*.

O ar aprisionado à jusante das vias aéreas fechadas pode demorar a ser absorvido, sobretudo com FiO_2 baixas, levando, às vezes, a grandes regiões não ventiladas sem colapso alveolar importante, dificultando o reconhecimento radiológico desta condição.

Pneumotórax e derrames pleurais

Derrames pleurais e pneumotóraces podem levar ao colapso pulmonar por compressão do parênquima adjacente, podendo aumentar o *shunt* pulmonar. Em pacientes menos graves sob ventilação mecânica, em quem a hipoxemia não é importante, o esvaziamento pleural nem sempre se associa à melhora da oxigenação. Entretanto, em pacientes com síndrome da hipoxemia refratária, o esvaziamento pleural está associado a uma melhora importante e permanente da oxigenação.

Uso de vasodilatadores sistêmicos

O uso de fármacos vasodilatadores, como o nitroprussiato de sódio e a nitroglicerina, deve ser evitado, pois está associado à piora da oxigenação do sangue em virtude da redução da vasoconstrição hipóxica e do consequente aumento da perfusão pulmonar para as regiões sem ventilação alveolar adequada, promovendo a formação de *shunt*.

Embolia pulmonar

A embolia de pulmão é relativamente frequente em pacientes internados e pode levar à piora da oxigenação. Profilaxia primária e tratamento da embolia pulmonar com a anticoagulação são parte integrante do tratamento de pacientes com hipoxemia refratária.

Shunt cardíaco direita-esquerda

A ocorrência do forame oval patente é de cerca de 10% a 15% da população normal. Em pacientes hipoxêmicos, a hipertensão pulmonar, com a consequente hipertensão atrial direita, pode levar ao *shunt* direita-esquerda, com piora da hipoxemia. Nessa situação, o uso de óxido nítrico (NO) ou a oclusão do forame oval via cateterização pode solucionar o problema.

Instabilidade hemodinâmica

Em pacientes muito hipoxêmicos, com *shunt* pulmonar acentuado, a hipoxemia no sangue venoso misto que acontece em quadros hipodinâmicos pode contribuir para a hipoxemia arterial. Assim, a reanimação hemodinâmica pode melhorar a hipoxemia arterial por meio do seu efeito na elevação do conteúdo venoso de oxigênio.

Tratamento

O tratamento da síndrome da hipoxemia refratária envolve necessariamente o tratamento da condição responsável pelo surgimento ou agravamento da hipoxemia. Do mesmo modo, as causas agravantes devem ser ativamente pesquisadas e evitadas ou tratadas. Os tratamentos ventilatórios e não ventilatórios da hipoxemia refratária são descritos a seguir.

Evitando a lesão pulmonar pelo ventilador mecânico

A lesão pulmonar leva, com frequência, a um acometimento pulmonar heterogêneo, com as áreas gravitacionalmente dependentes sujeitas amaior risco de colapso, devido ao peso das áreas pulmonares superpostas, das vísceras abdominais e do coração. As regiões que permanecem aeradas e ventiladas compreendem uma pequena fração dos pulmões (30% a 50% da massa pulmonar), formando, assim, o *baby lung*, ou seja, um pulmão funcionalmente muito reduzido de tamanho. Nessa situação, duas estratégias ventilatórias podem ser utilizadas com o objetivo de evitar lesão pulmonar adicional por meio de hiperdistensão alveolar ou abertura e colapso cíclicos de alvéolos e vias aéreas durante a respiração. São elas a estratégia do pulmão aberto e a ventilação com baixos volumes correntes.

Estratégia do pulmão aberto

A estratégia do pulmão aberto (*Open Lung Approach* – OLA) tem por objetivo recrutar unidades alveolares colapsadas pela doença e mantê-las abertas durante a ventilação com volumes correntes baixos. Para esse fim, é realizada manobra de recrutamento alveolar por meio da aplicação de pressões altas em vias aéreas (de 40 a 60 cmH$_2$O) por períodos curtos de tempo, em geral, de 40 segundos a 2 minutos. O aumento temporário das pressões deve ter como objetivo vencer a pressão crítica de abertura dos alvéolos colapsados. Após o recrutamento, a pressão na qual os alvéolos voltarão a colapsar, denominada pressão de fechamento, será, em virtude da histerese pulmonar, significativamente mais baixa do que a pressão de abertura. Dessa forma, deve-se selecionar uma PEEP superior à pressão de fechamento para evitar o colabamento dos alvéolos e das vias aéreas. Após despressurizações do sistema, por exemplo, após a redução acidental da pressão de via aérea (desconexões do circuito de ventilação) ou após a aspiração traqueal, deverá ser realizada nova manobra de recrutamento.

Deve-se ressaltar que, para manter níveis elevados de PEEP e, ao mesmo tempo, evitar a hiperdistensão alveolar, muitas vezes é preciso lançar mão da hipercapnia permissiva. Nessa estratégia, utilizam-se volumes correntes baixos, às vezes menores do que 6 mL/kg de peso ideal, permitindo que a pressão parcial de CO$_2$ (PaCO$_2$) no sangue arterial se eleve até valores suprafisiológicos (em alguns casos superiores a 100 mmHg), desde que se respeite um limite inferior de pH arterial de 7,0 a 7,2.

Por meio da combinação das duas estratégias, a hipercapnia permissiva e a de pulmão aberto, é possível não só proteger os pulmões da lesão causada pela ventilação mecânica, mas também diminuir a hipoxemia, revertendo o *shunt* pulmonar.

Ventilação protetora com baixos volumes correntes (estratégia ARDSnet)

Esta estratégia visa, primariamente, evitar a distensão de áreas pulmonares normalmente aeradas. O uso de volumes correntes abaixo de 6 mL/kg de peso corpóreo ideal é a chave da estratégia, com pressões de platô < 30 cmH$_2$O, reduzindo a possibilidade da hiperdistensão pulmonar. Com a redução da ventilação alveolar, frequências respiratórias mais altas devem ser utilizadas a fim de manter o volume minuto. Originalmente, uma frequência de até 35 inspirações por minuto foi utilizada.

Nessa estratégia, a recuperação da oxigenação pode acontecer por redução lenta do colapso pulmonar ou por melhora do mecanismo de vasoconstrição hipóxica com a redução da inflamação sistêmica.

Outras estratégias ventilatórias

Posição prona

A ventilação no decúbito ventral (posição prona) é capaz de melhorar a oxigenação em pacientes com SDRA. Quando iniciada precocemente (em até 36 horas) em pacientes com SDRA moderada a grave, também promove redução da mortalidade. O aumento da oxigenação se dá por meio de melhor acoplamento entre a ventilação e a perfusão, por exemplo, por deslocamento da perfusão das regiões dorsais (na posição supina) para as ventrais (na posição prona) ou por redistribuição do colapso pulmonar na posição prona para as regiões ventrais menos perfundidas.

Independente do mecanismo responsável, o efeito sobre a troca gasosa está sujeito à manutenção da posição prona e perde-se, de forma parcial ou total, após o retorno à posição supina. Portanto, quando aplicada essa estratégia com o objetivo de melhorar a hipoxemia, o paciente deve permanecer em posição prona por períodos prolongados (por exemplo > 18h/dia).

Ventilação de alta frequência

A ventilação de alta frequência pode ser definida como qualquer modo de ventilação mecânica que aplique frequências respiratórias superiores a 1 Hz.

O modo mais estudado em insuficiência respiratória hipoxêmica é a ventilação oscilatória de alta frequência (HFOV), que utiliza um ventilador especial capaz de utilizar frequências respiratórias de 3 a 15 Hz. No ventilador, regulam-se, além da frequência respiratória, a pressão média de vias aéreas, a amplitude de oscilação da pressão, a percentagem de tempo inspiratório e o *bias flow*.

A pressão média de vias aéreas deve ser ajustada utilizando o mesmo princípio de ajuste da PEEP na ventilação convencional, conforme a oxigenação ou o colapso pulmonar. Essa pressão é ajustada, frequentemente, em 5 cmH_2O acima da pressão média das vias aéreas utilizada durante a ventilação convencional. De forma alternativa, a pressão média pode ser ajustada em 25 a 30 cmH_2O e modificada, a cada 30 a 60 minutos, em 2 a 3 cmH_2O. Inicialmente, a amplitude de oscilação é ajustada para produzir vibração visível no tórax do paciente e, posteriormente, ajustada conforme a $PaCO_2$.

Tipicamente, a frequência respiratória inicial fica em torno de 5Hz e é aumentada para a maior frequência que evite retenção exagerada de CO_2, lembrando que na HFOV, ao contrário da ventilação convencional, frequências mais altas tendem a clarear menos CO_2.

A aplicação de altas frequências possibilita manter uma ventilação alveolar adequada, mesmo utilizando volumes correntes baixos, considerados protetores. Com isso, é possível aplicar altas pressões médias em vias aéreas e, ainda assim, evitar a hiperdistensão alveolar. Apesar das vantagens fisiológicas, não se demonstrou superioridade em termos de mortalidade em pacientes adultos com SDRA quando comparada à ventilação convencional. Em um grande estudo randomizado realizado em pacientes com SDRA moderada a grave, HFOV esteve associada à maior necessidade de sedativos e bloqueadores neuromusculares, maior instabilidade hemodinâmica e até maior mortalidade.

Dessa forma, não se recomenda o uso rotineiro de HFOV para pacientes com SDRA, devendo-se utilizá-la com cautela e em pacientes selecionados.

Estratégias não ventilatórias

Muitas estratégias farmacológicas foram estudadas para tentar modular a atividade inflamatória na SDRA. Em geral, estratégias com ibuprofeno, cetoconazol, anti-TNF-alfa, anti-IL-8, pentoxifilina, N-acetilcisteína e proteína recombinante de surfactante não se mostraram eficazes.

Desde a descrição da SDRA, os corticosteroides vêm sendo testados seu tratamento, porque a fisiopatologia da doença envolve inflamação precoce e persistente associada à fibrose e proliferação celular tardias. Os dados são ainda conflitantes com relação aos demais desfechos clínicos, mas há consenso que terapia com corticosteroides é capaz de melhorar a oxigenação, tanto na fase precoce quanto tardia da doença.

O NO, um fator vascular derivado do endotélio, é um importante mediador endógeno de vários processos fisiológicos *in vivo* e causa relaxamento da musculatura lisa e a consequente vasodilatação. A vasodilatação é um de seus efeitos endógenos mais potentes e resulta da redução da concentração de cálcio na musculatura lisa vascular após o aumento do GMP cíclico mediado por NO. O uso de NO inalatório tem a vantagem potencial de permitir efeitos locais pulmonares, permitindo aumentar o fluxo sanguíneo das áreas ventiladas e melhorando, portanto, o distúrbio ventilação/perfusão. Em muitos pacientes, a melhora na oxigenação limita-se às primeiras 24-48 horas de terapia, e é necessária a sua retirada gradual para evitar o efeito rebote.

O bismesilato de almitrina é um vasoconstritor pulmonar seletivo não disponível no Brasil que promove a vasoconstrição hipóxica quando administrado por via intravenosa. Seu uso leva à melhora da oxigenação de forma dose-dependente, particularmente em combinação com o NO inalatório.

Bloqueadores neuromusculares (BNMs) podem melhorar a sincronia do paciente em ventilação mecânica, reduzir o consumo de oxigênio sistêmico e, consequentemente, melhorar a oxigenação arterial.

Restrição de fluidos em pacientes com SDRA pode diminuir o edema pulmonar. A restrição hídrica, feita somente após a estabilização hemodinâmica inicial, está associada a melhor função pulmonar, inclusive melhor oxigenação e menos tempo de ventilação.

Oxigenação extracorpórea

A oxigenação extracorpórea (ECMO) vem ganhando importância no tratamento de pacientes com hipoxemia refratária. É uma terapia de resgate capaz de dar suporte às trocas gasosas, permitindo o "descanso" pulmonar até a sua recuperação, diminuindo os potenciais efeitos lesivos da lesão pulmonar induzida pela ventilação mecânica.

A técnica da oxigenação extracorpórea consiste em remover o sangue do paciente com a utilização de uma bomba (centrífuga ou peristáltica) e impulsioná-lo através de um pulmão artificial (membrana). Para o tratamento da hipoxemia refratária, a técnica mais utilizada é o venovenosa, na qual o sangue é retirado e devolvido no sistema venoso do paciente.

As principais complicações da ECMO estão relacionadas à ativação da coagulação pelo sistema extracorpóreo, com aumento da incidência de sangramento. Do mesmo modo, as técnicas venoarteriais associam-se a riscos de isquemia de extremidades (de até 25% nas diversas casuísticas).

Hipoxemia permissiva

Em pacientes com hipoxemia grave, principalmente em centros não especializados e que não dispõem de terapias de resgate mais sofisticadas, como a ECMO, pode ser aceitável a tolerância às baixas PaO_2.

Os indivíduos normais, após algum tempo de climatização, toleram PaO_2 tão baixas quanto 16 mmHg. Em pacientes críticos, com PaO_2 < 40 mmHg e com elevação progressiva dos níveis de lactato, a elevação do débito cardíaco pode aumentar a tolerância a esta situação.

A tolerância à hipoxemia é variável. Enquanto níveis baixos de oxigênio (saturação de oxigênio inferior a 88% ou PaO_2 inferior a 55 mmHg) são bem tolerados por alguns pacientes, outros apresentam reações adversas, como bradicardia e hipotensão.

Conclusão

A síndrome da hipoxemia refratária, apesar de relativamente infrequente, associa-se com significativa letalidade e morbidade. Aspectos fundamentais de seu tratamento incluem reconhecer a condição de forma precoce e evitar que estratégias ventilatórias inadequadas perpetuem ou agravem a lesão pulmonar. O uso judicioso das abordagens de resgate ventilatórias e não ventilatórias pode ser extremamente útil na redução das consequências prejudiciais da síndrome.

Literatura recomendada

1. Adhikari NK, Burns KE, Friedrich JO, Granton JT, Cook DJ, Meade MO. Effect of nitric oxide on oxygenation and mortality in acute lung injury: systematic review and meta-analysis. BMJ 2007 Apr 14; 334(7597):779.

2. Amato MB, Barbas CS, Medeiros DM, Magaldi RB, Schettino GP, Lorenzi-Filho G, et al. Effect of a protective-ventilation strategy on mortality in the acute respiratory distress syndrome. N Engl J Med 1998 Feb 5; 338(6):347-54.

3. Derdak S, Mehta S, Stewart TE, Smith T, Rogers M, Buchman TG, et al. High-frequency oscillatory ventilation for acute respiratory distress syndrome in adults: a randomized,

controlled trial. Am J Respir Crit Care Med 2002 Sep 15; 166(6):801-8.

4. Gray FD, Jr., Horner GJ. Survival following extreme hypoxemia. JAMA 1970 Mar 16; 211(11):1815-7.

5. Grocott MP, Martin DS, Levett DZ, McMorrow R, Windsor J, Montgomery HE. Arterial blood gases and oxygen content in climbers on Mount Everest. N Engl J Med. 2009 Jan 8; 360(2):140-9.

6. Hickling KG, Walsh J, Henderson S, Jackson R. Low mortality rate in adult respiratory distress syndrome using low-volume, pressure-limited ventilation with permissive hypercapnia: a prospective study. Crit Care Med 1994 Oct; 22(10):1568-78.

7. Peek GJ, Mugford M, Tiruvoipati R, Wilson A, Allen E, Thalanany MM, et al. Efficacy and economic assessment of conventional ventilatory support versus extracorporeal membrane oxygenation for severe adult respiratory failure (CESAR): a multicentre randomised controlled trial. Lancet 2009 Oct 17; 374(9698):1351-63.

8. Steinberg KP, Hudson LD, Goodman RB, Hough CL, Lanken PN, Hyzy R, et al. Efficacy and safety of corticosteroids for persistent acute respiratory distress syndrome. N Engl J Med 2006 Apr 20; 354(16):1671-84.

9. Taccone P, Pesenti A, Latini R, Polli F, Vagginelli F, Mietto C, et al. Prone positioning in patients with moderate and severe acute respiratory distress syndrome: a randomized controlled trial. JAMA 2009 Nov 11; 302(18):1977-84.

10. Wiedemann HP, Wheeler AP, Bernard GR, Thompson BT, Hayden D, deBoisblanc B, et al. Comparison of two fluid-management strategies in acute lung injury. N Engl J Med 2006 Jun 15; 354(24):2564-75.

Fisioterapia em Pacientes sob Ventilação Mecânica

- Adriana Sayuri Hirota
- Marcelo do Amaral Beraldo
- Ruy de Camargo Pires Neto

DESTAQUES

- Os exercícios respiratórios melhoram a oxigenação e auxiliam a reexpansão pulmonar.
- Exercícios motores devem ser realizados precocemente de acordo com a colaboração e a capacidade do paciente.
- Os cuidados em relação à umidificação e à administração correta de medicamentos podem ser orientados pelo fisioterapeuta.

OBJETIVOS

- Reconhecer as principais manobras de remoção de secreção e reexpansão pulmonar.
- Compreender a forma correta de realizar o procedimento de aspiração de vias aéreas artificiais.
- Identificar os principais fatores de segurança para se realizarem os exercícios motores.
- Selecionar corretamente o sistema de umidificação mais adequado para cada paciente.
- Compreender a técnica de administração das medicações inalatórias.

A fisioterapia tem como objetivo preservar ou restaurar a integridade funcional do indivíduo. Assim, a presença do fisioterapeuta na unidade de terapia intensiva (UTI), utilizando-se de técnicas manuais e de equipamentos especializados, pode auxiliar na manutenção e no restabelecimento da independência funcional dos pacientes críticos.

Pacientes que utilizam suporte ventilatório mecânico estão expostos a vários fatores que contribuem para a perda funcional respiratória e motora. A inatividade física e o uso de medicamentos como corticoides, sedativos e bloqueadores neuromusculares podem afetar direta ou indiretamente tanto a capacidade motora quanto a respiratória. Além disso, a presença da via aérea artificial e o tempo de ventilação mecânica aumentam o risco para infecções respiratórias, o que pode agravar mais ainda a capacidade funcional destes indivíduos.

Para fins didáticos, a fisioterapia aplicada ao paciente crítico pode ser dividida em respiratória e motora, mas é importante lembrar que, na prática, a atuação do fisioterapeuta no atendimento a pacientes críticos sob ventilação mecânica é holística.

Fisioterapia motora

Nos últimos anos, um grande número de estudos clínicos comprovaram que a implementação de um protocolo de interrupção diária na sedação, visando à utilização de doses mínimas de sedativos e à identificação precoce de pacientes prontos para a retirada do suporte ventilatório, tem impacto em desfechos clínicos importantes, incluindo menor tempo de ventilação mecânica, menor tempo de permanência na UTI e menor mortalidade. A utilização desses protocolos permite que os pacientes estejam mais acordados e colaborativos, mesmo quando em ventilação mecânica. Esta situação faz com que o fisioterapeuta tenha uma maior atuação e responsabilidade em relação à reabilitação funcional destes pacientes, pois eles podem realizar mais atividades e exercícios.

Embora a realização de exercícios, tais como sentar e caminhar com pacientes intubados, ainda seja uma realidade distante de muitos centros de assistência, a cultura de restrição dos pacientes ao leito de UTI está mudando, e, a cada ano, mais centros estão se adaptando a esta nova modalidade de atuação da fisioterapia.

Vários estudos mostraram que a reabilitação precoce dos pacientes críticos, através da realização de exercícios, mesmo enquanto permanece em assistência ventilatória, é segura e apresenta como benefícios a manutenção ou a recuperação da força dos músculos trabalhados, a recuperação mais rápida da funcionalidade, a redução da incidência de delírio, do tempo de internação na UTI e no hospital e a menor taxa de readmissão hospitalar após a alta.

A seguir, descrevemos os tópicos importantes que devem ser observados para a realização desta atividade.

Segurança

Tendo em vista que os exercícios podem ter impacto em vários órgãos e sistemas, em especial os sistemas respiratório e cardiovascular, alguns fatores devem ser considerados antes de se realizar qualquer atividade.

É importante avaliar o histórico do paciente e verificar se ele apresenta antecedente de disfunção respiratória e/ou cardiovascular, se está em uso de medicações, como sedativos e betabloqueadores, que podem alterar sua colaboração ou sua resposta ao exercício, além de levar em conta níveis de atividade funcional antes da internação. A Tabela 12.1 apresenta alguns fatores importantes a serem considerados antes da realização de exercícios com pacientes sob suporte ventilatório.

Tabela 12.1 Fatores importantes a serem considerados antes da realização de exercícios com pacientes sob suporte respiratório.

Reserva cardiovascular
• Frequência cardíaca (FC) de repouso inferior a 50% da FC máxima de acordo com a idade ou entre 60 e 130 bpm.
• Pressão arterial (PA) com alteração inferior a 20% na última hora ou pressão arterial média (PAM) entre 60 e 110 mmHg.
• Eletrocardiograma sem evidência de infarto agudo ou arritmias importantes.

Reserva respiratória
• Saturação periférica de oxigênio (SpO_2) acima de 90%.
• Relação entre a pressão parcial e a fração inspirada de oxigênio acima de 200 ou em melhora.
• Padrão respiratório confortável ainda que taquipneico.

Outros fatores
• Hemoglobina superior a 7 g/dL.
• Plaquetas superiores a 20.000 /mm³.
• Trombose venosa profunda ou embolia pulmonar ausentes ou corrigidas/estabilizadas.
• Ausência de febre (39 – 40° C).

É fundamental envolver todos os membros da equipe multidisciplinar da UTI na decisão de realizar os exercícios e coordenar sua execução com outros procedimentos efetuados com o paciente ao longo do dia.

Benefícios descritos

Vários estudos demonstraram benefícios clínicos associados à reabilitação precoce em pacientes sob ventilação mecânica. Os primeiros estudos intervencionistas realizados em pacientes sob suporte ventilatório já mostravam que reabilitação precoce pode diminuir o tempo de internação na UTI, o número de traqueostomias e a falência no desmame.

O primeiro estudo prospectivo e randomizado comparando a reabilitação precoce com um tratamento fisioterapêutico padrão em pacientes sob ventilação mecânica foi publicado em 2008. Nesse estudo, pacientes que participaram da reabilitação precoce permaneceram menos tempo na UTI e no hospital em comparação ao grupo controle. Estudos posteriores incluíram a realização de exercícios ativos e passivos com os membros, treinos de posicionamento, transferência, deambulação e exercícios simulando as atividades de vida diária de acordo com a capacidade do paciente e estabilidade hemodinâmica. Nesses estudos, os pacientes submetidos a um protocolo de reabilitação precoce apresentaram maior taxa de retorno à independência funcional na alta hospitalar, menor tempo de ventilação mecânica, menos dias com *delirium* e maior distância de caminhada na alta da UTI quando comparados aos pacientes do grupo controle. Os efeitos adversos da realização de exercícios descritos por esses estudos foram raros, sem alterações importantes no padrão hemodinâmico do paciente, quedas ou perda de acessos venosos centrais.

Equipamentos

A seguir, descrevemos o uso de equipamentos para auxiliar na reabilitação dos pacientes em UTI. O uso destes dispositivos, bem como de pesos e faixas elásticas, pode auxiliar no acompanhamento e progressão do exercício, além de deixar a sessão de fisioterapia menos monótona.

Cicloergômetro

O uso do cicloergômetro para auxiliar na reabilitação dos pacientes em UTI está se tornando mais frequente a cada ano. O cicloergômetro é uma espécie de bicicleta estática, portátil, colocada em cima da cama do paciente ou no chão se o paciente estiver sentado. Os pés do paciente são fixados com faixas aos pedais, permitindo a realização de movimentos passivos ou ativos, de acordo com o seu grau de colaboração e sua condição. O uso do cicloergômetro foi associado à maior distância percorrida no teste de caminhada de seis minutos na alta hospitalar, maior força no quadríceps femoral e maior bem-estar autorrelatado em comparação ao grupo que realizou fisioterapia de rotina.

Na UTI Respiratória do HCFMUSP, realizamos um estudo no qual os pacientes sedados com menos de 72 horas de ventilação mecânica realizaram uma sessão de 20 minutos de cicloergômetro passivo. Durante a realização do exercício passivo com o cicloergômetro, não verificamos alterações importantes na hemodinâmica (FC, PA, débito cardíaco e SpO_2) e no metabolismo (VO_2 e VCO_2). Desta forma, podemos concluir que exercícios passivos com cicloergômetro podem ser realizados precocemente sem malefícios ao paciente.

Em outro estudo realizado em nossa UTI, 39 pacientes acordados, sob ventilação mecânica, pedalaram em um cicloergômetro ativo sem carga, para membros inferiores (MMII), durante cinco minutos. Destes, 85% aprovaram este tipo de atividade, 95% relataram que preferiam pedalar a movimentar livremente a perna e 100% gostariam de incorporar esta atividade às sessões de fisioterapia. Alguns efeitos adversos também foram reportados ainda que em pequena porcentagem: dorsalgia e dor em MMII (7%) e tontura após exercício (2%).

Prancha ortostática

A prancha ortostática pode ser utilizada para auxiliar a reinserção da posição vertical em pacientes que não conseguem permanecer em ortostatismo ativamente, principalmente em casos de internação prolongada e/ou restrição ao leito. Em um estudo recente, verificou-se que o uso da prancha ortostática pode ser uma alternativa de treinamento físico para os pacientes que não conseguem deambular. Assim como as outras atividades descritas até o momento, seu uso é seguro e factível, desde que realizado com a devida monitoração, pois pode alterar a FC e a frequência respiratória.

Podemos descrever como benefícios associados ao uso da prancha ortostática: aumento da ventilação pulmonar, aumento da produção de calcitonina pelo impacto da posição vertical nos ossos, mudança do ângulo de visão dos pacientes e ativação das comunicações ponto-cerebelares que estimulam o estado de alerta.

Eletroestimulação muscular (EEM)

Dentre os benefícios da EEM, podemos citar o aumento da massa, força e resistência muscular. Além disso, a EEM diminui a perda de massa muscular associada à inatividade muscular ou denervação. Embora ainda existam poucos trabalhos utilizando este dispositivo na UTI, baseados em resultados de sua utilização em pacientes não críticos, seu uso parece promissor. Um estudo que utilizou sessões diárias de 45 minutos de duração por uma semana em pacientes sob ventilação mecânica mostrou diminuição da perda de massa muscular do músculo quadríceps. Outros estudos estão em andamento para verificar quais os benefícios reais deste tipo de intervenção na UTI e quais pacientes se beneficiariam desta terapia.

Reabilitação virtual

O uso de videogames interativos para auxiliar na reabilitação de pacientes tem ganhado destaque nos últimos anos. Em indivíduos saudáveis, o uso de videogames para auxiliar no treinamento físico resulta em maior aderência ao treinamento, maior intensidade de exercício e melhora geral do desempenho sem aumento na percepção de esforço quando comparado a técnicas de treinamento tradicionais.

Da mesma maneira que o cicloergômetro e a EEM, o uso de plataformas virtuais comumente encontradas em ambiente de reabilitação ambulatorial passa a ser mais um mecanismo de auxílio para a reabilitação de pacientes críticos. Um estudo de 2012 mostrou que o uso do Nintendo Wii® auxilia no ganho de equilíbrio e resistência de pacientes de UTI. É importante ressaltar que 45% das sessões foram realizadas com os pacientes intubados e não ocorreram efeitos adversos como remoção da cânula orotraqueal ou acessos venosos centrais e periféricos.

Escolha da atividade mais indicada para cada paciente

A seguir, descrevemos de maneira resumida como podemos abordar pacientes enfocando o exercício precoce. Essa avaliação sistematizada pode auxiliar na elaboração de um protocolo adaptado para cada unidade, atendendo às devidas particularidades de cada hospital. Os tópicos a seguir podem ser facilmente compreendidos com a ajuda de um fluxograma (Figura 12.1).

- Os aspectos de segurança (tópico segurança) encontram-se nos limites aceitáveis?

- Verificar o nível de sedação/atenção do paciente. O paciente está alerta e responsivo? Existe alguma contraindicação para se desligar ou diminuir a sedação? A sedação está sendo utilizada para efeito analgésico? Em caso positivo, é possível trocar o sedativo por algum analgésico que mantenha o paciente mais alerta?

- O paciente está inconsciente? Nos pacientes que permanecerem com níveis mais elevados de sedação, podem -se realizar movimentos passivos das articulações de membros superiores (MMSS), MMII e cinturas escapular e pélvica (mínimo de cinco repetições em cada articulação), mudança de decúbito de 2/2 horas. Se disponível na unidade, também é possível utilizar a EEM, o cicloergômetro ou outro dispositivo que não dependa da colaboração do paciente.

- O paciente está consciente? Além da atividade proposta no item anterior, os pacientes conscientes podem realizar atividades ativas e resistidas (mínimo de cinco repetições) e permanecer na posição sentada com apoio dorsal durante 20 minutos, três vezes ao dia. A partir desta etapa, podemos iniciar atividades como uso de pesos, cordas ou faixas elásticas com aumento gradual, e se disponível na unidade, cicloergômetro, EEM e prancha ortostática.

- Paciente consciente e com força muscular grau 3 em MMSS? Exercícios propostos anteriormente e posição sentada sem apoio.

- Paciente consciente e com força muscular grau 3 em MMII? Atividades propostas anteriormente e transferência ativa para a poltrona (tempo mínimo de 20 minutos ao dia).

- O que impede o paciente de sair do leito? Existe alguma contraindicação para o paciente sentar ou ficar em pé? A presença de acessos venosos centrais e via aérea artificial dificulta, mas não impede a mobilização.

Se o paciente consegue realizar transferência ativa para a poltrona, considere a deambulação pela unidade ou corredor. Para isso, sugerimos que haja pelo menos duas pessoas para assistir o paciente. Uma pessoa empurra o ventilador mecânico e auxilia o paciente, enquanto a outra leva uma cadeira de rodas caso ele se canse.

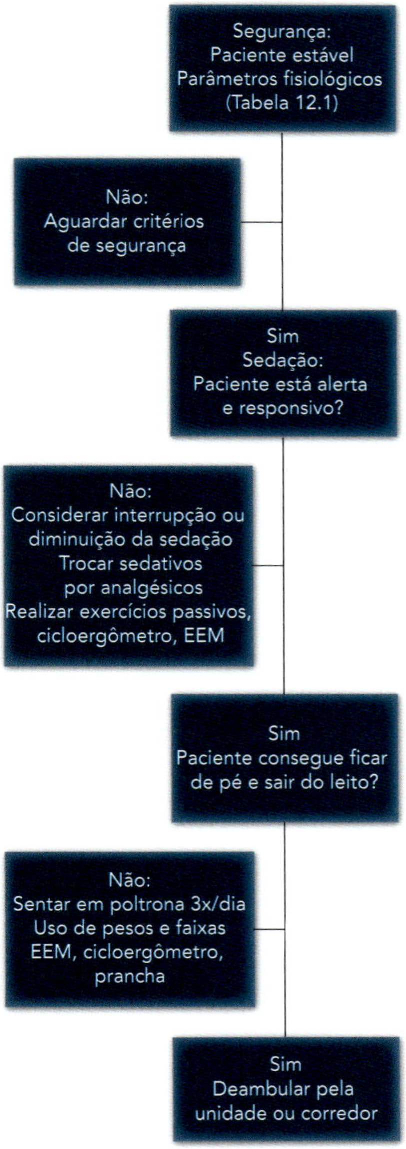

O exercício deve ser interrompido se a condição hemodinâmica do paciente ultrapassar os níveis propostos de segurança ou se ele relatar cansaço ou aumento importante na percepção do esforço.

Fisioterapia respiratória

A fisioterapia respiratória aplicada aos pacientes sob ventilação mecânica tem por objetivos: melhorar a ventilação pulmonar regional e global, melhorar a complacência pulmonar, reduzir a resistência de vias aéreas e o trabalho respiratório, bem como mobilizar as secreções das vias aéreas. Para isso, o fisioterapeuta poderá delinear suas intervenções a partir de técnicas e procedimentos específicos, discutidos em detalhe a seguir.

Diversas técnicas podem ser aplicadas a pacientes sob ventilação mecânica, entre elas manobras posturais, manobras de hiperinsuflação, precussão e vibrocompressão torácica, e aspiração de vias aéreas. Iremos comentar sobre todas, dando destaque especial à aspiração de vias aéreas, procedimento muito comum e de grande importância no atendimento fisioterápico de pacientes críticos sob ventilação mecânica.

Manobras posturais

As manobras posturais têm como objetivos: otimizar a oferta de oxigênio através da melhora na relação ventilação-perfusão ($\dot{V}/\dot{Q}$), promover a reexpansão pulmonar regional e auxiliar na movimentação de secreções dos diversos segmentos pulmonares, esta última também conhecida como drenagem postural. Têm como princípios a ação direta da gravidade sobre o sistema respiratório, no qual os efeitos regionais da gravidade irão promover uma maior ou menor *pressão transpulmonar*.

Pressão transpulmonar = pressão alveolar − pressão pleural

Esse aumento ou redução da pressão transpulmonar gera um comportamento dependente da gravidade tanto da expansão pulmonar quanto da ventilação regional. As regiões do pulmão não dependentes, isto é, aquelas que estão voltadas para cima, como por exemplo a região ventral no paciente em decúbito dorsal, terão maior tendência à reexpansão, devido à

■ **Figura 12.1** Fluxograma da avaliação sistematizada para abordagem de pacientes com foco em exercícios precoces. EEM: eletroestimulação muscular.

pressão pleural mais negativa nessas regiões e, consequentemente, maior pressão transpulmonar. O efeito postural na ventilação regional depende também da presença ou ausência de atividade muscular diafragmática. Quando há contração do diafragma, a ventilação tende a ser maior em regiões dependentes. Essa distribuição da ventilação se inverte nos casos de ventilação estritamente controlada, quando as regiões não dependentes passam a ser mais ventiladas.

A drenagem postural consiste no uso da ação da gravidade para auxiliar na movimentação das secreções dos segmentos pulmonares distais para os segmentos centrais. O segmento a ser drenado deve ser posicionado de modo a utilizar a ação da gravidade para facilitar a drenagem da secreção. Algumas situações clínicas podem dificultar esse posicionamento, tais como: instabilidade hemodinâmica, hipertensão intracraniana, refluxo gastroesofágico, uso de balão intra-aórtico, presença de cateteres de diálise e de derivações ventriculares externas. Quando possível, a drenagem postural deve ser associada a outras técnicas para higiene brônquica.

Manobras de hiperinsuflação

As manobras de hiperinsuflação têm como objetivos: prevenir a atelectasia pulmonar, reexpandir unidades alveolares colapsadas, melhorar a oxigenação e a complacência pulmonar e facilitar o movimento das secreções para as vias aéreas mais proximais. Podem ser realizadas manualmente através da utilização do Ambu ou através do ventilador mecânico.

A hiperinsuflação manual consiste em uma insuflação lenta e profunda, realizada com o auxílio de um ressuscitador manual (Ambú) conectado à via aérea artificial, associada ou não a uma pausa inspiratória e posterior desinsuflação brusca, promovendo um aumento do fluxo expiratório. A insuflação lenta juntamente com a pausa inspiratória, auxilia a reexpansão das áreas colapsadas através da ventilação colateral e a desinsuflação brusca estimula ou simula a tosse.

A hiperinsuflação com ventilação mecânica consiste em alterações momentâneas dos parâmetros do ventilador mecânico (3-30 min.) para promover aumento no volume corrente, na pausa inspiratória ou na PEEP. Sugere-se limitar os picos de pressão em 40 cmH$_2$O. A hiperin-

suflação com ventilação mecânica possui efeito semelhante à hiperinsuflação manual em relação à remoção de secreções, porém seu efeito na reexpansão pulmonar é superior, devido à manutenção da conexão do paciente ao ventilador.

Situações de instabilidade hemodinâmica, pneumotórax não drenado, broncoespasmo, hipertensão intracraniana e utilização de PEEP elevada (≥ 10 cmH$_2$O) podem ser consideradas situações limitantes para o uso das manobras de hiperinsuflação.

Percussão torácica

A percussão torácica (ou tapotagem) tem como objetivo promover o deslocamento das secreções brônquicas através da transmissão de energia cinética da parede torácica até o parênquima pulmonar e através do aumento do fluxo expiratório.

Consiste na aplicação rítmica e intermitente de percussão manual no tórax com as mãos em formato de concha, mantendo os dedos e polegares fechados, os braços e cotovelos parcialmente fletidos e os punhos soltos. A eficiência da manobra irá depender da rigidez do tórax e da força e frequência de aplicação, que deve ficar em torno de quatro a sete ciclos por segundo. A técnica não está indicada ou deve ser realizada com cautela em pacientes com instabilidade hemodinâmica, hemoptise, fraturas de costela, tórax instável, osteoporose, metástase óssea e broncoespasmo.

Vibrocompressão torácica ou vibração torácica manual

A vibrocompressão tem como objetivos fluidificar e facilitar a depuração das secreções. Consiste na aplicação de movimentos oscilatórios (vibrações) gerados através da tetanização dos músculos agonistas e antagonistas do antebraço, realizados com a palma da mão posicionada sobre o tórax, comprimindo-o durante a fase expiratória. As oscilações geradas em uma frequência de 4-75 Hz podem atuar na reologia do muco, fluidificando a secreção e facilitando a sua depuração.

Essa manobra está contraindicada em pacientes com fraturas de costelas e osteoporose.

Aspiração das vias aéreas artificiais

A aspiração das vias aéreas artificiais é um procedimento necessário para pacientes que utilizam suporte ventilatório mecânico invasivo, uma vez que eles não têm a capacidade de mobilizar secreções adequadamente. Pode ser definida como a retirada mecânica da secreção pulmonar através da aplicação de pressão negativa nas vias aéreas artificiais do paciente. Esse procedimento faz parte da terapia de higiene brônquica e geralmente é realizado várias vezes ao dia durante o período de ventilação mecânica.

Indicação

O objetivo principal da aspiração é evitar a obstrução da via aérea artificial provocada pelo acúmulo de secreções. A aspiração não deve ser realizada em horário predeterminado em prescrição médica ou de enfermagem. É necessário que os profissionais responsáveis pelos cuidados do paciente sejam adequadamente treinados para reconhecer o momento apropriado para sua realização. Algumas condições clínicas indicam a necessidade de aspiração das vias aéreas artificiais (Tabela 12.2).

Tabela 12.2 Condições clínicas que indicam necessidade de aspiração das vias áreas artificiais.

- Padrão serrilhado na curva de fluxo-volume;
- Som sugestivo de presença de secreção na ausculta pulmonar;
- Presença de secreção visível na cânula;
- Suspeita de aspiração de conteúdo gástrico ou de secreção de vias aéreas superiores;
- Aumento da pressão de pico quando em modo volume controlado ou diminuição do volume corrente quando em modo pressão controlada;
- Necessidade de coleta de material para cultura de micro-organismos.

Uma vez indicada, a aspiração de vias aéreas deverá ser realizada seguindo três etapas: preparação, procedimento e acompanhamento, descritas a seguir.

Preparação

Inicialmente, é importante determinar se o sistema de aspiração a ser utilizado será aberto ou fechado. No sistema aberto, deve-se desconectar o circuito do ventilador mecânico para introdução da sonda através da cânula de in-

tubação. No sistema fechado, a desconexão é desnecessária, uma vez que uma sonda estéril é mantida conectada à cânula endotraqueal.

Como não há diferença entre os sistemas aberto ou fechado de aspiração no desenvolvimento de pneumonia associada à ventilação mecânica, a escolha do sistema utilizado deve ser baseada em outros parâmetros, entre eles disponibilidade, capacidade de aspiração e condição clínica do paciente.

Embora haja poucos dados comparando segurança e eficácia desses dois modos de aspiração, em modelos experimentais em animais verificou-se que os dois sistemas têm semelhante capacidade de sucção, mas o sistema de aspiração aberto retira maior quantidade de secreção quando comparado ao sistema fechado.

Por outro lado, a utilização do sistema de aspiração fechado pode minimizar os efeitos adversos associados à desconexão, como colapso, "derecrutamento" de unidades alveolares, especialmente em pacientes com PEEP elevada ou recentemente submetidos a manobras de recrutamento, e pacientes que apresentem queda importante da saturação de oxigênio quando desconectados do ventilador artificial.

Após a opção pelo sistema de aspiração mais adequado, o tamanho do cateter deve ser selecionado. A sonda deve ser calibrosa o suficiente para facilitar a remoção de secreção, porém seu diâmetro externo não deve exceder a metade do diâmetro interno da via aérea artificial em adultos e um terço em crianças. É importante lembrar que o nível de pressão negativa transmitida para as vias aéreas para um dado calibre de cânula endotraqueal é determinado pelo diâmetro do cateter e pela pressão de sucção (pressão negativa) do aspirador.

Pressões excessivamente negativas favorecem a ocorrência de complicações como atelectasia, hipoxemia e lesão da mucosa traqueal. Ao mesmo tempo, a pressão de sucção deve ser suficiente para garantir a retirada de secreção. Portanto, a pressão negativa recomendada para aspiração deve ser de 80 – 120 mmHg, podendo chegar a 200 mmHg se o diâmetro da sonda for apropriado.

Finalmente, garantir maior oxigenação ao paciente durante 30 a 60 segundos antes do início do procedimento pode minimizar os efeitos da hipoxemia decorrente da aspiração, especialmente nos pacientes mais hipoxêmicos. Entretanto, é necessário lembrar que ventilação durante tempo prolongado com maior fração inspirada de oxigênio (FIO_2) pode provocar atelectasia de absorção e consequente redução do volume pulmonar. Assim, a hiperoxigenação deve ser realizada apenas durante os 30 a 60 segundos preconizados para reduzir essa complicação.

Procedimento

O procedimento de aspiração deve ser realizado com técnica asséptica, e o tempo de sucção não deve exceder 15 segundos. Havendo necessidade, a aspiração pode ser repetida após a recuperação da hipoxemia e de quaisquer outras alterações em parâmetros fisiológicos do paciente.

Alíquotas de 5 a 8 mL de solução fisiológica (SF) podem ser instiladas na cânula antes de se realizar a aspiração. A instilação de SF mostrou-se benéfica em melhorar a remoção de secreção através da potencialização da tosse e pode estar associada a menor incidência de pneumonia associada à ventilação mecânica. Em pacientes sob bloqueio neuromuscular ou com reflexo de tosse abolido, a instilação de SF não está indicada.

O paciente deve ser adequadamente monitorado durante todo o procedimento, especialmente em relação aos sinais respiratórios e hemodinâmicos, entre eles: saturação periférica de oxigênio, padrão e frequência respiratória, frequência cardíaca, pressão arterial e, se disponível, pressão intracraniana.

Acompanhamento

Após o término do procedimento, deve ser mantida a hiperoxigenação por pelo menos um minuto, utilizando-se o mesmo método da oxigenação prévia e adotando-se as mesmas precauções.

Várias complicações podem ocorrer em consequência da aspiração de vias aéreas. Entre elas, podemos destacar as indicadas na Tabela 12.3.

Contraindicações

Não há contraindicações absolutas à aspiração de vias aéreas. Entretanto, deve-se sempre ponderar risco e benefício advindos do procedimento.

Tabela 12.3 Complicações que podem ocorrer em consequência da aspiração de vias aéreas.

- Diminuição da complacência pulmonar e da capacidade residual funcional (independente do sistema utilizado);
- Formação de atelectasias;
- Lesão traqueal ou da mucosa brônquica (com risco de sangramento);
- Broncoespasmo;
- Colonização microbiana do trato respiratório inferior;
- Alterações no fluxo sanguíneo cerebral e aumento da pressão intracraniana;
- Hipertensão/hipotensão arterial sistêmica;
- Arritmias cardíacas.

Cuidados fisioterapêuticos adicionais ao paciente intubado

A ventilação mecânica artificial interfere em funções importantes como a umidificação do ar inspirado e os mecanismos de defesa das vias aéreas. Além disso, altera a deposição nas vias aéreas inferiores de partículas inaladas. Também é papel do fisioterapeuta garantir a manutenção da umidificação adequada das vias aéreas e orientar a equipe quanto à melhor maneira de administrar as medicações inalatórias durante a ventilação mecânica.

Umidificação e aquecimento do ar inspirado

Durante a ventilação mecânica, a umidificação e o aquecimento das vias aéreas são cuidados essenciais e devem ser realizados com atenção a fim de minimizar o risco de complicações associadas à umidificação insuficiente ou excessiva.

A maior parte da umidificação e aquecimento do ar inspirado durante a respiração espontânea ocorre na cavidade nasal, onde a passagem de fluxo turbulento pelas conchas nasais promove maior contato do ar com a mucosa, aumentando a transferência de calor e umidade. Assim, a presença da via aérea artificial, necessária em pacientes em suporte ventilatório mecânico invasivo, e a utilização de gases desprovidos de umidade provenientes de tanques tornam essenciais a umidificação e o aquecimento do gás inspirado. O objetivo do condicionamento do ar é oferecer conteúdo de água e calor similar ao proporcionado habitualmente pela via aérea superior.

Complicações associadas à umidificação e aquecimento inadequados

Umidificação e aquecimento tanto insuficientes como excessivos são prejudiciais para a manutenção da estrutura da via aérea. Quando a umidade absoluta se encontra abaixo de 30 mgH_2O/L, aumenta o risco de obstrução da cânula endotraqueal pelo muco desidratado, que se torna mais viscoso e adere à parede da cânula, aumentando assim a resistência de vias aéreas. Estudos em animais intubados demonstram que três a seis horas de ventilação com gás frio e seco promovem redução do transporte de muco, destruição dos cílios e ulceração do epitélio, seguida de necrose.

Umidificação e aquecimento insuficientes também podem causar ou agravar hipotermia, podendo haver redução da temperatura corporal em até 3 °C durante a ventilação com ar seco e 0,3 °C com o ar saturado a 32 °C.

A umidificação e o aquecimento excessivos podem causar condensação de água nas vias aéreas superiores, redução da viscosidade e do transporte de muco, diluição do surfactante, dano celular induzido pelo aumento de temperatura e obstrução das vias aéreas, além de piora da troca gasosa devido a alterações do parênquima pulmonar com edema intersticial e alveolar, atelectasia e consolidação pulmonar.

Portanto, o controle adequado do aquecimento e umidificação do ar inspirado durante a ventilação mecânica é de particular importância para assegurar a integridade das vias aéreas e a adequada função mucociliar.

Métodos de umidificação e aquecimento

O condicionamento do ar inspirado pode ser realizado de duas formas: ativa, através dos umidificadores aquecidos (UAs), ou passiva, através dos trocadores de calor e umidade (HME – *Heat and Moisture Exchanger*).

Umidificadores aquecidos

Na umidificação aquecida, utiliza-se uma câmara parcialmente preenchida com água aquecida através da qual passa o ar seco e frio. O vapor d'água se mistura ao gás, elevando a sua temperatura e umidade.

As principais desvantagens associadas à utilização dos umidificadores aquecidos são: condensação de vapor d'água no circuito do ventilador, necessidade de fonte de energia elétrica e suprimento constante de água, além de maior cuidado da equipe multidisciplinar. O efeito da condensação de líquido no circuito pode ser minimizado com a utilização de reservatórios para drenar o conteúdo acumulado.

Trocadores de calor e umidade

São dispositivos que retêm a umidade e o calor durante a expiração e os transmitem ao ar seco trazido pelo circuito do ventilador mecânico na inspiração, aquecendo e umidificando as vias aéreas do paciente. Devem ser colocados entre o tubo endotraqueal e o conector em "Y" do circuito do ventilador mecânico.

Existem três categorias de HMEs: os higroscópicos, os hidrofóbicos e os mistos (higroscópicos-hidrofóbicos).

- **Higroscópicos:** constituídos de material de baixa condutividade térmica impregnado com um sal higroscópico que aumenta a conservação da umidade. Apresentam maior capacidade de umidificação.

- **Hidrofóbicos:** constituídos de material que repele a água, impedindo sua passagem para o meio externo. Têm função adicional de barreira para vírus e bactérias.

- **Mistos:** possuem os dois componentes, apresentando a propriedade de agir como barreira para vírus e bactérias, e satisfatória capacidade de umidificação.

As principais vantagens da utilização dos HMEs são: menor tempo dispensado pela equipe de enfermagem e fisioterapia, simplificação do circuito do ventilador e menor custo. São consideradas contraindicações à sua utilização:

- Presença de secreção espessa e sanguinolenta;
- Presença de vazamentos no sistema, como no caso de fístula broncopleural de alto débito, e vazamento através do *cuff* da cânula endotraqueal, pois essas condições diminuem a capacidade do dispositivo de reter calor e umidade;

- Pacientes hipotérmicos, pois o método não manterá um aquecimento adequado;

- Volume minuto ou volume corrente elevados resultando em maior perda de água;

- Aumento de resistência das vias aéreas, pois o dispositivo pode gerar resistência adicional;

- Hipercapnia e utilização de volume corrente baixo, uma vez que o HME acrescenta espaço morto ao circuito do ventilador.

Atualmente não é possível afirmar que qualquer método de umidificação seja superior na incidência de pneumonia associada à ventilação mecânica ou em relação à eficiência clínica de umidificação. Portanto, a opção pelo método a ser utilizado deve ser baseado na presença ou não das condições que contraindiquem o HME.

Recomendações práticas para a umidificação na ventilação mecânica

Não havendo restrições à utilização de HME, deve-se eleger esse sistema, uma vez que reduz os cuidados dispensados pelas equipes de fisioterapia e enfermagem e têm menor custo.

O fabricante orienta troca diária do HME, porém estudos sugerem que não há aumento do risco de obstrução da cânula ou de ocorrência de pneumonia associada à ventilação mecânica, se a substituição ocorrer uma vez por semana. A periodicidade de troca do HME deve aumentar somente se houver acúmulo de secreção no dispositivo.

O aspecto da secreção aspirada do paciente deve ser avaliado sistematicamente, e, caso haja sinais de aumento da viscosidade da secreção ou de obstrução parcial ou total da cânula endotraqueal, deve-se considerar a substituição do HME pela umidificação ativa.

No caso da umidificação ativa, o circuito do ventilador deve conter um reservatório (copo--dreno) para coletar o líquido acumulado. É necessário verificar periodicamente se a água do reservatório não evaporou totalmente e realizar a reposição da água através de um equipo para infusão de soluções parenterais, evitando desconexões recorrentes do circuito.

Administração de medicação inalatória na ventilação mecânica

A principal vantagem da administração de medicações na forma inalatória está relacionada à sua liberação diretamente no seu sítio de ação, permitindo uma atuação mais rápida e com doses menores quando comparadas às utilizadas pela via sistêmica, e também minimizando seus efeitos adversos. Porém, a eficiência da medicação depende da utilização do inalador com uma técnica adequada, maximizando a chegada da medicação nas vias aéreas inferiores.

A deposição do aerossol nas vias aéreas inferiores dos pacientes em ventilação mecânica é em torno de quatro vezes menor do que em pacientes em respiração espontânea. A efetividade da terapia inalatória na VM depende de diversos fatores, incluindo o tipo de dispositivo utilizado, formulação da medicação, parâmetros de ventilação mecânica e outros. A seguir, discutiremos quais são os tipos de dispositivos para terapia inalatória, os principais fatores que interferem na deposição da medicação inalada e as recomendações para a sua utilização.

Dispositivos para terapia inalatória

Inaladores pneumáticos ou a jato

Os inaladores mais utilizados são os tipos pneumáticos, que usam fluxo de gás comprimido para criar as partículas de aerossol. O inalador a jato deve ser adaptado ao circuito do ventilador mecânico através de um conector em "T".

Inaladores dosimetrados

O inalador dosimetrado (MDI – do inglês *Metered-Dose Inhaler*) é utilizado em broncodilatadores, anticolinérgicos, anti-inflamatórios e corticosteroides. Consiste em um reservatório de metal do qual a medicação é liberada em dose predeterminada através de uma válvula dosadora conectada a um aplicador específico para aquela medicação.

Os principais tipos de adaptadores disponíveis para utilização na ventilação mecânica são: os adaptadores em forma de cotovelo, os adaptadores *inline* uni ou bidirecionais e os espaçadores (aerocâmaras) de pequeno ou de grande volume.

Inaladores ultrassônicos

Sistema que utiliza um cristal piezoelétrico vibrando em alta frequência (1,2 a 2,4 MHz) para produzir ondas sonoras que passam através da solução medicamentosa gerando as partículas de aerossol.

Utilização de inalação a jato na ventilação mecânica

Inicialmente, devemos avaliar se o ventilador mecânico utilizado permite a realização de inalação a jato, pois o sal do soro fisiológico utilizado para diluir a medicação pode se depositar na válvula exalatória do aparelho e danificar determinados tipos de equipamentos. Se a realização de inalação for indispensável para o tratamento clínico do paciente e não houver um substituto na forma dos inaladores dosimetrados, um filtro barreira para vírus e bactérias pode ser instalado no ramo expiratório para proteção do ventilador artificial.

A diluição da medicação em maior volume (de 4 a 6 mL) aumenta a quantidade efetiva de medicação inalada, pois reduz a concentração de medicação no volume residual, que é o volume de solução que permanece nos inaladores no término do tratamento.

Para realizar a inalação a jato, deve-se posicionar o copo de inalação em posição proximal ao ventilador (Figura 12.2). Essa estratégia melhora a deposição da medicação, pois o fluxo do inalador permite que as partículas de aerossol preencham o circuito do ventilador, o qual funcionará como um espaçador, reduzindo a perda de medicação pela válvula exalatória.

O *bias flow* ou fluxo contínuo é o nome dado à presença de um pequeno fluxo contínuo de ar no circuito do ventilador, utilizado em ventiladores artificiais para permitir o adequado funcionamento do disparo a fluxo. Porém, a associação do fluxo contínuo do inalador a jato com o fluxo contínuo do ventilador empurra as partículas de aerossol para o ramo expiratório do circuito, aumentando sua perda pela válvula exalatória. Além disso, o fluxo adicional gerado pelo inalador a jato pode interferir no reconhecimento de esforços do paciente pelo ventilador. Portanto, quando possível, o fluxo contínuo deve ser desligado e/ou a forma de disparo modificada para disparo à pressão.

O trocador de calor e umidade (HME) funciona como uma barreira à passagem da medicação, sendo necessária sua retirada do circuito durante a inalação. Essa ação é necessária tanto para a inalação quanto para a utilização do MDI.

Cada modelo de inalador a jato é projetado para funcionar melhor com um determinado fluxo de ar, geralmente registrado em sua embalagem. Fluxos menores que o sugerido aumentarão o tamanho das partículas de aerossol, reduzindo assim a oferta da medicação.

A fim de evitar contaminação, ao término da inalação, o inalador deve ser retirado do circuito, lavado com água estéril e armazenado a seco.

Utilização do inalador dosimetrado na ventilação mecânica

A utilização de medicações inalatórias na forma MDI vem crescendo na UTI, pois alguns medicamentos, como a maioria dos corticosteroides inalatórios e alguns broncodilatadores, estão disponíveis apenas nesse sistema. Sua utilização para pacientes sob ventilação mecânica deve ser realizada através de um espaçador. A utilização de espaçador de grande volume melhora a oferta de aerossol em relação ao adaptador em cotovelo ou ao adaptador *inline* unidirecional porque ele reduz a deposição da partícula de aerossol na parede do circuito e na cânula endotraqueal.

O espaçador apresenta melhor deposição quando posicionado de 15 a 30 centímetros do "Y", no ramo inspiratório do circuito do ventilador (Figura 12.3). O posicionamento inadequado do espaçador pode ter impacto clínico para o paciente. Quando o espaçador é posicionado próximo ao ventilador e longe do Y, pode perder o efeito da sedimentação gravitacional, e quando colocado entre a cânula e o circuito do ventilador, aumenta o espaço morto, resultando em redução da ventilação alveolar e, potencialmente, elevação da pressão de gás carbônico no sangue arterial.

A sincronização do acionamento do MDI exatamente no início do fluxo inspiratório do ventilador afeta significativamente a deposição do aerossol. Quando o MDI é acionado cerca de 1,5 segundos antes ou depois do início da inspiração, a deposição pode ser reduzida em torno de 35%. Deve-se aguardar aproximadamente 15 segundos entre os acionamentos quando mais de uma dose for necessária. Ao contrário do inalador, o espaçador pode ser mantido no circuito do ventilador.

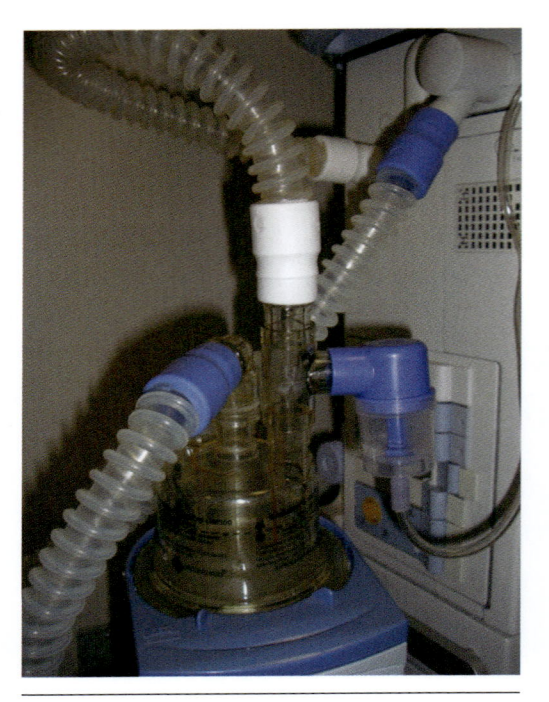

■ **Figura 12.2** Posição do inalador no circuito do ventilador.

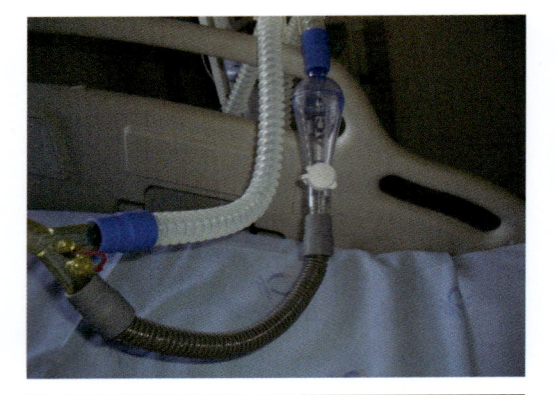

■ **Figura 12.3** Posicionamento adequado do espaçador de grande volume, 15 a 30 cm do "Y" do ventilador.

Inalação a jato *versus* MDI

Vários problemas estão associados à utilização da inalação a jato no ventilador mecânico:

■ Maior risco de contaminação;

■ O fluxo contínuo do inalador promove erro de leitura de volume corrente do ventilador mecânico, modifica a concentração de oxigênio ofertada ao paciente e pode dificultar o disparo do ventilador mecânico em situações de ventilação assistida ou espontânea;

■ Danos a alguns tipos de ventiladores mecânicos pelo sal depositado na válvula exalatória.

O espaçador do MDI pode ser mantido no circuito do ventilador mecânico, minimizando o risco de contaminação pelo excesso de manipulação, requer menor tempo dispensado pela equipe de enfermagem para administração da medicação e os ajustes ventilatórios interferem minimamente na deposição da droga. Além disso, certas medicações estão disponíveis apenas nessa formulação.

Portanto, sempre que possível, o método de escolha para administração de medicação inalatória na ventilação mecânica deve ser o MDI.

Conclusão

A fisioterapia é parte fundamental no cuidado ao paciente crítico. A fisioterapia motora é segura para a maioria dos pacientes críticos e tem sido indicada cada vez mais precocemente na UTI, resultando em melhores desfechos clínicos para o paciente. A fisioterapia respiratória é essencial para mobilização e remoção de secreção em pacientes sob ventilação mecânica invasiva, e sua aplicação deve ser feita de maneira correta e sistematizada, sempre que indicada clinicamente. Por fim, as técnicas de umidificação e aquecimento do ar inspirado, e de administração de medicações inalatórias, também devem ser feitas de maneira adequada para evitar complicações. Atualmente a atuação do fisioterapeuta na UTI é ampla e a sua presença é importante para a recuperação clínica e funcional dos pacientes, para a melhora da qualidade de vida e para a diminuição do tempo de internação hospitalar.

Literatura recomendada

1. Ari A, Areabi H, Fink JB. Evaluation of aerosol generator devices at 3 locations in humidified and non-humidified circuits during adult mechanical ventilation. Respir Care 2010 Jul; 55(7):837-44.

2. Burtin C, Clerckx B, Robbeets C, et al. Early exercise in critically ill patients enhances short-term functional recovery. Crit Care Med 2009 Sep; 37(9):2499-505.

3. Caruso P, Denari S, Ruiz SAL, et al. Saline instillation before tracheal suctioning decreases the incidence of ventilator-associated pneumonia. Crit Care Med 2009 Jan; 37(1):32-8.

4. Gerovasili V, Stefanidis K, Vitzilaios K, Karatzanos E, Politis P, Koroneos A, Chatzimichail A, Routsi C, Roussos C, Nanas S. Electrical muscle stimulation preserves the muscle mass of critically ill patients: a randomized study. Crit Care 2009; 13(5):R161.

5. Gosselink R, Bott J, Johnson M, et al. Physiotherapy for adult patients with critical illness: recommendations of the European Respiratory Society and European Society of Intensive Care Medicine Task Force on Physiotherapy for Critically Ill Patients. Intens Care Med 2008 Jul; 34(7):1188-99.

6. Jerre G, et al. Fisioterapia no paciente sob ventilação mecânica. Jornal brasileiro de pneumologia : publicacao oficial da Sociedade Brasileira de Pneumologia e Tisilogia 2007 Jul; 33 Suppl 2S:S142-50.

7. Morris PE, Goad A, Thompson C, et al. Early intensive care unit mobility therapy in the treatment of acute respiratory failure. Crit Care Med 2008 Aug; 36(8):2238-43.

8. Pedersen CM, Rosendahl-Nielsen M, Hjermind J, Egerod I. Endotracheal suctioning of the adult intubated patient – What is the evidence? Intens Crit Care Nurs 2009 Feb; 25(1):21-30.

9. Restrepo RD, Walsh BK. Humidification during invasive and noninvasive mechanical ventilation: 2012. Respir Care 2012 May; 57(5):782-8.

10. Schweickert WD, Pohlman MC, Pohlman AS, et al. Early physical and occupational therapy in mechanically ventilated, critically ill patients: a randomised controlled trial. Lancet 2009 May 30; 373(9678):1874-82.

Ventilação Mecânica em Situações Específicas

Ventilação Mecânica em Doenças Obstrutivas

- Eduardo da Rosa Borges
- Carmen Sílvia Valente Barbas

DESTAQUES

- Crise aguda de asma é de fácil reconhecimento e seu manejo inicial depende do grau de comprometimento funcional.
- Quando a ventilação mecânica é necessária, os ajustes ventilatórios devem manter trocas gasosas adequadas e evitar auto-PEEP.
- O uso de VNI tem sucesso em 70% a 80% das exacerbações de DPOC.
- O manejo ventilatório da DPOC exacerbada tem como objetivo manter oxigenação mínima e manter pH normal ou $PaCO_2$ semelhante aos valores prévios à descompensação.
- Assim como na asma, os ajustes ventilatórios devem minimizar a ocorrência de auto-PEEP.

OBJETIVOS

- Entender a abordagem inicial de crise aguda de asma.
- Conhecer as indicações de internação na UTI.
- Compreender o manejo ventilatório da crise aguda de asma.
- Reconhecer indicações de UTI na descompensação de DPOC.
- Compreender o manejo ventilatório da descompensação de DPOC.

Pacientes portadores de asma e doença pulmonar obstrutiva crônica (DPOC) podem apresentar exacerbações agudas, geralmente relacionadas a infecções das vias aéreas, as quais podem evoluir para quadros de insuficiência respiratória com necessidade de suporte ventilatório.

Crise de asma aguda

Pacientes com crise aguda de asma geralmente relatam piora recente e relativamente rápida dos sintomas, na ordem de horas a poucos dias, com necessidade de uso mais frequente de broncodilatadores de demanda, na presença ou ausência de sinais de infecção respiratória, como febre e expectoração. Pacientes com asma moderada a grave de longa data podem ter pouca sensibilidade para perceber a piora dos sintomas e procurar ajuda médica apenas quando a crise está bastante grave.

Avaliação e tratamento inicial do paciente em crise asmática grave

Pacientes com crise asmática que procuram pronto-atendimento médico devem ser rapidamente avaliados quanto à gravidade de sua crise, pois alguns evoluem rapidamente para insuficiência respiratória e até parada respiratória. Ao exame clínico, os sinais de fácil identificação de uma crise de asma aguda e grave são: cianose, sudorese, exaustão, agitação ou sonolência e dificuldade para falar. Medidas do pico do fluxo expiratório (PFE) devem ser feitas sempre que o paciente apresentar condições de realizar as manobras e podem ser úteis para definir a conduta inicial (Tabela 13.1).

Tabela 13.1 Manejo inicial da crise asmática.

1. PFE < 30% do previsto (ou do melhor valor do paciente fora de crise) ou < 100 L/min. em média => tratamento agressivo na sala de emergência e internação, pois a reversibilidade com medicação adequada nas próximas 3-4 horas é pouco provável.

2. PFE entre 30% e 50% do previsto ou do melhor valor fora de crise ou entre 100 e 200 L/min => tratamento agressivo na emergência e reavaliação em 4 horas.

3. PFE entre 50% e 70% do previsto ou do melhor valor fora de crise ou entre 200 e 300 L/min, sem sinais de gravidade ou asma de risco => prednisona VO, associada a beta$_2$ agonista inalatório, e reavaliação em 30 min. Se houver melhora da crise, o paciente deverá receber alta após outra dose de beta$_2$ agonista inalatório.

4. PFE > 70% do previsto ou do melhor valor fora de crise ou > 300 L/min. em média => alta com baixo risco de recorrência, após tratamento adequado dos sintomas com beta$_2$ agonista.

PFE: pico de fluxo expiratório; VO: via oral.

A gasometria arterial deve ser obtida se, após a abordagem inicial, a saturação de O_2 se mantiver ≤ 93% ou o PFE permanecer < 30%. Se a $PaCO_2$ estiver normal ou elevada, sugere-se observação em UTI. Deve-se obter radiografia torácica se houver suspeita de pneumotórax ou se houver sinais e sintomas de pneumonia. Oxigênio deve ser ofertado com fluxo suficiente para manter saturação de O_2 > 93%. Beta$_2$ agonistas são considerados medicações de primeira linha. A opção deve ser pela via inalató-

ria, e a frequência, determinada pela resposta do paciente e pelo tempo demandado para a nebulização completa. Em geral, as doses devem ser altas, pela redução da relação dose/resposta observada nas crises graves (VEF$_1$ ou PFE < 50%): fenoterol ou salbutamol 2,5 a 5 mg (10 a 20 gotas) em 4 ml de soro fisiológico ou 400 a 800 mcg (4 a 8 jatos) por *spray* com espaçador de grande volume. Essas doses podem ser repetidas a cada 15 min. ou pode-se optar pelo uso de um jato por minuto. O limite da dose será definido por seus efeitos colaterais: FC > 140 bpm, tremor grosseiro, extrassístoles. Pode-se manter este esquema por até 2 – 3h. Após a abordagem inicial, pode-se repetir o uso do beta$_2$ agonista a cada 2 a 4h, e de 6/6h após o PFE ter ultrapassado 50%. O brometo de ipratrópio (BI) está indicado se a resposta ao beta$_2$ agonista for inadequada ou ausente após 3 doses, podendo ter efeito aditivo ao beta$_2$. A dose recomendada para adultos é 0,5 mg (40 gotas) ou 120 mcg (6 jatos) por nebulímetro com espaçador. Os corticoides, por sua vez, reduzem a inflamação da parede brônquica, reduzem a produção de secreção e melhoram a resposta ao broncodilatador (por redução do efeito de *down regulation* decorrente do uso crônico de broncodilatador). A utilização da via endovenosa é recomendada quando a crise é muito grave ou se o PFE se mantiver abaixo de 50% após três doses de beta$_2$ inalatório. As doses recomendadas são: hidrocortisona 100 a 200 mg ou metilprednisolona 40 a 80 mg. Nos demais casos, pode-se optar pela via oral, utilizando-se a prednisona 30 a 60 mg. Há uma tendência atual de se utilizarem moderadas a altas doses de corticoides via parenteral ou oral com o intuito de melhorar a função pulmonar durante a internação e tratamento da asma aguda. O uso de corticoides por via inalatória, em altas doses, melhora de forma significativa a função pulmonar num intervalo de 3 horas em pacientes com asma aguda. O sulfato de magnésio deve ser utilizado nas crises graves refratárias na dose de 2 g endovenosa em 20 minutos, pois pode melhorar a função pulmonar e diminuir a necessidade de internação hospitalar.

Indicações de UTI

Há basicamente dois padrões de pacientes asmáticos que necessitam de UTI. O primeiro consiste em asmáticos graves que apresentam crises de evolução progressiva, com má resposta ao tratamento, apresentando acentuado edema e inflamação de parede brônquica. O segundo consiste em portadores de asma lábil, que evoluem com intensa constrição de musculatura lisa brônquica após exposição ao agente desencadeador, apresentando predomínio neutrofílico na submucosa das vias aéreas e menos muco intraluminal. A Tabela 13.2 apresenta os critérios de internação para pacientes asmáticos.

Tabela 13.2 Critérios para internação.

- Piora progressiva da obstrução, apesar do tratamento adequado (PFE < 100 L/min. ou não mensurável ou VEF_1 < 1 L).
- Frequência respiratória superior a 40 respirações por minuto.
- Pulso paradoxal ascendente ou em queda.
- Sensação de exaustão ou incapacidade para falar.
- Alteração sensorial: confusão mental e sonolência.
- Saturação de O_2 à oximetria de pulso menor que 90% ou PaO_2 menor que 60 mmHg em ar ambiente.
- Elevação progressiva da $PaCO_2$ ou presença de acidemia.
- Sinais de fadiga da musculatura respiratória.

Cuidados na UTI

A crise de asma aguda, ou exacerbação da asma, é responsável por cerca de 1,7% das admissões em Unidades de Terapia Intensiva. Cerca de metade desses pacientes requerem suporte ventilatório mecânico invasivo nas primeiras 24 horas, com mortalidade hospitalar de cerca de 10%. Trata-se de pacientes jovens (média de aproximadamente 40 anos) e com maior prevalência do sexo feminino. Os fatores independentemente associados ao uso da ventilação mecânica são parada cardiorrespiratória antes da admissão hospitalar, lesão neurológica, hipoxemia e hipercapnia. O principal fator associado à mortalidade hospitalar da crise asmática é a parada cardiorrespiratória antes da admissão hospitalar, e esforços devem ser feitos no sentido de prevenir estes episódios.

É importante salientar que as recomendações para o ajuste da ventilação mecânica da crise de asma aguda são baseadas na prevenção de complicações como o barotrauma (Figura 13.1). Ventilação com volumes correntes baixos e frequências respiratórias baixas deve ser utilizada nesta população de pacientes, pois pode diminuir a ocorrência de barotrauma e mesmo a mortalidade da crise de asma aguda que necessita de ventilação mecânica.

Quanto ao tratamento medicamentoso, praticamente não há diferença ao oferecido nas unidades de emergência, podendo-se acrescentar, em casos refratários às medidas adequadas já adotadas, o uso de beta$_2$ agonista por via endovenosa (p.e. salbutamol – 5 mcg/min, podendo-se elevar até a 20 mcg/min) com monitorização cardíaca adequada.

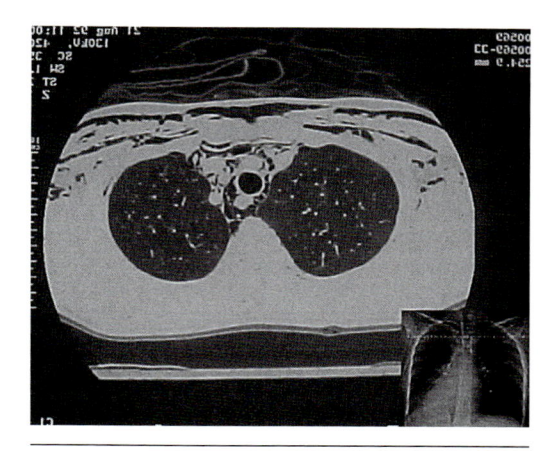

Figura 13.1 Enfisemas de subcutâneo e mediastino secundários a barotrauma, uma das principais complicações da ventilação mecânica na crise de asma aguda.

Suporte ventilatório na crise asmática

O suporte ventilatório na crise asmática pode ser invasivo (intubação traqueal) ou não invasivo (VNI). O suporte ventilatório não invasivo para tratar insuficiência respiratória causada por crise de asma é controverso na literatura; portanto, deve ser aplicado apenas para casos selecionados e sob intensa vigilância. A VNI poderá ser utilizada como primeira medida para melhorar a ventilação e oxigenação naqueles pacientes com nível de consciência mantido e que estejam necessitando de frações inspiradas de O_2 menores que 50%. Devem ser administrados broncodilatadores por via inalatória ou subcutânea concomitantemente. A VNI deve ser administrada por meio de dois níveis de pressão: pressão inspiratória suficiente para manter o volume corrente de 4 a 6 mL/kg e pressão expiratória suficiente para manter saturação de O_2 acima de 90% com frações inspiradas de O_2 inferiores a 50%. Recomenda-se manter observação constante e reavaliação em 30 a 60 minutos. Nos casos de melhora, a VNI deverá ser mantida até reversão parcial ou completa do broncoespasmo, momento em que o paciente poderá voltar a utilizar máscara de Venturi ou cateter de oxigênio. Se não houver melhora do broncoespasmo ou se forem necessárias frações inspiradas de O_2 maiores que 50%, ou ainda se houver rebaixamento do nível de consciência, arritmia grave ou choque, deve-se optar por intubação e ventilação mecânica invasiva.

Intubação traqueal

A decisão de intubação é baseada em conjunto de sinais e sintomas muitas vezes subjetivos. Em linhas gerais, as principais indicações para intubação traqueal na crise de asma aguda estão citadas na Tabela 13.3.

Tabela 13.3 Critérios para intubação.

- Parada respiratória ou cardiorrespiratória
- Esforço respiratório progressivo e sinais de fadiga
- Alteração grave do nível de consciência (agitação ou sonolência)
- Retenção progressiva de gás carbônico
- Hipoxemia não corrigida pela suplementação de oxigênio com máscara e/ou VNI ($PaO_2 < 60$ mmHg ou $SaO_2 < 90\%$)

VNI: ventilação não invasiva; PaO_2: pressão parcial arterial de oxigênio; SaO2: saturação de oxigênio.

Ventilação mecânica invasiva durante a crise asmática

A ventilação mecânica durante a crise de asma está associada a altas taxas de complicações, inclusive com mortalidade em torno de 10% a 15%. De maneira geral, devem-se evitar volumes correntes e frequências respiratórias altas para evitar represamento de ar intratorácico (Auto-PEEP) e consequente barotrauma (Figura 13.1).

Os parâmetros ventilatórios sugeridos para o manejo da crise de asma aguda estão detalhados na Tabela 13.4.

Tabela 13.4 Ajustes ventilatórios na crise de asma.

1. **Volume corrente:** 5 a 7 mL/kg. Atualmente preconiza-se a utilização de volumes mais baixos para tentar diminuir os riscos de hiperinsuflação e barotrauma. A hipercapnia que pode decorrer desta medida deve ser permitida e a acidose decorrente, quando necessário, pode ser controlada com bicarbonato de sódio

2. **Frequência respiratória:** 8 a 12 por minuto, com objetivos semelhantes de proteção quanto à hiperinsuflação e ao barotrauma

3. **Fluxo inspiratório:** 5 a 6 vezes o volume minuto. Fluxos altos podem contribuir com elevados picos de pressão; entretanto, sabe-se que estas pressões se dissipam sobretudo nas vias aéreas, não sendo tão deletérias ao parênquima pulmonar

4. **Pico de pressão:** deve ser menor que 50 cmH_2O

5. **Pressão de platô:** < 30 cmH_2O

6. **Auto PEEP:** o mínimo possível, e de preferência < 15 cmH_2O

7. **$PaCO_2$** tolerar níveis maiores que 40 e menores que 90 mmHg

8. **pH:** o objetivo deve ser manter entre 7,2 e 7,45. Se abaixo de 7,2 como consequência de $PaCO_2$ elevada, pode-se administrar bicarbonato de sódio

9. **PaO_2:** manter entre 80 e 120 mmHg

10. **PEEP:** em torno de 5 cmH_2O ou até 80% da PEEP intrínseca observada. Pode ter efeito broncodilatador mecânico

$PaCO_2$: pressão parcial arterial de gás carbônico; PaO2: pressão parcial arterial de oxigênio;PEEP: pressão positiva ao final da expiração.

Hipoventilação controlada na crise de asma aguda

O desmame ventilatório deve ser iniciado quando a resistência de vias aéreas for menor que 20 $cmH_2O.L^{-1}.s$. Vale ressaltar que o tubo traqueal acrescenta um componente resistivo inversamente proporcional à quarta potência do raio interno do tubo. Deve-se iniciar diminuição de sedação e utilizar modos assistidos de ventilação como pressão de suporte, com níveis suficientes para manter volume corrente adequado. Se o paciente suportar níveis de pressão de suporte e de PEEP de 5 cmH_2O, estará em condições favoráveis para prosseguir com a extubação.

Terapias alternativas da crise asmática

- **Heliox:** é uma mistura composta em geral de 70% de hélio e 30% de oxigênio, sendo caracteristicamente menos densa que o ar ambiente, proporcionando assim maiores fluxos e diminuindo a resistência das vias aéreas, o trabalho respiratório, o colapso de vias aéreas e a hiperinsuflação pulmonar. Seus benefícios na crise asmática refratária são controversos, existindo estudos que mostram melhora clínica e funcional, sem melhora da oxigenação, e estudos que mostram apenas discreta melhora do PFE, sem repercussões clínicas importantes.

- **Ventilação com misturas de gases halogenados (halotano ou isoflurano):** seu uso baseia-se nas propriedades broncodilatadoras e anestésicas. São indicados em casos graves que cursam com hiperinsuflação e hipercalemia sem controle adequado, apesar de todas as medidas adotadas.

- **Uso de membrana de oxigenação extracorpórea veno-venosa ECMO:** indicada em casos graves para retirada de CO_2.

- Medicações que promovem liberação de histamina, como morfina e meperidina devem ser evitadas.

- Eventualmente, pode ser necessária a suplementação da sedação com bloqueio neuromuscular. Como os bloqueadores neuromusculares podem levar à miopatia, sobretudo em pacientes que estão usando corticoide, eles devem ser usados pelo menor tempo possível (a duração do bloqueio neuromuscular parece relacionar-se com a ocorrência da miopatia).

- Após o desmame do paciente da ventilação mecânica, não devemos esquecer da manutenção da terapêutica com corticoides e beta$_2$ inalatórios, além do corticosteroide via oral para não ocorrer a reincidência da crise de asma.

- Lavado broncoalveolar através de fibrobroncoscopia: lavar cada lobo de uma vez com alíquotas de 50 ml de soro fisiológico morno, com o objetivo de retirar rolhas e secreções aderidas, quando o tratamento convencional não foi adequado para estes objetivos.

Doença Pulmonar Obstrutiva Crônica (DPOC) agudizada

Nas exacerbações agudas da DPOC, os pacientes geralmente apresentam dispneia, aumento da frequência respiratória, hipoxemia e aumento do trabalho respiratório. A progressão para insuficiência respiratória se deve à combinação de obstrução grave ao fluxo aéreo, hiperinsuflação e fadiga da musculatura respiratória. A despeito da causa da exacerbação, a presença de hipercapnia e a necessidade de suporte respiratório identificam os pacientes com a mais alta mortalidade hospitalar (até 27%) e após 12 meses (até 40%). Infecção das vias aéreas são responsáveis por 50% a 70% das causas da exacerbação da DPOC, sendo o tromboembolismo pulmonar uma causa também importante de exacerbação, porém, muitas vezes de difícil diagnóstico. Estudo recente mostrou que pacientes portadores de DPOC que apresentam aumento do calibre da artéria pulmonar apresentam maior probabilidade de descompensação aguda e aumento da mortalidade quando comparados aos pacientes que apresentam calibre normal da artéria pulmonar. Pacientes com DPOC apresentam muitas comorbidades devido à exposição crônica ao cigarro. Por isso, mesmo durante a exacerbação de DPOC, a causa da morte é pulmonar somente em 35% dos casos, sendo 27% cardiovascular e 21% devido a câncer de pulmão. Os pacientes portadores de DPOC podem apresentar descompensação aguda devido à mecânica desfavorável da caixa torácica, disfunção da musculatura respiratória, desnutrição ou obesidade. A aplicação de ventilação não invasiva nestas situações pode diminuir o trabalho respiratório, permitindo o repouso da musculatura respiratória, diminuir o grau de hiperinsuflação e melhorar a oxigenação. As indicações de internação em UTI são mostradas na Tabela 13.5.

Tabela 13.5 Indicações de UTI.

- Dispneia refratária à administração do tratamento inicial com broncodilatadores, corticosteroides e antibióticos

- Alteração do estado mental, como confusão mental, sonolência ou coma

- Hipoxemia refratária

- Hipercapnia grave ou progressiva com pH < 7,2

- Instabilidade hemodinâmica

Oxigenioterapia

Oxigenação adequada pode ser obtida na maioria dos pacientes portadores de DPOC agudizada, pois os distúrbios ventilação-perfusão usualmente respondem a baixas frações de oxigênio inspirado. Com a administração de frações mais elevadas de oxigênio, poderá ocorrer retenção de CO_2 dependendo do mecanismo e do grau da descompensação aguda.

Ventilação não invasiva na DPOC agudizada

Atualmente, recomenda-se o uso de ventilação não invasiva nas exacerbações agudas de DPOC, pois esta pode evitar a intubação e ventilação mecânica em 75% dos casos de DPOC agudizados em comparação ao uso somente de oxigênio. O uso da ventilação não invasiva está associado à diminuição das taxas de intubação orotraqueal e ventilação mecânica, diminuição de infecções nosocomiais, tempo de internação e mortalidade hospitalar.

Entretanto, a ventilação não invasiva falha em cerca de 20% a 30% dos casos de exacerbação da DPOC. Estas falências podem ser causadas por piora clínica, intolerância ao uso da VNI, inabilidade para aumentar o volume corrente com a VNI e problemas com o disparo dos aparelhos para aplicação da VNI. Deverá ser escolhida uma interface adequada para obtenção de uma boa adaptação ao rosto do paciente, propiciando conforto e evitando vazamentos excessivos. Após a colocação da máscara e posicionamento adequado do paciente no leito em decúbito a 45 graus, este deverá ser conectado ao ventilador que administrará o seu suporte ventilatório. Os ventiladores especialmente construídos para a aplicação de ventilação não invasiva devem ser os preferencialmente escolhidos, pois estes têm a capacidade de compensar os vazamentos que podem ocorrer ao redor do rosto do paciente e propiciar um suporte ventilatório mais eficiente. Na falta destes, podem ser usados ventiladores microprocessados com módulo para ventilação não invasiva. A Figura 13.2 apresenta a aplicação de ventilação não invasiva em paciente com DPOC agudizada.

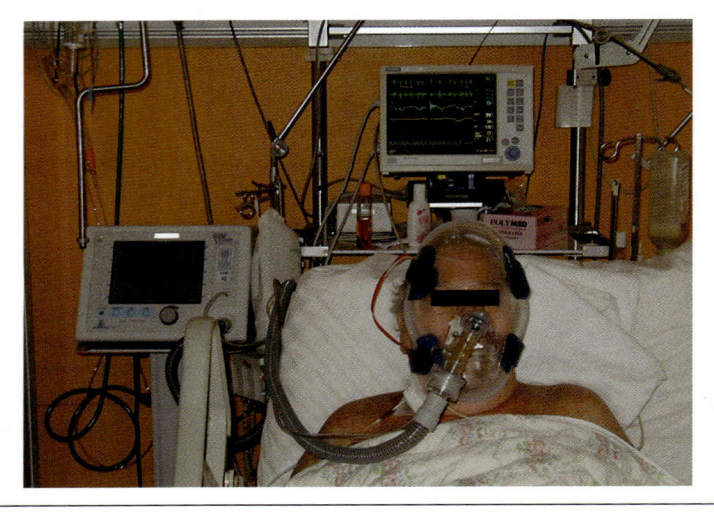

- **Figura 13.2** Aplicação de ventilação não invasiva em paciente com DPOC agudizada.

Tabela 13.6 Como ajustar a ventilação não invasiva na DPOC agudizada.

1. O suporte pressórico inspiratório (IPAP) deverá ser ajustado para propiciar uma ventilação alveolar adequada e o descanso da musculatura respiratória. Níveis de 10 a 20 cmH_2O de suporte inspiratório são habitualmente necessários para proporcionar volumes correntes ao redor de 6 mL/kg de peso predito. Quanto maiores os níveis de $PaCO_2$ e mais grave a descompensação aguda do paciente, maiores serão os níveis pressóricos necessários para deslocar o volume corrente adequado e conseguir reverter a fadiga da musculatura respiratória.

2. A fração inspirada de oxigênio deverá ser aquela necessária para propiciar uma saturação periférica da hemoglobina maior que 93% e menor que 97%.

3. Os níveis de PEEP devem ser iniciados em 5 cmH_2O e mantidos entre 5 e 10 cmH_2O de acordo com a sincronia, oxigenação, colapso dinâmico das vias aéreas e hiperinsuflação pulmonar.

$PaCO_2$: pressão parcial arterial de gás carbônico; PEEP: pressão positiva ao final da expiração.

A Tabela 13.6, indica como ajustar a ventilação não invasiva na DPOC agudizada.

Monitorização da resposta ao uso da ventilação não invasiva na DPOC agudizada

A resposta à aplicação da ventilação não invasiva na DPOC agudizada deve ser monitorizada de perto. Após o início do suporte ventilatório, deverá ocorrer uma adequada interação do paciente com o ventilador mecânico: o paciente deve permanecer confortável, com uma adequada proteção das vias aéreas e com bom nível de consciência. O paciente deve obter adequado volume corrente e apresentar diminuição da frequência respiratória, além de adequada oxigenação e saturação periférica de oxigênio. Após 30 minutos a 2 horas, deverá ser colhida gasometria arterial para verificar se houve diminuição da $PaCO_2$ e aumento do pH. Nos casos com boa resposta ao uso da ventilação não invasiva, esta deve ser mantida por no mínimo 24 horas para promover descanso da musculatura respiratória. Após 24 horas, se o paciente tolerar, deverá ser iniciada a interposição de períodos com máscara de Venturi com duração progressivamente maior até o desmame completo do suporte ventilatório não invasivo diurno. A ventilação não invasiva durante a noite poderá e deverá ser mantida nos pacientes hipercápnicos e especialmente nos pacientes portadores de apneia obstrutiva do sono.

Cerca de 70% a 80% das DPOCs agudizadas responderão ao uso da ventilação não invasiva com descanso da musculatura respiratória, diminuição dos níveis de $PaCO_2$ e aumento dos níveis do pH para níveis maiores que 7,35. Os restantes 20% a 30% não responderão ao uso da ventilação não invasiva permanecendo com nível de consciência inadequado, pH abaixo de 7,35, $PaCO_2$ elevada e necessidade de altas frações de oxigênio. Esses pacientes têm indicação de intubação traqueal e ventilação mecânica invasiva. O suporte ventilatório invasivo visa ao equilíbrio entre o descanso da musculatura respiratória, à melhora da $PaCO_2$ sem ocasionar hiperinsuflação e auto-PEEP, e à melhora da oxigenação. Ao mesmo tempo, deve ocorrer o tratamento específico visando à resolução do processo pulmonar que ocasionou a descompensação aguda, como a infecção pulmonar, tromboembolismo pulmonar ou insuficiência cardíaca. De maneira geral, devem ser administrados baixos volumes correntes ou baixos delta pressóricos, baixas frequências respiratórias com longos tempos expiratórios e baixos níveis de PEEP com o objetivo de normalizar os níveis de pH e manter os níveis de $PaCO_2$ semelhantes aos prévios à descompensação.

A Tabela 13.7, a seguir, indica como ajustar a ventilação invasiva na DPOC agudizada.

Uso da ventilação não invasiva para facilitar o desmame precoce da ventilação mecânica invasiva em DPOC agudizada

Quando houver resolução da fadiga da musculatura respiratória, os pacientes poderão ser extubados e submetidos à ventilação não invasiva, pois desta maneira será minimizado o tempo de ventilação invasiva e reduzida a ocorrência de pneumonia associada à ventilação mecânica. Esta estratégia permite a diminuição do tempo de internação hospitalar da DPOC agudizada quando comparada ao desmame habitual da ventilação mecânica. A ventilação não invasiva poderá ser mantida nos períodos noturnos e pode ser utilizada até mesmo após a alta, em âmbito domiciliar, especialmente nos

Tabela 13.7 Como ajustar a ventilação invasiva na DPOC agudizada.

1. **Modo ventilatório:** pode ser utilizado o modo volume controlado ou pressão controlada desde que respeitados os volumes correntes baixos. Poderá ser utilizada a ventilação com pressão de suporte se o paciente ficar confortável mantendo frequências respiratórias baixas e esvaziamento pulmonar adequado.
2. **Volume corrente:** deve ser titulado entre 5 e 7 mL/Kg de peso predito
3. **Frequência respiratória:** deve ser mantida entre 10 e 15 por minuto, monitorando os níveis de auto-PEEP.
4. **Fluxo inspiratório:** o fluxo inspiratório no modo volume controlado deverá ser alto suficiente para um tempo inspiratório curto e um tempo expiratório que permita a exalação do volume corrente inspirado.
5. **PEEP:** os níveis de PEEP devem ser iniciados em 3-5 cmH_2O. Nos pacientes em modos ventilatórios espontâneos ou assistidos, a PEEP poderá ser titulada em 85% do auto-PEEP para melhora da sincronia paciente ventilador mecânico.
6. **Auto-PEEP (Figura 13.3):** os níveis de auto-PEEP deverão ser mantidos abaixo de 15 cmH_2O, pois acima destes níveis relaciona-se à ocorrência de barotrauma. Se estiver acima destes níveis, o volume corrente e/ou a frequência respiratória deverão ser diminuídos até o adequado controle do auto-PEEP.

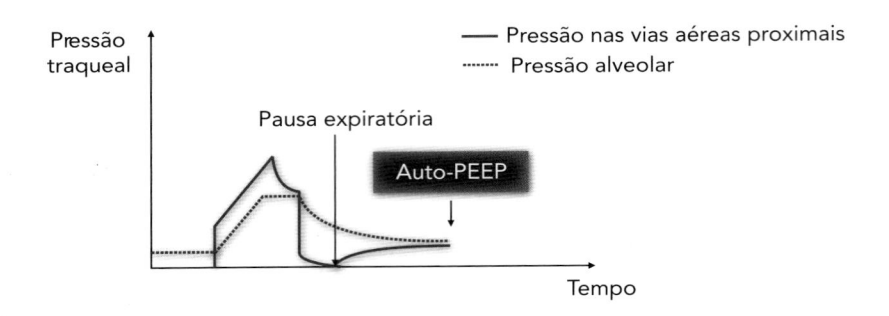

■ **Figura 13.3** Monitorização da auto-PEEP em pacientes com distúrbio ventilatório obstrutivo. Observe que ocorre elevação da pressão vias aéreas proximais após oclusão da válvula expiratória indicando aprisionamento de ar ao final da expiração. A auto-PEEP corresponde à diferença entre a PEEP total medida e a PEEP ajustada no ventilador.

pacientes retentores de CO_2 e nos portadores de apneia do sono com o potencial de diminuir a mortalidade em longo prazo.

Conclusão

Em conclusão, os pacientes com DPOC agudizada devem ser tratados com o uso de VNI, o que leva a um índice de sucesso previsto de aproximadamente 75%. Os pacientes que falharem devem ser intubados e submetidos à ventilação invasiva com baixos volumes correntes e baixas frequências respiratórias, com a monitorização dos níveis de auto-PEEP. O desmame deve iniciar após repouso da musculatura respiratória e equacionamento da causa da descompensação. A VNI pode acelerar o processo de desmame e reduzir o tempo de internação hospitalar.

Os pacientes com crise aguda de asma têm resposta menos expressiva ao uso da VNI e esta deve ser usada com cautela e sob intensa supervisão. A estratégia ventilatória para pacientes asmáticos sob VM invasiva é semelhante à utilizada na DPOC, isto é, baixos volumes correntes e baixas frequências respiratórias evitando geração de auto-PEEP e barotrauma. Os pacientes com crise asmática devem receber tratamento broncodilatador intenso e preferencialmente inalatório, mesmo quando sob VM invasiva.

Literatura recomendada

1. Barbas CSV, Pinheiro BV, Vianna A, Magaldi R, Casati A, José A, Okamoto V. Ventilação mecânica na crise de asma aguda. III Consenso Brasileiro de Ventilação Mecânica. J Bras Pneumol 2007; 33 Suppl 2S: S106-10.
2. Brulotte CA, Lang ES. Acute exacerbations of chronic obstructive pulmonary disease in the emergency department. Emerg Med Clin North Am 2012 May; 30(2):223-47, vii.
3. Lubret M, Bervar JF, Thumerelle C, Deschildre A, Tillie-Leblond I.Asthma: treatment of exacerbations]. Rev Mal Respir 2012; 29(2):245-53.
4. Medoff BD. Invasive and noninvasive ventilation in patients with asthma. Respir Care 2008; 53(6):740-50.
5. Miller D, Fraser K, Murray I, Thain G, Currie GP. Predicting survival following non-invasive ventilation for hypercapnic exacerbations of chronic obstructive pulmonary disease. Int J Clin Pract 2012 May; 66(5):434-7. doi: 10.1111/j.1742-1241.2012.02904.x.
6. Peters JI, Stupka JE, Singh H, Rossrucker J, Angel LF, Melo J, Levine SM. Status asthmaticus in the medical intensive care unit: a 30-year experience. Respir Med 2012 Mar; 106(3):344-8.
7. Saulnier F, Préau S, Onimus T, Voisin B, Durocher A. Management of acute asthma. Rev Mal Respir 2012 Apr; 29(4):612-25.
8. Shorr AF, Sun X, Johannes RS, Derby KG, Tabak YP. Predicting the need for mechanical ventilation in acute exacerbations of chronic obstructive pulmonary disease: Comparing the CURB-65 and BAP-65 scores. J Crit Care 2012 Apr 18.
9. Shorr AF, Sun X, Johannes RS, Yaitanes A, Tabak YP. Validation of a novel risk score for severity of illness in acute exacerbations of COPD. Chest 2011 Nov; 140(5):1177-83.
10. Wells JM, Washko GR, Han MK, Abbas N, Nath H, Mamary AJ, Regan E, Bailey WC, Martinez FJ, Westfall E, Beaty TH, Curran-Everett D, Curtis JL, Hokanson JE, Lynch DA, Make BJ, Crapo JD, Silverman EK, Bowler RP, Dransfield MT; COPDGene Investigators; ECLIPSE Study Investigators. Pulmonary arterial enlargement and acute exacerbations of COPD. N Engl J Med 2012 Sep 6; 367(10):913-21. Epub 2012 Sep 3.

14
CAPÍTULO

Ventilação Mecânica na Síndrome do Desconforto Respiratório Agudo (SDRA)

- Juliana Carvalho Ferreira
- Marcelo Britto Passos Amato

DESTAQUES

- A SDRA pode ocorrer em até um terço dos pacientes sob ventilação mecânica e tem alta morbimortalidade.
- A ventilação mecânica invasiva é necessária para a maioria dos pacientes, mas pode agravar a lesão pulmonar quando aplicada de maneira inadequada, sem levar em conta aspectos fisiopatológicos da síndrome.
- O tratamento da SDRA até este momento baseia-se exclusivamente em tratamento ou controle do fator de risco, e estratégias ventilatórias protetoras.
- As estratégias protetoras atuais envolvem a aplicação de baixas pressões de distensão, evitando-se volumes correntes altos e pressões de platô elevadas.

OBJETIVOS

- Conhecer a definição, classificação atual e fisiopatologia da SDRA.
- Compreender os princípios gerais das estratégias ventilatórias protetoras, revendo os papeis da PEEP, do volume corrente e da pressão de distensão na ventilação mecânica de pacientes com SDRA.

Introdução

A síndrome do desconforto respiratório agudo (SDRA) ou síndrome da angústia respiratória aguda (SARA) foi inicialmente descrita em 1967 por Ashbaugh e Petty como um quadro de insuficiência respiratória aguda em 12 pacientes que apresentavam hipoxemia refratária, infiltrado pulmonar difuso, bilateral na radiografia de tórax, com alta letalidade. A aplicação de PEEP foi associada à maior chance de sobrevida naquela pequena série de casos. Nesses quase 50 anos, apesar dos avanços na identificação de fatores de risco, da melhoria no diagnóstico precoce e do desenvolvimento de novas estratégias ventilatórias para seu tratamento, a SDRA ainda apre-senta alta letalidade, em torno de 20% a 40% nos estudos prospectivos/controlados, ou até de 50% a 60% em estudos observacionais, e alta morbidade, com graves sequelas motoras, psíquicas e pulmonares que perduram por vários anos após a alta da UTI.

Definição e classificação

Desde a descrição inicial da Síndrome, várias definições e classificações já foram propostas. Em 1994, a Conferência de Consenso Europeia-Americana sugeriu o uso do termo Lesão Pulmonar Aguda (LPA) para descrever a Síndrome e a classificou em dois espectros: Lesão Pulmonar Aguda (LPA) sem

SDRA, uma versão mais branda, e Síndrome do Desconforto Respiratório Agudo (SDRA) propriamente dita. A diferença entre as duas era apenas a gravidade da hipoxemia avaliada pela relação PaO_2/FIO_2. A nota de corte entre as duas entidades era 200 mmHg. Após a conferência de Berlim, de 2012, entretanto, o termo LPA foi abolido e todos os pacientes com relação PaO_2/FIO_2 abaixo de 300 passaram a ser classificados como portadores de SDRA, que passou a ter três categorias: SDRA leve, moderada ou grave, de acordo com a relação PaO_2/FIO_2 (Quadro 14.1). Ambas as conferências de consenso definiram a SDRA como uma síndrome de insuficiência respiratória de instalação aguda, caracterizada por infiltrado pulmonar bilateral, compatível com edema pulmonar inflamatório à radiografia de tórax e hipoxemia (relação $PaO_2/FIO_2 < 300$ mmHg), que não fossem atribuídos exclusivamente à Insuficiência Cardíaca Congestiva Esquerda. O Consenso de Berlim restringiu mais algumas definições, tornando a classificação mais objetiva em alguns aspectos, como indicado no Quadro 14.1, a seguir:

Estudos recentes sugerem que há espaço para algumas melhorias nas definições acima:

1. Alguns autores propõem o uso de uma PEEP mais alta (≥ 10 cmH$_2$O) para a medida da relação PaO_2/FIO_2. Argumenta-se que a especificidade do diagnóstico seria maior, uma vez que a hipoxemia persistente sob PEEP elevada seria sinal de maior instabilidade alveolar, provavelmente por edema inflamatório, diferenciando os pacientes

Quadro 14.1 Critérios para definição de SDRA após a Conferência de Consenso de Berlim 2012.

Início e instalação	< 7 dias a partir do evento clínico identificado (fator predisponente) ou a partir da piora do quadro respiratório
Fatores predisponentes (pelo menos 1 fator conhecido – caso contrário, comprovar ausência de causa cardiogênica)	Ver Quadro 14.2, a seguir.
Hipoxemia	3 categorias definem gravidade: ■ (1) 200 < $PaO_2/FIO_2 \leq 300$ mmHg, SDRA leve ■ (2) 100 < $PaO_2/FIO_2 \leq 200$ mmHg, SDRA moderada ■ (3) $PaO_2/FIO_2 \leq 100$ mmHg, SDRA grave ■ Medidas sob uso de PEEP ≥ 5 cmH$_2$O ou CPAP ≥ 5 cmH$_2$O no caso de SDRA leve
Imagem	Opacidades bilaterais, não explicáveis por atelectasia, massa/nódulo pulmonar ou derrame pleural O acometimento dos quadrantes inferiores na radiografia frontal é suficiente A tomografia de tórax não é necessária (caso disponível, deve comprovar aumento do peso total pulmonar ou da densidade pulmonar em zonas bem aeradas – ver sessão sobre epidemiologia a seguir).
Origem do edema	■ Insuficiência respiratória não **unicamente** explicada por insuficiência cardíaca ou sobrecarga hídrica. Ambos os fatores podem coexistir com a SDRA ■ Na ausência de fator de risco identificável, torna-se necessária comprovação objetiva de pré-carga normal (BNP normal, ecocardiograma sem disfunção sistólica/diastólica, ou pressão de artéria pulmonar ocluída (*wedge*) ≤ 18 mmHg)

com SDRA dos demais pacientes com predisposição ao colapso e sem inflamação (por exemplo, pacientes obesos em pós-operatório). Em oposição a estes argumentos, outros autores sugerem que uma PEEP baixa, ao redor de 5 cmH_2O, seria capaz de permitir uma maior estratificação de riscos, classificando melhor os pacientes segundo o critério do "potencial de recrutamento": ou seja, uma relação PaO_2/FIO_2 baixa nestas condições indicaria pacientes com maior resposta e benefício ao uso de PEEP. Por outro lado, pacientes com PaO_2/FIO_2 alta, mesmo nestas condições (PEEP de 5 cm H_2O), não se beneficiariam do uso intensivo de PEEP. Em virtude das controvérsias, o valor mínimo sugerido pelo consenso ainda é de 5 cmH_2O.

2. A medida da relação PaO_2/FIO_2 após um período de estabilização (algo entre 3 e 24 horas após a primeira gasometria sugestiva) também tem sido proposta. Demonstrou-se que a estratificação de riscos é bem mais acurada ao se considerar esta segunda medida, tipicamente obtida após estabilização clínica e hemodinâmica, com sedação e eventual paralisia dos músculos respiratórios. O único motivo para não se aceitar esta proposta seria a impossibilidade de obter uma classificação definitiva dos doentes logo após avaliação inicial.

3. A fração inspirada de oxigênio pode alterar a relação PaO_2/FIO_2, uma vez que esta razão não é constante para as diferentes concentrações de oxigênio inspirado, principalmente nos pacientes com elevados valores de *shunt* pulmonar (nestes pacientes, a relação diminui com o aumento da FIO_2). Por outro lado, pacientes com intensa hipoventilação e baixo V/Q, a qual está associada ao uso mais consistente de baixos volumes correntes, podem ter sua relação PO_2/FIO_2 superestimada quando se utiliza FIO_2 de 100%. Estudos recentes também sugerem que o uso de oxigênio puro (FIO_2 = 100%) frequentemente reclassifica a gravidade da SDRA. Apesar deste procedimento permitir uma estimativa mais acurada da quantidade de tecido pulmonar colapsado (e provavelmente doente), resta saber se esta reclassificação proporciona uma melhor estratificação de sobrevida.

4. Dados recentes sugerem que a nota de corte de 200 mmHg (relação PaO_2/FIO_2) acrescenta pouco, e que um aumento de risco significativo acontece apenas quando se ultrapassa o limite inferior de 150 mmHg. Assim, a nota de corte diferenciando SDRA moderada ou leve talvez venha a ser alterada nos próximos anos. Estudos mais recentes já têm incorporado a nota de corte de 150 mmHg para inclusão de pacientes com SDRA grave, aqueles nos quais se deseja aplicar estratégias de proteção pulmonar mais intensivas como ECMO, posição prona, ou uso de paralisia total dos músculos respiratórios.

5. O cálculo da complacência do sistema respiratório, obtido à beira do leito, acrescenta informação importante e independente sobre a gravidade/letalidade na SDRA. Seu uso estava originalmente incorporado no escore de Murray e foi reconsiderado no consenso de Berlim. Ao final, acabou não sendo implementado devido a controvérsias e falta de dados para se estabelecerem notas de corte consensuais. Análises mais recentes têm sugerido que a nota de corte de 0.4 mL/cmH_2O por quilo de peso predito (equivalente a uma complacência de 28 mL/cmH_2O num paciente de 70 quilos), tem um excelente poder discriminativo, independente das demais variáveis. Por exemplo, a classificação dos pacientes acima ou abaixo deste limiar acrescenta forte informação prognóstica dentro de cada estrato de relação PaO_2/FIO_2.

6. Outras variáveis como medidas do espaço morto e correlatos – por exemplo, a medida do Volume Minuto corrigido para uma $PaCO_2$ de 40 mmHg ([Volume Minuto] $\times$ $PaCO_2/40$) – têm sido propostas. Variáveis obtidas na tomografia computadorizada, como massa total do pulmão (em gramas), ou massa do pulmão potencialmente recrutável, também foram aventadas. Além de mais custosos e trabalhosos, estes índices ainda não foram validados em estudos com população suficiente para uma análise multivariada. Ainda é difícil saber se estas variáveis realmente acrescentam informação independente aos simples dados clínicos de oxigenação, complacência e quadrantes no Raio-X.

Epidemiologia

A incidência/prevalência da SDRA no Brasil ainda é pouco estudada. Um estudo multicêntrico brasileiro de 2012 observou incidência de 30% entre pacientes críticos sob ventilação mecânica, com mortalidade de 52%. Um estudo populacional de 2005, feito nos EUA, estimou a incidência ajustada por idade em 86 casos por 100 mil habitantes ao ano, com letalidade média de 39%, sendo maior com aumento da idade. Há uma discussão na literatura quanto à queda da incidência da SDRA nos últimos anos, com resultados conflitantes.

Os sobreviventes de SDRA têm uma permanência hospitalar prolongada e altos custos hospitalares, e após até cinco anos da alta hospitalar, uma parcela considerável de pacientes apresenta sequelas físicas, cognitivas e psicológicas, com impacto na qualidade de vida.

Diversos fatores de risco para o desenvolvimento de SDRA já foram descritos, os quais podem ser subclassificados, para fins didáticos, em pulmonares e extrapulmonares. Os fatores de risco mais comuns estão listados no Quadro 14.2.

A associação de dois ou mais fatores de risco aumenta o risco de desenvolvimento SDRA. Quando não houver fator de risco identificável nos 7 dias que antecedem a suspeita diagnóstica, recomenda-se afastar causas cardiogênicas, com dosagem de BNP ou Nt-pro-BNP, realização de ecocardiograma à beira leito, e/ou colocação de cateter na artéria pulmonar para medir a pressão de oclusão da artéria pulmonar (capilar pulmonar ou P*wedge*). Se nenhum fator é encontrado, uma tomografia de tórax e até biópsia pulmonar a céu aberto podem ser indicadas para afastar diagnósticos diferenciais ou causas tratáveis de SDRA (como pneumonias virais, por exemplo). Quando a tomografia computadorizada está disponível, deve-se confirmar o aumento da massa total do parênquima pulmonar (acima de ~1150 g), que pode ser parâmetro útil para descartar uma simples atelectasia pulmonar. Tipicamente, pacientes com SDRA tem mais de 40% do parênquima pulmonar com densidade alterada (ou seja, zonas pobremente aeradas ou completamente não aeradas compondo > 40% da massa pulmonar).

Quadro 14.2 Fatores de risco para SDRA.

Causas diretas (pulmonares)	Causas indiretas (extrapulmonares)
Pneumonia	Sepse/choque séptico
Aspiração de conteúdo gástrico	Politrauma
Inalação de fumaça	Múltiplas transfusões de hemoderivados (TRALI)
Contusão pulmonar	Pós-operatório de grande cirurgia
Afogamento	Choque não cardiogênico
Embolia gasosa	Queimaduras extensas
Pneumonia eosinofílica aguda	Pancreatite
Hemorragia alveolar	Transplante de medula óssea
Edema pulmonar neurogênico	Embolia de líquido amniótico
Edema de glote	Reação a drogas/overdose
Vasculites pulmonares	Circulação extracorpórea

Os pacientes que desenvolvem SDRA e morrem na UTI não necessariamente morrem por causa da insuficiência respiratória. Hipoxemia refratária é responsável direta por menos de 20% das mortes entre pacientes com SDRA. Os pacientes com SDRA podem ter como causa de morte a doença que predispôs à SDRA (choque séptico, por exemplo), e as mortes tardias são principalmente relacionadas a complicações infecciosas.

Nos últimos anos, estudos clínicos envolvendo pacientes com SDRA mostram uma redução global da letalidade, mas em estudos observacionais, epidemiológicos, em que não há seleção de pacientes nem protocolo de intervenção, a letalidade parece estar em queda, mas continua sendo alta.

Fisiopatologia

A fisiopatologia da SDRA é complexa e ainda não completamente entendida. Em resposta a uma agressão local ou à distância, desencadeia-se de uma reação inflamatória difusa que compromete a permeabilidade da barreira alvéolo-capilar. Citocinas pró-inflamatórias são liberadas na corrente sanguínea e ativam uma resposta inflamatória difusa nos pulmões. Esta liberação de citocinas ativa neutrófilos locais e atrai mais neutrófilos, os quais liberam radicais livres e mais citocinas, que lesam o epitélio alveolar e o endotélio dos capilares pulmonares. Isso faz com que a permeabilidade da barreira alvéolo-capilar seja alterada, permitindo a passagem de proteínas para o interstício pulmonar e para dentro dos alvéolos, causando edema. O edema alveolar e a atividade inflamatória dos neutrófilos levam à inativação do surfactante pulmonar, o que favorece o colapso de unidades alveolares.

O edema alveolar pode gerar distúrbios da relação ventilação-perfusão (alvéolos normalmente perfundidos, mas pobremente ventilados). O edema e a inativação do surfactante também podem favorecer o colapso alveolar total, causando *shunt* propriamente dito (áreas perfundidas que não recebem nenhuma ventilação, vide Capítulo 1). Esse fenômeno leva à hipoxemia, pouco responsiva a altas frações inspiradas de oxigênio. Quando ocorre colapso de parcela significativa do pulmão, a complacência pulmonar fica reduzida.

A SDRA pode ter uma evolução autolimitada, com resolução gradativa da hipoxemia, ou progredir para hipoxemia refratária. Análises histológicas de pacientes com SDRA revelam que há uma fase inicial mais inflamatória, exsudativa, na qual predomina a inflamação, alterações de permeabilidade, recrutamento de neutrófilos e edema, com produção de citocinas. Posteriormente, existe uma fase tardia e proliferativa, em que predominam fenômenos de regeneração tecidual com deposição de colágeno. Esse fenômeno de regeneração pode levar à restauração da arquitetura pulmonar ou se estender de maneira descontrolada com deposição excessiva de colágeno e fibrina, e levar ao aparecimento de focos de fibrose pulmonar.

Como consequência do colapso alveolar, pode ocorrer abertura e fechamento cíclico de unidades alveolares: durante a expiração, a pressão aplicada às vias aéreas cai abaixo de níveis críticos, permitindo o colapso de unidades alveolares. Durante a inspiração, se forem utilizadas altas pressões inspiratórias, esses alvéolos se abrem, mas colapsam na próxima expiração. A abertura e fechamento cíclicos causam lesões do epitélio alveolar e amplificam a lesão pulmonar. Esse fenômeno é denominado lesão induzida pela ventilação mecânica, (VILI – *Ventilator-Induced Lung Injury*), e está descrito em mais detalhes no Capítulo 5. O fenômeno de abertura e fechamento cíclicos ocorre predominantemente na zona de transição entre porções totalmente atelectasiadas do pulmão (no paciente em posição supina, as regiões dorsais gravidade-dependentes) e regiões não gravidade-dependentes, ventrais, que tendem a permanecer abertas durante todo o ciclo respiratório. Dependendo da pressão expiratória final (PEEP) utilizada, a intensidade de abertura e fechamento cíclicos pode variar. Quanto maior a pressão de distensão inspiratória e menor a PEEP, maior será a probabilidade de colapso cíclico. Num paciente típico com SDRA moderada, em ventilação com PEEP de 5 cmH$_2$O e volume corrente de 6 mL/kg (peso predito), 20%-40% das suas unidades alveolares costumam estar colapsadas, e 5%-10% delas sofrem recrutamento cíclico.

Estudos com tomografia computadorizada demonstram que apesar da inflamação e das alterações de permeabilidade acometerem o parênquima de forma difusa na SDRA (e apesar do infiltrado pulmonar muitas vezes também parecer difuso ao Rx de tórax, acometendo os 4 quadrantes), a aeração pulmonar se distribui de forma heterogênea, determinada pelos efeitos da gravidade. Na tomografia, observou-se que a distribuição típica é de áreas de colapso (totalmente não aeradas) nas regiões mais inferiores e posteriores, chamadas gravidade-dependentes, juntamente com áreas hiperaeradas nas regiões anterossuperiores, e finalmente algumas áreas de parênquima normalmente aerado nas regiões intermediárias.

Em virtude destes achados, o pulmão na SDRA tem sido descrito ou modelado como uma "esponja molhada", gerando o fenômeno do *"Baby Lung"*. Segundo esta modelagem física, o pulmão doente funcionaria mais como um corpo líquido do que como um corpo sólido. Ou seja, sem a rigidez típica dos sólidos, mas com massa muito aumentada, as estruturas mais inferiores do pulmão sofrem uma compressão das estruturas mais superiores, como numa coluna líquida em que a compressão é proporcional à altura da coluna e à sua densidade (gerando a chamada pressão "superimposta"). Ao invés do pulmão permanecer fundamentalmente pendurado dentro da caixa torácica, sustentado pelas pressões pleurais negativas presentes na parede torácica anteroapical , o peso pulmonar acaba sendo suportado pela parede basal-posterior do tórax, onde se observam pressões pleurais muito positivas. Em outras palavras, o aumento da massa pulmonar total (edema e congestão pulmonar) faz com que o pulmão pese sobre si mesmo, causando colapso das regiões mais inferiores e basais. Sem a ajuda da ventilação mecânica, estes alvéolos inferiores apresentam uma pressão transpulmonar "negativa" (isto é, com uma pressão resultante de fora para dentro em relação à parede alveolar, com pressões pleurais positivas ao invés de negativas). Também contribuem para o aumento das pressões pleurais a compressão pelo coração (que pode apoiar o seu peso em cima do pulmão, quando na posição supina) e a compressão do diafragma pelas vísceras abdominais, especialmente em pacientes com quadros de distensão abdominal. Todas estas forças tendem a aumentar difusamente as pressões pleurais, diminuindo as pressões transpulmonares e favorecendo o colapso alveolar.

A teoria do *baby lung* sustenta que na SDRA, quando há colapso de alvéolos nas regiões gravidade-dependentes, a massa pulmonar disponível para ventilação é bem menor, como se fosse um pulmão de bebê. Como consequência, o volume corrente oferecido pelo aparelho de ventilação mecânica tem que ser acomodado nas áreas aeradas (porções superiores, com pressões transpulmonares mais positivas). Além das forças gravitacionais, que negativam as pressões transpulmonares expiratórias nas regiões inferiores, a grande histerese pulmonar acentua a hiperinsuflação das regiões mais superiores. O menor calibre das vias aéreas posteriores (espremidas pela compressão gravitacional) acentua a diferença de pressões críticas de abertura. Assim, mesmo ao final da inspiração, quando as pressões transpulmonares seriam positivas e permitiriam a expansão alveolar em todo o parênquima, quase nenhum volume corrente será dirigido às porções inferiores do pulmão.

Isto significa que o pulmão que participa efetivamente da ventilação tem uma quantidade de alvéolos funcionantes muito menor do que o esperado para um adulto normal. O uso de volumes correntes baseados no peso ideal do paciente (pressupondo um parênquima de dimensões normais, com número de alvéolos preservado) causa hiperdistensão desta pequena região aerada, que receberá todo o volume corrente, amplificando a lesão alveolar. Nessa situação, o ideal seria utilizar volumes correntes ainda mais baixos, sendo este um dos princípios das estratégias protetoras de ventilação mecânica utilizadas no tratamento dos pacientes com SDRA.

Ventilação mecânica na SDRA

Estratégias para minimizar a "lesão pulmonar induzida pela ventilação mecânica" (VILI – acrônimo para *Ventilator Induced Lung Injury*) são comprovadamente eficazes em reduzir a mortalidade e complicações associadas à ventilação mecânica na SDRA. O benefício incontestável das "estratégias protetoras" de ventilação mecânica foi pela primeira vez demonstrado num estudo prospectivo, controlado e randomizado por pesquisadores brasileiros em 1995 e, posteriormente, em 1998. Neste estudo, utilizou-se um conjunto de estratégias "protetoras", que incluía volumes correntes baixos ($\leq$ 6 mL/kg), baixa pressão de distensão inspiratória ($\leq$ 20 cmH$_2$O), e uso de PEEP elevada, titulada de acordo com dados de mecânica pulmonar. Esta estratégia foi comparada a uma estratégia de ventilação convencional, como preconizada na época, com altos volumes correntes (12 mL/kg de peso) e PEEP mínima para garantir FIO$_2$ abaixo de 60%. Posteriormente, no ano de 2000, o grupo *ARDS Network (ARDSnet)* completou um estudo multicêntrico e randomizado com 861 pacientes, confirmando a grande eficácia de estratégias protetoras de ventilação mecânica, com redução relativa de 25% da mortalidade hospitalar.

Apesar do pacote de estratégias protetoras neste estudo multicêntrico ser mais simples que no estudo brasileiro, contando apenas com o controle do volume corrente ($\leq$ 6 mL/kg) e da pressão de *plateau* ($\leq$ 30 cmH$_2$O), o resultado expressivo demonstrou de forma incontestável os efeitos nocivos associados à ventilação mecânica com volumes correntes altos para pacientes com SDRA. Nenhuma estratégia farmacológica ou anti-inflamatória prévia conseguiu resultados tão expressivos. Na verdade, nunca se havia demonstrado redução significante da mortalidade num estudo prospectivo e controlado em SDRA.

A adoção progressiva de estratégias protetoras é hoje uma realidade. Estudos observacionais demonstram que os valores de volume corrente e de pressão inspiratória têm diminuído ao longo dos anos e ao redor do mundo, e que a isso se seguiu menor mortalidade. Entretanto, várias evidências sugerem que a proteção pulmonar preconizada pelos protocolos clínicos atuais ainda é subótima em termos de minimizar a inflamação e evitar a perpetuação da lesão pulmonar. Duas grandes frentes de estratégias protetoras estão sendo aperfeiçoadas e otimizadas nos últimos anos, com resultados promissores: estratégias para contenção da pressão de distensão (*driving-pressure*) e estratégias de otimização da PEEP.

Escolha da PEEP

Apesar da sugestão inicial do estudo brasileiro (posteriormente corroborado por outro estudo positivo conduzido pela ARIES Network em 2006), grandes estudos recentes e randomizados sobre a PEEP alta, isoladamente aplicada (Alveoli, LOVS e EXPRESS, todos com mais de 500 pacientes), falharam em demonstrar redução significante da mortalidade. Entretanto, uma análise mais detalhada destes últimos estudos permite uma interpretação mais favorável ao uso mais intensivo da PEEP.

Em primeiro lugar, devemos considerar que em dois destes estudos (EXPRESS e LOVS), vários desfechos secundários foram positivos e expressivos, sugerindo vantagens com o uso de PEEP mais alta: o LOVS, que incluía manobras de recrutamento, mostrou redução do uso de manobras de resgate (como uso de posição prona e óxido nítrico) e o EXPRESS mostrou redução do número de dias sob ventilação mecânica e redução do número de dias com disfunção de outros órgãos no grupo de PEEP alta, sugerindo que esta estratégia seria superior, apesar de não reduzir a mortalidade. É importante notar que, nestes três estudos, o volume corrente foi rigorosamente o mesmo nos dois braços do estudo.

Uma metanálise com dados individuais destes três estudos sugeriu posteriormente que a mortalidade foi de fato reduzida pela PEEP mais alta nestes três estudos, desde que se considere apenas os pacientes com SDRA moderada e grave. Nos pacientes com SDRA leve, há indícios de que a PEEP mais elevada poderia ser deletéria. Apesar desta metanálise ser uma análise de subgrupo retrospectiva, a hipótese sobre a interação PEEP e gravidade da SDRA havia sido postulada *a priori*, e hoje é a melhor evidência que temos para a escolha da PEEP na SDRA.

Nenhum dos três estudos acima utilizou titulação decremental da PEEP, uma manobra que permite explorar o conceito de histerese pulmonar e potencializar os efeitos benéficos da PEEP, comumente resultando em melhor complacência pulmonar após a titulação. Assim sendo, muitos pacientes nestes estudos apresentaram uma piora da sua complacência pulmonar (detectada em aproximadamente 30% a 40% dos pacientes) após elevação da PEEP. Contribuindo para tal, em dois destes estudos (Alveoli e LOVS), a escolha da PEEP era feita apenas por critérios gasométricos (de acordo com uma tabela PEEP vs. FIO$_2$ necessária), ignorando-se os dados de mecânica pulmonar. Evidências recentes sugerem que a piora da complacência após aumento da PEEP é um forte marcador de que, nesta condição, a PEEP alta pode ser deletéria.

Dois estudos mais recentes sobre o uso da PEEP em SDRA, utilizando medidas de mecânica pulmonar, permitem vislumbrar as vantagens de uma estratégia onde a PEEP é titulada de acordo com dados de mecânica pulmonar. Num desses estudos, o EPVENT, utilizou-se dados da pressão esofágica para escolher a PEEP: alta o suficiente para evitar o colapso alveolar maciço (suficiente para manter uma pressão transpulmonar média positiva ao final da expiração), mas baixa o suficiente para evitar hiperdistensão alveolar (pressão transpulmonar ao final da inspiração < 25 cmH$_2$O). No outro estudo, o OLA *trial*, recentemente completado, utilizou-se uma PEEP que produzia a melhor complacência do sistema respiratório, após manobra de recrutamento alveolar e titulação decremental.

Ambos os estudos foram terminados de forma prematura (com 63 e 200 pacientes, respectivamente) e não permitem conclusões definitivas. Entretanto, ambos apresentaram tendências de menor mortalidade nos grupos tratamento (titulação da PEEP baseadas em mecânica pulmonar), além da melhora evidente de vários parâmetros fisiológicos. É importante acrescentar que, em ambos, houve uma melhora expressiva da complacência pulmonar após titulação da PEEP.

Controle da "pressão de distensão" (*driving-pressure*)

Numa metanálise com dados individuais, juntando-se a maior população de pacientes com SDRA estudada até hoje (3.562 pacientes, todos incluídos em estudos randomizados e controlados), demonstrou-se que a estratégia de controlar o volume corrente na SDRA, restringindo-o a valores fixos para todos os pacientes, não é uma estratégia "ótima": sua eficiência é baixa, e poderia ser maximizada apenas através de uma estratégia de individualização.

Utilizando um procedimento chamado "análise de mediação", os autores sugerem que o mediador mais direto da VILI seria a "pressão de distensão" (*driving-pressure*) e não o volume corrente. Apesar do termo *volutrauma* estar em grande evidência nos últimos anos, os autores

demonstram que um controle mais rigoroso sobre a pressão de distensão inspiratória (isto é, o gradiente total de pressão aplicado através do sistema respiratório, e que pode ser medido através da diferença entre a pressão de platô e PEEP, durante ventilação controlada) permitiria uma proteção pulmonar muito mais eficiente. Assim, ao invés de se controlar o volume corrente como nas estratégias protetoras convencionais (meta rigorosa de ≤ 6 mL/kg, utilizando-se sedação, paralisação, hipercapnia e controle de pH, com demais ajustes no ventilador – principalmente frequência respiratória – para cumprir esta meta), o procedimento mais eficiente seria controlar a pressão de distensão, mantendo-a abaixo de 14-16 cmH$_2$O.

A diferença entre as duas metas seria mais evidente nos extremos de complacência pulmonar: pacientes com complacência quase normal poderiam receber um volume corrente mais generoso (entre 6-8 mL/kg), ao passo que pacientes com complacência mais baixa deveriam sofrer uma maior restrição de volume corrente (entre 2,5 e 5,0 mL/kg). Em ambos os casos, a prioridade seria controlar a pressão de distensão abaixo de 14-16 cmH$_2$O. Numa análise teórica, os autores estimam que esta mudança de prioridades poderia salvar 1 vida a cada 20 pacientes submetidos à estratégia protetora convencional.

A lógica desta mudança de prioridades se baseia no conceito de que a pressão de distensão (ΔP) é matematicamente equivalente ao volume corrente (ΔV) dividido pela complacência do sistema respiratório (C_{RS}): $\Delta P = \Delta V / C_{RS}$. Ou seja, ao calcular a ΔP, estamos intrinsecamente normalizando o volume corrente pela complacência do sistema respiratório. Esta última variável (C_{RS}), por sua vez, reflete o tamanho do compartimento funcional do pulmão, isto é, do compartimento que efetivamente participa da distribuição do volume corrente. Em outras palavras, esta operação permite titular o volume corrente em relação ao tamanho real do pulmão, numa dada condição clínica. Note-se que a estratégia protetora convencional normaliza o volume corrente em relação ao peso predito do paciente, que consiste numa estimativa do tamanho original do pulmão, *caso o paciente estivesse saudável.*

Similarmente, a função pulmonar de pacientes com SDRA após a alta hospitalar parece se correlacionar fortemente com a ΔP observada nos primeiros dias de ventilação mecânica, mas fracamente com o volume corrente observado durante os mesmos dias. Aumentos significativos de ΔP se associam com uma pior função pulmonar após 6 meses da alta hospitalar.

Ao se utilizar este conceito de ΔP como mediador da VILI, é fácil vislumbrar uma nova prioridade na escolha da PEEP para os próximos anos: uma titulação que permitiria trocas gasosas adequadas e que ao mesmo tempo minimizaria a ΔP. É neste contexto que as titulações de PEEP baseadas em dados de mecânica pulmonar, visando a maximizar a complacência pulmonar, permitiriam uma proteção pulmonar mais eficiente. Teoricamente, para um mesmo volume corrente, a PEEP que produz a melhor complacência é a PEEP que se associará a uma menor ΔP.

Estratégias protetoras alternativas

Novas modalidades ventilatórias vêm sendo testadas em modelos mecânicos, animais e em estudos clínicos para melhorar a estratégia ventilatória na SDRA, todas elas com o intuito de diminuir a VILI, ou seja, o estresse mecânico imposto pela ventilação artificial, que secundariamente acarreta uma resposta inflamatória no parênquima pulmonar. Entre as mais promissoras, estão a ventilação em posição prona e o uso de manobras de recrutamento intermitentes.

A ventilação com posição prona demonstrou benefícios clínicos claros num trabalho randomizado recente (PROSEVA), se associando a uma expressiva redução da mortalidade em pacientes com SDRA grave (PaO_2/FIO_2 de entrada < 150).

Deve-se salientar que os mesmos autores deste estudo falharam em demonstrar os benefícios desta estratégia num estudo anterior. Entre as razões para esta diferença de resultados destacamos a maior familiaridade dos pesquisadores com a técnica (requisito essencial para esta estratégia, em virtude das frequentes complicações relacionadas às úlceras faciais, oculares e desconexões acidentais de cateteres e tubos), uma seleção de doentes com hipoxemia mais grave e, portanto, maior colapso alveolar à entrada no estudo, e finalmente o uso de uma PEEP mais baixa (em relação a outros trabalhos com doentes de mesma gravidade, submetidos

à estratégia preconizada pela ARDSnet). Estas duas últimas características certamente favorecem a demonstração do efeito promotor de recrutamento alveolar da posição prona, num paciente com grande histerese pulmonar: num paciente em posição supina há algumas horas, a simples rotação do tórax em relação ao eixo gravitacional promove um aumento das pressões transpulmonares inspiratórias nas regiões dorsais do pulmão, causando recrutamento das mesmas. Caso a PEEP aplicada durante a posição prona seja suficiente, o recolapso das porções ventrais pode ser parcialmente evitado. Assim, a posição prona permite alcançar a pressão crítica de abertura das regiões dorsais, sem necessariamente promover pressões expiratórias abaixo da pressão crítica de fechamento das regiões ventrais.

As manobras de recrutamento pulmonar foram adotadas na prática clínica dos últimos anos, fundamentalmente como terapias de resgate. Sua eficácia para melhora das trocas gasosas é inquestionável, segundo várias metanálises recentes. Estas manobras costumam ser aplicadas durante um curto período de tempo (tipicamente de 15 segundos a 4 minutos), com o objetivo de alcançar as pressões críticas de abertura de uma grande população de alvéolos, que depois permaneceriam abertos em função da histerese pulmonar, mantendo uma melhor troca gasosa durante um bom período de tempo (tipicamente algumas horas).

Entretanto, o seu uso rotineiro como terapia adjuvante na proteção pulmonar segue incerto. Apesar de uma metanálise recente sugerir o seu benefício, um grande estudo prospectivo e randomizado ainda é necessário. Como vimos mais acima, existe um forte argumento fisiológico para a adoção destas manobras com o objetivo de melhorar a complacência pulmonar e reduzir a pressão de distensão inspiratória. Resta saber se o balanço entre efeitos colaterais (principalmente hemodinâmicos) e benefícios (em termos de proteção pulmonar) será favorável à estratégia.

Quando empregada, a estratégia de recrutamento alveolar deve ser seguida de uma estratégia de titulação da PEEP. O simples uso de manobras de recrutamento, sem uma estratégia de PEEP para manutenção dos benefícios, costuma resultar em efeitos temporários e de pouca utilidade clínica.

A *"noisy ventilation"* (ventilação com volumes correntes variáveis segundo um padrão caótico) vem ganhando atenção como uma estratégia eficaz para promover o recrutamento alveolar, ou mesmo para a sua manutenção. Entretanto, estudos mais rigorosos são necessários para estabelecer a sua real eficácia e vantagem em situações onde manobras de recrutamento ou o uso de uma PEEP mais elevada poderia ser empregada.

As estratégias de ventilação líquida parcial com perfluorocarbono, o uso rotineiro de óxido nítrico inalatório e a ventilação de alta frequência não se mostraram eficazes em estudos prospectivos e randomizados recentes, podendo incorrer em riscos adicionais de barotrauma, hipertensão pulmonar rebote e grande comprometimento hemodinâmico, respectivamente. O uso destas estratégias em situações clínicas especiais segue em estudo, mas sem avanços significativos nos últimos anos. No Capitulo "Hipoxemia Refratária e Terapias de Resgate" discutimos algumas dessas estratégias para o tratamento de pacientes com hipoxemia refratária.

Conclusão

A SDRA é uma síndrome inflamatória, que pode ser decorrente de vários fatores de risco, caracterizada por hipoxemia aguda, com infiltrado pulmonar difuso e bilateral não completamente explicados por causas cardíacas. É classificada em leve, moderada e grave de acordo com a relação PaO_2/FIO_2. Os pacientes com SDRA frequentemente precisam de suporte ventilatório invasivo, e é importantíssimo aplicar uma ventilação protetora, que minimize a distensão pulmonar e fenômenos de abertura e fechamento cíclicos de alvéolos, os quais perpetuam a lesão pulmonar. Estratégias ventilatórias alternativas podem ser necessárias, e apesar dos avanços recentes no entendimento da SDRA, ainda observamos alta morbimortalidade.

Literatura recomendada

1. Amato MB, Meade MO, Slutsky AS, Brochard L, Costa EL, Schoenfeld DA, Stewart TE, Briel M, Talmor D, Mercat A, Richard JC, Carvalho CR, Brower RG. Driving pressure and survival in the acute respiratory distress syndrome. N Engl J Med 2015 Feb 19; 372(8):747-55.

2. Amato MB, Barbas CS, Medeiros DM, et al. Effect of a protective-ventilation strategy on mortality in the acute respiratory distress syndrome. N Engl J Med 1998; 338:347.

3. Borges JB, Okamoto VN, Matos GF, et al. Reversibility of lung collapse and hypoxemia in early acute respiratory distress syndrome. Am J Respir Crit Care Med 2006; 174(3):268-78.

4. Brower RG, Lanken PN, MacIntyre N, et al. Higher versus lower positive end-expiratory pressures in patients with the acute respiratory distress syndrome. N Engl J Med 2004; 351: 27.

5. Cheung AM, Tansey CM, Tomlinson G, et al. Two-year outcomes, health care use, and costs of survivors of acute respiratory distress syndrome. Am J Respir Crit Care Med 2006; 174:538.

6. Hudson LD, Milberg JA, Anardi D, Maunder RJ. Clinical risks for development of the acute respiratory distress syndrome. Am J Respir Crit Care Med 1995; 151:293.

7. Meade MO, Cook DJ, Guyatt GH, et al. Ventilation strategy using low tidal volumes, recruitment maneuvers, and high positive end-expiratory pressure for acute lung injury and acute respiratory distress syndrome: a randomized controlled trial. JAMA 2008; 299:637-45.

8. Mechanical Ventilation Committee of the Brazilian Intensive Care Medicine Association; Commission of Intensive Therapy of the Brazilian Thoracic Society. Brazilian recommendations of mechanical ventilation 2013. Part I. J Bras Pneumol 2014 Jul-Aug; 40(4):327-63.

9. Mercat A, Richard JC, Vielle B, et al. Positive end-expiratory pressure setting in adults with acute lung injury and acute respiratory distress syndrome: a randomized controlled trial. JAMA 2008; 299:646.

10. Rubenfeld GD, Caldwell E, Peabody E, et al. Incidence and outcomes of acute lung injury. N Engl J Med 2005; 353:1685.

11. Stapleton RD, Wang BM, Hudson LD, et al. Causes and timing of death in patients with ARDS. Chest 2005; 128:525.

12. Talmor D, Sarge T, Malhotra A, O'Donnell CR, Ritz R, Lisbon A, Novack V, Loring SH. Mechanical ventilation guided by esophageal pressure in acute lung injury. N Engl J Med 2008 Nov 13; 359(20):2095-104.

13. Ventilation with lower tidal volumes as compared with traditional tidal volumes for acute lung injury and the acute respiratory distress syndrome. The Acute Respiratory Distress Syndrome Network. N Engl J Med 2000; 342:1301.

CAPÍTULO 15

Ventilação Mecânica no Trauma Crânio-Encefálico

- Paolo Pelosi
- Maria Vargas
- Carmen Sílvia Valente Barbas

DESTAQUES

- Trauma cranioencefálico (TCE) está frequentemente associado à insuficiência respiratória, e é comum a necessidade de ventilação mecânica.
- Hipoxemia pode agravar o dano cerebral causado pelo TCE e deve ser evitada, mesmo que por curtos períodos.
- Pacientes com TCE e insuficiência respiratória aguda devem receber ventilação protetora com baixos volumes correntes, mas deve-se evitar a hipercapnia, pois esta pode levar ao aumento da pressão intracraniana (PIC).
- Pressão positiva expiratória final (PEEP) elevada pode causar piora da hipertensão intracraniana, e deve ser aplicada em pacientes com a associação TCE e SDRA, apenas em casos bem selecionados e com monitorização contínua da PIC.
- O uso de manobras de resgate para hipoxemia refratária em pacientes com TCE é pouco estudado, e elas devem ser aplicadas com cautela, em pacientes selecionados e com monitorização constante da PIC.

OBJETIVOS

- Discutir os mecanismos de associação entre TCE e insuficiência respiratória aguda.
- Rever as indicações de intubação e ventilação mecânica no paciente com traumatismo cranioencefálico (TCE).
- Discutir a estratégia ventilatória proposta para pacientes com TCE que necessitam de ventilação mecânica.

A lesão cerebral traumática é uma causa importante de morbidade e mortalidade, com incidência de 9 a 16 casos por 100.000 habitantes por ano. Pode ser causada por trauma direto, habitualmente associada a dano anatômico do escalpo, crânio e/ou meninges, ou pode resultar de um processo de aceleração ou desaceleração de alta energia do cérebro dentro do crânio, gerando prejuízo funcional do encéfalo. Complicações extracerebrais são comuns em pacientes com lesão cerebral traumática, dentre as quais a mais frequente é a disfunção respiratória. Em um estudo recente que avaliou os desfechos de pacientes neurológicos que utilizaram ventilação mecânica, a complicação cardiovascular foi a mais comum, seguida da complicação respiratória, que ocorreu em 22% dos pacientes.

A insuficiência respiratória pode acontecer mesmo quando não há trauma torácico associado, através do mecanismo de edema pulmonar neurogênico, caracterizado por um aumento na água extravascular dos pulmões em pacientes com lesão neurológica aguda. Vários mecanismos foram propostos para a fisiopatologia da disfunção pulmonar após a lesão cerebral traumática, entre eles uma descarga simpática maciça associada à resposta inflamatória sistêmica. A disfunção pulmonar observada em pacientes com lesão cerebral traumática pode decorrer do aumento da atividade simpática, levando à vasoconstrição pulmonar e permeabilidade capilar elevada. A resposta inflamatória sistêmica resulta em infiltração pulmonar de neutrófilos, liberação de citocinas e disfunção endotelial, desencadeadas por uma descarga simpática inicial. Estudos que investigaram a expressão sistêmica de citocinas em lesões cerebrais traumáticas mostraram que existe alteração da expressão de várias citocinas, incluindo IL-1, IL-6, IL-8, IL-10, IL-12, TNF-α e TGF-β com translocação de células inflamatórias e imunes para o sistema nervoso central, caracterizando uma quebra na barreira hematoencefálica.

De acordo com os mecanismos fisiopatológicos mencionados acima, há uma íntima relação entre a lesão cerebral traumática e a lesão pulmonar aguda, portanto o manejo da lesão cerebral traumática pode incluir uma estratégia protetora para a redução e prevenção de dano pulmonar. A Figura 15.1 mostra um possível mecanismo de interação cérebro-pulmão para disfunção pulmonar na lesão cerebral traumática.

Indicação para intubação endotraqueal e ventilação mecânica na lesão cerebral traumática

Vinte por cento dos pacientes com lesão cerebral requerem intubação endotraqueal e ven-

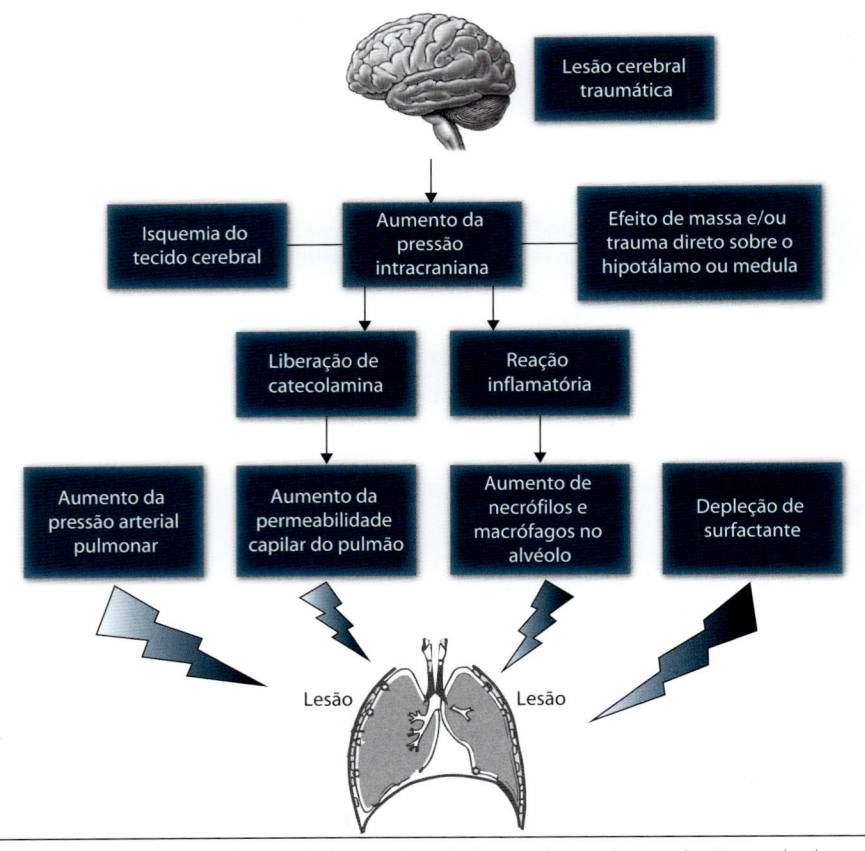

■ **Figura 15.1** Possíveis mecanismos de interação pulmão-cérebro após uma lesão cerebral traumática. Várias complicações intracranianas podem ocorrer depois de uma lesão cerebral traumática, tais como: isquemia do tecido cerebral, efeito de massa e/ou trauma direto sobre o hipotálamo e o tronco cerebral. Estas situações levam a um aumento na liberação de catecolaminas e a uma reação inflamatória que afeta a homeostase do parênquima pulmonar por aumento da pressão arterial pulmonar, aumento da permeabilidade capilar pulmonar, quimiotaxia de neutrófilos e macrófagos nos alvéolos além de depleção de surfactante.

tilação mecânica. A intubação endotraqueal é um passo crítico no manejo de pacientes com lesão cerebral traumática, pois esta pode resultar em hipóxia e pressão intracraniana aumentada. Muitas vezes, a intubação endotraqueal ocorre em ambiente pré-hospitalar, cuja evidência de eficácia parece conflitante. A maioria dos estudos comparando intubação precoce pré-hospitalar com hospitalar não mostrou benefício da intubação precoce, mas tais estudos sofrem de graves vieses de confusão. Recentemente, um ensaio clínico prospectivo, randomizado e controlado, comparando a intubação pré-hospitalar através de sequência rápida com intubação hospitalar em pacientes com lesão cerebral traumática grave mostrou que a intubação pré-hospitalar pode melhorar o desfecho neurológico.

Manipulações das vias aéreas, laringoscopia e intubação endotraqueal aumentam os níveis de catecolaminas e ativam a resposta hemodinâmica, como o aumento significativo da frequência cardíaca e pressão arterial média. Recomenda-se um protocolo para a intubação endotraqueal que inclua pré-oxigenação, uso de pré- medicação com opioides em pacientes normotensos ou hipertensos para diminuir a resposta adrenérgica, indução de sequência rápida, com bloqueio neuromuscular de rápida ação e agente sedativo.

A intubação endotraqueal pode ser necessária em pacientes com TCE por razões neurológicas ou causas respiratórias associadas à lesão cerebral traumática. Indicações neurológicas envolvem pacientes comatosos, com nível de consciência alterado e/ou sem proteção de vias aéreas, disfunção do tronco cerebral, hipertensão intracraniana e deterioração neurológica progressiva. A indicação respiratória inclui insuficiência respiratória hipoxêmica devida à aspiração, pneumonia, atelectasia ou embolia pulmonar; síndrome de desconforto respiratório agudo e edema pulmonar neurológico. A Figura 15.2 mostra um possível

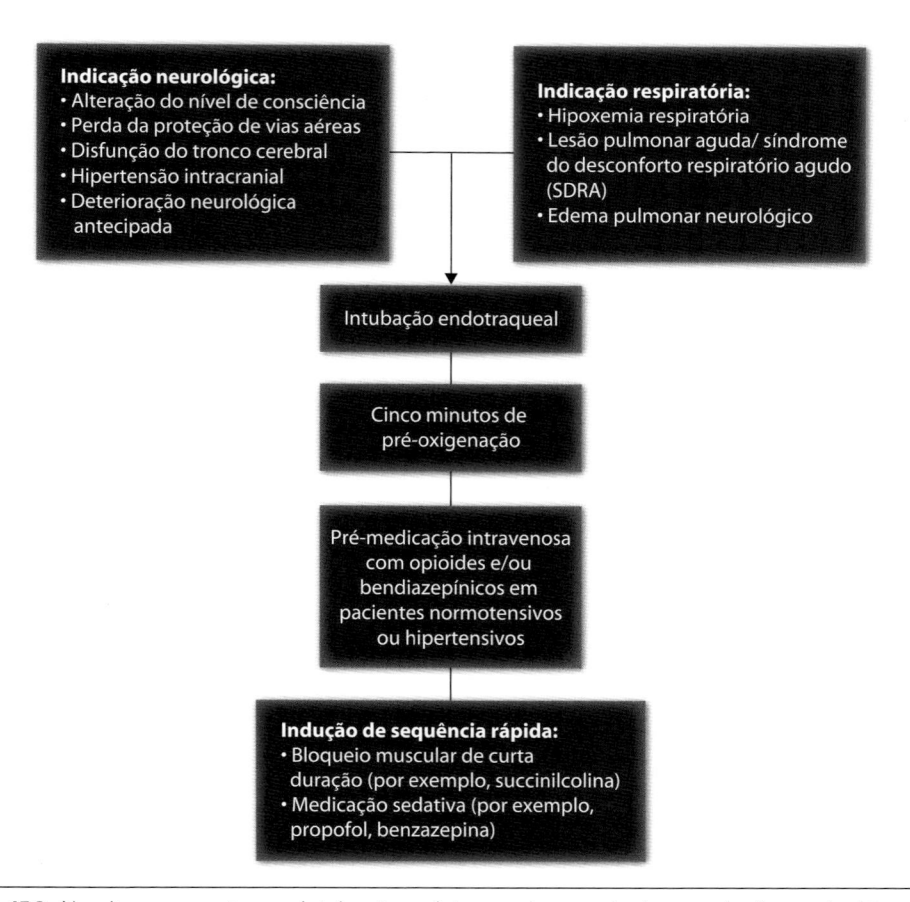

■ **Figura 15.2** Algoritmo proposto para intubação endotraqueal em pacientes com lesão cerebral traumática.

algoritmo para a intubação endotraqueal em pacientes com lesão cerebral traumática.

A ventilação mecânica representa um tratamento necessário para pacientes com lesão cerebral grave, provendo em muitos casos o suporte essencial à vida. Os objetivos da ventilação mecânica na unidade de terapia intensiva envolvem a manutenção de trocas gasosas adequadas ao mesmo tempo em que se tenta minimizar a lesão pulmonar induzida por ventilação mecânica (VILI). No paciente com lesão cerebral, a situação é mais complicada: volumes correntes baixos e níveis mais elevados de pressão positiva expiratória final (PEEP) podem potencialmente elevar a pressão intracraniana por causarem hipercapnia ou dificultarem a drenagem venosa do fluxo sanguíneo cerebral.

A recomendação atual para a ventilação mecânica no paciente com lesão cerebral inclui manter a pressão parcial de dióxido de carbono ($PaCO_2$) entre 35 e 40 mmHg, melhorando a oxigenação e, ao mesmo tempo, usar PEEP em níveis baixos. Hiperventilação e hipocapnia não devem ser aplicados de rotina, pois estão associados à hipertensão craniana de rebote, isquemia cerebral e piores desfechos clínicos. Os níveis de PEEP devem ser aumentados apenas em pacientes com hipoxemia refratária ou síndrome do desconforto respiratório agudo com a adequada monitorização de pressão intracraniana. Se o paciente apresentar hipertensão intracraniana aguda com sinais de herniação, poderá ser realizado um breve período de hiperventilação/hipocapnia até acesso à tomografia computadorizada cerebral e/ou avaliação do neurocirurgião.

Estudos epidemiológicos sugerem que a ventilação assistido-controlada a volume foi a escolha mais comum em pacientes neurológicos. Além disso, as configurações do ventilador não diferiram significativamente entre pacientes neurológicos e não neurológicos. Em particular, a maioria dos pacientes recebeu um volume corrente entre 6 e 12 ml/kg do peso corporal predito e mais de 80% dos pacientes neurológicos foram ventilados com PEEP ≤ 5 cmH_2O na presença de oxigenação arterial adequada, sugerindo que a proteção cerebral foi priorizada nos pacientes com lesão neurológica aguda. Entretanto, a melhor estratégia para ventilação pulmonar em pacientes com insufi-

ciência respiratória aguda e lesão cerebral ainda está por ser definida. A seguir, discutiremos o papel da oxigenação, PEEP, controle de $PaCO_2$, e manobra de recrutamento alveolar para tratamento dos pacientes com insuficiência respiratória e lesão cerebral traumática.

Oxigenação

A hipoxemia tem sido identificada como um lesão secundária de grande importância após uma lesão cerebral traumática. Está associada a um pior prognóstico em modelos experimentais, amplificando o déficit motor-funcional e morte neuronal em regiões vulneráveis do cérebro. Estudos observacionais em humanos também confirmaram o pior prognóstico relacionado à lesão hipoxêmica secundária à lesão cerebral traumática.

A hipoxemia sistêmica causa danos ao tecido cerebral com um duplo mecanismo: diminui a distribuição de oxigênio cerebral e dilata a sua vasculatura (Figura 15.3). A falta de oxigênio no tecido cerebral perturba o funcionamento das células modificando seu delicado metabolismo. Com menos oxigênio disponível, as células cerebrais não são capazes de produzir a energia necessária para sua atividade elétrica resultando num desequilíbrio dos íons e neurotransmissores em seu interior. Além disso, a vasodilatação de vasos cerebrais na hipoxemia pode aumentar a pressão intracraniana e reduzir a pressão de perfusão cerebral (PPC).

Evitar a hipoxemia é uma prioridade no cuidado de pacientes com lesão cerebral traumática. As orientações da *Brain Trauma Foundation* (Fundação para o Trauma Craniano) sugerem evitar a hipóxia definida como PaO_2 < 60 mmHg ou saturação de O_2 < 90%. Idealmente a PaO_2 deveria ser mantida no nível de 80-100 mmHg para assegurar uma oxigenação cerebral adequada, através da utilização de níveis adequados de F_IO_2 e PEEP.

Pressão expiratória final positiva

O uso de PEEP elevada no paciente com lesão cerebral traumática é ainda controverso. Em pacientes com insuficiência respiratória aguda, a ventilação mecânica com níveis moderados ou altos de PEEP e a aplicação de manobras de recrutamento alveolar podem evitar o

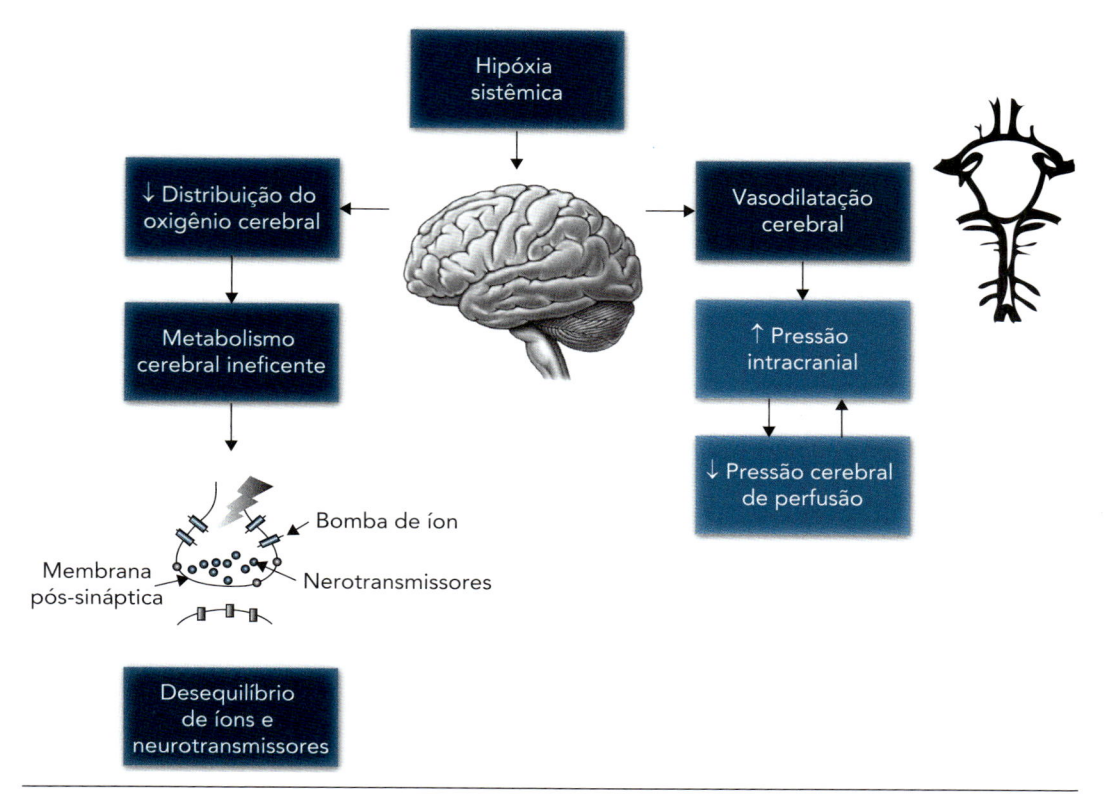

■ **Figura 15.3** A hipóxia sistêmica causa danos ao tecido cerebral com um mecanismo duplo: diminui a distribuição de oxigênio cerebral e dilata a vasculatura cerebral. À esquerda, a falta de oxigênio no tecido cerebral perturba o funcionamento das células modificando seu delicado metabolismo. Com menos oxigênio disponível, as células cerebrais não são mais capazes de produzir a energia necessária para sua atividade elétrica, resultando em um desequilíbrio dos íons e neurotransmissores em seu interior. À direita, a vasodilatação dos vasos cerebrais na hipoxemia pode aumentar a pressão intracraniana e reduzir a pressão de perfusão cerebral.

colapso alveolar, melhorando a oxigenação arterial e aumentando a complacência do sistema respiratório. Entretanto, a aplicação de PEEP elevada em pacientes com lesão cerebral traumática pode afetar a circulação cerebral através do aumento da pressão intratorácica média, resultando numa redução do retorno venoso cerebral, seguida de aumento de pressão intracraniana. Alguns estudos mostraram discreto aumento da pressão intracraniana sem elevação significativa da pressão de perfusão cerebral com o aumento progressivo dos níveis de PEEP em pacientes ventilados mecanicamente com lesão cerebral traumática, porém são estudos de curta duração e com poucos pacientes.

O nível de PEEP parece afetar a hemodinâmica cerebral se resultar em hiperinflação alveolar; neste caso, o evento predominante

é a queda da complacência pulmonar e aumento do espaço morto levando à elevação da $PaCO_2$ e da pressão intracraniana. Um estudo clínico mostrou que, em pacientes com valores de pressão intracraniana mais elevados do que a PEEP aplicada, os efeitos da PEEP sobre a hemodinâmica cerebral dependem de recrutamento/hiperinflação das unidades alveolares, e variações da $PaCO_2$ tiveram um impacto mais importante sobre a perfusão cerebral.

Níveis de PEEP moderadamente elevados podem ser aplicados em pacientes com IRpA grave, após lesão cerebral traumática, com a finalidade de melhorar a complacência pulmonar, aumentar a oxigenação alveolar e a saturação de oxigênio, desde que seja mantida pressão de platô abaixo de 28-30 cmH$_2$O, e sob monitorização constante da hemodinâmica cardiovascular, trocas gasosas e pressão intracraniana.

Controle da PaCO₂ e hiperventilação

A hiperventilação já foi amplamente usada no tratamento da hipertensão intracraniana por ser uma estratégia relativamente fácil de ser implementada, e por causar redução rápida da PIC. O dióxido de carbono (CO_2) arterial é um poderoso modulador do tônus dos vasos cerebrais, do fluxo sanguíneo cerebral e da pressão intracraniana. Baixos níveis de $PaCO_2$ levam à contração das artérias cerebrais por ação direta sobre o endotélio e sobre a musculatura lisa vascular, reduzindo o fluxo sanguíneo e a pressão intracraniana. Entretanto, a hiperventilação reduz a PIC às custas de redução do fluxo sanguíneo cerebral, o que pode levar à isquemia cerebral, agravando a lesão. Podemos observar na Tabela 15.1 os graus de ventilação e os níveis de $PaCO_2$. Estudos observacionais realizados há mais de 20 anos mostravam que a hiperventilação era utilizada em até 80% dos centros de trauma. O manejo da lesão cerebral traumática começou a mudar com a publicação de ensaios clínicos que mostraram que pacientes submetidos à hiperventilação rotineira para redução da PIC tinham mortalidade mais elevada do que aqueles ventilados e mantidos com $PaCO_2$ na faixa normal. Tais estudos levaram à elaboração de diretrizes que orientam evitar a hiperventilação, exceto quando ela é usada em situações de hipertensão intracraniana aguda, com risco iminente de herniação de tronco cerebral, e apenas temporariamente até que medidas definitivas e que não causem redução do fluxo sanguíneo cerebral possam ser implementadas. Apesar das evidências de que hiperventilação como medida principal no tratamento da HIC piora o prognóstico dos pacientes com lesão cerebral traumática, estudos observacionais mais recentes mostram que a prática de hiperventilação em pacientes com TCE ainda é relativamente comum.

A *Brain Trauma Foundation* desencoraja o uso da hiperventilação e recomenda:

- Evitar hiperventilação profilática ($PaCO_2$ de 25 mmHg ou menos, Nível II B).

- Usar hiperventilação como medida temporária para a redução da pressão intracraniana elevada (Nível III C).

- Evitar hiperventilação durante as primeiras 24 horas após a lesão, quando o fluxo sanguíneo cerebral está muitas vezes criticamente reduzido (Nível III C).

- Monitorar parâmetros de perfusão cerebral como saturação venosa jugular de oxigênio ($SvjO_2$) ou a tensão de oxigênio no tecido cerebral em caso de utilização de hiperventilação (Nível III C).

Tabela 15.1 Definição do tipo de ventilação de acordo com o nível de $PaCO_2$.

Tipo de ventilação	Nível de $PaCO_2$
Hiperventilação extrema	< 26 mmHg
Hiperventilação forçada	26-30 mmHg
Hiperventilação moderada	31-35 mmHg
Normoventilação	36-45 mmHg
Hipoventilação	45-50 mmHg
Extrema hipoventilação	> 50 mmHg

Volume corrente

A hipertensão intracraniana e a síndrome do desconforto respiratório agudo (SDRA) são entidades patológicas independentes, mas que podem interagir, desencadeando ou agravando uma a outra. Estudos experimentais sugerem que a hipertensão intracraniana aguda causa edema cerebral e pulmonar; este é responsável pela redução na razão gás-tecido em pulmões previamente saudáveis, causando dano pulmonar e mudanças nas trocas gasosas. O aumento agudo da pressão intracraniana também exacerba a lesão preexistente em animais com SDRA. Ensaios clínicos mostraram que o uso de volume corrente mais baixo (6 mL/kg) reduz a mortalidade e aumenta os dias livres de ventilação mecânica em pacientes com SDRA. O uso de volume corrente mais alto nesses pacientes pode exacerbar a resposta inflamatória pulmonar e sistêmica, causando uma lesão pulmonar induzida pela ventilação (LPIV veja Capítulo 5), uma síndrome pulmonar desencadeada por hiperdistensão dos pulmões pelo volume corrente excessivo durante a ventilação mecânica, recrutamento cíclico de alvéolos colapsados e ativação de processo inflamatório. O uso de volume corrente alto para manter a $PaCO_2$ na faixa normal ou gerar hiperventilação está associado com risco mais elevado de desenvolver SDRA precoce após lesão cerebral grave.

Portanto, o uso de volume corrente alto em pacientes com lesão cerebral traumática não é recomendado, porque pode causar ou exacerbar SDRA, além de reduzir a $PaCO_2$, diminuindo a oxigenação e o fluxo sanguíneo cerebrais.

Manobra de recrutamento alveolar

As manobras de recrutamento alveolar (MRA) podem ser definidas como uma estratégia para aumentar a pressão intra-alveolar transitoriamente com a finalidade de reabrir aquelas unidades alveolares que não estavam aeradas ou que estavam pouco aeradas. Entretanto, altas pressões intratorácicas podem afetar a hemodinâmica cardiovascular e cerebral com um aumento da pressão intratorácica e intracraniana e um decréscimo de pré-carga, do débito cardíaco e da pressão de perfusão cerebral. A utilidade e segurança da MRA nos pacientes com SDRA com lesão cerebral traumática ainda é controversa. Estudos clínicos com poucos pacientes parecem mostrar que manobras com altas pressões contínuas nas vias aéreas (CPAP), mesmo se sustentadas por alguns segundos, podem levar à hipotensão e elevação da pressão intracraniana. Por outro lado, manobras de recrutamento que incluem ventilação corrente, com dois níveis de pressão, têm efeitos menos pronunciados. Entretanto, mesmo nesse tipo de manobra, o comportamento da PIC e do fluxo sanguíneo cerebral pode ser imprevisível. A mensagem chave a ser considerada durante a realização de manobras de recrutamento alveolar em pacientes com lesão cerebral aguda e SDRA é manter protegidos o cérebro e os pulmões. A escolha entre os possíveis tipos de MRA dependerá da complacência dos pulmões, da hemodinâmica vascular e cerebral dos pacientes e da possibilidade de realizar um monitoramento à beira leito da pressão arterial média, pressão intracraniana e pressão de perfusão cerebral a fim de melhorar a segurança do procedimento.

Desmame e traqueostomia na lesão cerebral traumática

Os pacientes com lesão neurológica geralmente têm um desmame difícil, levando a frequentes atrasos da extubação. Atraso da extubação ocorre principalmente em pacientes com critérios de extubação respiratórios e hemodinâmicos adequados, mas com nível de consciência diminuído (escala de Glasgow < 8). Uma boa estratégia para avaliar se o paciente está pronto para o desmame deve incluir uma avaliação diária do *status* dos pacientes; estes devem ser capazes de respirar espontaneamente e preencher os critérios de estabilidade respiratória e cardiovascular. Nos pacientes com lesão cerebral traumática, essa avaliação diária deve também incluir *status* neurológico estável com pressão intracraniana de ≤ 20 mmHg e pressão de perfusão cerebral de ≥ 60 mmHg.

Em pacientes com ventilação mecânica prolongada e de difícil desmame, a traqueostomia deve ser considerada. A traqueostomia precoce pode desempenhar um papel importante no desmame da ventilação mecânica e na alta da unidade de terapia intensiva em pacientes neurológicos. Os primeiros 7-10 dias de lesão cerebral aguda coincidem com a maior incidência de hipertensão intracraniana, mas o momento apropriado para a traqueostomia nestes pacientes deve ser considerado em vista do risco de hipertensão intracraniana grave. Há um debate em curso referente à indicação e ao momento ideal para realização da traqueostomia em pacientes neurocríticos, e não há dados suficientes para realizar recomendações a pacientes em ventilação prolongada devida primariamente à lesão cerebral. Pacientes com escala de Glasgow < 8 após uma semana da internação na UTI, com comprometimento do tronco cerebral (desde que com uma razoável perspectiva de sobrevivência), e pacientes com síndromes neuromusculares gravemente afetados, devem ser avaliados quanto ao benefício de traqueostomia precoce ao invés de traqueostomia tardia.

Pneumonia associada à ventilação mecânica

Pacientes com lesão cerebral têm maior risco de desenvolver pneumonia associada à ventilação (PAV) devido ao tempo prolongado de ventilação. A incidência de PAV nesta categoria de pacientes é estimada entre 30% e 50% e é extremamente grave em 25% dos pacientes. Estudos mostram que fatores de risco para desenvolvimento de PAV nessa população incluem gravidade do trauma cranioencefálico, trauma cervical associado e politraumatismo. O desenvolvimento de PAV não aumenta a mortalidade de maneira significativa em pacientes com lesão cerebral traumática, mas está associada a um aumento do tempo de permanência na UTI e da duração da ventilação mecânica.

Terapias de resgate para complicações respiratórias em pacientes com lesão cerebral

A posição prona

Os efeitos fisiológicos da posição prona em pacientes com lesão pulmonar grave manifestam-se como melhoras na oxigenação e mecânica respiratória, e impacto na sobrevida. Pacientes com lesão cerebral traumática foram excluídos de estudos clínicos que avaliaram os benefícios da posição prona, porque esta posição pode levar ao aumento da pressão intracraniana com efeitos negativos na fisiologia cerebral. Estudos recentes registraram resultados conflitantes neste tópico.

Os estudos clínicos disponíveis hoje não permitem uma conclusão definitiva sobre o uso da posição prona no tratamento da SDRA grave e/ou hipoxemia refratária em pacientes com lesão cerebral traumática. Teoricamente, pode ser considerada como uma estratégia protetora para prevenir a infecção pulmonar e o colapso alveolar dorsal em pacientes com lesão cerebral traumática, mas pode causar elevação da pressão intracraniana, devendo portanto ser aplicada apenas em casos em que o risco-benefício seja alto e com monitorização invasiva da pressão intracraniana e da hemodinâmica.

Ventilação oscilatória de alta frequência

A ventilação oscilatória de alta frequência permite aplicação de uma alta pressão média de vias aéreas através da utilização de baixíssimos volumes correntes, por vezes menores que o espaço morto anatômico. Em pacientes adultos com SDRA, ocorre melhora da oxigenação sem efeitos hemodinâmicos consideráveis. Entretanto, essa estratégia não confere melhora de mortalidade, tendo sido associada com maior risco de morte em um estudo.

Os dados que se referem à segurança e/ou eficácia da ventilação oscilatória de alta frequência em pacientes adultos com lesão cerebral e SDRA são escassos, e um ensaio randomizado controlado pode esclarecer este tópico. Uma revisão sistemática sugere que seu uso seja considerado nos pacientes com lesão cerebral traumática e SDRA com monitoramento rigoroso da pressão intracraniana, pressão de perfusão cerebral, pressão arterial média e $PaCO_2$, devendo ser evitado em pacientes com hipertensão intracraniana significativa.

Suporte de vida extracorpóreo (ECMO)

A oxigenação extracorpórea por membrana (ECMO) e a remoção extracorpórea de dióxido de carbono ($ECCO_2R$) são dois tipos de terapias de suporte de vida extracorpóreo usadas no manejo da SDRA grave. Na literatura atual, há apenas pequenos estudos clínicos ou séries de casos descrevendo o uso do tratamento por suporte de vida extracorpóreo na lesão cerebral traumática. O problema mais importante do uso da ECMO nesta categoria particular de pacientes é a anticoagulação requerida pelo circuito extracorpóreo. As doses de anticoagulação usadas neste tratamento podem aumentar o risco de sangramento intracraniano nos pacientes com lesão cerebral com baixa complacência cerebral. Além disso, os tratamentos extracorpóreos estão disponíveis em um número limitado de centros experientes; portanto, para pacientes com lesão cerebral traumática, o suporte de vida extracorpóreo permanece uma estratégia de resgate em condições clínicas bem selecionadas.

Conclusão

Há uma evidência crescente que os pulmões e o cérebro representam um conjunto fisiológico integrado na lesão cerebral traumática, de tal modo que uma lesão envolvendo um deles pode comprometer o outro. Estes efeitos são mediados por sinais complexos que incluem mediadores neurais, inflamatórios, imunológicos e neuroendócrinos. A ventilação mecânica protetora, nesse caso, deve cuidar de ambos os órgãos para evitar danos secundários aos órgãos já previamente lesados. A utilização de PEEP elevada, manobras de recrutamento, posição prona e outras terapias de resgate permanecem não muito estudadas para esses pacientes, sendo reservadas para casos selecionados, e sob monitorização constante da pressão intracraniana e das trocas gasosas.

Literatura recomendada

1. Brain Trauma Foundation. Guidelines for the management of severe traumatic brain injury. 3rd Edition. J Neurotrauma 2007; 24(S1): 1-116.
2. Chi JH, Knudson MM, Vassar MJ, et al. Prehospital hypoxia affects outcome in patients with traumatic brain injury: a prospective multicenter study. J Trauma 2006; 61: 1134-41.
3. Lowe GL, Ferguson ND. Lung-protective ventilation in neurosurgical patients. Curr Opin Crit Care 2006; 12:3-7.
4. Mascia L, Mazzeo AT. Ventilatory management in head injury patients: is there any conflict? Trends in Anaesthesia and Critical Care 2011; 1:168-174.
5. Mascia L, Zavala E, Bosma K, et al. High volume is associated with the development of acute lung injury after severe traumatic brain injury: an international observational study. Crit Care Med 2007; 35:1815-20.
6. McHugh GS, Engel DC, Butcher I, et al. Prognostic value of secondary insults in traumatic brain injury: results from the IMPACT study. J Neurotrauma 2007; 24: 287-93. 7.
   Nemer SN, Caldeira JB, Azeredo LM, et al. Alveolar recruitment maneuver in patients with subarachnoid hemorrhage and acute respiratory distress syndrome: a comparison of 2 approaches. J Crit Care 2011; 26: 22-7.
7. Pelosi P, Ferguson ND, Frutos-Vivar F, et al. Management and outcome of mechanically ventilated neurological patients. Crit Care Med 2011; 39:1-11.
8. Pelosi P, Rocco RMP. The lung and the brain: a dangerous cross-talk. Critical Care 2011; 15:168-70.
9. Young N, Rhodes JKJ, Mascia L, Andrews PJD. Ventilatory strategies for patients with acute brain injury. Curr Opin Crit Care 2010; 16:45-52.

Ventilação Mecânica no Intraoperatório

- Luiz Fernando dos Reis Falcão
- Maria José Carvalho Carmona
- Marcos Francisco Vidal Melo

DESTAQUES

- A anestesia promove alterações funcionais tais como: atelectasia, alterações na complacência e resistência do sistema respiratório, e piora da troca gasosa.
- A ventilação mecânica no intraoperatório deve utilizar parâmetros que protejam os pulmões da lesão induzida pela ventilação mecânica.
- É necessário preservar a vasoconstrição hipóxica em ventilação monopulmonar.

OBJETIVOS

- Compreender os princípios que regem os ajustes ventilatórios no intraoperatório.
- Conhecer as alterações respiratórias associadas ao procedimento anestésico-cirúrgico.

A ventilação mecânica é procedimento frequente para a manutenção das funções vitais no período intraoperatório. Ao longo das últimas duas décadas, tornou-se evidente que, em paralelo a esta função benéfica, a ventilação mecânica também pode produzir efeitos lesivos dependentes dos parâmetros respiratórios utilizados e das condições pré-operatórias do paciente (para maiores detalhes, veja o Capítulo 5).

Sabe-se que a maioria dos procedimentos cirúrgicos está relacionada à alteração da função pulmonar, geralmente leve ou moderada, mas ocasionalmente grave. Tais complicações pulmonares são causas importantes de morbimortalidade perioperatória e ocorrem em 1 a 2% de todos os pacientes submetidos a cirurgias de pequeno ou médio porte, podendo chegar a 10% a 20% naqueles submetidos à cirurgia abdominal alta ou torácica. Há relatos de ocorrência de 3% de Lesão Pulmonar Aguda (LPA) após cirurgias eletivas, sendo esta uma importante causa de insuficiência respiratória pós-operatória. Levando-se em conta que complicações pulmonares estão associadas à piora do desfecho pós-operatório, é fundamental avançar no desenvolvimento e na implementação de métodos de assistência respiratória perioperatória.

Neste capítulo discutiremos os princípios atuais da ventilação mecânica no intraoperatório e sua associação com alterações respiratórias ocasionadas por procedimentos anestésico-cirúrgicos. Abordaremos, particularmente, a ventilação intraoperatória, e conceitos atuais relacionados à determinação dos parâmetros ventilatórios: Volume Corrente (VC), Fração Inspiratória de Oxigênio (F_IO_2) e Pressão Expiratória Final Positiva (PEEP), objetivando a otimização das trocas gasosas e da mecânica pulmonar simultaneamente à redução da lesão pulmonar e da morbimortalidade cirúrgica.

Efeitos do procedimento anestésico-cirúrgico sobre a função pulmonar

Especificamente no período intraoperatório, diversos fatores podem exercer influência sobre a função pulmonar. Efeitos do posicionamento do paciente, da técnica anestésica (geral *versus* regional), da manipulação cirúrgica pulmonar e das respostas orgânicas ao trauma cirúrgico podem contribuir para as alterações pulmonares.

Posicionamento cirúrgico

O posicionamento do paciente durante a realização do procedimento cirúrgico pode ter importantes consequências fisiológicas, que devem ser levadas em conta para o ajuste dos parâmetros ventilatórios.

1. **Posição supina:** utilizada na maioria das cirurgias. No paciente adulto, a Capacidade Residual Funcional (CRF) é reduzida em 0,7 a 0,8 L pela mudança da posição corporal de ortostática para supina, com diminuição adicional de 0,4 a 0,5 L após indução da anestesia geral. Como resultado, o volume expiratório final é reduzido, de aproximadamente 3,5 para 2 L. Essa redução da CRF ocorre a despeito da manutenção da respiração espontânea e independe da utilização de anestésico inalatório ou venoso. Isso advém do deslocamento cranial do diafragma. Essa posição permite a distribuição da ventilação mais uniforme quando comparada à posição lateral.

2. **Posição lateral:** utilizada principalmente em cirurgia torácica, renal e de quadril. Nessa posição, há maior formação de atelectasias no pulmão dependente, resultando em alteração da relação ventilação alveolar/perfusão (V_A/Q) com comprometimento variável da oxigenação arterial entre os indivíduos.

3. **Posição prona:** utilizada principalmente para cirurgias de coluna e alguns tipos de neurocirurgias. A posição prona proporciona melhora da troca gasosa com retorno da aeração, redução do *shunt* e preservação da perfusão na região posterior do pulmão com distribuição uniforme da ventilação.

Alteração na mecânica respiratória

A principal causa da redução da CRF durante a anestesia geral é o deslocamento cranial do diafragma (Figura 16.1). Durante a fase inspiratória da ventilação mecânica, com o movimento passivo do diafragma relaxado, a porção não dependente se move mais que a dependente, devido à menor pressão hidrostática do abdômen na região anterior. Isso contribui para a mudança na distribuição da ventilação pulmonar, privilegiando as regiões anteriores e facilitando a formação de atelectasias na região posterior.

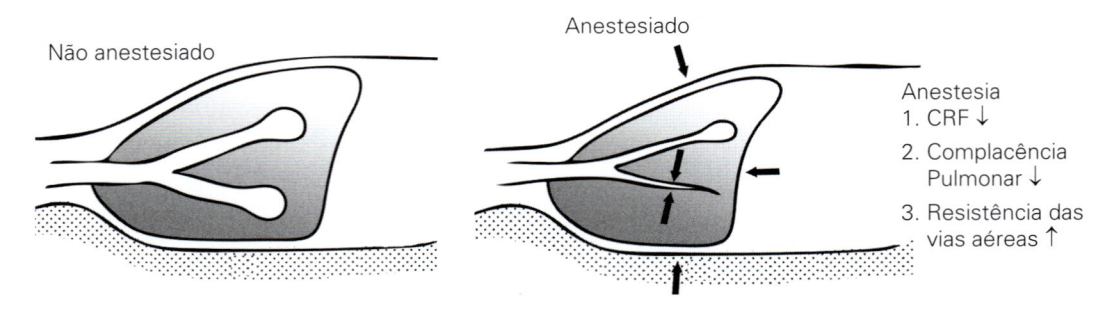

Não anestesiado

Anestesiado

Anestesia
1. CRF ↓
2. Complacência Pulmonar ↓
3. Resistência das vias aéreas ↑

■ **Figura 16.1** Mudança do volume torácico durante a anestesia, com consequente alteração do volume pulmonar e da mecânica respiratória. Durante a anestesia há redução da CRF de aproximadamente 0,4 a 0,5 L, redução da complacência pulmonar e aumento da resistência das vias aéreas. A perda do tônus da musculatura inspiratória causa a redução da CRF, e a queda da complacência pode ser atribuída ao colapso pulmonar e fechamento das pequenas vias aéreas. O aumento da resistência das vias aéreas pode ser relacionado à redução do seu calibre e do volume pulmonar. Adaptado de Hedenstierna G, Rothen HU: Respiratory Function During Anesthesia: Effects on Gas Exchange. Comprehensive Physiology – American Physiological Society 2012; 2.

Durante a anestesia, a complacência estática de todo o sistema respiratório (pulmões e parede torácica) é reduzida de 95 para 60 mL.cmH$_2$O^{-1}. A resistência ao fluxo de ar, normalmente ao redor de 1 cmH$_2$O.L^{-1}.s^{-1}, em geral aumenta durante a anestesia, seja em respiração espontânea ou ventilação mecânica. Na presença de broncoespasmo leve a moderado, ocorre aumento para 5 cmH$_2$O.L^{-1}.s^{-1}, podendo chegar a 10 cmH$_2$O.L^{-1}.s^{-1} nos casos mais graves. Essa alteração é maior na presença da intubação endotraqueal. O tubo com diâmetro de 8 mm apresenta resistência ao redor de 5 cmH$_2$O.L^{-1}.s^{-1} a um fluxo de 1 L.s^{-1} e o tubo de 7 mm aumenta a resistência para 8 cmH$_2$O.L^{-1}.s^{-1}, comparável a um quadro de broncoespasmo moderado.

Atelectasias

O conceito de atelectasia no intraoperatório foi proposto na década de 1960. Atelectasia intraoperatória é definida como o colapso do tecido pulmonar, que ocorre durante ou após a indução anestésica. Ela é clinicamente caracterizada por redução da complacência pulmonar e comprometimento da oxigenação arterial.

A atelectasia está presente em aproximadamente 90% dos pacientes anestesiados, tanto durante a respiração espontânea quanto na anestesia geral. Representa em média 3 a 4% da área pulmonar total, podendo exceder 15 a 20%, principalmente após cirurgia torácica ou Circulação Extracorpórea (CEC). A distribuição desse colapso alveolar é heterogênea, maior nas regiões dependentes e subdiafragmáticas, e menor em direção ao ápice pulmonar.

Alguns pacientes apresentam peculiaridades na formação de atelectasia, como aqueles com Doença Pulmonar Obstrutiva Crônica (DPOC), que têm menor incidência quando comparados a pacientes saudáveis. O mecanismo preventivo do colapso pulmonar nesses pacientes não está claro, podendo ser pelo fechamento precoce das pequenas vias aéreas antes do colapso alveolar, resultando em mínima alteração na CRF.

A formação de atelectasia e a diminuição da CRF durante o período intraoperatório é multifatorial. Após a indução da anestesia geral, a pressão pleural torna-se positiva, em decorrência do relaxamento muscular, deslocamento cefálico do diafragma, peso do coração que repousa sobre o parênquima pulmonar e à compressão das regiões dependentes do pulmão imposta pelo peso do próprio parênquima pulmonar. Essas alterações permitem a formação de atelectasia por compressão. Quando o paciente com pulmões normais está em decúbito ventral, o peso do parênquima pulmonar é transmitido para as pleuras, gerando aumento na pressão pleural a incrementos de 0,25 cmH$_2$O a cada centímetro de deslocamento no eixo anteroposterior, incremento este que pode chegar a 1 cmH$_2$O em pacientes com síndrome do desconforto respiratório agudo (SDRA). A transmissão da pressão imposta pelo parênquima pulmonar sobrejacente irá promover compressão das vias aéreas e dos alvéolos inferiores levando ao colapso pulmonar. De maneira concomitante, o diafragma relaxado, após a indução anestésica, é deslocado cranialmente para dentro do tórax sob o peso das vísceras abdominais promovendo compressão pulmonar e aumento da pressão pleural, com consequente redução da pressão transpulmonar nas regiões mais dependentes e caudais dos pulmões.

A atelectasia por absorção é aquela decorrente da absorção do ar alveolar sem preenchimento simultâneo por outro gás, seja proveniente do ar inspirado seja do sangue capilar. Ela ocorre no intraoperatório quando do uso de alta fração inspirada de oxigênio. Pode ocorrer, por exemplo, durante a pré-oxigenação, antes da indução anestésica, normalmente utilizada para prevenir a hipoxemia resultante da dificuldade de ventilação sob máscara e intubação traqueal. Nesse caso, a formação de atelectasias pode reduzir o tempo de apneia segura, isto é, o período até o desenvolvimento de hipóxia.

O final da anestesia é outro momento no qual altas concentrações de oxigênio são geralmente utilizadas. Essa manobra é empregada com a finalidade de reduzir o risco de hipoxemia durante o despertar do paciente, podendo ser acompanhada da aspiração das secreções de vias aéreas. Entretanto, a combinação de aumento da F$_I$O$_2$ e aspiração ocasiona colabamento alveolar. O uso de pressão positiva contínua sob máscara, a elevação da cabeceira do leito, e o estímulo a inspirações profundas após a retirada da cânula traqueal são métodos que contribuem para o recrutamento pulmonar após a extubação. Com o objetivo de minimizar o colapso pulmonar após a extubação, o recrutamento alveolar ao final da anestesia deve ser acompanhado da ventilação com valores moderados de F_1O_2. No caso da necessidade de maior aporte de oxigênio, este deve ser feito com parcimônia, de forma a não propiciar o colapso pulmonar, com consequente aumento do *shunt* e ocorrência de hipoxemia.

Um terceiro fator também relacionado ao desenvolvimento de atelectasia intraoperatória é a disfunção do sistema surfactante. Essa alteração leva ao comprometimento da função primordial do surfactante, à prevenção do colapso alveolar pela redução da tensão superficial, e à estabilização da estrutura alveolar (Figura 16.2). A diminuição do surfactante somada à ventilação mecânica pode produzir aumento e heterogeneidade na atividade metabólica na região dependente pobremente ventilada, sugerindo aumento da inflamação local. Essa resposta inflamatória durante a ventilação mecânica está associada ao estresse mecânico regional, enfatizando a importância do correto manuseio da ventilação artificial no intraoperatório.

Para a maioria dos pacientes submetidos à anestesia geral, o retorno à ventilação espontânea e a deambulação precoce garantem que a maioria das atelectasias desenvolvidas durante a cirurgia seja revertida dentro de 24 horas, sem qualquer sequela clínica ou pulmonar. Contudo, em pacientes submetidos a intervenções cirúrgicas de grande porte, em especial torácicas e de abdome superior, formam-se grandes áreas de atelectasias, que costumam ocasionar maior duração de internação e necessidade de tratamento respiratório intensivo. Como consequência, pode ocorrer agravamento de lesões pulmonares já existentes.

Efeitos pulmonares dos anestésicos e fármacos coadjuvantes

A anestesia provoca comprometimento respiratório, seja o paciente mantido em ventilação espontânea ou mecânica. Esse comprometimento impede a adequação da ventilação alveolar e da perfusão e, consequentemente, da oxigenação arterial.

Um importante fator para o comprometimento respiratório durante a anestesia geral com paciente em ventilação espontânea é a redução da sensibilidade ao CO_2 causado pelos anestésicos inalatórios, barbitúricos e opioides.

A resposta é dose-dependente, havendo relação direta entre a redução da ventilação e a profundidade anestésica. Isso não impede o uso da ventilação espontânea durante a anestesia inalatória em crianças e adultos, sob monitorização e ajuste apropriados.

A utilização de bloqueadores neuromusculares para promover relaxamento cirúrgico no período intraoperatório pode ser uma importante causa de complicação respiratória e surgimento de hipoxemia no pós-operatório. Isso ocorre principalmente devido à presença de bloqueio neuromuscular residual. Assim, deve-se considerar a avaliação dos pacientes com o uso de monitores quantitativos do bloqueio neuromuscular, particularmente quando utilizados bloqueadores de longa ação como o pancurônio.

Existem evidências de que os anestésicos inalatórios, por exemplo, isoflurano e sevoflurano, podem reduzir a lesão pulmonar induzida por ventilação (VILI). O pré-condicionamento com isoflurano nos pulmões e em outros órgãos simula o efeito cardioprotetor do pré-condicionamento isquêmico, por meio da ativação dos receptores de adenosina e canais de potássio sensíveis ao ATP. Propriedades anti-inflamatórias e antiapoptóticas do isoflurano têm sido demonstradas no cérebro, coração, fígado e rim. O isoflurano induz efeitos protetores durante isquemia-reperfusão e lesão pulmonar induzida por endotoxina ou zymosan. Também há benefício na redução da liberação de citocinas ocasionada pela ventilação mecânica, além de efeito protetor contra a lesão pulmonar por evitar respostas pró-inflamatórias.

Na anestesia regional, os efeitos ventilatórios irão depender do tipo e da extensão do bloqueio motor. Em anestesia peridural ou subaracnoidea extensa, com bloqueio de segmentos torácicos, há redução da capacidade inspiratória e diminuição do volume de reserva expiratório de 20% para zero. A função diafragmática, entretanto, geralmente é poupada, mesmo nos casos de extensão inadvertida do bloqueio de neuroeixo para níveis cervicais. Habitualmente, a anestesia regional altera minimamente as trocas gasosas. Assim, a oxigenação arterial e a eliminação de dióxido de carbono durante a raquianestesia e peridural estão preservadas. Isso corrobora o fato de não existir redução da CRF e alteração da relação V_A/Q durante a anestesia peridural.

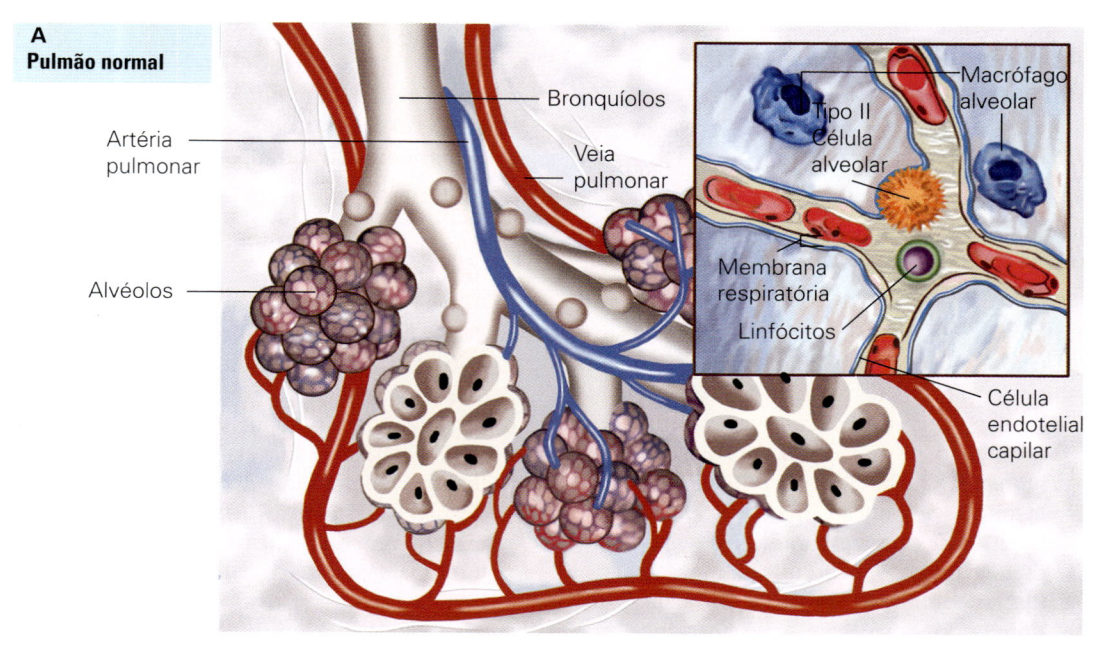

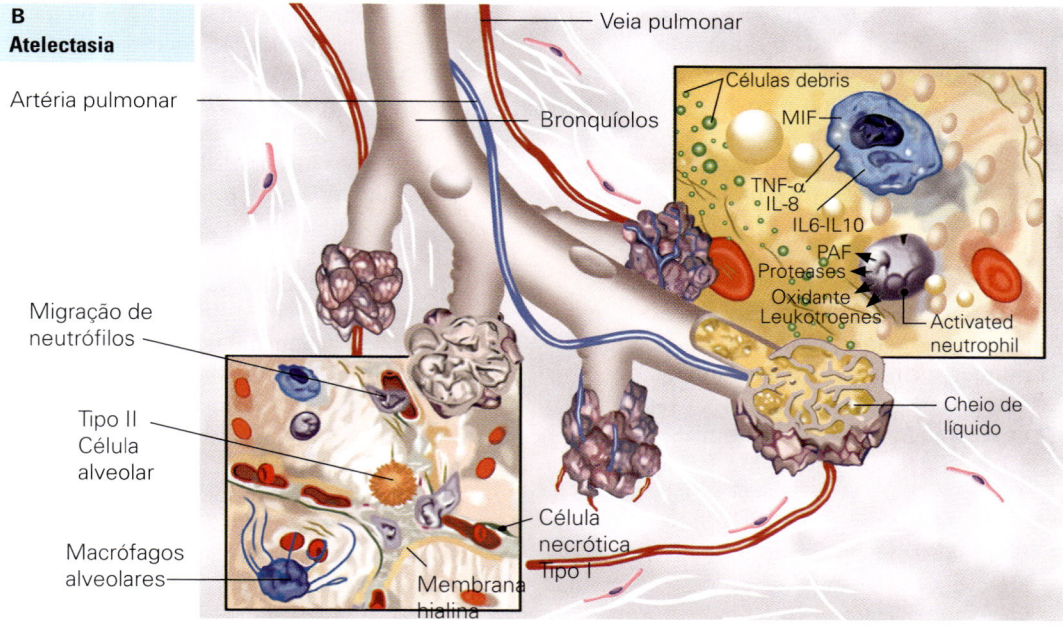

- **Figura 16.2** No pulmão normal (**A**), a insuflação alveolar e a perfusão sanguínea são associados com menor estresse e ausência de lesão. A barreira alvéolo-capilar é formada por duas partes: o endotélio microvascular e o epitélio alveolar. Por outro lado, na atelectasia (**B**), a insuflação e a desinsuflação alveolar podem ser heterogêneas, resultando em estresse das vias aéreas, causando lesão epitelial. Tanto a lesão epitelial ou endotelial podem iniciar ou propagar a lesão pulmonar. Essa ilustração retrata o estágio avançado da lesão pulmonar causada pela atelectasia. A lesão inicial é o simples colapso alveolar, entretanto, com o tempo, este leva à reação inflamatória. A perda da integridade epitelial leva à incapacidade de remoção de líquido do espaço alveolar. Em conjunto, neutrófilos migram do interstício para o espaço alveolar com liberação de mediadores pró-inflamatórios. Adaptada de Duggan M, Kavanagh BP. Pulmonary atelectasis: a pathogenic perioperative entity. Anesthesiology 2005; 102: 838-54.

Assistência ventilatória no intraoperatório

Com base nas considerações funcionais e fisiopatológicas já discutidas, apresentaremos a seguir os diferentes aspectos relacionados à determinação do modo ventilatório e parâmetros de ventilação mecânica no período intraoperatório.

1. **Modos de ventilação mecânica no intraoperatório:** Atualmente, não existem evidências que justifiquem o favorecimento de nenhuma modalidade ventilatória com o objetivo de prevenir complicações pulmonares. Quando o VC, PEEP e a relação inspiração/expiração são constantes, não há diferença na melhora da oxigenação ou pressão de platô, quando se compara a ventilação controlada a volume ou à pressão. Entretanto, em pacientes submetidos a cirurgia videolaparoscópica a ventilação controlada a pressão pode ser utilizada visando à melhora da complacência pulmonar e redução da pressão de pico nas vias aéreas. Em estudo nacional, a estratégia ventilatória mais adotada por anestesiologistas brasileiros foi ventilação controlada a volume, utilizada em 80% dos casos.

2. **Volume corrente:** O volume corrente utilizado no intraoperatório é fator crucial, não somente na otimização das trocas gasosas, mas também na limitação da lesão pulmonar produzida pela ventilação mecânica. Nas últimas décadas, o VC tem diminuído progressivamente, de mais de 12 a 15 mL.kg^{-1} para menos de 9 mL.kg^{-1} de peso corporal real. A prática atual preconiza VC fisiológico (6 mL.kg^{-1} de peso corporal ideal) em pacientes com SDRA leve a grave e 6 a 10 mL.kg^{-1} de peso corporal ideal em pacientes com pulmões normais.

A literatura ainda é fraca na definição do VC ideal em pacientes com pulmões normais, em parte porque ainda há escassez de estudos randomizados controlados. Diversos estudos clínicos prospectivos testaram a hipótese de que o alto VC e/ou alta pressão inspiratória poderia induzir lesão em pulmões saudáveis. Recente metanálise demonstrou que a ventilação mecânica protetora com baixo volume corrente em pacientes com pulmões saudáveis foi associada a melhor prognóstico com menor incidência de LPA e mortalidade. Importante limitação desse estudo foi a análise conjunta de pacientes no intraoperatório e pacientes de unidade de terapia intensiva. Adicionalmente, corroborando o uso de baixo VC no intraoperatório, o estudo IMPROVE avaliou prospectivamente quatrocentos pacientes submetidos à cirurgia abdominal de grande porte e observou que o uso da estratégia ventilatória protetora com baixo VC foi associada a menor complicação pulmonar no pós-operatório e menor tempo de internação hospitalar. Entretanto, há dados conflitantes na literatura em relação à alteração do nível plasmático dos mediadores inflamatórios em diferentes estratégias de VC no intraoperatório de cirurgias cardíaca, abdominal e torácica eletivas.

Todavia, por diversos motivos, não devemos separar inteiramente os princípios utilizados na ventilação mecânica de pacientes com SDRA daqueles utilizados em pacientes sem SDRA. Isso porque, particularmente em cirurgias complexas, pacientes com pulmões inicialmente normais podem ser submetidos a estímulos inflamatórios adicionais que podem agir aditiva ou sinergisticamente para a produção de SDRA (*"multiple hit theory"*). Além disso, em alguns casos, o diagnóstico de SDRA pode não ser imediatamente possível ou os critérios para SDRA podem não ser inteiramente satisfeitos em uma primeira instância, mas tornarem-se satisfeitos logo depois.

Nesses casos, a lesão produzida por alto VC pode ser amplificada pela presença de outro mecanismo de lesão. Assim, o uso da ventilação mecânica protetora é particularmente importante na presença de fatores associados a estímulos inflamatórios potencialmente predisponentes à lesão pulmonar, como translocação bacteriana (por exemplo, durante cirurgia abdominal ou otorrinolaringológica), bacteremia, endotoxemia, transfusão sanguínea, circulação extracorpórea, choque e procedimentos com períodos de isquemia/reperfusão. Desta forma, a utilização de valores de VC recomendados para pacientes com LPA deve ser efetivamente considerada.

A inflamação pulmonar pode também ser advinda da distribuição heterogênea do volume corrente. Este é distribuído ao parênquima pulmonar aerado. Quanto maior o volume de pulmão atelectasiado, maior o volume corrente que irá penetrar nas regiões não colapsadas, promovendo hiperinsuflação sustentada dessas regiões. O efeito nocivo do VC no parênquima pulmonar não colapsado está estabelecido em pacientes com LPA e pode ser também verdadeiro em pacientes submetidos à anestesia geral prolongada. Assim, acreditamos ser prudente o uso rotineiro de volumes corrente fisiológicos no intraoperatório, mesmo para o paciente hígido.

Potencialmente relevante para estudos clínicos futuros, o uso de VC fisiológico também parece apresentar benefícios quanto a distúrbios de coagulação pulmonar. Em estudo clínico para cirurgias eletivas a ventilação mecânica com baixo VC levou a menor aumento da trombomodulina e proteína C ativada no lavado broncoalveolar.

Particularidades da ventilação em cirurgia cardíaca com circulação extracorpórea e ventilação monopulmonar serão discutidas ao final do capítulo.

3. **Fração inspirada de oxigênio:** Durante a indução anestésica, a utilização de frações inspiradas de oxigênio inferiores a 0,4 não é recomendada por reduzir o período de apneia com oxigenação satisfatória, diminuindo assim a margem de segurança caso haja dificuldade de manipulação da via aérea. Foi demonstrado que o uso de frações inspiradas de oxigênio menores que 100% durante indução anestésica reduz a formação de atelectasias. A diminuição, por exemplo, da F_iO_2 de 1 para 0,8 causa menos atelectasia, mas reduz o tempo de apneia até o surgimento de hipóxia de 7 para 5 minutos, o que deve ser levado em conta pelo anestesiologista na individualização do manuseio do paciente durante a indução.

Na manutenção anestésica recomenda-se o uso moderado de F_iO_2 com o objetivo de minimizar o estresse oxidativo e atelectasia de absorção, ao mesmo tempo que a oxigenação adequada é garantida. Valores entre 0,21 e 0,5 são adequados na maioria dos casos. Aumentos serão recomendados em caso de comprometimento da oxigenação arterial.

O processo de extubação é outro momento que pode vir acompanhado de altas concentrações de oxigênio. Essa concentração deve permitir uma oxigenação satisfatória, porém com adequado cuidado para evitar a formação de atelectasia por absorção.

Mais recentemente, o enfoque em relação ao uso da F_iO_2 tem sido modificado a fim de incluir outros efeitos do oxigênio além daqueles exclusivamente relacionados às trocas gasosas. Estes incluem a redução de náusea e vômito pós-operatório, atividade antimicrobiana dos macrófagos alveolares, e possível diminuição na infecção da ferida cirúrgica no pós-operatório. Um tópico importante é a diminuição da infecção da ferida cirúrgica no pós-operatório de cirurgia colorretal, demonstrada em estudo randomizado com grande número de pacientes. Nesse caso, o uso da F_iO_2 alta deve ser considerada até que maior informação esteja disponível quanto aos efeitos pulmonares deletérios do oxigênio. Com exceção das cirurgias colorretais, as evidências atuais não sugerem que possíveis benefícios do uso de altas F_iO_2 possam contrabalançar as consequências deletérias das potenciais complicações pulmonares pós-operatórias.

4. **Pressão expiratória final positiva:** O uso da PEEP no intraoperatório visa a reduzir a atelectasia e suas consequências funcionais. O nível da PEEP a ser utilizado e o seu papel na redução do risco de complicações respiratórias e mortalidade no pós-operatório ainda não está estabelecido. Normalmente, PEEP de 5 cmH_2O é utilizada em pacientes com pulmões normais, e valores maiores em pacientes com SDRA. Em pacientes com DPOC, valores de PEEP menores ou mesmo de zero podem ser necessários, dada a presença de autoPEEP nesses casos. Entretanto, existe um subgrupo de pacientes obstrutivos que se beneficia com uso de PEEP, e portanto esse recurso deve ser considerado durante deterioração da oxigenação.

A otimização da pressão transpulmonar é particularmente importante em regiões pulmonares sujeitas a colapso alveolar (regiões dorsais em posição supina). Após recrutamento do pulmão colapsado, os mesmos fatores predisponentes à formação da atelectasia continuarão presentes e provavelmente perdurarão até o final da anestesia. Desta forma, o uso da PEEP deve ser continuado a fim de prevenir o ressurgimento do colapso alveolar e de vias aéreas enquanto os pacientes estiverem intubados. A diminuição da ocorrência de atelectasias reduz a existência de concentração de forças no parênquima pulmonar, reduzindo assim a probabilidade de lesão mecânica do parênquima. Isso porque, na presença de atelectasias, pressões inspiratórias normais podem gerar forças mecânicas regionais exageradas. Além disso, o uso da PEEP reduz a abertura e o fechamento cíclicos dos alvéolos e das vias aéreas periféricas, outro provável mecanismo de lesão mecânica pulmonar.

Diversos estudos utilizaram PEEP de 10 cmH_2O e demonstraram a abertura parcial de áreas colapsadas. Áreas previamente atelectasiadas não são beneficiadas com esta manobra, não havendo redução do *shunt* e podendo ocorrer apenas melhora parcial da oxigenação arterial. A persistência do *shunt* durante as manobras de elevação da PEEP pode ser explicada pela redistribuição do fluxo sanguíneo para as regiões dependentes dos pulmões. Nessas circunstâncias, atelectasias persistentes na região dependente recebem maior proporção do fluxo sanguíneo pulmonar quando comparadas ao paciente ventilado com PEEP igual a zero.

Adicionalmente, o aumento da pressão intratorácica impedirá o retorno venoso com queda do débito cardíaco, podendo contribuir para redução da oxigenação arterial. Alterações hemodinâmicas podem ocorrer com valores de PEEP acima de 10 cmH_2O. Na prática clínica, o nível da PEEP deve ser individualizado e titulado de acordo com a oxigenação, a mecânica respiratória e o comportamento hemodinâmico durante a intervenção cirúrgica, tendo em foco a limitação dos mecanismos de lesão pulmonar discutidos anteriormente.

De modo geral, em pacientes obesos ou com SDRA, valores superiores de PEEP devem ser considerados. Nos pacientes com pulmões e massa corporal normais, a PEEP de 5 cmH_2O pode ser utilizada. Em recente estudo multicêntrico prospectivo, randomizado e controlado (PROVHILO) envolvendo novecentos pacientes submetidos a cirurgia abdominal aberta não foi possível demonstrar diferença para complicações pulmonares pós-operatórias entre PEEP de 2 ou 12 cmH_2O, ambas acompanhadas de manobra de recrutamento. Porém, esse estudo foi capaz de evidenciar que pacientes do grupo de alta PEEP tiveram maior evento de hipotensão e necessidade de drogas vasoativas no intraoperatório, sendo, portanto, recomendada a estratégia protetora no intraoperatório com baixo volume corrente, baixa PEEP e ausência da manobra de recrutamento. Uma manobra relativamente simples que pode apoiar a decisão no intraoperatório da PEEP ideal é a titulação da PEEP objetivando a maximização da complacência pulmonar.

5. **Relação Inspiração e Expiração (I:E):** O tempo inspiratório (Ti) deve ser configurado de forma a permitir suficiente insuflação de todos os segmentos pulmonares. Durante a ventilação mecânica de pacientes adultos sem doença pulmonar, o Ti geralmente é de 1 a 1,5 segundo. Por outro lado, se a inspiração iniciar antes da completa expiração, resultará no aprisionamento de ar ("*air trapping*") e autoPEEP, com potencial hiperinsuflação e comprometimento hemodinâmico.

A elevação da pressão alveolar está diretamente relacionada ao aumento da PEEP extrínseca. O aumento do Ti permite elevação da pressão alveolar média sem alteração da pressão de pico. Entretanto, quando há aprisionamento de ar (aumento da PEEP intrínseca), ocorre aumento da pressão de pico alveolar para manutenção do VC. Caso não tenha elevação da pressão de pico, como no modo controlado a pressão, ocorrerá redução do VC (Figura 16.3).

A importância clínica do tempo expiratório (Te) adequado é permitir a completa desinsuflação pulmonar (até a CRF), redução da pressão média das vias aéreas e a compensação dos efeitos adversos hemodinâmicos causados pela ventilação. A técnica ventilatória convencional emprega a relação I:E de 1:2 em pulmões normais. Nestes, a redução da relação I:E irá aumentar a pressão média das vias aéreas e pode causar aprisionamento de ar e gerar PEEP intrínseca.

Nos pacientes com DPOC há estreitamento e obstrução das vias aéreas como resultado de broncoconstrição, infiltrado inflamatório, hipertrofia das glândulas mucosas, espessamento da mucosa e aumento da secreção de muco. O comprometimento das vias aéreas com aumento da resistência e maior suscetibilidade ao colapso ocorre principalmente durante a expiração, resultando em aprisionamento de ar nas unidades alveolares. Esse fenômeno justifica a necessidade da menor relação I:E, maximizando o tempo expiratório durante a ventilação mecânica dos pacientes com DPOC.

Diferentemente, os pacientes com doença restritiva apresentam baixa complacência pulmonar. Nessas condições, devido à maior tensão superficial na parede alveolar, há tendência para ocorrência de colapso alveolar. No passado, a inversão da relação I:E já foi recomendada nesses casos, mas tem complicações cardiovasculares inerentes e não leva à melhora da oxigenação ou pressão de platô se o VC e a PEEP se mantiverem constantes, devendo, portanto, ser evitada.

6. **Hipercapnia permissiva**: A lesão pulmonar associada à ventilação mecânica pode ser limitada com a instituição da estratégia de ventilação protetora a fim de reduzir o trauma mecânico e os consequentes efeitos inflamatórios. Essa estratégia, invariavelmente, envolve a redução do volume corrente e/ou da pressão transalveolar, que geralmente leva à elevação da pressão arterial de dióxido de carbono ($PaCO_2$), caracterizada como "hipercapnia permissiva". Diversas evidências clínicas e experimentais indicam os benefícios do uso da hipercapnia permissiva como método não somente de proteção mecânica, mas de potencial efeito anti-inflamatório. O tópico ainda merece estudos adicionais, haja vista a possibilidade de que o CO_2 possa agir como molécula sinalizadora através do pH, resultando em diminuição da resposta celular imunológica no pulmão.

As contraindicações à hipercapnia tais como hipertensão intracraniana, presença de arritmias e hipertensão pulmonar devem ser consideradas. No intraoperatório, enquanto a dessaturação arterial é evitada, a retenção aguda de CO_2 acima de 100 mmHg não parece causar consequências graves em pacientes submetidos a cirurgia torácica sob anestesia geral. Porém, a hipercapnia permissiva durante a anestesia torácica pode apresentar diversos problemas além dos já documentados em terapia intensiva, tal como a depressão da contra-

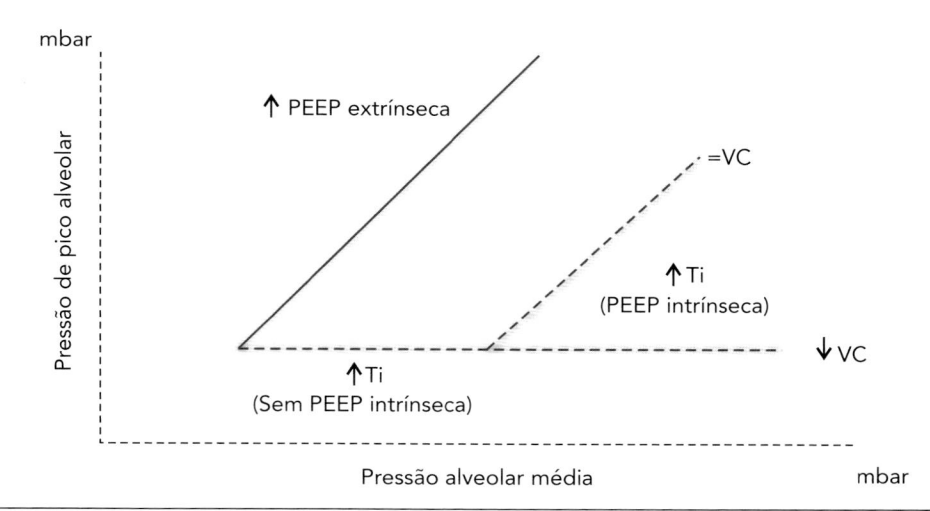

■ **Figura 16.3** Relação da pressão de pico com a pressão alveolar média de acordo com a variação da PEEP e do VC.

tilidade do miocárdio por meio da acidose intracelular. Esse efeito pode ser contrabalançado pela ação estimulante do CO_2 no sistema autonômico. Entretanto, a realização da anestesia peridural ou raquianestesia pode minimizar esse mecanismo compensatório por bloqueio do sistema simpático.

7. **Pausa inspiratória**: O transporte do ar inspirado até a zona respiratória é dependente de um processo de convecção e difusão e, portanto, é uma função do tempo. Assim, a introdução de uma pausa inspiratória pode melhorar a troca gasosa, com a melhora na distribuição do ar inspirado. Isso deve ocorrer, particularmente, nos casos em que exista heterogeneidade importante na distribuição de constantes de tempo regionais ou comprometimento da difusão gasosa bronquioalveolar.

Durante a ventilação mecânica, o aumento da pausa inspiratória está relacionado com o aumento da eliminação de CO_2. Esse efeito deve-se ao maior tempo de exposição do ar inspirado nas vias aéreas e no espaço alveolar, permitindo maior eliminação de CO_2, e também com o possível recrutamento de alvéolos pouco ventilados por obstrução nas vias aéreas. Esse prolongamento provavelmente aumenta o tempo médio de distribuição do ar inspirado, assim como permite maior tempo de difusão do CO_2 para vias aéreas mais centrais, que também ocorre em pacientes com SDRA, levando à redução da $PaCO_2$ por diminuição do espaço morto fisiológico. Nesses pacientes, a presença de 20% de pausa inspiratória leva à redução de 10% da $PaCO_2$ após 30 minutos.

8. **Manobra de recrutamento alveolar**: A manobra de recrutamento para abertura das áreas atelectasiadas tem sido estudada desde 1963, quando foi primeiramente utilizada para preservar a oxigenação e a complacência pulmonar em pacientes submetidos à anestesia geral. Desde então, vários protocolos de recrutamento foram utilizados, sendo os mais comuns a insuflação sustentada, o suspiro e a ventilação controlada a pressão (Figura 16.4).

As atelectasias formadas após a indução da anestesia geral em pacientes com pulmões normais podem ser revertidas com sucesso quando aplicadas pressões de recrutamento de 40 cmH_2O. Nesses pacientes, pressões inferiores a 20 cmH_2O não alteram a quantidade de atelectasia, enquanto pressões de 30 cmH_2O podem reduzir a atelectasia para a metade do tamanho inicial.

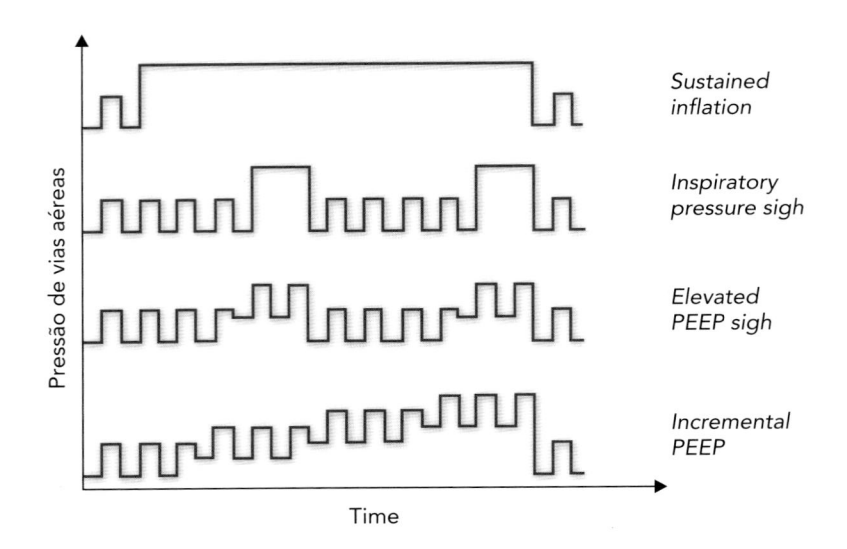

■ **Figura 16.4** Diagrama demonstrando o traçado das pressões nas vias aéreas durante os diferentes tipos de manobra de recrutamento. Adaptado de T. Paterson EF: Recruitment manoeuvres in patients with acute lung injury. New Developments in Mechanical Ventilation. Edited by M. Ferrer PP. Plymouth, European Respiratory Society, 2012, p. 40.

A realização da manobra de recrutamento resulta na melhora da troca gasosa. Apesar do concomitante aumento da perfusão em unidades alveolares pobremente ventiladas (baixa V_A/Q), o resultado geral é o aumento na oxigenação e redução da $PA\text{-}aO_2$ por pelo menos 40 minutos. Além disso, o recrutamento alveolar melhora a eficiência respiratória quando mensurado pela eliminação de dióxido de carbono. Finalmente, em estudo experimental, foi demonstrado que uma única inspiração profunda também resulta na liberação de surfactante, contribuindo para a melhoria da estabilidade alveolar e prevenção da formação de novas áreas de colapso alveolar.

Um conceito importante é o uso da PEEP após a realização da manobra de recrutamento. Em pacientes com pulmões normais, a PEEP reduz a taxa de formação de atelectasias, mesmo na presença de alta F_IO_2. Nesses pacientes, a manutenção da PEEP de 10 cmH_2O após o recrutamento levou à maximização da complacência, simultaneamente à minimização do espaço morto, indicando o recrutamento máximo de alvéolos efetivamente expandidos.

Por outro lado, a manobra de recrutamento pode ser acompanhada de potenciais efeitos indesejados, incluindo o comprometimento hemodinâmico. O comprometimento hemodinâmico secundário ao recrutamento alveolar apresenta resultados divergentes na literatura, especialmente em pacientes hipovolêmicos, com hiperdistensão de regiões pulmonares, com risco de liberação de mediadores inflamatórios para circulação sistêmica e desenvolvimento de VILI. Conforme foi mencionado, o recente estudo PROVHILO evidenciou maior incidência de eventos hemodinâmicos no intraoperatório quando utilizada PEEP de 12 cmH_2O em relação a baixos valores de PEEP. Outras evidências demonstram agravamento de hipoxemia após a manobra de recrutamento. Esse efeito, aparentemente paradoxal, é explicado pelo desvio da perfusão pulmonar para regiões colapsadas ou de baixa relação ventilação-perfusão durante e mesmo após a manobra de recrutamento. Tal observação enfatiza a importância da atenção não somente aos aspectos ventila-

tórios, mas também àqueles relacionados à otimização da perfusão, além da consideração de aumento da PEEP após a manobra de recrutamento.

Os benefícios prováveis dessa manobra vão além da reversão dos efeitos mecânicos e da oxigenação. A homogeneização da distribuição da ventilação após a abertura das áreas colapsadas associa-se à redução da lesão pulmonar e à menor necessidade de ventilação mecânica no pós-operatório.

Na prática clínica, a manobra de recrutamento no intraoperatório pode ser realizada após a intubação traqueal, após qualquer desconexão com o ventilador, antes da extubação, e nos momentos em que ocorre piora da troca gasosa atribuída a prováveis áreas de atelectasias. Durante a cirurgia de tórax e cardíaca, o anestesiologista possui a conveniência de realizar o recrutamento manual sob visualização direta da expansão pulmonar. Esse fato permite o recrutamento completo do pulmão sem a necessidade de pressões excessivas. Nas situações rotineiras nas quais o paciente encontra-se com tórax fechado e há grande formação de atelectasia, por exemplo, cirurgias videolaparoscópicas e posições em Trendelenburg, a manobra de recrutamento pode ser realizada manualmente por uma insuflação sustentada com o balão de oxigênio e fechamento da válvula APL ou com a redução da frequência respiratória e aumentos incrementais de 4 $mL.kg^{-1}$ de peso corporal ideal até alcançar pressão máxima de 30 a 35 cmH_2O, permitindo a ventilação de três ciclos respiratórios nesta modalidade, retornando, *a posteriori*, aos parâmetros prévios.

9. **Estratégia de ventilação protetora no intraoperatório:** A estratégia de ventilação protetora é caracterizada pela aplicação de baixo volume corrente e limitação do pico de pressão na via aérea com o objetivo de reduzir a lesão alveolar. Para alguns anestesiologistas ainda existe a preocupação de que o uso da estratégia de ventilação protetora no intraoperatório possa aumentar a quantidade de atelectasia com consequente queda da oxigenação. Porém, já foi demonstrada a não ocorrência de tal fenômeno. Cai e colaboradores evidenciaram, por meio de

tomografia computadoriza de tórax em voluntários saudáveis, antes e após a indução anestésica e após a ventilação mecânica, a igualdade de atelectasia em pacientes tratados com ventilação com VC baixo e normal, ambos sem a utilização de PEEP.

Na presença de hipoxemia no intraoperatório foi observado que as principais estratégias utilizadas pelos anestesiologistas, ao contrário do preconizado pela estratégia protetora, foi o aumento da F_iO_2, tolerância a alta pressão de pico inspiratória, e uso de baixos valores de PEEP (aproximadamente 5 cmH$_2$O). O pico de pressão nas vias aéreas no intraoperatório foi relacionado ao desenvolvimento de LPA no pós-operatório imediato em pacientes submetidos a cirurgia eletiva. O período intraoperatório durante o qual os pacientes ficam submetidos a altas pressões pode, de fato, estar associado com o desenvolvimento dessa lesão pulmonar e com o aumento da mortalidade pós-operatória.

É fundamental reconhecer que a assistência ventilatória adequada no intra e pós-operatório tem o potencial de reduzir a lesão pulmonar. A estratégia ventilatória protetora dos pacientes em UTI deve ser extrapolada para o intraoperatório, principalmente nos pacientes de risco, com o objetivo de minimizar as complicações pulmonares associadas à ventilação mecânica.

10. **Umidificação do oxigênio administrado:** A umidificação natural do O$_2$ inspirado da ventilação espontânea não ocorre durante a ventilação artificial e deve ser feita de forma adequada. A falta de umidificação pode levar ao ressecamento de mucosa, induzir à queratinização da árvore traqueobrônquica, além de aumento do risco de infecção. Durante o período intraoperatório, a não utilização de filtro higroscópico e a oferta de gases sem umidificação adequada podem aumentar o risco de complicações respiratórias pós-operatórias.

Os gases anestésicos disponíveis comercialmente são intencionalmente secos para prevenir a obstrução das válvulas dos sistemas respiratórios. Entretanto, esses gases diminuem a quantidade de umidade disponível ao paciente. A fonte de umidade no sistema anestésico passa a depender da água incorporada nos grânulos da cal sodada, dos gases úmidos e aquecidos exalados pelo paciente, da utilização de baixo fluxo durante a anestesia e do uso de trocador de calor e umidade. A redução do fluxo de gás fresco leva ao maior aproveitamento do calor e da umidade gerados no reservatório do absorvedor de gás carbônico, por meio da reação de neutralização do CO$_2$ da mistura exalada pela cal sodada, que é exotérmica e leva à formação de água.

Particularidades da ventilação mecânica em anestesia cardiotorácica

Ventilação monopulmonar

A ventilação monopulmonar é utilizada principalmente para permitir cirurgias no parênquima pulmonar. Outras indicações incluem o isolamento dos pulmões para evitar contaminação contralateral, o controle da distribuição da ventilação, a realização de lavagem broncopulmonar unilateral, e a melhora da exposição do campo cirúrgico, como em cirurgias de aorta ou esôfago. A técnica é implementada com o uso de tubos de duplo lúmen (Figura 16.5) ou bloqueadores brônquicos. A ventilação de um dos pulmões é interrompida, normalmente com abertura do lúmen para o ambiente, induzindo o colapso pulmonar do pulmão correspondente. Como a perfusão para o pulmão não ventilado não é interrompida, observa-se normalmente queda da saturação de oxigênio. A hipoxemia regional, decorrente da interrupção da ventilação, geralmente é acompanhada pela Vasoconstrição Pulmonar Hipóxica (VPH). A intensidade dessa VPH determinará a magnitude do *shunt* e consequente hipoxemia.

Durante a anestesia, particularmente durante a cirurgia torácica, a PaO$_2$ é mantida pelo mecanismo de VPH. A VPH pode ser inadequada por razões relacionadas à doença de base ou apresentação genética, mas frequentemente por fatores iatrogênicos. Todos os anestésicos inalatórios podem reduzir o efeito da VPH, com uma pequena diferença entre os vários fármacos. Efeitos clinicamente significativos sobre a VPH são vistos quando são utilizadas concentrações acima de 1 CAM (concentração alveolar mínima). Os vasodilatadores sistêmicos, como

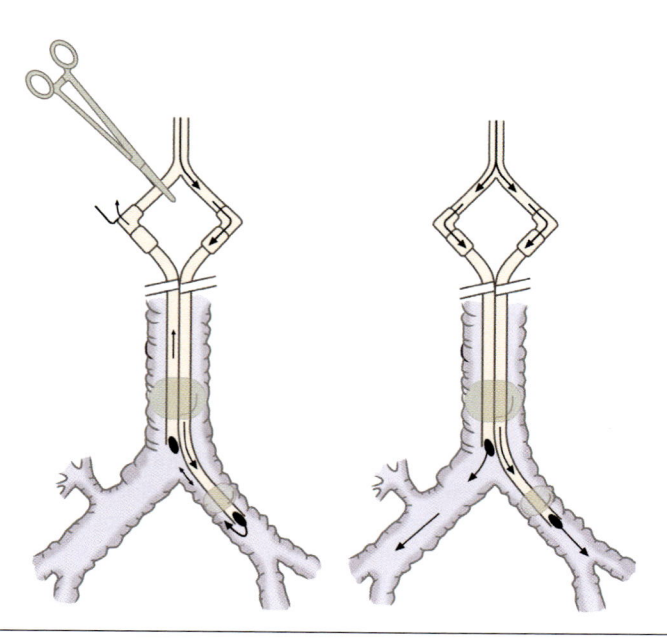

■ **Figura 16.5** Ventilação monopulmonar com tubo duplo lúmen. Adaptado de Miller RD: Miller´s Anesthesia, Philadelphia, Churchill Livingstone, 2010.

nitroprussiato de sódio ou a presença de alcalose respiratória ou metabólica, também podem reduzir o efeito da VPH. A ação ineficiente desse fenômeno pode ser prevista em pacientes com doença pulmonar obstrutiva crônica ou cirrose, permitindo que sejam identificados e conduzidos com diferentes estratégias anestésicas.

O estímulo primário para VPH é a FiO_2 nas vias aéreas e não a PaO_2 do sangue venoso misto. O início de ação da VPH é rápido, ocorrendo dentro de segundos, com normalização após minutos de iniciada a ventilação com FiO_2 normal. A VPH é preservada no pulmão transplantado, após perfusão pulmonar com salina e pulmões isolados, indicando ausência de dependência do mecanismo neuro-humoral.

Alguns estudos de oxigenação na ventilação monopulmonar têm focado no efeito simpaticolítico da anestesia peridural torácica. A simpatólise pode interferir na VPH através da redução do débito cardíaco e redução da resistência vascular pulmonar. A variabilidade e frequência de resultados contraditórios não permitem, até o momento, uma conclusão clara.

Há relevância clínica da VPH na sala de cirurgia. Intervenções intencionais ou inadvertidas realizadas pelo anestesiologista têm maior efeito na magnitude da VPH e consequências na PaO_2. A VPH eficiente permite períodos maiores de ventilação monopulmonar sem hipoxemia grave, uma vez que reduz a perfusão no pulmão não ventilado em aproximadamente 30 a 50%, além de ser benéfica contra a hipoxemia no pós-operatório em decorrência das atelectasias.

Para vencer o desafio da hipoxemia durante a ventilação monopulmonar, o anestesiologista pode lançar mão de estratégias como o uso da PEEP no pulmão ventilado e da CPAP no pulmão não ventilado, além de procedimentos para reexpansão de regiões do pulmão colapsado.

A ventilação controlada a pressão tem sido sugerida para melhorar a troca gasosa quando comparada à ventilação controlada a volume. Entretanto, se a ventilação for ajustada para alcançar o mesmo VC, não há diferença na oxigenação arterial e na pressão de platô. A única diferença entre os dois modos de ventilação é o elevado pico de pressão na ventilação controlada a volume, que pode ser explicado pela diferença de padrão do fluxo inspiratório.

Rotineiramente, o manuseio inicial da ventilação monopulmonar inclui a utilização de oxigênio a 100%, com o objetivo de minimizar o aparecimento da hipoxemia. Entretanto, há evidências de que a menor FiO_2 possível deva ser utilizada em cirurgia torácica para prevenir dano oxidativo e LPA pós-operatória. O manuseio apropriado da anestesia monopulmonar deve lançar mão da menor FiO_2 para se manter $SatO_2$ acima de 90% e evitar FiO_2 100% para reduzir a atelectasia por absorção.

A ventilação monopulmonar é geralmente realizada com o mesmo volume corrente da ventilação dos dois pulmões. Essa prática foi recomendada por promover melhora da oxigenação e redução do *shunt*. Por outro lado, o VC excessivo pode piorar a oxigenação por aumento da resistência vascular pulmonar e deslocamento do fluxo sanguíneo para o pulmão não ventilado. Adicionalmente, após finalizada a ventilação monopulmonar, o pulmão dependente previamente ventilado apresenta persistência da hiperperfusão, associada com o aumento de lesão alveolar difusa. Assim, a ventilação monopulmonar induz a lesão pulmonar, mesmo no decorrer do pós-operatório, que pode ser atribuída à hiperperfusão e hiperinsuflação. Foi demonstrado que pacientes com ventilação monopulmonar com menor VC (5 mL.kg^{-1}) e PEEP (5 cm.H_2O^{-1}) apresentaram atenuação da resposta pró-inflamatória sistêmica e melhora da oxigenação, permitindo extubação precoce. Desta forma, acreditamos que a manutenção do VC para ventilação monopulmonar é estratégia que pode ser questionada.

Assim como na ventilação convencional dos dois pulmões, não existe um padrão geral aceito de como determinar o nível de PEEP ideal durante a ventilação monopulmonar. A combinação de otimizar complacência e reduzir a fração do espaço morto tem sido sugerida como alvo. Entretanto, a PEEP tem dois potenciais efeitos antagônicos durante a ventilação monopulmonar: por um lado, pode recrutar as áreas atelectasiadas do pulmão dependente e reduzir o *shunt* mas, por outro lado, pode direcionar o fluxo sanguíneo do pulmão ventilado para o pulmão não ventilado, aumentando o *shunt* pulmonar.

A manobra de recrutamento alveolar também tem sido sugerida para abrir áreas pulmonares colapsadas durante a ventilação monopulmonar. O recrutamento seguido de níveis baixos a moderados de PEEP é suficiente para manter os alvéolos recrutados abertos

em indivíduos saudáveis sem deterioração hemodinâmica ou da VPH levando à melhora da troca gasosa. Em porcos, níveis de PEEP de 5 a 10 cmH$_2$O foram associados com melhora da oxigenação e manutenção do volume pulmonar recrutado, mas PEEP de 15 cmH$_2$O resultou em hiperdistensão alveolar e aumento do *shunt*.

Como estratégia auxiliar para controle do comprometimento da troca gasosa, pode-se lançar mão da ação farmacológica sobre o fluxo sanguíneo regional. Vasodilatadores inalatórios, como o óxido nítrico e prostaglandinas, primariamente têm efeito local e, portanto, desviam o fluxo sanguíneo da área não ventilada para as regiões pulmonares bem ventiladas.

O posicionamento do paciente pode alterar a gravidade do *shunt* intrapulmonar. Como consequência, a hipoxemia é mais provável na posição supina quando comparada ao decúbito lateral, uma vez que o efeito gravitacional aumenta a distribuição da perfusão para o pulmão dependente.

Muitos fatores de risco relacionados à ventilação monopulmonar e ao surgimento da insuficiência respiratória são reconhecidos, incluindo a incompatibilidade V_A/Q, aumento da pressão capilar pulmonar, colabamento e recrutamento pulmonar cíclicos, ventilação com alto VC com maior pressão nas vias aéreas e aumento do estresse mecânico. Essas evidências indicam o cuidado especial que deve ser tomado durante a ventilação monopulmonar. Deve-se evitar a simples extrapolação para o caso monopulmonar dos parâmetros ventilatórios previamente utilizados nos dois pulmões.

Circulação extracorpórea (CEC)

Comprometimento da troca gasosa é comum após cirurgia cardíaca e de aorta torácica ascendente. Após a CEC, a disfunção pulmonar é bem descrita, mas pobremente compreendida. Embora a incidência de SDRA após CEC seja baixa (< 2%), sua letalidade é alta (> 50%). Durante a utilização da CEC, ambos os pulmões são mantidos colapsados. Se não forem tomadas medidas imediatamente após o término da CEC, os pulmões serão recrutados lentamente e mais da metade do pulmão pode permanecer atelectasiado um a dois dias após a cirurgia, com *shunt* intrapulmonar ao redor de 20 a 30% do débito cardíaco.

A estratégia ventilatória protetora no pós--operatório em pacientes de risco é recomendada. Estudo controlado randomizado comparando o uso de alto VC com ventilação de baixo VC após a CEC demonstrou aumento significativo de citocinas inflamatórias somente no grupo ventilado com alto VC. Em estudo prospectivo de 3.434 pacientes submetidos a cirurgia cardíaca identificou-se que a ventilação mecânica no pós-operatório com VC maior que 10 mL.kg^{-1} é fator de risco para disfunção orgânica (Figura 16.6) e para aumento do tempo de internação na UTI.

A reexpansão das unidades colabadas durante e após a cirurgia cardíaca pode ser alcançada com as manobras de recrutamento, como demonstrado em modelo animal e estudos em humanos. A insuflação dos pulmões utilizando pressão de via aérea de 40 cmH$_2$O, mantidos por pelo menos 8 a 9 segundos é, em geral, necessária para completar a abertura de toda a área previamente atelectasiada. Em cirurgias cardíacas com tórax aberto, a pressão de via aérea utilizada para o recrutamento alveolar pós-CEC pode ser menor, e a aplicação de 30 cmH$_2$O durante 20 segundos é suficiente na maioria dos casos.

A manobra de recrutamento resulta diretamente na abertura do tecido colapsado, melhorando a troca gasosa, enquanto o aumento isolado de PEEP (sem manobra de recrutamento) causa imediata hiperinsuflação nos alvéolos já abertos, resultando em aumento da ventilação do espaço morto, com uma pequena reexpansão das unidades colabadas ao longo das horas que se seguem.

A duração da CEC tem relação direta com a incidência de complicações respiratórias pós--operatórias e com a intensidade do edema intersticial pulmonar. Alterações pulmonares graves com edema intersticial e alveolar podem ocorrer quando o período da CEC excede a 150 minutos.

A CEC está relacionada à resposta inflamatória sistêmica induzida principalmente pelo contato do sangue com superfícies não endoteliais. Essa resposta inclui lesão endotelial com aumento na permeabilidade vascular, que pode resultar na alteração da função respiratória, com comprometimento na evolução pós-operatória dos pacientes. Sabe-se, também, que a CEC leva ao aumento de calicreína, que ativa diretamente os neutrófilos, os quais se acumulam na circulação pulmonar

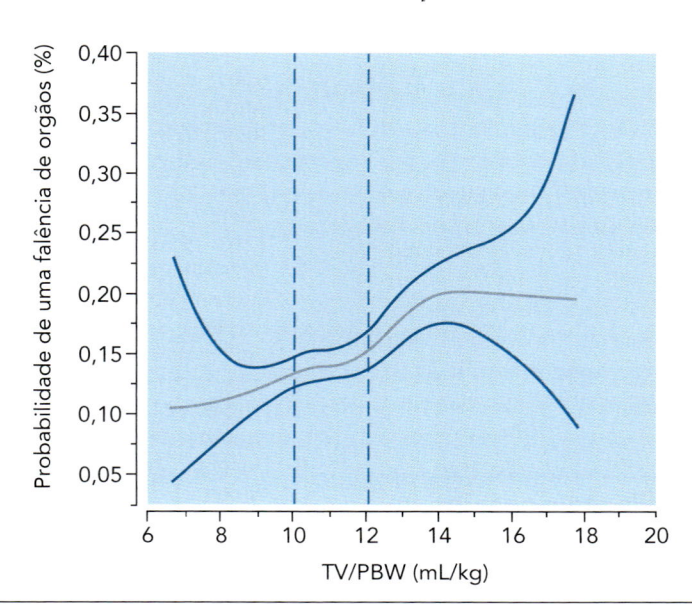

■ **Figura 16.6** Modelo estatístico de regressão logística não paramétrica demonstrando a relação entre o volume corrente na admissão da UTI (mL.kg^{-1} do peso corporal ideal) e a probabilidade de disfunção orgânica. TV/PBW = volume corrente/peso corporal ideal. Adaptado de Lellouche F, Dionne S, Simard S, Bussieres J, Dagenais F: High Tidal Volumes in Mechanically Ventilated Patients Increase Organ Dysfunction after Cardiac Surgery. Anesthesiology 2012.

liberando substâncias tóxicas e promovendo lesão tecidual. Do mesmo modo, a CEC conduz à ativação do sistema complemento, com produção de substâncias vasoativas e anafilatoxinas, e ocasionam lesão celular. A ativação do sistema complemento resulta na ativação dos polimorfonucleares (neutrófilos e monócitos), que contribuem para as alterações da função pulmonar. Grande número de mediadores produzidos durante a CEC causa aumento da água extravascular pulmonar com preenchimento alveolar por células inflamatórias que levam à inativação do surfactante e ao colabamento de algumas áreas. Isso resulta em modificação na relação V_A/Q, diminuição da complacência e aumento do trabalho respiratório.

Outra explicação para a lesão pulmonar da CEC é a oferta inadequada de sangue para o epitélio alveolar durante o período de interrupção do fluxo pelas artérias pulmonares e perfusão apenas pelas artérias brônquicas, resultando em síntese inadequada de surfactante pelos pneumócitos tipo II. A baixa temperatura mantida durante a CEC pode também acentuar as anormalidades de produção e função do surfactante.

Adicionalmente, as soluções cardioplégicas utilizadas durante a CEC podem causar lesão pulmonar por conterem altas concentrações de cloreto de potássio (20 mEq.L^{-1}). Essa solução retorna para o átrio direito e pode penetrar na microcirculação pulmonar. Portanto, é possível que a solução cardioplégica seja tóxica para as células do epitélio alveolar e para o endotélio, levando à produção anormal ou insuficiente de surfactante, podendo predispor ao aparecimento de atelectasias. É possível que um fechamento difuso das pequenas vias aéreas, secundário à liberação de substâncias mediadoras com efeito broncoconstritor, como o tromboxano, também possa contribuir para as alterações nas trocas gasosas.

Desmame da ventilação mecânica após anestesia

O desmame da ventilação mecânica no pós--operatório caracteriza-se por aumento de estresse cardiovascular e metabólico. Sendo assim, deve-se progredir o desmame quando o paciente apresenta-se hemodinamicamente estável,

equilibrado do ponto de vista hidroeletrolítico, com analgesia adequada e nível de consciência suficiente para o controle ventilatório. A extubação pode ser realizada na sala cirúrgica, na recuperação pós-anestésica ou na UTI, desde que os critérios acima sejam obedecidos.

Literatura recomendada

1. Blum JM, Maile M, Park PK, Morris M, Jewell E, Dechert R, et al. A description of intraoperative ventilator management in patients with acute lung injury and the use of lung protective ventilation strategies. Anesthesiology 2011; 115:75-82.
2. Don H. The mechanical properties of the respiratory system during anesthesia. International anaesthesiology clinics 1977; 15:113-36.
3. Duggan M, Kavanagh BP. Perioperative modifications of respiratory function. Best practice & research. Clinical anaesthesiology 2010; 24:145-55.
4. Faller S, Strosing KM, Ryter SW, Buerkle H, Loop T, Schmidt R, et al. The Volatile Anesthetic Isoflurane Prevents Ventilator-Induced Lung Injury via Phosphoinositide 3-Kinase/Akt Signaling in Mice. Anesthesia and analgesia 2012; 114:747-56.
5. Futier E, Constantin JM, Paugam-Burtz C, Pascal J, Eurin M, Neuschwander A, et al. IMPROVE Study Group. A trial of intraoperative low-tidal-volume ventilation in abdominal surgery. N Engl J Med 2013 Aug 1; 369(5):428-37.
6. Hedenstierna G, Edmark L. Mechanisms of atelectasis in the perioperative period. Best practice & research. Clinical anaesthesiology 2010; 24:157-69.
7. Hedenstierna G, Rothen HU. Respiratory Function During Anesthesia: Effects on Gas Exchange. Comprehensive Physiology. American Physiological Society 2012; 2.
8. Hedenstierna G. Oxygen and anesthesia: what lung do we deliver to the post-operative ward? Acta anaesthesiologica Scandinavica 2012.
9. Hemmes SN, Severgnini P, Jaber S, Canet J, Wrigge H, Hiesmayr M, et al. Rationale and study design of PROVHILO – a worldwide multicenter randomized controlled trial on protective ventilation during general anesthesia for open abdominal surgery. Trials 2011; 12:111.
10. Hong CM, Xu DZ, Lu Q, Cheng Y, Pisarenko V, Doucet D, et al. Low tidal volume and high positive end-expiratory pressure mechanical

ventilation results in increased inflammation and ventilator-associated lung injury in normal lungs. Anaesthesia and analgesia 2010; 110:1652-60.

11. Imberger G, McIlroy D, Pace NL, Wetterslev J, Brok J, Moller AM. Positive end-expiratory pressure (PEEP) during anaesthesia for the prevention of mortality and postoperative pulmonary complications. Cochrane database of systematic reviews 2010: CD007922

12. Klingstedt C, Hedenstierna G, Lundquist H, Strandberg A, Tokics L, Brismar B: The influence of body position and differential ventilation on lung dimensions and atelectasis formation in anaesthetized man. Acta anaesthesiologica Scandinavica 1990; 34:315-22.

13. Lellouche F, Dionne S, Simard S, Bussieres J, Dagenais F. High Tidal Volumes in Mechanically Ventilated Patients Increase Organ Dysfunction after Cardiac Surgery. Anaesthesiology 2012.

14. Licker M, Diaper J, Villiger Y, Spiliopoulos A, Licker V, Robert J, et al. Impact of intraoperative lung-protective interventions in patients undergoing lung cancer surgery. Critical care 2009; 13:R41.

15. Lunardi AC, Miranda CS, Silva KM, Cecconello I, Carvalho CR. Weakness of expiratory muscles and pulmonary complications in malnourished patients undergoing upper abdominal surgery. Respirology 2012; 17:108-13.

16. PROVE Network Investigators for the Clinical Trial Network of the European Society of Anaesthesiology. Hemmes SN, Gama de Abreu M, Pelosi P, Schultz MJ. High versus low positive end-expiratory pressure during general anaesthesia for open abdominal surgery (PROVHILO trial): a multicentre randomised controlled trial. Lancet 2014 Aug 9; 384(9942):495-503.

17. Roncally Carvalho A, Pacheco SA, de Souza Rocha PV, Curty Bergamini B, Paula LF, Jandre FC, et al. Detection of Tidal Recruitment/Overdistension in Lung-Healthy Mechanically Ventilated Patients Under General Anesthesia. Anesthesia and analgesia 2012.

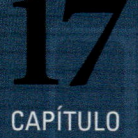

17

Ventilação Mecânica no Pós-operatório

■ Carlos Eduardo Pompílio

DESTAQUES

- Complicações pós-operatórias estão associadas à alta morbimortalidade.
- Insuficiência respiratória no pós-operatório (IRPO) é definida como a necessidade de ventilação mecânica por mais de 48 horas após a cirurgia ou pela necessidade de reintubação e ventilação mecânica após a extubação.
- Dados do procedimento cirúrgico, comorbidades e exames pós-operatórios ajudam a guiar a decisão de extubação ou manutenção da VM no PO.
- Pacientes que desenvolvem IRPO após terem sido extubados têm alta morbimortalidade, indicando a urgência de identificar precocemente os casos que necessitem de reintubação no pós-operatório.
- A VNI pode ser utilizada para prevenir e tratar IRPO.

OBJETIVOS

- Discutir dados que ajudem a identificar pacientes de risco que não devem ser extubados nas primeiras horas após a cirurgia.
- Conhecer os fatores de risco para reintubação no PO e critérios para indicá-la.
- Entender os riscos e benefícios do uso da VNI para prevenção e tratamento da IRPO.

A ventilação mecânica (VM) é um dos pontos estratégicos no cuidado do paciente cirúrgico. Neste capítulo, tentaremos esboçar seus princípios fundamentais e sua importância no período pós-operatório.

Definição

Uma intervenção cirúrgica geralmente demarca três períodos distintos no cuidado aos pacientes. O pré-operatório é caracterizado por avaliações de risco e ajustes clínicos para compensação funcional visando minimizar o impacto da cirurgia sobre a fisiologia normal.

O transoperatório é o intervalo mais curto, porém de grande impacto nos desfechos clínicos. A VM nesse período foi discutida no Capítulo 16.

O período pós-operatório (PO) pode ser definido como o intervalo de tempo que vai do término de um procedimento cirúrgico até o momento da alta hospitalar (ou o óbito) do paciente. O PO imediato é o período de 24 horas seguintes à cirurgia, caracterizado pela transição monitorada para normalização das funções neurais, circulatórias, respiratórias, mas também voltado para o tratamento da dor, náuseas e para de correção de hipotermia, situações comuns em muitos pacientes cirúrgicos. É uma fase na qual complicações importantes podem ocorrer, sendo as principais os sangramentos, isquemia miocárdica, acidentes vasculares cerebrais, além das complicações respiratórias, entre outras. Tanto a interrupção da ventilação mecânica como a sua reinstituição nos primeiros dias de PO representam passos fundamentais e estratégicos com impacto nos desfechos dos pacientes.

Epidemiologia

Dados da Organização das Nações Unidas (ONU) de 2008 estimam que sejam realizados anualmente cerca de 234 milhões de procedimentos cirúrgicos de grande porte ao redor do mundo. Segundo o DATASUS, 3 milhões de procedimentos cirúrgicos são realizados por ano no Brasil. Apesar de várias medidas para redução de risco, a mortalidade e morbidade dos procedimentos cirúrgicos realizados aqui é maior do que a prevista, comparando a posição do Brasil com países de situação econômica semelhante. Por essas razões, identificar os pontos de risco ao longo do cuidado perioperatório é fundamental para reduzir a morbimortalidade.

As complicações pulmonares são tão comuns quanto as cardíacas em pacientes submetidos a cirurgias não cardíacas mas, apesar disso, são muito menos estudadas. A despeito do fato de não haver uma diferença clara entre as duas quanto à morbidade, mortalidade e tempo de internação, há, de fato, uma tendência de que as complicações pulmonares tenham um impacto maior na sobrevida em longo prazo. Juntamente com o *status* funcional do paciente medido pela ASA (classificação de risco cirúrgico da *American Society of Anesthesiology*), complicações renais, idade avançada e presença de neoplasias, as complicações pulmonares são responsáveis por morbidades em longo prazo que podem, assim, limitar a sobrevida do paciente e aumentar o risco de morte em até 2,4 vezes.

Alterações respiratórias associadas à cirurgia e à anestesia

Alterações fisiológicas associadas ao decúbito favorecem a diminuição do volume pulmonar e a formação de atelectasia, sobretudo nos indivíduos mais idosos (Figura 17.1).

Conforme discutido no Capítulo 16, até 90% dos pacientes anestesiados podem apresentar graus variáveis de atelectasia sendo que 15% a 20% do pulmão pode ser colapsado após uma anestesia sem intercorrências, mesmo antes de iniciar o procedimento em si. Após a indução de anestesia geral, ocorre diminuição da capa-

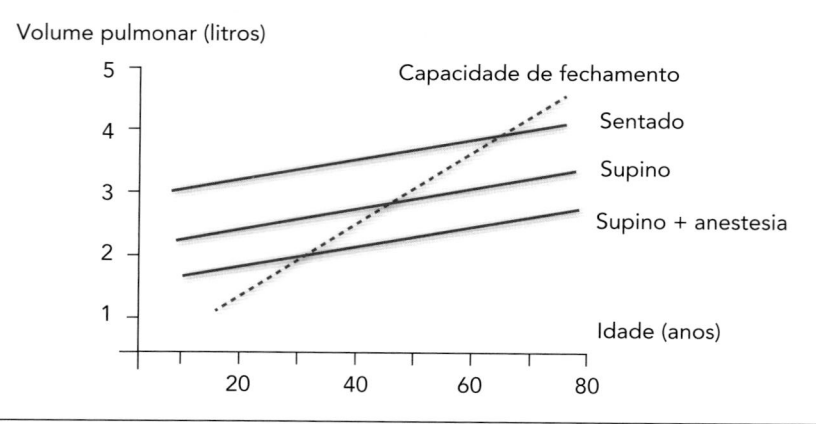

■ **Figura 17.1** Influência da idade na CRF de indivíduos acordados em diferentes posições (sentado, deitado e deitado com anestesia geral). A capacidade de fechamento (CF) é o volume a partir do qual as vias aéreas começam a se fechar durante a expiração favorecendo o aparecimento de atelectasias. Notar o aumento da CRF com o aumento da idade e sua redução de aproximadamente 0,7 L da posição sentada para deitada com nova redução, ao iniciar a anestesia, de mais 0,5 L. Notar também que a CF aumenta rapidamente com a idade e que mesmo indivíduos de 30 anos podem apresentar fechamento de vias aéreas e risco de atelectasias quando anestesiados e que, a mesma situação pode ocorrer em indivíduos maiores que 65 anos em posição ortostática. Modificado da Referência 17.

cidade residual funcional (CRF), com formação de atelectasias nas porções dependentes da gravidade, além de alterações significativas da mobilidade diafragmática. Concomitantemente a isso, o trauma cirúrgico propriamente dito reduz os volumes pulmonares causando um padrão restritivo que pode durar até duas semanas, caracterizado pela redução da capacidade vital em até 60% e da CRF em até 70%. Contribuem para estas alterações a disfunção diafragmática, a dor pós-operatória, a dificuldade de mobilização e o efeito residual de anestésicos ou sedativos. Os mecanismos fisiopatológicos mais comuns envolvidos no colapso alveolar de pacientes submetidos a procedimentos cirúrgicos são mostrados na Tabela 17.1. Todas essas alterações conduzem à hipoxemia, uma das formas de insuficiência respiratória aguda no PO (IRPO). Embora a oxigenioterapia, a mobilização precoce e recursos fisioterápicos sejam eficazes em controlar a grande maioria dos pacientes hipoxêmicos, a IRPO pode, de fato, ocorrer em até 8% a 10% dos pacientes. A incidência de hipoxemia em pacientes submetidos a cirurgias não cardíacas pode atingir valores que variam de 30% a 50%. A Figura 17.2 mostra a inter-relação possível dos mecanismos fisiopatológicos que podem levar à IRPO.

Ventilação mecânica no período pós-operatório

Insuficiência respiratória no pós-operatório (IRPO) pode ser definida como a necessidade de ventilação mecânica por mais de 48 horas após a cirurgia ou pela necessidade de reintubação e ventilação mecânica após a extubação (RAE). De acordo com essa definição, do ponto de vista prático, dois cenários clínicos são possíveis. O primeiro é exemplificado pelo paciente que chega à unidade de terapia intensiva (UTI) sob intubação endotraqueal e ventilação mecânica, para o qual se programa um desmame progressivo e que desenvolve a IRPO nas primeiras horas do pós-operatório, não sendo possível sua desconexão do ventilador. No segundo, o paciente é extubado logo após o término do ato cirúrgico e desenvolve IRPO decorrido algum intervalo de tempo após a cirurgia. No primeiro caso, é importante saber quando não interromper a ventilação mecânica. No segundo, quando reinstituí-la. Em ambos os casos, a ventilação mecânica não invasiva (VNI) desempenha um papel crucial e, por essa razão, será discutida em sessão específica.

Tabela 17.1 Mecanismos fisiopatológicos responsáveis por atelectasias no período pós-operatório.

Compressão (ou tração)	■ Anestesia inalatória ou venosa ■ Duração e tipo da cirurgia ■ Posição do paciente ■ Idade ■ Conformação torácica ■ Doenças pulmonares prévias ■ Fatores cirúrgicos (tração de estruturas)
Reabsorção	■ Ventilação com FiO_2 elevadas ■ V/Q baixos
Alteração do surfactante	■ Agentes anestésicos ■ Duração da cirurgia ■ Volumes correntes baixos

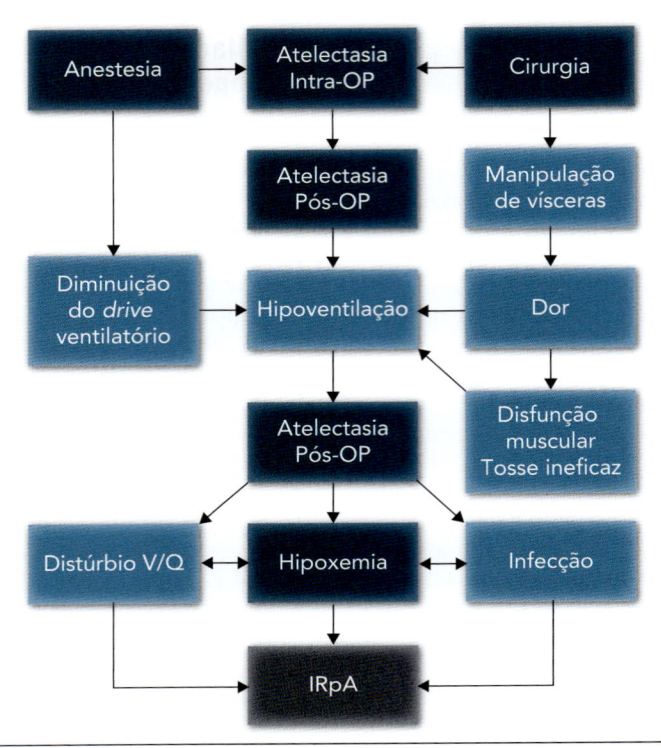

■ **Figura 17.2** Esquema dos mecanismos fisiopatológicos causadores de complicações pulmonares no período pós-operatório. Modificado de Pelosi *et al.* 2010.

Quando não interromper a ventilação mecânica no PO

Os conceitos ligados ao desmame da ventilação mecânica são igualmente válidos no PO e podem ser aprofundados no Capítulo 23. Aqui, vamos ressaltar alguns aspectos próprios do período PO no que se refere à desconexão do ventilador de pacientes submetidos a procedimentos cirúrgicos.

Em primeiro lugar, não se deve proceder à extubação se não forem observadas as exigên-

cias básicas que qualquer paciente submetido à ventilação mecânica deve apresentar para ser extubado, o que no caso do PO, podem ser visualizados na Tabela 17.2.

Muitas vezes, intervenções cirúrgicas sequenciais são necessárias ou a equipe cirúrgica não se sente totalmente segura de que o procedimento foi completado corretamente, situação comum em cirurgias emergenciais. Nesse caso, o contato entre as equipes de cirurgia, anestesia e terapia intensiva é fundamental para que

---

Tabela 17.2 Critérios para extubação do paciente cirúrgico.

- Término do procedimento cirúrgico sem programação de novas intervenções nas próximas 24/48 horas.
- Presença de estabilidade hemodinâmica e ausência de sangramentos importantes.
- Nível de consciência adequado para proteção de via aérea e reversão completa de bloqueio neuromuscular (tosse eficaz e pressão inspiratória adequada).
- Troca gasosa adequada com PaO_2/FiO_2 maior ou igual a 200 mmHg com PEEP entre 5 e 8 cmH_2O e pH > 7,25.

uma extubação desnecessária não ocorra e um período de observação maior seja permitido. Estabilidade hemodinâmica não quer dizer ausência de drogas vasoativas. Um paciente pode ser extubado de forma segura com doses baixas de vasopressores desde que esteja adequadamente ressuscitado, não apresente acidose metabólica significativa (avaliada pelo excesso de base ou presença de hiperlactatemia) e tenha saturação venosa de O_2 maior ou igual a 70%. O nível de consciência deve ser adequado, estando o paciente apto a obedecer a ordens simples e tolerar modos espontâneos de ventilação. Devemos ficar atentos ao possível efeito residual de sedativos e bloqueadores neuromusculares, mesmo com uso de agentes anestésicos de curta ação e de novas técnicas de anestesia. Uma troca gasosa adequada, com uma relação entre a pressão parcial de oxigênio e a fração inspirada de oxigênio (PaO_2 /F_1O_2) maior que 200 mmHg, é segura, visto que as máscaras normalmente utilizadas para nebulização em nosso meio fornecem uma F_1O_2 aproximada de 40%, com fluxo de oxigênio de 10 L/min. Níveis elevados de CO_2 podem indicar sedação residual e é prudente aguardar sua normalização antes de proceder à extubação.

Por agregar vários aspectos clínicos de importância, o *status* ácido-básico dos pacientes em PO deve receber atenção especial. A acidose metabólica parece ser o distúrbio ácido-básico pós-operatório mais comum em cirurgias prolongadas (> 4 horas). As causas podem ser acidose lática ou hiperclorêmica, acúmulo de outros ânions, como ocorre na insuficiência renal e na cetoacidose diabética, e mistas, quando a acidose é resultante de duas ou mais causas. A alcalose metabólica também é comumente descrita. Tanto a *acidemia* como a *alcalemia*, independentemente de suas causas, indicam que os pacientes podem necessitar de um período de monitorização mais prolongado até que ocorra sua estabilização.

Cirurgias grandes e prolongadas (mais que 3,5h de procedimento), idade avançada, desnutrição, uso de hemocomponentes, cirurgias emergenciais, cirurgias torácicas (cardíacas e esofágicas inclusive) e procedimentos em pacientes com múltiplas comorbidades devem ter avaliação individualizada. A realização de testes de ventilação espontânea (Tubo T e PSV baixa) é recomendada e fica a critério das roti-

nas de cada unidade. O julgamento clínico e o bom senso do profissional experiente parecem ainda ser insubstituíveis, em especial, nos casos difíceis.

Quando reinstituir a ventilação mecânica no PO

A decisão de reintubar um paciente em PO, recolocando-o sob ventilação mecânica invasiva após ter-se conseguido um período de ventilação espontânea ou mesmo em VNI, sempre constitui um desafio para o intensivista. O procedimento da intubação requer sedação em pacientes que estão em IRpA e, portanto, instáveis. A pressão positiva pode agravar a instabilidade hemodinâmica, e tal combinação geralmente resulta na necessidade de drogas vasoativas, expansões volêmicas e outras medidas de resgate para estabilização. Por tudo isso, a reintubação após uma extubação planejada (RAE) pode ser vista como um *retrocesso* no cuidado ao paciente cirúrgico, gerando hesitação ou tentativas para postergá-la. A RAE tem uma incidência que varia de 0,06% a 0,27%, e 66% das RAE ocorrem nos primeiros 10 minutos após a extubação. Os principais fatores de risco associados são doença pulmonar obstrutiva crônica (DPOC), pneumonia/derrame pleural, ascite, síndrome da resposta inflamatória sistêmica (SIRS), tempo de cirurgia maior que 3 horas, e uso de bloqueadores musculares como a succinilcolina. A Tabela 17.3 lista alguns dos principais fatores de risco para RAE.

Fisiopatologicamente, a causa principal de reintubação é a disfunção de vias aéreas supe-

---

Tabela 17.3 Principais fatores de risco para reintubação após extubação planejada (RAE).

- DPOC
- **Dependência funcional** (pré-operatória)
- Cirurgia de emergência
- **Ascite** (últimos 30 dias)
- Cirurgia de vias aéreas
- **Hipoalbuminemia** (< 3,0 mg/dL)
- Cl_{Cr} < 24 mL/min.
- **SIRS**

DPOC: doença pulmonar obstrutiva crônica; IC: intervalo de confiança; Cl_{Cr}: *clearance* de creatinina. SIRS: Síndrome da Resposta Inflamatória Sistêmica.

riores. Uma metanálise mostrou que o uso de corticosteroides, em especial da dexametasona, parece reduzir a necessidade de reintubação em pacientes cirúrgicos, adultos ou pediátricos. Outro estudo mostrou que a metilprednisolona, em dose total de 80 mg, é eficaz em prevenir edema de glote e a RAE em pacientes adultos intubados por indicação clínica ou para procedimentos cirúrgicos.

O 1/3 restante dos pacientes têm, em geral, outras causas de IRPO que necessitam de diagnóstico e tratamento. Os exemplos mais comuns, após cirurgias abdominais e pélvicas, são sangramentos, deiscências de anastomoses, congestão pulmonar e tromboembolismo (em especial, nos pacientes oncológicos). As cirurgias torácicas e cardíacas têm causas locais específicas, além das citadas, que devem ser consideradas. Uma menção especial deve ser feita em relação ao tromboembolismo pulmonar (TEP). Um estudo mostrou que a incidência de TEP em pacientes oncológicos submetidos a grandes cirurgias abdominais foi de 4,1% (21 de 507 pacientes) comparada com 0,3% (1 de 332 pacientes) em cirurgias não oncológicas (P < 0,001, *odds ratio* [OR] 13,8, 95% intervalo de confiança [IC] 1,9-102,1). Neste estudo, a incidência de TEP em pacientes submetidos a cirurgias abdominais menores foi de 0,4% (2 de 536 pacientes). Tal ocorrência é bem mais baixa do que a de deiscências de anastomose que costumam ocorrer entre o 4º e o 5º dias até 2 semanas após a cirurgia e que, dependendo do tipo de procedimento, podem chegar a 4% nos

melhores serviços. Por essa razão, a primeira hipótese a ser pensada em paciente submetido a uma cirurgia abdominal maior que se apresente com IRPO é sempre uma complicações relacionada à cirurgia, seguida então, pelas causas enumeradas acima. Os esforços investigativos devem ser planejados tendo em vista essas considerações.

Ventilação mecânica não invasiva no período pós-operatório

O desconforto respiratório no pós-operatório e a consequente necessidade de oxigenioterapia suplementar na tentativa de corrigi-lo são conhecidos desde o advento da anestesia. Contudo, apenas recentemente demonstrou-se o efeito benéfico da pressão positiva em reverter essas alterações. A VNI apresenta vantagens em relação à VM invasiva por não requerer sedação, permitir fala e deglutição, e estar associada a menores taxas de complicações, constituindo-se, portanto, em alternativa atraente à reintubação e VM invasiva.

A utilização da VNI no PO pode ser profilática ou terapêutica. Dizemos que a VNI é terapêutica quando o diagnóstico de IRPO já foi feito e utiliza-se a VNI como tentativa de evitar a intubação endotraqueal. O uso da VNI é chamado de *profilático* quando o objetivo é evitar que a IRPO ocorra em pacientes de alto risco (Figura 17.3). A VNI tem dois modos principais de pressurização: nível único de pressão, o CPAP (*Continuous Positive Airway Pressure*) ou

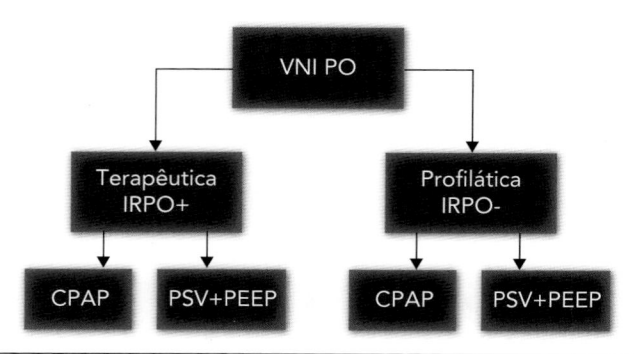

■ **Figura 17.3** Esquema das duas principais estratégias para utilização da ventilação mecânica não invasiva (VNI) no pós-operatório (PO). Terapêutica quando o diagnóstico de insuficiência respiratória aguda no PO (IRPO) é estabelecido e o objetivo é evitar a intubação endotraqueal. Profilática quando não há IRPO e o objetivo é evitar que ela ocorra. CPAP: *Continuous Positive Airway Pressure*. PSV: *Pressure Support Ventilation*. PEEP: *Positive End-Expiratory Pressure*. Para maiores explicações, ver o texto. Modificada da referência 42.

dois níveis de pressão como PSV (*Pressure Support Ventilation*) + PEEP (*Positive End-Expiratory Pressure*), ou IPAP (*Inspiratory Positive Airway Pressure*) + EPAP (*Expiratory Positive Airway Pressure*). Do ponto de vista do período PO, não parece haver diferença entre os dois procedimentos. Recomenda-se, em especial nas cirurgias do trato digestivo alto, a utilização de CPAP, presumivelmente menos propenso a causar aerofagia. Entretanto, estudos controlados ainda são aguardados para esta situação específica visto que tais pacientes seriam os principais beneficiários do uso de VNI no PO e também os mais suscetíveis a complicações decorrentes de sua utilização.

O impacto da VNI para prevenção e tratamento de IRPO vem crescendo nos últimos anos, e vários estudos clínicos já mostraram que é possível prevenir RAEs e tratar insuficiência respiratória pós-extubação em pacientes de alto risco com o uso da VNI. A Figura 17.4 mostra a distribuição de 29 ensaios clínicos avaliados por uma metanálise recente de acordo com o emprego da VNI (profilático *vs* terapêutico) e o tipo de cirurgia realizado.

Em alguns casos, há demora em considerar a VNI como tratamento das disfunções respiratórias no PO, talvez porque seus efeitos deletérios sempre foram mais valorizados do que seus potenciais benefícios. Entre as razões alegadas para evitar ou postergar o uso da VNI em pacientes cirúrgicos estão alterações he-

modinâmicas causadas pela pressão positiva, como redução do débito cardíaco e do retorno venoso; aerofagia com risco de deiscência de anastomoses, seja do trato digestivo alto (por exemplo, esofagectomias e gastrectomias), seja do trato respiratório (lobectomias e pneumonectomias); aumento do espaço morto e possibilidade de broncoaspiração, entre outros.

Por outro lado, a RAE no ambiente da terapia intensiva está associada a um risco elevado de óbito e complicações clínicas. Entre pacientes extubados que desenvolvem IRPO nas primeiras 48h pós-extubação e são submetidos à VNI, aqueles que conseguem manter-se extubados têm mortalidade menor do que os que são reintubados. Portanto, os riscos e benefícios da aplicação de VNI para prevenir ou tratar IRPO devem sempre ser considerados, e a evidência atual aponta para benefícios da VNI quando aplicada sob monitorização invasiva, com reavaliações constantes para sinais de piora que indiquem necessidade de intubação e VM invasiva.

Conclusão

As complicações pós-operatórias estão associadas à alta morbimortalidade, e as complicações respiratórias estão entre as mais frequentes. O desenvolvimento de IRPO pode impedir a extubação de pacientes no PO ou levar à reintubação de pacientes que foram extu-

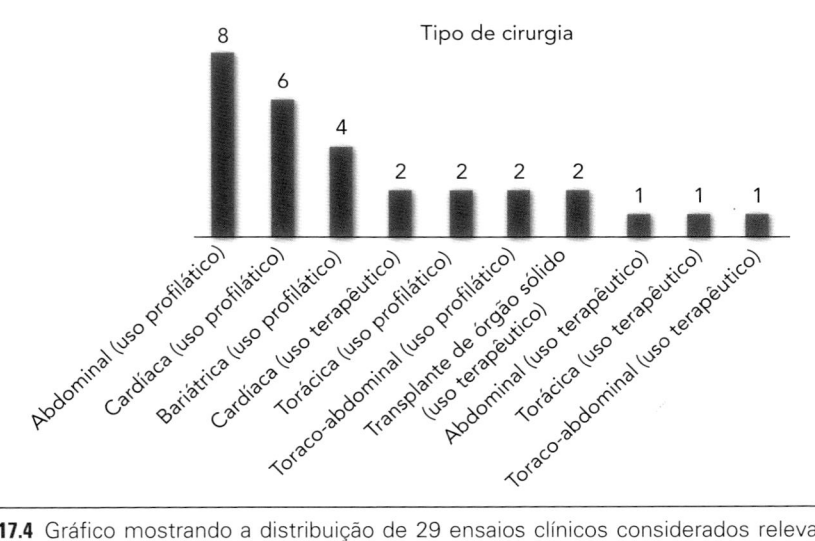

■ **Figura 17.4** Gráfico mostrando a distribuição de 29 ensaios clínicos considerados relevantes em ventilação mecânica não invasiva envolvendo pacientes submetidos a diferentes procedimentos cirúrgicos de acordo com metanálise publicada em 2011. Modificada de Chiumello *et al.* 2011.

bados logo após o final da anestesia. Devemos estar atentos para situações em que é preciso evitar a extubação e para aquelas em que é necessário reinstituir a ventilação mecânica, utilizando critérios semelhantes aos indicados para pacientes com outras causas de insuficiência respiratória. A VNI pode ser utilizada para prevenir e tratar IRPO, mas deve ser aplicada sob intensa monitorização e levando-se em conta seus possíveis riscos em pacientes cirúrgicos.

Literatura recomendada

1. Arozullah AM, Daley J, Henderson WG, Khuri SF. Multifactorial risk index for predicting postoperative respiratory failure in men after major noncardiac surgery. The National Veterans Administration Surgical Quality Improvement Program. Annals of Surgery 2000; 232(2):242–53.

2. Auler Junior J, Galas F, Hajjar L, Franca S III. Consenso brasileiro de ventilação mecânica. J Bras Pneumol 2007; 33(2):14–47.

3. Chiumello D, Chevallard G, Gregoretti C. Non-invasive ventilation in postoperative patients: a systematic review. Intensive Care Medicine 2011; 37(6):918-29.

4. Duggan M, Kavanagh BP. Perioperative modifications of respiratory function. Best Practice & Research Clinical Anaesthesiology 2010; 24(2):145–55.

5. Ferreyra G, Long Y, Ranieri VM. Respiratory complications after major surgery. Current Opinion in Critical Care 2009; 15(4):342–8.

6. Göran Hedenstierna MD P, Lennart Edmark MD D. Mechanisms of atelectasis in the perioperative period. Best Practice & Research Clinical Anaesthesiology 2010; 24(2):157–69.

7. Khuri SF, Henderson WG, DePalma RG, et al. Determinants of long-term survival after major surgery and the adverse effect of postoperative complications. Annals of Surgery 2005; 242(3):326–41; discussion341–3.

8. McCaffrey J, Farrell C, Whiting P, Dan A, Bagshaw SM, Delaney AP. Corticosteroids to prevent extubation failure: a systematic review and meta-analysis. Intensive Care Medicine 2009; 35(6):977–86.

9. MD FF-V, PhD AEM, MD CA, et al. Outcome of reintubated patients after scheduled extubation. Journal of Critical Care 2011; 26(5):502–9.

10. Pompilio CE, Carvalho C. Insuficiência Respiratória. In: Bensenor I, Atta J, Martins M, editors. Semiologia Clínica. São Paulo: Sarvier; 2002. p. 590–6.

11. Rujirojindakul P, Geater AF, McNeil EB, et al. Risk factors for reintubation in the post-anaesthetic care unit: a case-control study. British Journal of Anaesthesia 2012; 109(4):636-42.

12. Snyder CW, Patel RD, Roberson EP, Hawn MT. Unplanned intubation after surgery: risk factors, prognosis, and medical emergency team effects. Am Surg 2009; 75(9):834–8.

13. Squadrone V, Coha M, Cerutti E, et al. Continuous positive airway pressure for treatment of postoperative hypoxemia: a randomized controlled trial. JAMA: The Journal of the American Medical Association 2005; 293(5):589–95.

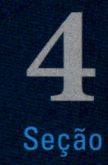

4

Seção

Avaliação e Monitoração da
Ventilação Mecânica

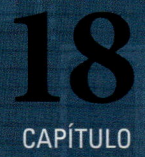

18
CAPÍTULO

Ultrassonografia Pleuropulmonar no Paciente Crítico

■ Marcelo Park

DESTAQUES

■ A ultrassonografia pleuropulmonar incorporou-se à avaliação de pacientes críticos como método à beira leito.

■ A ultrassonografia é um método relativamente barato, completamente não invasivo, que permite avaliação seriada de alterações pleuropulmonares.

■ A utilização da ultrassonografia à beira leito pode confirmar ou descartar diagnósticos de pneumotórax, derrame pleural, condensações pulmonares e alterações da mobilidade diafragmática.

■ Quando existe doença na pleura ou na periferia do pulmão, são produzidos achados ultrassonográficos característicos.

OBJETIVOS

■ Conhecer o padrão de normalidade da ultrassonografia pleuropulmonar.

■ Aprender os padrões ultrassonográficos que indicam anormalidades pleuropulmonares.

■ Entender as principais aplicações da ultrassonografia pleuropulmonar em pacientes críticos: diagnóstico de pneumotórax, derrame pleural, condensações pulmonares e avaliação diafragmática.

Diferente do ecocardiograma e outros tópicos que usam a ultrassonografia (USG) no paciente crítico, a USG pulmonar nasceu dentro das unidades de terapia intensiva e de emergência, sendo então divulgada para outros locais. A USG pulmonar é prática, e facilmente acessível, trazendo dados fundamentais para colaborar nas decisões imediatas à beira do leito. Em hospitais onde a radiologia não é prontamente respondedora, seu lugar torna-se mais importante.

Neste capítulo vamos explorar os pontos onde a USG pleuropulmonar pode ser útil no dia-a-dia.

Princípios básicos para a USG pulmonar

O pulmão consiste de ar entremeado por tecido e água. O ar conduz mal o som, de forma que boa parte dos achados da USG pulmonar são simplesmente artefatos sistemáticos. A pleura é o último ponto de alcance da USG; portanto, os processos parenquimatosos, para serem vistos na USG precisam ter contiguidade com a pleura. A pleura também é uma fonte de referência para vários achados ultrassonográficos.

Transdutores para uso na USG torácica

Os transdutores de alta freqüência (e pouca profundidade) propiciam uma boa visualização do movimento pleural (*pleural sliding*) e de algumas linhas B, mas não permitem a adequada visualização das linhas A e das condensações parenquimatosas. Os transdutores de baixa freqüência (e alta profundidade) permitem a boa visualização dos itens citados, que são anatomicamente mais profundos nos planos torácicos, do que a pleura.

Posição dos transdutores durante o exame e referências

Os transdutores, independentemente de sua frequência, devem ser posicionados no sentido caudocranial (Figura 18.1A), de forma que o campo pulmonar a ser observado fique entre duas costelas, o chamado *bat sign* (Figura 18.1B).

O tórax pode ser dividido de várias formas para a padronização ultrassonográfica. Uma forma simples é dividi-lo em anterior, lateral e posterior, subdivididos em superior e inferior, usando as linhas paresternal, paravertebral, axilar anterior, axilar posterior e a linha mediana torácica para divisão superior e inferior (Figura 18.2).

A descrição da USG pulmonar no laudo deve detalhar cada região analisada.

Pleural sliding

O *pleural sliding* é uma imagem dinâmica, vista logo abaixo das costelas (Figura 18.1B), que representa a movimentação pleural (entre a pleura visceral e a pleura parietal). Em algumas situações, algumas delas associadas à hipoventilação, o *pleural sliding* pode ser de difícil localização. Estas situações são:

- Ventilação protetora na síndrome do desconforto respiratório agudo;
- Doença pulmonar obstrutiva crônica;
- Bolhas subpleurais;
- Atelectasias;
- Pneumotórax;
- Adesões pleurais.

O uso do Doppler colorido por vezes facilita sua visualização. Após o correto posicionamento do transdutor, o *pleural sliding* é a primeira imagem a ser procurada. Sua presença faz com que a presença de um pneumotórax seja muito improvável na região que está sendo analisada.

Linhas A

As linhas A representam provavelmente a reverberação da linha pleural para a projeção do campo pulmonar (Figura 18.1B). e aparecem como linhas equidistantes a partir da pleura. São achados normais na USG pulmonar, mas podem aparecer no pneumotórax, quando serão vistas sem o *pleural sliding*.

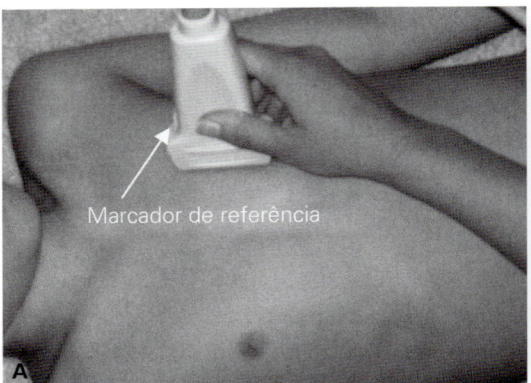
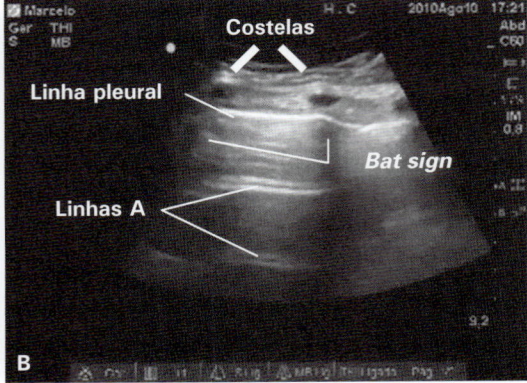

■ **Figura 18.1 (A)** Posicionamento caudocranial do transdutor: percebam o marcador de referência voltado para cima (adaptado de Volpicelli *et al.*) e **(B)** Visualização ultrassonográfica de um pulmão normal.

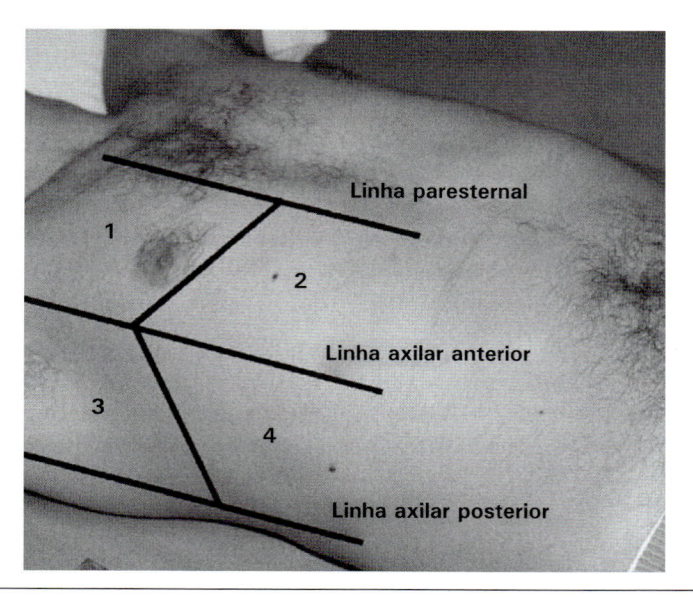

- **Figura 18.2**   Divisão da região anterolateral do tórax (adaptado de Volpicelli *et al.*).

Linhas B

As linhas B são importantes achados na USG pulmonar. Sua presença está associada ao espessamento do interstício pulmonar que compõe os septos interlobulares ou intralobulares ou, ainda, por preenchimento ou colabamento alveolar. O som gerado pelo cristal piezelétrico do transdutor é conduzido pelos septos espessados, criando o artefato visto na tela do aparelho. Para melhor compreensão veja a Figura 18.3.

A presença de linhas B pode ser fisiológica. É mais difícil de se acharem linhas B fisiológicas nas regiões anteriores do tórax, mas nas regiões basolaterais essa ocorrência é relativamente comum. Em geral, as linhas B patológicas (rabos de cometa) representam processos de preenchimento intersticial e alveolar, e tem algumas características particulares como:

- > 3 linhas por campo;

- < 7 mm de distância (em geral 7 mm para edema pulmonar e 5 mm para outras síndromes interstício-alveolares);

- Similares a "feixe de raio laser";

- Geralmente atingem a extremidade inferior da tela;

- Podem apagar as linhas A.

A Figura 18.4 apresenta linha B achada em um pulmão normal (Figura 18.4A) e em pulmão de paciente com pneumocistose pulmonar (Figura 18.4B), respectivamente.

As linhas B, quando visualizadas, têm também um alto valor preditivo negativo para pneumotórax. As linhas B finas e móveis, que por vezes desaparecem na tela ao sair dos limites desta, são chamadas linhas B1, e representam um parênquima menos comprometido. As linhas B grossas e quase fixas são chamadas linhas B2 e representam um parênquima mais doente. Essas características são usadas como critério de melhora ou piora na monitorização de pacientes em ventilação.

O modo M

O modo M complementa as informações coletadas pelo modo B. Na verdade, ele expressa a reflexão do som ao longo do tempo. No pulmão normal, a forma típica é o sinal da praia (Figura 18.5B) e no pneumotórax, expressando as linhas A fixas, podemos ver o sinal do código de barras ou da estratosfera (Figura 18.5B). Nos derrames pleurais, é possível verificar a variação do tamanho da lâmina de derrame entre a parede e os pulmões durante o ciclo respiratório, e na observação de condensações é possível verificar a dinamicidade dos broncogramas aéreos.

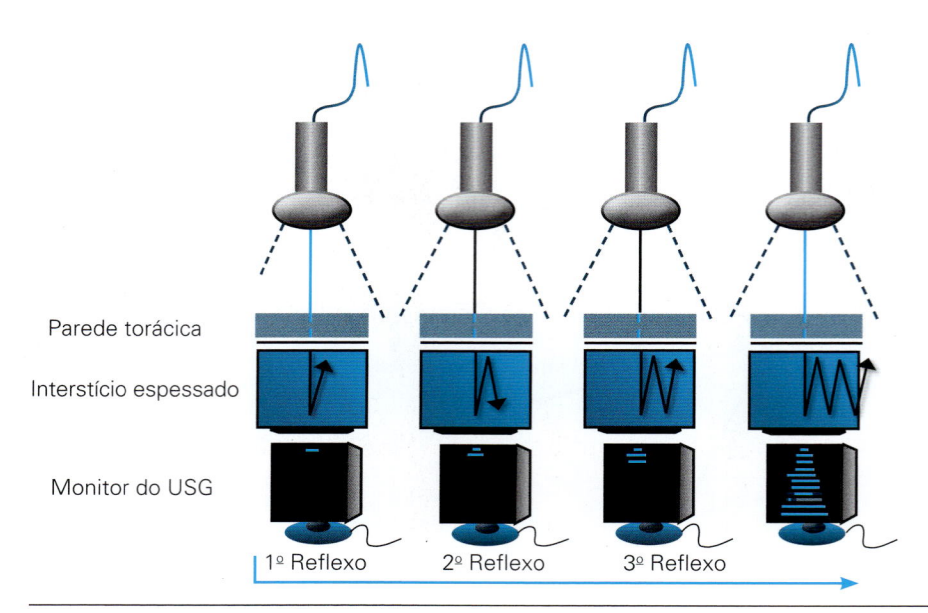

■ **Figura 18.3** Hipótese para a gênese das linhas B (adaptado de Volpicelli *et al.*).

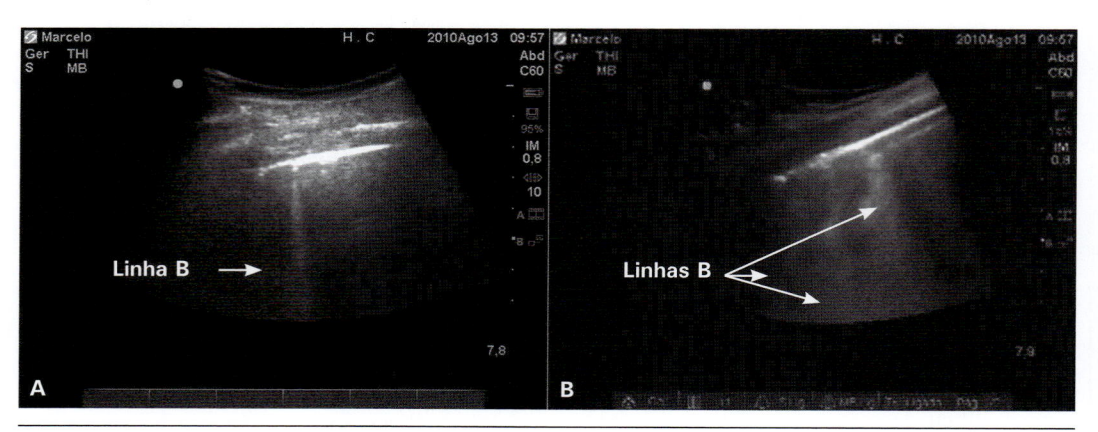

■ **Figura 18.4** Em (**A**) mostra uma linha B achada em um pulmão normal e em (**B**) mostra linhas B patológicas em um paciente com pneumocistose pulmonar. Ambas as imagens foram feitas na porção anterior e superior do tórax.

Pneumotórax

O diagnóstico de pneumotórax pode ser facilmente refutado na região avaliada com a presença do *pleural sliding* ou de linhas B. Entretanto, afirmar a presença deste é mais difícil. Existe apenas um achado, que é o ponto pulmonar (*lung point*) que é específico para se afirmar que há pneumotórax, embora pouco sensível. O *lung point* representa a transição entre a região parenquimatosa normal com a região do pneumotórax, que passa pela frente do transdutor durante o ciclo respiratório (Ver Figuras 18.5 e 18.6).

Cabe lembrar que ao ver uma imagem compatível com o *lung point*, o observador deve prestar atenção redobrada para diferenciar de alguma cissura pulmonar, que terá uma imagem com o *pleural sliding* interrompido, mas com pulmão normal após a interrupção.

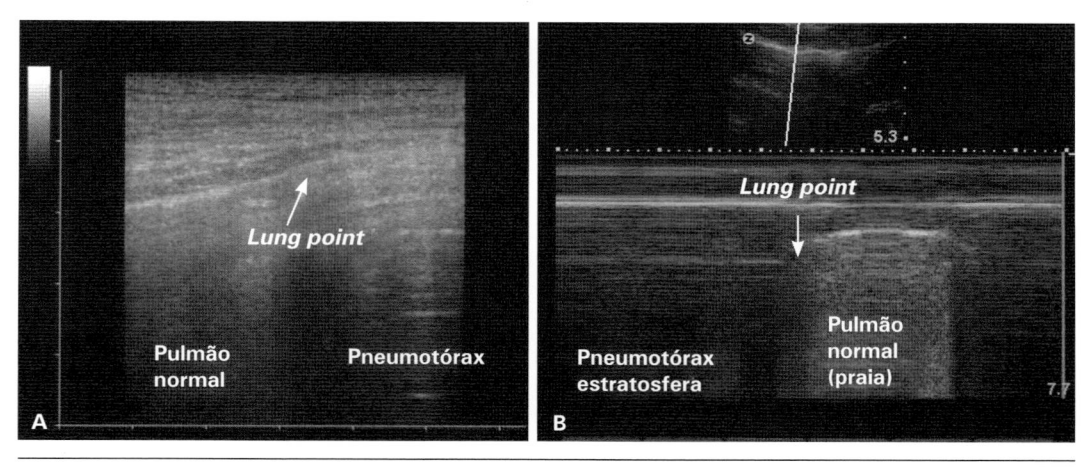

- **Figura 18.5 (A)** Mostra o modo B de um paciente com a presença do *lung point* e em **(B)** mostra o modo M, exibindo o sinal da praia no pulmão normal e o sinal da estratosfera, ou do código de barras, no pneumotórax.

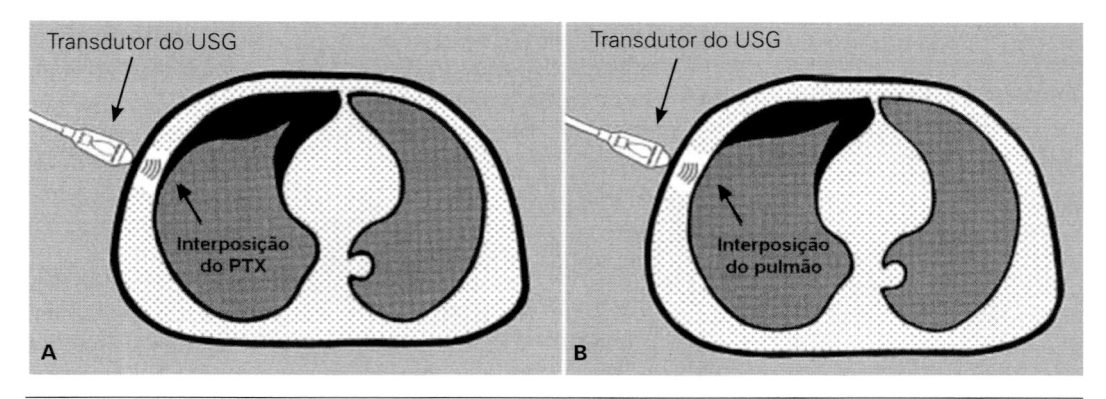

- **Figura 18.6 (A)** Mostra a situação quando se observa na USG imagem compatível com pneumotórax e em **(B)**, durante a inspiração, pode-se ver a situação quando observada na USG uma imagem compatível com pulmão normal. As duas imagens foram captadas no mesmo ponto anatômico (janela ultrassonográfica). (Figura adaptada de Lichtenstein).

Condensações

As condensações que têm algum contato com a pleura são localizáveis pela USG. Para serem mais bem caracterizadas, as condensações devem ser visualizadas com transdutores de baixa frequência, que permitirão a visualização de planos profundos. Por vezes, através das condensações podemos enxergar estruturas profundas como a aorta descendente e o coração. O achado de pontos ecodensos (brancos) no interior do parênquima pulmonar denota broncogramas aéreos (Figura 18.7). Os broncogramas aéreos, durante a inspiração no paciente mecanicamente ventilado podem ampliar seu diâmetro, configurando assim o broncograma aéreo dinâmico, que denota o contato desta via aérea com a via aérea central, ou seja, a não obstrução. Em sua descrição original, os broncogramas aéreos dinâmicos foram usados para diferenciar atelectasias de pneumonias, mas este raciocínio deve ser aplicado com cautela para evitar o uso desnecessário de antibióticos.

As condensações em bases pulmonares devem ser avaliadas com atenção, pois podem ser facilmente confundidas com o fígado ou baço. Assim sendo, é de bom tom visualizar o diafragma para delimitar o que é condensação e o que é víscera abdominal. A presença de derrame pleural ajuda nesta definição.

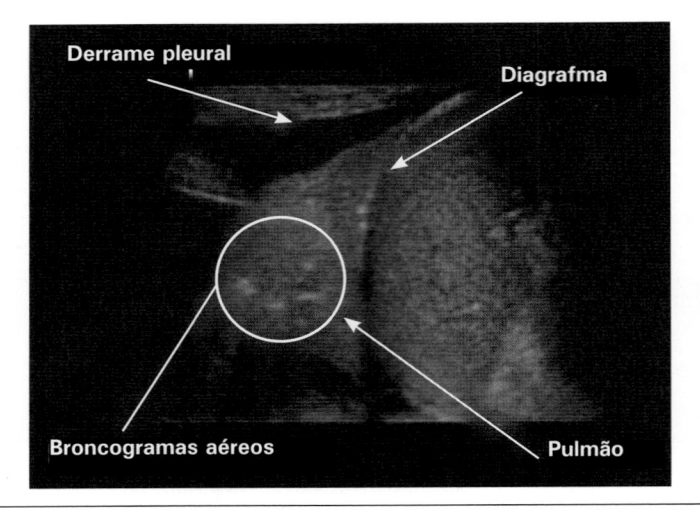

■ **Figura 18.7** Ultrassonografia mostrando uma condensação, com derrame pleural e broncogramas aéreos.

Shunt cardíaco direita-esquerda

A persistência do forame oval tem ocorrência relativamente comum. Nos pacientes com SARA grave e hipertensão pulmonar, por vezes pode se desenvolver através do forame oval um *shunt* direita-esquerda, que pode ser uma causa de hipoxemia grave. O diagnóstico pelo ecocardiograma esofágico só é possível com grandes forames, entretanto, uma ultrassonografia que consiga visualizar ambos os átrios pode ser utilizada para infusão de microbolhas. O preparo de microbolhas pode ser feito com 9 mL de soro fisiológico e 1 mL de ar, ou 8 mL de soro fisiológico, 1 mL de glicose a 50% e 1 mL de ar. Essa mistura deve ser agitada com duas seringas de 10 mL através de um *luer-lock*, e infundida rapidamente. Ao passarem pelo átrio direito, as bolhas devem começar a atingir o átrio esquerdo após o 4º ou 5º batimento cardíaco. A visibilização mais precoce de bolhas no átrio esquerdo sugere a presença de um *shunt*.

Derrame pleural

A presença de derrames pleurais é facilmente avaliada pela USG. Sua quantificação já é mais complicada. Uma distância, em paciente em decúbito dorsal horizontal, entre o parênquima não aerado e a parede posterior da caixa torácica maior que 5 cm, sugere com especificidade de 90% um derrame pleural maior que 500 mL. Uma técnica para o cálculo do volume de derrame pleural é a USG multiplanar. Nessa técnica, mede-se o comprimento do derrame pleural e sua área maior, multiplicando-se um pelo outro (Figura 18.8).

As características ultrassonográficas do derrame pleural também podem ser úteis. Assim, a presença de qualquer eco anormal no interior do derrame tem um alto valor preditivo negativo para transudato. Outra característica é que nódulos pleurais são associados fortemente com doença neoplásica.

Um derrame pleural pode ser seguramente puncionável se tiver pelo menos 1 cm durante todo o ciclo respiratório.

Avaliação diafragmática

A avaliação diafragmática também é possível com a USG. Posiciona-se um transdutor de alta frequência na linha médio clavicular e se observa a movimentação do diafragma bilateralmente (usando o modo M). Com isso, é possível observar se durante a inspiração o diafragma eleva-se (movimento paradoxal) ou tem movimentação natural em direção abdominal. Também é possível verificar se a excursão diafragmática está dentro da faixa de normalidade ou se há paresia diafragmática.

Mensuração do comprimento do derrame pleural

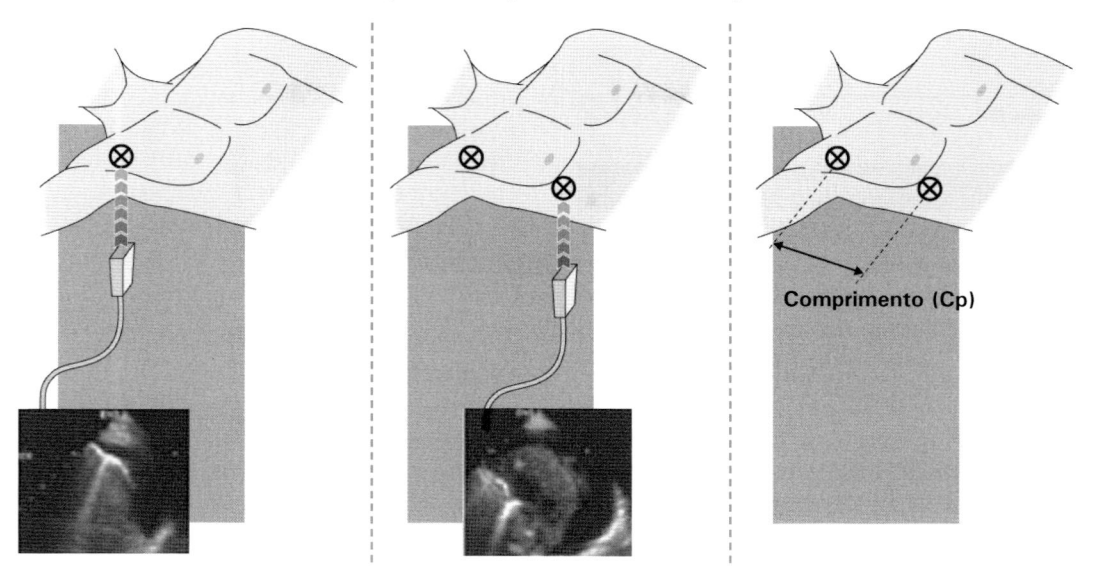

Comprimento (Cp)

Mensuração da área do derrame pleural

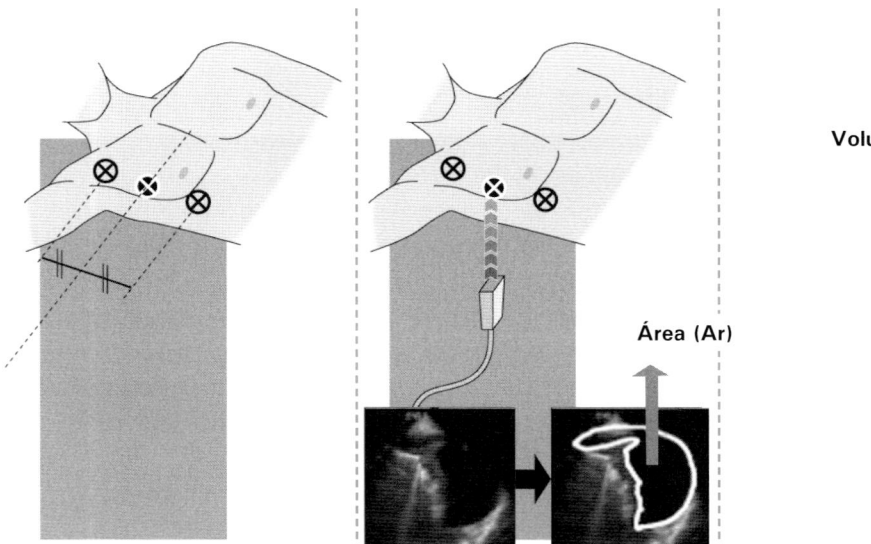

Volume $=$ Cp $\times$ Ar

Área (Ar)

■ **Figura 18.8** Mensuração do volume de derrames pleurais usando a técnica multiplanar da USG torácica (adaptado de Remérand *et al.*).

A Tabela 18.1 apresenta a movimentação diafragmática, de acordo com Boussuges, para homens e mulheres.

Tabela 18.1 Movimentação diafragmática, extraído de Boussuges.

	Homens	Mulheres
Direito	1,1 – 2,5	1,0 – 2,2
Esquerdo	1,0 – 2,6	0,9 – 2,4

Usando um transdutor de alta frequência pode-se observar o espessamento do diafragma em contato com a parede torácica lateral, chamada zona de aposição. Este espessamento é bem correlacionado com o trabalho inspiratório.

Aplicações clínicas

A USG pulmonar já foi estudada para mensuração de reareação no tratamento de pneumonias associadas à ventilação mecânica e para quantificar a reareação após manobra de recrutamento alveolar na SARA. Para esses usos, uma escala de reareação comum foi utilizada, que consiste em pontos segundo a Tabela 18.2 (nos mesmos pontos anatômicos), a seguir.

Em paciente com edema pulmonar, a quantificação de linhas B está associada à pressão de enchimento do ventrículo esquerdo, sendo então a USG utilizada para diferenciação entre edema pulmonar e DPOC agudizada, e também para guiar perda de volume em pacientes submetidos à diálise. Na síndrome do choque, a reanimação volêmica pode ser guiada pelo aparecimento das linhas B durante a reanimação. Em pacientes com SARA, a investigação sobre derrame pleural, condensações e infiltrados interstício-alveolares é melhor feita com a USG torácica do que pela radiografia torácica.

Em pacientes dispneicos, na diferenciação entre edema pulmonar, pneumonias, embolia de pulmão e doença de vias aéreas agudizadas na emergência, a USG mostrou-se útil através do protocolo BLUE (Figura 18.9).

Conclusões

A ultrassonografia pleuropulmonar no paciente crítico em ventilação mecânica pode ser útil em diversos aspectos quando somada à história clínica do paciente. Também se mostra útil para monitorização em médio e curto prazos, após intervenções habituais.

Tabela 18.2 Escala de reareação.

Reaeração			Perda de aeração		
1 ponto	3 pontos	5 pontos	– 5 pontos	– 3 pontos	– 1 ponto
B1 => N	B2 => N	C => N	N => C	N => B2	N => B1
B2 => B1	C => B1			B1 => C	B1 => B2
C => B2					B2 => C

Na tabela:

N = normal

C = Condensação

B1 = linhas B finas e móveis

B2 = linhas B grossas e fixas

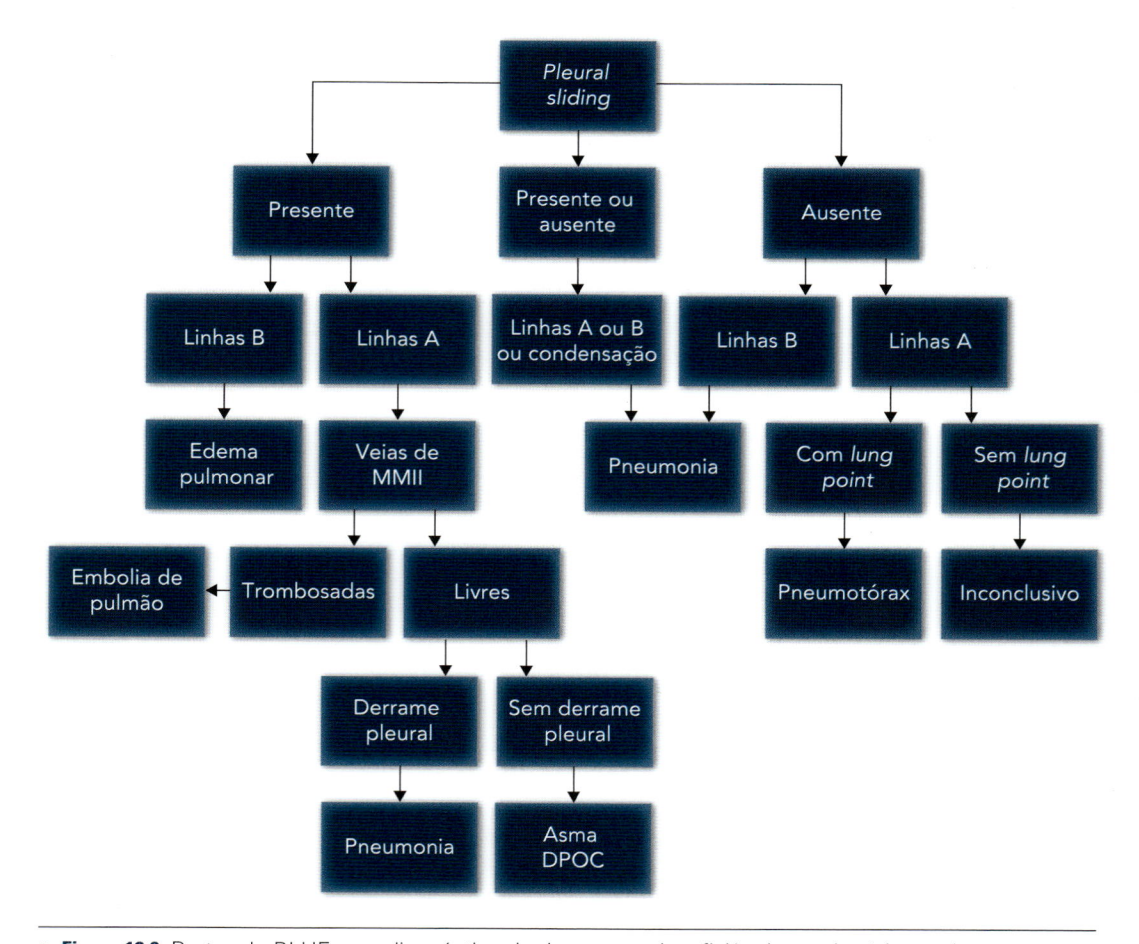

■ **Figura 18.9** Protocolo BLUE para diagnóstico de doenças na insuficiência respiratória aguda.

Literatura recomendada

1. Agricola E, Bove T, Oppizzi M, Marino G, Zangrillo A, Margonato A, et al. "Ultrasound Comet-Tail Images": A marker of pulmonary edema: a comparative study with wedge pressure and extravascular lung water. Chest 2005; 127(5):1690-95.

2. Bouhemad B, Brisson H, Le Guen M, Arbelot C, Lu Q, Rouby Jj. Bedside ultrasound assessment of positive end-expiratory pressure-induced lung recruitment. Am J Respir Crit Care Med 2011; 183(3):341-7.

3. Boussuges A, Gole Y, Blanc P. Diaphragmatic motion studied by m-mode ultrasonography: methods, reproducibility, and normal values. Chest 2009; 135(2):391-400.

4. Lichtenstein D, Karakitsos D. Integrating lung ultrasound in the hemodynamic evaluation of acute circulatory failure (the fluid administration limited by Lung Sonography Protocol). J Crit Care 2012.

5. Lichtenstein D, Meziere G, Biderman P, Gepner A, Barre O. The comet-tail artifact. an ultrasound sign of alveolar-interstitial syndrome. Am J Respir Crit Care Med 1997; 156(5):1640-6.

6. Lichtenstein D, Meziere G, Biderman P, Gepner A. The "Lung Point": An ultrasound sign specific to pneumothorax. Intensive Care Med 2000; 26(10):1434-40.

7. Lichtenstein D, Meziere G, Seitz J. The dynamic air bronchogram. a lung ultrasound sign of alveolar consolidation ruling out atelectasis. Chest 2009; 135(6):1421-5.

8. Lichtenstein Da, Menu Y. A bedside ultrasound sign ruling out pneumothorax in the critically ill. lung sliding. Chest 1995; 108(5):1345-8.

9. Lichtenstein Da, Meziere Ga. Relevance of lung ultrasound in the diagnosis of acute respiratory failure: the blue protocol. Chest 2008; 134(1):117-25.

10. Lichtenstein Da. Ultrasound in the management of thoracic disease. Crit Care Med 2007; 35(5 Suppl):S250-S261.

11. Remerand F, Dellamonica J, Mao Z, Ferrari F, Bouhemad B, Jianxin Y, et al. Multiplane ultrasound approach to quantify pleural effusion at the bedside. Intensive Care Med 2010; 36(4):656-64.

12. Vivier E, Mekontso Da, Dimassi S, Vargas F, Lyazidi A, Thille Aw, et al. Diaphragm ultrasonography to estimate the work of breathing during non-invasive ventilation. Intensive Care Med 2012; 38(5):796-803.

13. Volpicelli G, Caramello V, Cardinale L, Mussa A, Bar F, Frascisco Mf. Detection Of Sonographic B-Lines In Patients with normal lung or radiographic alveolar consolidation. Med Sci Monit 2008; 14(3):Cr122-Cr128.

14. Volpicelli G, Mussa A, Garofalo G, Cardinale L, Casoli G, Perotto F, et al. Bedside lung ultrasound in the assessment of alveolar-interstitial syndrome. Am J Emerg Med 2006; 24(6):689-96.

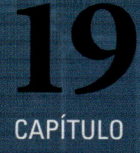

19

CAPÍTULO

Tomografia de Impedância Elétrica

- Josué Victorino
- Eduardo Leite Vieira Costa

DESTAQUES

- A tomografia de impedância elétrica (TIE) é uma técnica não invasiva e livre de radiação que pode fornecer, à beira do leito, informações sobre a distribuição da ventilação e perfusão pulmonares.
- Em pacientes sob ventilação mecânica, a TIE pode ser utilizada para estimar o colapso e hiperdistensão pulmonares facilitando ajustes do ventilador.
- Em pacientes sob risco de desenvolver pneumotórax, como aqueles com síndrome do desconforto respiratório agudo, a TIE pode ser útil para monitorar o surgimento de pneumotóraces.

OBJETIVOS

- Compreender os princípios de funcionamento da TIE.
- Conhecer as principais aplicações da TIE em pacientes com insuficiência respiratória, sobretudo aqueles sob ventilação mecânica.

Heterogeneidades na aeração pulmonar durante a ventilação mecânica são uma preocupação frequente em pacientes críticos. O peso aumentado do pulmão doente, associado a anormalidades na função do surfactante, aumentam as forças colapsantes da gravidade aplicada sobre o parênquima. O resultado é um grande desequilíbrio entre as regiões pulmonares em termos de ventilação, levando ao colapso das zonas dependentes do pulmão e à hiperdistensão das porções não dependentes. Além das alterações da troca gasosa, tais desbalanços estão provavelmente associados a um risco aumentado de lesão pulmonar associada à ventilação.

Embora alguns índices globais de função pulmonar como gases sanguíneos, mecânica pulmonar, pletismografia e curva pressão-volume sejam usados para identificar esses desequilíbrios de ventilação, eles proveem de informação limitada sobre fenômenos regionais ou transitórios que porventura possam colocar o parênquima em risc. Técnicas de imagem como a tomografia computadorizada de raios X (TC) fornecem excelente resolução espacial, mas envolvem exposição à radiação, transporte para o serviço de radiologia e, com isso, perdem as características dinâmicas e a capacidade de monitorização contínua necessárias para os cuidados intensivos.

A tomografia de impedância elétrica (TIE) emergiu como uma nova ferramenta de imagem para uso à beira do leito. É uma técnica não invasiva, sem radiação ionizante, baseada na mensuração dos potenciais elétricos na superfície da parede torácica.

A Figura 19.1 apresenta uma imagem representativa da distribuição da ventilação em um corte axial do tórax de um paciente sob ventilação mecânica.

A Tomografia de Impedância Elétrica (TIE) comumente utiliza a injeção de uma corrente de alta frequência (> 10 KHz) e baixa amplitude (< 12 mAmp), aplicada através de 8 a 32 eletrodos dispostos ao redor do tórax, delimitando um plano transverso que permite a reconstrução da imagem de um corte axial dos pulmões. As correntes elétricas injetadas seguem trajetos que variam de acordo com a distribuição de impeditividade dos tecidos e conformação do tórax. De forma geral, múltiplos pontos de injeção são utilizados simultânea ou sequencialmente, de forma a se obterem múltiplas perspectivas. As medidas de voltagens são coletadas pelos demais eletrodos na superfície do tórax e utilizadas por um algoritmo de reconstrução de imagens.

*O algoritmo de reconstrução de imagens resolve um problema matemático inverso, não linear e mal posto. A expressão *mal posto* traduz uma situação onde a solução (imagem estimada) para a distribuição de impedâncias pode não ser única e pode ser instável: pequenos erros na medida de voltagens podem resultar em soluções diametralmente diferentes. Este problema é agravado pelo relativamente pequeno número de medidas independentes realizadas na superfície do tórax (normalmente 104 a 464, dependendo do número de eletrodos), num número bem menor que os pixels representados na imagem. A única limitação atual para se obter um maior número de medidas é a dificuldade técnica do tamanho do eletrodo: eletrodos menores limitam a quantidade de corrente injetada e, portanto, implicam numa pior relação sinal-ruído. A tecnologia atual terá que evoluir para que seja possível um maior número de eletrodos, eventualmente em múltiplos planos, permitindo um número maior de perspectivas e uma imagem de maior resolução espacial. Para que seja possível lidar com a natureza mal posta do problema, os algoritmos de reconstrução de imagem em EIT fazem uso de alguns pressupostos, conhecidos como regularizações. Por exemplo, o pressuposto de que a distribuição de impedâncias intratorácicas é suave, sem grandes diferenças entre duas regiões vizinhas. Estas regularizações auxiliam na reconstrução de imagens, permitindo que o algoritmo decida entre várias soluções possíveis. O efeito colateral destas regularizações é uma

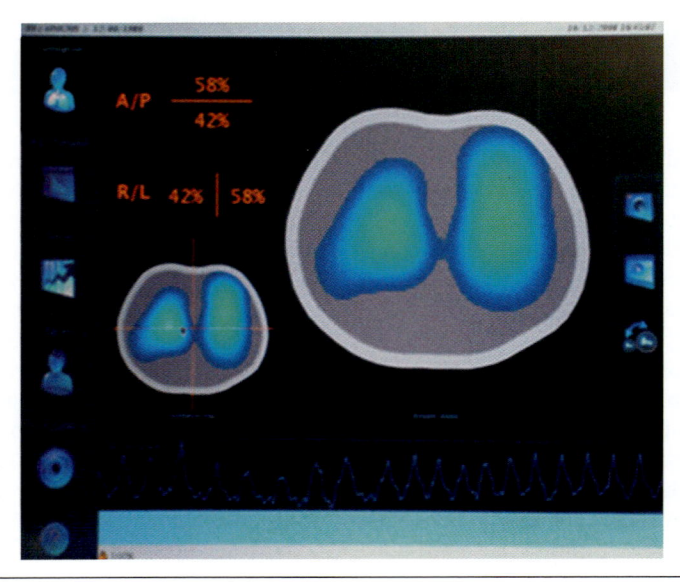

■ **Figura 19.1** Imagem representativa da distribuição da ventilação em um corte axial do tórax de um paciente sob ventilação mecânica. Observe que a ventilação do pulmão esquerdo (à direita da imagem, como na tomografia de raios X) é maior, correspondendo a 58% do volume corrente.

*O leitor, pode optar em ler ou não a parte técnica destacada em azul que se estende até a página 212, sem prejuízo para a compreensão da parte mais médica que se segue.

degradação da resolução espacial e uma atenuação das máximas perturbações detectáveis.

Imagens absolutas *versus* imagens relativas

O formato torácico determina o gradiente de voltagens medido tanto quanto a distribuição de impedâncias dentro do tórax. Assim, embora seja possível a reconstrução da distribuição de impedâncias absolutas dentro do tórax, esta estimativa requer o conhecimento aproximado do formato torácico.

Numa saída para contornar este problema, Barber e Brown propuseram a reconstrução de imagens relativas ou diferenciais. Estas imagens estimam a variação na distribuição de impedâncias intratorácicas entre dois momentos (o primeiro funcionando como referência), assumindo que o formato do tórax não muda entre as duas aquisições de voltagens. Esta abordagem diferencial consegue fazer com que os erros decorrentes do formato desconhecido do tórax, ou mesmo do mau posicionamento dos eletrodos (não equidistantes, por exemplo) sejam em grande parte cancelados, numa estratégia que tem se mostrado extremamente eficiente e acurada nos últimos anos. O uso de voltagens normalizadas aumenta a robustez desta estratégia, produzindo imagens também normalizadas. Assim, o valor do pixel na imagem passa a representar a variação percentual de impedância em relação ao momento de referência, ignorando completamente o seu valor absoluto ou basal.

Tipicamente, numa frequência de 10 KHz, a impeditividade dos tecidos da parede torácica é da ordem de 3 Ohm.m, enquanto a pulmonar é de 10 Ohm.m. Durante uma inspiração entre o volume residual e a capacidade pulmonar total, a impeditividade dos tecidos pulmonares pode variar 300%, de 7 até 21 Ohm.m, aproximadamente, enquanto a impeditividade dos demais tecidos torácicos permanece constante. Assim, numa imagem diferencial durante a inspiração, "enxergaremos" apenas as regiões pulmonares.

A maioria dos protótipos atuais de EIT em uso clínico, ou que aparecem em publicações clínicas, usam imagens diferenciais (relativas) em relação a uma referência que pode ser fixa ou dinâmica (sempre o final da expiração

anterior, por exemplo). A saída da imagem é usualmente uma matriz de 32×32 ou 64×64 pixels, que podem ser depois interpolados para suavizar a aparência da imagem. O valor de cada pixel corresponde à mudança percentual de impedância, desde o momento de referência até o momento atual. O valor absoluto da impedância basal não pode ser recuperado. Assim, respirações produzindo uma mudança de impeditividade pulmonar de 5 para 10 Ohm.m, ou de 10 para 20 Ohm.m produzirão exatamente a mesma imagem relativa.

Como veremos abaixo, esta limitação não é preocupante, uma vez que vários trabalhos já demonstraram uma relação linear entre a quantidade de ar entrando na região representada pelo voxel e a sua variação *percentual* de resistividade.

Uma limitação das imagens relativas é a representação seletiva de regiões que sofrem mudanças de impedância no tempo. Isso significa que estruturas fixas como ossos, cartilagens e tecido gorduroso são invisíveis às imagens relativas produzidas pela TIE. Da mesma forma, áreas pulmonares previamente consolidadas (pneumonias ou atelectasias), derrames pleurais, ou uma grande bolha de enfisema, são comumente áreas "silenciosas" dentro das imagens relativas.

Resolução espacial e temporal das imagens

A resolução espacial da TIE depende da acurácia e do ruído das medidas, do número de eletrodos utilizados, e da regularização utilizada no algoritmo de reconstrução de imagens. Para uma mesma eletrônica, diferentes algoritmos podem produzir resoluções espaciais diferentes, devido a diferenças intrínsecas de regularização ou de propagação de ruídos numéricos. Por estes motivos, a resolução espacial pode ser bem diferente nos protótipos disponíveis na atualidade, dependendo do *software* e *hardware*.

Em testes experimentais em bancadas, a resolução espacial costuma ser maior, porque as incertezas a respeito de forma torácica e posição dos eletrodos são menores, o que permite regularizações mais brandas. Por outro lado, à beira do leito, as incertezas a respeito da posição do contorno torácico e da posição dos eletrodos aumentam, obrigando a uma maior regularização, com resolução mais comprometida. Em média, num protótipo com 16 eletrodos num plano torácico, a resolução espacial estimada através da *full width at half maximum* (observando-se a imagem produzida por uma perturbação pontual de impedância) é de 12% do diâmetro torácico na periferia do pulmão e 20% do diâmetro para regiões mais centrais. Na periferia de um pulmão monitorado por um sistema com 32 eletrodos, a resolução pode ser aumentada para 6% a 10% do diâmetro torácico.

Não há sentido prático, portanto, em se subdividir o tórax em mais do que de 10-15 regiões de interesse ao longo de um dado diâmetro torácico. Num paciente adulto típico, esta resolução corresponde a 1,5-3,0 cm dentro de uma seção transversa do tórax. Num neonato, isso corresponde a aproximadamente 0,5 cm.

A resolução espacial no eixo crânio-caudal é menor, correspondendo a aproximadamente 6-10 cm num adulto. O valor desta resolução varia muito com o tamanho torácico ou com o padrão de corrente injetado. Esta baixa resolução no eixo Z não é necessariamente uma desvantagem, pois ela, na verdade, aumenta a representatividade da imagem axial produzida ela TIE. Principalmente durante a ventilação mecânica, quando as maiores heterogeneidades pulmonares são causadas pelas forças exercidas ao longo do eixo da gravidade, a grande espessura das imagens de TIE faz com que seus resultados sejam mais confiáveis e representativos. Num futuro próximo, a resolução espacial da TIE vai ser provavelmente aprimorada, tanto no plano axial quanto no eixo crânio-caudal, através do uso de múltiplas fileiras de eletrodos. Entretanto, dificilmente a resolução espacial da TIE vai suplantar a tomografia computadorizada ou a ressonância magnética.

Mais uma vez, entretanto, esta limitação tem que ser relativizada quando se considera a grande resolução temporal associada a esta tecnologia. Protótipos existentes já são capazes de gerar 50 imagens por segundo. Esta característica permite o estudo de propriedades dinâmicas dos órgãos, priorizando-se os aspectos *funcionais*, ao invés de anatômicos. Neste sentido, no presente estado da arte, a TIE é mais próxima da ecocardiografia do que

da tomografia computadorizada. Dois exemplos clínicos ilustram esse conceito: alguns estudos já demonstraram que o estudo do padrão de enchimento e esvaziamento pulmonar fornece informações relevantes para a definição de estratégias protetoras, indicando as áreas sofrendo *tidal recruitment* ou *tidal hiperdistension*, capazes de gerar inflamação pulmonar. Analogamente, ao se utilizarem breves períodos de apneia, ou removendo-se os sinais ventilatórios através de filtragens especiais, demonstrou-se que é possível monitorar as variações de impedância elétrica associadas à perfusão pulmonar.

Aplicações clínicas

No início da utilização da TIE em nosso serviço, pudemos mostrar que a TIE podia visualizar com precisão a distribuição da ventilação pulmonar quando comparada à TC. Nesse estudo, uma manobra de inflação lenta foi registrada com TIE em 10 pacientes sob ventilação mecânica com LPA/SARA. Posteriormente, a mesma manobra foi repetida no exame da TC. Ambas técnicas detectaram uma distribuição de ventilação heterogênea privilegiando áreas não dependentes do pulmão (proporção ventral/dorsal 82/18% e 75/25% para TIE e TC, respectivamente). Mudanças de impedância relativa regional na TIE demonstraram uma correlação excelente ($R^2 = 0.92$), com mudanças do conteúdo do ar estimados pela TC. As mudanças de impedância mostraram boa reprodutibilidade (DP 4,9%) entre medidas repetidas no mesmo paciente. Outros pesquisadores também chegaram a resultados semelhantes.

Essa capacidade de avaliar mudanças regionais de ventilação permite, por exemplo, o diagnóstico de intubação seletiva, de alterações da distribuição da ventilação conforme o decúbito ou mesmo de formação de atelectasias.

Além das aplicações voltadas à ventilação e sua distribuição, mais recentemente outras ferramentas foram desenvolvidas como, por exemplo, detecção do pneumotórax e avaliação de recrutamento e colapso pulmonares. Essas ferramentas, em geral, são mais complexas e pressupõem a capacidade da TIE de medir variações de conteúdo de ar local. Estudos recentes também têm buscado avaliar a perfusão pulmonar através da TIE, inclusive vislumbrando a possibilidade de estudar a distribuição ventilação-perfusão.

Avaliação do colapso recrutável e recrutamento do pulmão

Uma cuidadosa titulação da PEEP é importante para o sucesso das estratégias ventilatórias baseadas na abordagem do pulmão aberto (*open lung strategy*). Parâmetros globais tais como curvas pressão-volume ou complacência do sistema respiratório são falhos em representar o que acontece nas regiões mais basais do pulmão.

Colapso e distensão dos compartimentos pulmonares geralmente coexistem, e a TIE é um método capaz de avaliar ambos simultaneamente. A TIE é, portanto, uma ferramenta valiosa para a titulação da PEEP. Nosso grupo descreveu um método baseado na TIE para avaliar o colapso alveolar à beira do leito, observando sua distribuição regional com boa correlação entre as estimativas de colapso obtidas através da TIE e da TC. A Figura 19.2 apresenta a titulação da PEEP através da tomografia de impedância elétrica.

Além disso, também é possível estimar a quantidade de hiperdistensão através da combinação da informação obtida da TIE com aquela obtida da mecânica respiratória. É importante enfatizar que ambas as estimativas, tanto do colapso quanto da hiperdistensão, devem ser antecedidas de manobra de recrutamento alveolar seguida de titulação decrescente de PEEP.

Outras técnicas de seleção de PEEP foram propostas, como o índice de heterogeneidade pulmonar, o deslocamento do centro de gravidade da ventilação pulmonar ou o índice de atraso de ventilação durante uma insuflação lenta. Entretanto, ainda não há estudo com desfechos clínicos que esclareça qual técnica deva ser privilegiada.

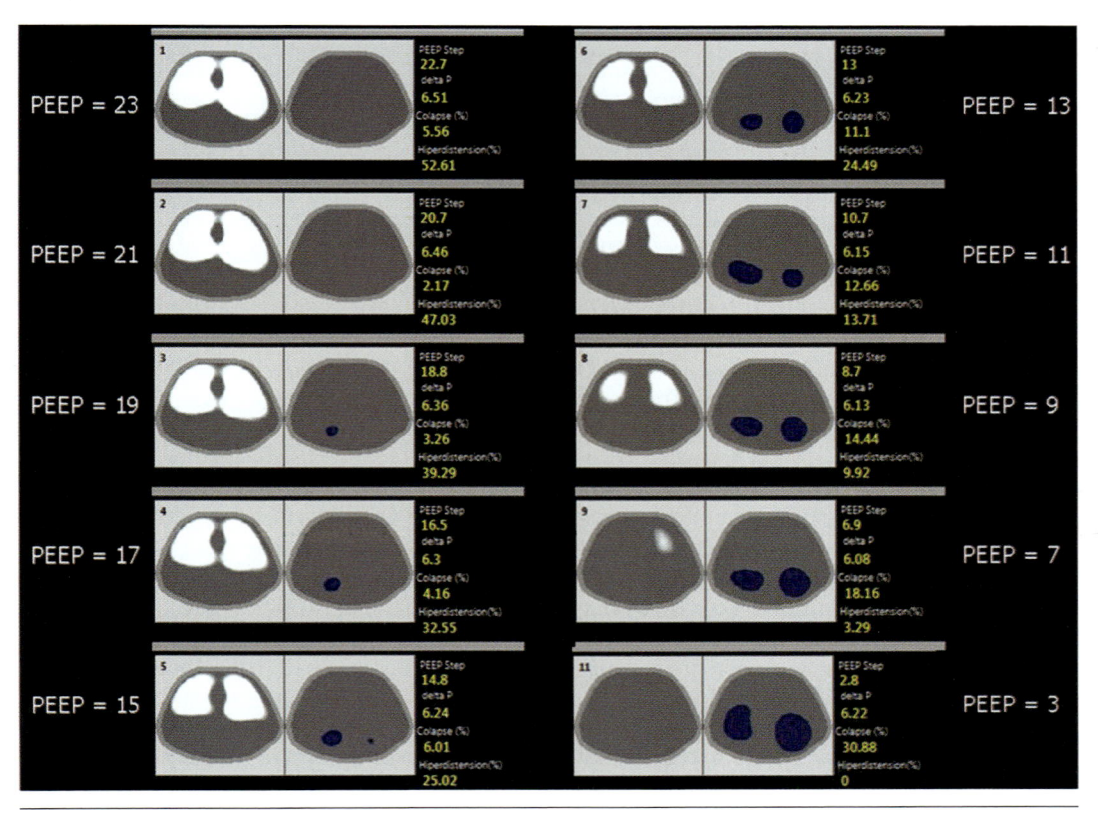

■ **Figura 19.2** Titulação da PEEP através da tomografia de impedância elétrica. Após manobra de recrutamento, em paciente com síndrome do desconforto respiratório agudo, foi realizada titulação decrescente da PEEP. Observe que as áreas de hiperdistensão (representadas em branco) diminuíram progressivamente, enquanto as áreas de colapso (representadas em azul escuro) sofreram um aumento à medida que a PEEP era reduzida até atingir um máximo de 39,88% na PEEP de 3 cmH$_2$O.

Embora titulação da PEEP cuidadosa seja importante, as condições do pulmão frequentemente se modificam e a PEEP selecionada poderá não ser suficiente para manter o pulmão aberto todo o tempo, especialmente se uma breve despressurização do pulmão ocorrer. Despressurização é particularmente comum quando é necessária aspiração do tubo endotraqueal para higiene brônquica. A TIE pode ser utilizada para avaliar se houve desrecrutamento causado por aspiração de vias aéreas, mesmo utilizando-se um sistema fechado de aspiração. Além disso, é possível verificar se a simples reconexão ao ventilador é suficiente para restabelecer a aeração prévia à aspiração ou se é necessária nova manobra de recrutamento. Assim, a TIE poderá ser uma ferramenta útil para determinar a quantidade de colapso decorrente e guiar o recrutamento pós-sucção em pacientes sob ventilação mecânica.

Detecção de pneumotórax

Pneumotórax é definido como a presença de ar no espaço pleural. É uma complicação comum em pacientes sob cuidados intensivos, podendo acometer de 10% a 42% daqueles sob ventilação mecânica e acontecer como complicação de punções venosas centrais em 2%. Embora técnicas à beira do leito como a ultrassonografia sejam bons exames diagnósticos, atualmente não existe método para monitoração contínua de pacientes com alto risco de desenvolver pneumotórax. O diagnóstico é obtido usualmente através de exame complementar solicitado com base em uma suspeita clínica. Dessa forma, o diagnóstico costuma ser feito tardiamente, mesmo quando métodos de imagem sofisticados são utilizados, como a tomografia computadorizada de raios X (TC) ou ultrassom do tórax. O principal problema do diagnóstico tardio é a morbidade associada: a suspeita clínica é feita depois que o paciente já apresenta alguma complicação como hipercapnia, hipoxemia ou hipotensão arterial.

A TIE, por se correlacionar muito bem com as alterações regionais do conteúdo de ar dentro do tórax, é um método diagnóstico promissor para monitorar o aparecimento de pneumotóraces em situações de alto risco. A detecção de pneumotórax em tempo real através desta tecnologia possui altas sensibilidade e especificidade, desde que o período de monitorização se inicie antes da ocorrência do pneumotórax. O algoritmo de detecção de pneumotórax se baseia na análise contínua dos mapas de mudança de aeração e dos mapas de ventilação renovados a cada ciclo respiratório. Num paciente monitorado continuamente pela TIE, uma situação basal de referência é armazenada automaticamente na memória do monitor, que é repetidamente confrontada com a situação atual. Este procedimento automatizado permite a detecção precoce de pneumotóraces tão pequenos quanto 20-40 mL, dependendo do paciente. A Figura 19.3 apresenta uma tomografia computadorizada de raios X (TC), mapa de ventilação e imagem do pneumotórax na condição basal (sem pneumotórax) e após a injeção controlada de 100 mL de ar no espaço pleural.

Avaliação da perfusão

O componente pulsátil da passagem de sangue através da circulação pulmonar produz um sinal característico nas imagens da TIE de forma que é possível detectar alterações do volume sistólico sanguíneo e também da perfusão pulmonar. Esse componente pulsátil costuma ter uma amplitude em torno de 10% da amplitude da ventilação, mas consegue facilmente ser isolado utilizando-se algumas técnicas como o *gating* com o eletrocardiograma. A Figura 19.4 apresenta imagens de pulsatilidade (perfusão) obtidas com TIE através da técnica de *gating* com ECG (esquerda).

Uma alternativa que mais se assemelha às técnicas tradicionais de medida de perfusão pulmonar (como a cintilografia) é a injeção venosa de solução salina, que funciona como um contraste para a impedância, com a vantagem de não ser radioativo. Nosso grupo propôs essa técnica de avaliação quantitativa da perfusão regional baseada na cinética de primeira passagem de um *bolus* de solução hipertônica. O fluxo sanguíneo pulmonar se correlaciona bem e tem boa concordância com estimativas de perfusão obtidas por métodos de medicina nuclear (SPECT). Essa possibilidade de estudar a perfusão pulmonar regional à beira leito abre caminho para compreensão melhor dos distúrbios da relação ventilação-perfusão em pacientes críticos e do impacto de diversas intervenções como

Tomografia computadorizada	Mapa de aeração	Imagem do pneumotórax

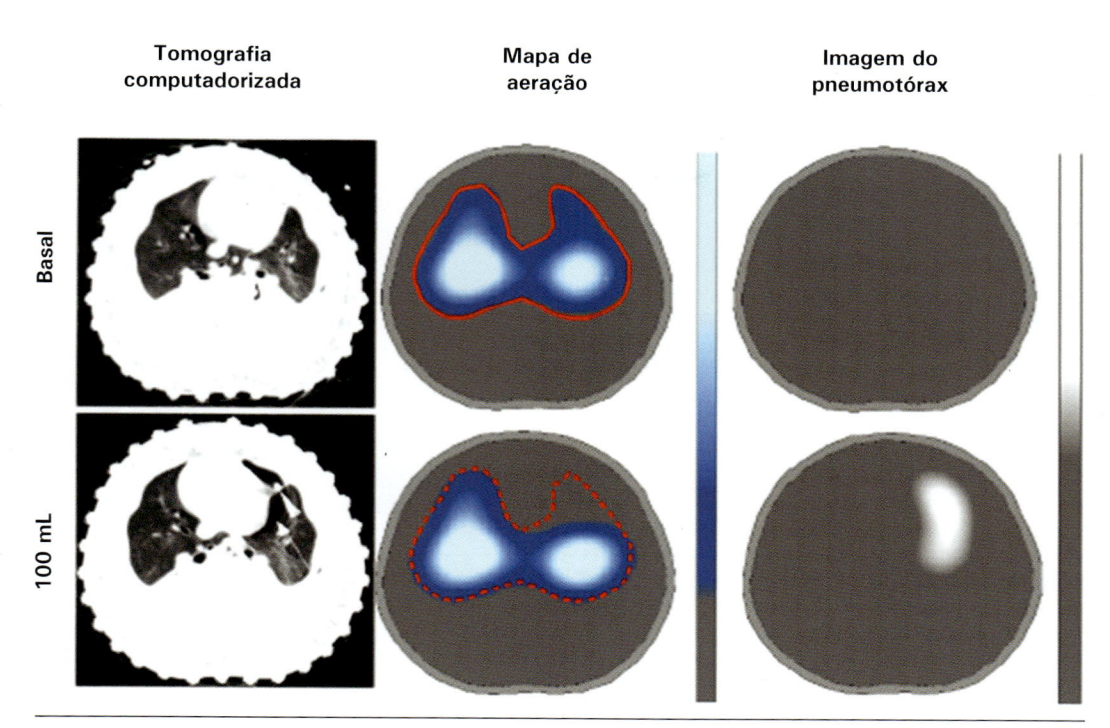

■ **Figura 19.3** Tomografia computadorizada de raios X (TC), mapa de ventilação e imagem do pneumotórax na condição basal (sem pneumotórax) e após a injeção controlada de 100 mL de ar no espaço pleural. Note que a presença do pneumotórax reduziu a ventilação da região ventral do pulmão esquerdo, promovendo um aumento de aeração nessa mesma região.

Tomografia de impedância elétrica	Tomografia computadorizada

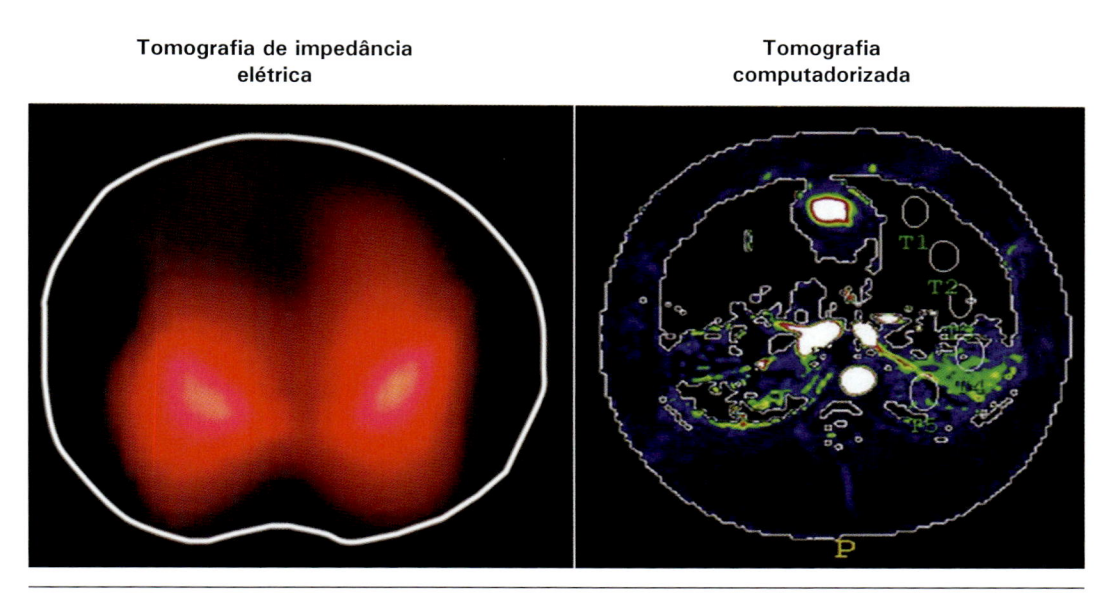

■ **Figura 19.4** Imagens de pulsatilidade (perfusão) obtidas com TIE através da técnica de *gating* com ECG (esquerda). À direita, para comparação, imagens de perfusão pulmonar obtidas na tomografia de raios X através da cinética de primeira passagem de contraste iodado.

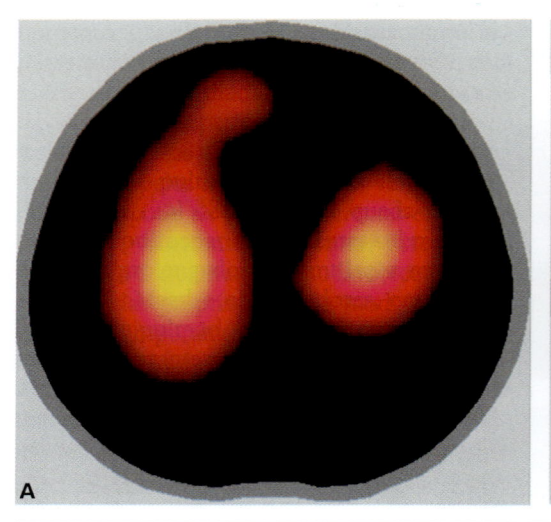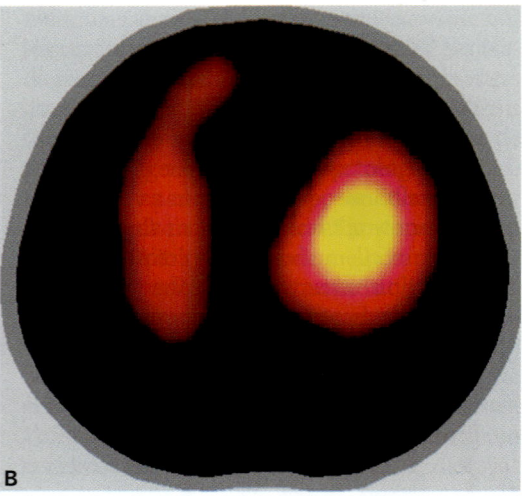

■ **Figura 19.5** Imagens de perfusão pulmonar obtidas com TIE através da injeção intravenosa de solução salina hipertônica em suíno. Na condição basal **(A)**, observe a predominância de perfusão para o pulmão direito. Após a insuflação do balão do cateter de artéria pulmonar, note que a perfusão para o pulmão direito reduziu consideravelmente provocando o redirecionamento do fluxo sanguíneo para o pulmão contralateral.

mudanças de parâmetros ventilatórios ou uso de drogas com potencial de interferir na vaso-constricção hipóxica. A Figura 19.5 apresenta imagens de perfusão pulmonar obtidas com TIE através da injeção intravenosa de solução salina hipertônica em suíno.

Conclusão

A monitorização pela TIE atingiu um nível de maturidade que permite seu uso na práti-ca assistencial, contribuindo para a melhor monitorização de doentes críticos. Como todo método de monitorização, a utilidade do dado obtido através da TIE depende de sua inter-pretação e uso correto, com o objetivo final de otimizar a estratégia ventilatória, promovendo melhor proteção pulmonar.

Literatura recomendada

1. Borges JB, Suarez-Sipmann F, Bohm SH, et al. Regional lung perfusion estimated by electrical impedance tomography in a piglet model of lung collapse. J Appl Physiol 2012; 112:225-36.
2. Brown BH, Barber DC, Seagar AD. Applied potential tomography: Possible clinical applica-tions. Clin Phys Physiol Meas 1985; 6:109-21.
3. Costa EL, Borges JB, Melo A, et al. Bedside estimation of recruitable alveolar collapse and hyperdistension by electrical imped-ance tomography. Intensive Care Med 2009; 35:1132-37.
4. Costa EL, Chaves CN, Gomes S, et al. Real-time detection of pneumothorax using elec-trical impedance tomography. Crit Care Med 2008; 36:1230-38.
5. Costa EL, Lima RG, Amato MB. Electrical im-pedance tomography. Curr Opin Crit Care 2009;15:18-24.
6. Eyuboglu BM, Brown BH. Methods of cardi-ac gating applied potential tomography. Clin Phys Physiol Meas 1988; 9 Suppl A:43-8.
7. Frerichs I, Hinz J, Herrmann P, et al. Detec-tion of local lung air content by electrical im-pedance tomography compared with electron beam ct. J Appl Physiol 2002; 93:660-6.
8. Frerichs I, Hinz J, Herrmann P, et al. Regional lung perfusion as determined by electrical impedance tomography in comparison with electron beam ct imaging. IEEE Trans Med Imaging 2002; 21:646-52.
9. Hahn G, Just A, Dudykevych T, et al. Imaging pathologic pulmonary air and fluid accumula-tion by functional and absolute EIT. Physiol Meas 2006; 27:S187-98.
10. Hinz J, Neumann P, Dudykevych T, et al. Re-gional ventilation by electrical impedance

tomography: A comparison with ventilation scintigraphy in pigs. Chest 2003;124:314-22.

11. Lindgren S, Odenstedt H, Olegard C, et al. Regional lung derecruitment after endotracheal suction during volume- or pressure-controlled ventilation: A study using electric impedance tomography. Intensive Care Med 2007; 33:172-80.

12. Luepschen H, Meier T, Grossherr M, et al. Protective ventilation using electrical impedance tomography. Physiol Meas 2007; 28:S247-60.

13. Meier T, Luepschen H, Karsten J, et al. Assessment of regional lung recruitment and derecruitment during a peep trial based on electrical impedance tomography. Intensive Care Med 2008;34:543-50.

14. Victorino JA, Borges JB, Okamoto VN, et al. Imbalances in regional lung ventilation: A validation study on electrical impedance tomography. Am J Respir Crit Care Med 2004;169:791-800.

15. Wrigge H, Zinserling J, Muders T, et al. Electrical impedance tomography compared with thoracic computed tomography during a slow inflation maneuver in experimental models of lung injury. Crit Care Med 2008; 36:903-9.

16. Zhao Z, Steinmann D, Frerichs I, et al. Peep titration guided by ventilation homogeneity: A feasibility study using electrical impedance tomography. Crit Care 2010; 14:R8.

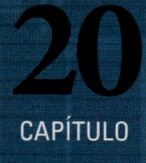

20

Tomografia Computadorizada na SDRA

■ João Batista Borges Sobrinho

DESTAQUES

- O uso da tomografia computadorizada de raios X (TC) revelou a heterogeneidade da distribuição das densidades do tecido pulmonar na SDRA.
- A TC evidenciou que o colapso alveolar é um componente relevante da SDRA e que ele predomina nas zonas dependentes da gravidade.
- As pressões críticas de abertura alveolares possuem uma distribuição bimodal, com uma população relevante de alvéolos requerendo pressões superiores a 40 cm H_2O para sua abertura.
- A magnitude do colapso pulmonar correlaciona-se com a troca gasosa durante o uso de uma fração inspiratória de oxigênio de 100%. Nestas condições, valores de $PaO_2 + PaCO_2 \geq 400$ mmHg correlacionam-se com colapso inferior a 5% do peso pulmonar total estimado pela TC.
- A TC permite a quantificação regional do colapso alveolar, do potencial de recrutamento obtido com estratégias de recrutamento, e dos efeitos de diferentes valores de PEEP em termos de magnitude regional de aeração e colapso.

OBJETIVOS

- Descrever como e em que aspectos principais a TC permitiu aprimorar a compreensão da fisiopatologia da SDRA, assim como aprimorar a investigação e titulação de estratégias de ventilação mecânica menos iatrogênicas.

Embora a tomografia computadorizada (TC) tenha se tornado disponível em meados da década de 1970, as primeiras publicações em insuficiência respiratória aguda utilizando imagens tomográficas surgiram apenas uma década depois. Uma das razões preponderante e essencial para este atraso foi a ideia à época que a Síndrome do Desconforto Respiratório Agudo (SDRA) afetava ambos os pulmões de uma forma homogênea e, sob tais circunstâncias, acreditava-se que a TC não iria acrescentar conhecimento ou beneficiar os pacientes.

O ímpeto inicial em estudar pacientes com SDRA com a TC inspirou-se nos estudos tomográficos pioneiros de Brismar, Hedenstierna e colaboradores em indivíduos normais sob anestesia e paralisia muscular. Eles demonstraram consistentemente, nestes pacientes normais anestesiados, o aumento das densidades pulmonares tomográficas nas regiões dependentes da gravidade. Este aumento da densidade foi interpretado como sendo decorrente da perda do tônus muscular causado pela anestesia, motivo pelo qual foi lançado o termo "atelectasia de compressão".

As primeiras publicações com TC na SDRA mostraram, desde o início, que a SDRA era muito mais heterogênea e complexa do que se acreditava inicialmente. Desde então, a TC tem se mostrado uma ferramenta excepcional no entendimento da fisiopatologia da SDRA e atualmente tem sido utilizada em alguns centros para guiar a prática clínica.

Avaliação da reversibilidade do colapso pulmonar através da Tomografia Computadorizada (TC)

Na SDRA, o colapso do tecido pulmonar é ainda uma preocupação. Evidências experimentais identificam a presença de colapso dos espaços aéreos e recrutamento cíclico como elementos essenciais no desenvolvimento da lesão pulmonar induzida pelo ventilador (VILI). Em alguns estudos nos quais este mecanismo de lesão foi comparado com a lesão causada por hiperdistensão, o recrutamento e o colapso cíclicos dos espaços alveolares e das pequenas vias aéreas distais – devido ao recrutamento e pressão expiratória final positiva (PEEP) insuficientes – pareceram ter um impacto similar ou até mesmo maior.

Em contraste com as sólidas evidências experimentais, dados clínicos confirmando esta hipótese são escassos. Uma análise *post hoc* dos ensaios clínicos randomizados, conduzidos em pacientes com SDRA, indicou uma associação entre valores altos de PEEP e menor mortalidade, sugerindo os benefícios de uma estratégia que contemple um recrutamento pulmonar efetivo e sustentado. Entretanto, em um ensaio clínico randomizado recente, uma diferença em valores de PEEP de 4 a 5 cmH$_2$O resultou em efeitos negligenciáveis no prognóstico dos pacientes. Este resultado foi intrigante, sugerindo que os benefícios associados às estratégias que priorizaram recrutamento pulmonar não foram mediados pelos valores relativamente mais altos de PEEP. Esta controvérsia persiste porque, entre outras razões, estratégias específicas de recrutamento pulmonar não foram utilizadas no grupo de altos valores de PEEP no estudo negativo supracitado.

Uma dificuldade fundamental no estudo da hipótese de que o colapso é prejudicial (direta ou indiretamente) está relacionada à eficácia das manobras de recrutamento da maneira que elas são convencionalmente propostas, e como exatamente é avaliado o potencial de recrutamento. Vários estudos têm sugerido que a taxa de sucesso de tais manobras é apenas modesta e dependente da doença de base. Adicionalmente, os benefícios obtidos na mecânica pulmonar e/ou oxigenação não têm sido sustentados ao longo do tempo. Sem uma redução significativa do colapso pulmonar, e sem efeitos sustentados, sempre é possível alegar que estes resultados negativos estão relacionados a uma estratégia subótima.

Em um estudo clínico tomográfico em pacientes com SDRA, o nosso grupo propôs uma nova estratégia de recrutamento máximo como um passo preliminar em um projeto mais amplo para testar a hipótese de que o colapso é prejudicial, direta ou indiretamente. Através da avaliação das correlações entre uma análise ampla e rigorosa da TC e a troca gasosa, nós também estudamos o uso do índice PaO$_2$ + PaCO$_2$ ≥ 400 mmHg como um indicador do recrutamento máximo em pacientes na fase precoce da SDRA.

Fazendo um abrangente estudo de variáveis quantitativas tomográficas, pudemos mostrar que foi possível reverter ampla e eficazmente o colapso pulmonar e manter estável o recrutamento pulmonar obtido na maioria dos pacientes estudados com SDRA precoce, independente da etiologia (primária ou secundária). Além disso, demonstramos uma correlação forte e inversa entre a oxigenação arterial e a quantidade de massa pulmonar colapsada avaliada com a TC helicoidal (abrangendo todo o tecido pulmonar). O índice PaO$_2$ + PaCO$_2$ ≥ 400 mmHg mostrou-se um indicador confiável do recrutamento pulmonar máximo, correspondendo a < 5% unidades pulmonares colapsadas.

A taxa de sucesso e a magnitude do recrutamento pulmonar obtido neste estudo foram incomuns quando comparadas com investigações prévias, especialmente considerando a alta proporção de pacientes com SDRA primária. Entre as razões que explicam esta eficácia, devemos considerar a estratégia específica utilizada para manter o pulmão recrutado durante toda a fase de recrutamento. Uma PEEP mínima de 25 cmH$_2$O foi aplicada durante o procedimento gradual do recrutamento na intenção de garantir a manutenção do recrutamento obtido passo a passo, enquanto as pressões específicas de colapso ainda não tinham sido tituladas. Logo após o fim da manobra de recrutamento, uma titulação decremental cuidadosa da PEEP detectou o seu nível ótimo para cada paciente naquele momento. Além disso, foi possível também demonstrar a estabilidade deste amplo recrutamento pulmonar alcançado apesar do uso prolongado de hipercapnia e baixos volumes correntes. Tal estabilidade foi confirmada através de uma nova TC feita 30 minutos depois da manobra de recrutamento, revelando uma quantidade de massa pulmonar colapsada menor que 5% da massa pulmonar total, achado corroborado pela manutenção da oxigenação até 6 horas depois da manobra de recrutamento (PaO_2 + $PaCO_2$ ≥ 400 mmHg).

Adicionalmente aos valores apropriados de PEEP, a distribuição das pressões de abertura pulmonar – que foram estimadas com a TC – fornece outras possíveis razões para os resultados negativos de outros estudos de recrutamento. A forma bimodal da curva da distribuição das pressões de abertura pulmonar sugere que há duas populações principais de alvéolos em termos de pressão de abertura. Como foi possível observar visualmente à TC (Figura 20.1), zonas de atelectasia completamente desgaseificadas e espessas, localizadas nas regiões pulmonares mais dependentes, frequentemente requerem pressões de via aérea acima de 40 cmH_2O para serem recrutadas. Se não tivéssemos desafiado o pulmão a pressões

de via aérea acima deste valor, talvez tivéssemos concluído que menos do que 50% do tecido pulmonar na fase precoce da SDRA fosse recrutável, como vários estudos concluíram.

Também em contraste com estudos prévios, pudemos demonstrar uma correlação alta entre oxigenação arterial e nossa estimativa via TC do colapso pulmonar. De acordo com uma análise multivariada adequada, mais do que 70% das mudanças agudas da PaO_2 puderam ser explicadas pelas mudanças reversíveis na quantidade de colapso dos espaços aéreos na TC. Aspectos fisiopatológicos e metodológicos importantes explicam este resultado e são bastante ilustrativos. Primeiro, cada par TC/gasometria arterial foi obtido a 100% de oxigênio, durante hipoventilação, e após uma espera de vários minutos sob um padrão de ventilação controlado e monótono antes do passo seguinte do protocolo. Sob tais condições, a fisiologia da troca gasosa provavelmente torna-se simplificada, exclusivamente determinada pela proporção relativa de dois componentes principais: o componente aerado e o componente completamente colapsado. Isto é, as zonas parcialmente colapsadas já não podem mais perturbar a troca gasosa porque: (1) as poucas regiões com uma relação ventilação/perfusão muito baixa rapidamente desaparecem, sendo convertidas a unidades completamente colapsadas (gerando *shunt* verdadeiro) antes do momento da nossa medida; e (2) as áreas remanescentes com uma relação ventilação/perfusão não tão baixa, também sendo pobremente ven-

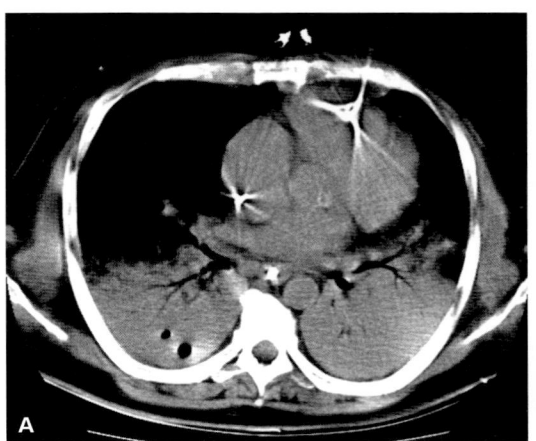 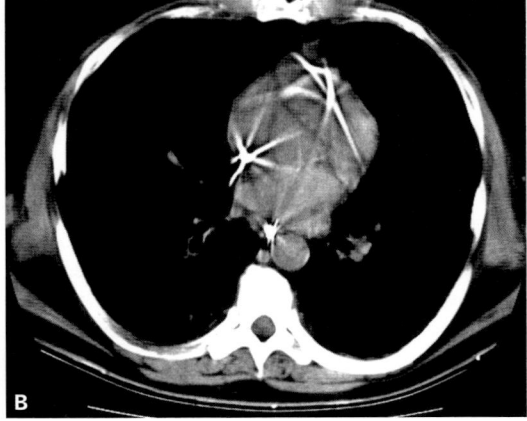

■ **Figura 20.1** Imagens tomográficas de um paciente com SDRA antes **(A)** e depois **(B)** da estratégia de recrutamento máximo.

tiladas através das suas vias aéreas intermitentemente conectadas (mas gerando gás fresco suficiente para manter a unidade patente), não puderam perturbar a oxigenação arterial devido à fração inspirada de oxigênio de 100%; dentro destas unidades alveolares, qualquer quantidade de ar necessariamente continha uma pressão parcial de oxigênio alta, provavelmente produzindo uma PaO_2 pós capilar normal. Então, sob tais circunstâncias particulares, qualquer prejuízo na troca gasosa esteve sobretudo relacionado à magnitude do *shunt* pulmonar, ao invés de inadequações da relação ventilação/perfusão. A presença de áreas pobremente aeradas na TC (provavelmente áreas de baixa relação ventilação/perfusão) foi responsável por ≤ 2% da variância residual na PaO_2, corroborando esta hipótese.

Com base em alguns estudos tomográficos preliminares, nós assumimos uma hipótese metodológica: que a detecção de PaO_2 + $PaCO_2$ ≥ 400 mmHg (com o paciente sendo ventilado a 100% de oxigênio), seria um índice confiável de recrutamento pulmonar completo. Os resultados validaram esta hipótese. Além disso, a análise de concordância sugere que esta fórmula corresponde a um limiar conveniente na análise quantitativa da TC (com boa sensibilidade e especificidade), indicando a presença de < 5% de massa pulmonar colapsada. A razão para a inclusão da $PaCO_2$ na fórmula vem da consideração teórica de que incrementos da PCO_2 no espaço alveolar diminuem a PO_2 alveolar em uma proporção de aproximadamente 1:1, especialmente sob condições de baixo *shunt* pulmonar (< 10%). A análise da regressão confirmou este racional, mostrando uma relação inversa e significativa entre a PO_2 arterial e a $PaCO_2$, com uma proporção aproximada de 1:1.

TC e recrutamento funcional *versus* anatômico

A complexidade e as múltiplas interações dos fatores que modulam a relação entre tecido pulmonar colapsado e *shunt* levaram alguns grupos de pesquisadores a propor recentemente os conceitos de "recrutamento funcional" e "recrutamento anatômico". O primeiro reflete a reabertura de tecido pulmonar colapsado, enquanto o segundo descreve o efeito no *shunt* e na oxigenação do sangue arterial. Embora pareça apenas um

jogo de palavras, discutir esses conceitos pode ser útil no entendimento de algumas das importantes consequências de uma manobra de recrutamento. Um recrutamento incompleto com uma quantidade relevante de colapso residual pode implicar na necessidade subsequente do uso de pressões de via aérea relativamente altas, as quais causam uma redistribuição desfavorável da perfusão pulmonar em direção às regiões pulmonares ainda colapsadas. Isto resulta na discrepância entre recrutamento anatômico e recrutamento funcional. Mas, se ao invés de uma estratégia que obtenha um recrutamento pulmonar parcial, for aplicada uma estratégia de recrutamento máximo (ou o mais próximo possível de um recrutamento máximo, sempre feito de uma forma segura e controlada), consequentemente será obtida uma melhor, mais abrangente e mais homogênea aeração pulmonar. Esta resultante distribuição da ventilação significantemente mais homogênea permitirá então a aplicação de pressões de via aérea relativamente menores, com uma consequente distribuição da perfusão pulmonar menos comprometida. Isso provavelmente resultará numa melhor oxigenação do sangue arterial (Figura 20.2). Então, a discrepância entre recrutamento "anatômico" e "funcional" pode estar intimamente relacionada às diferenças entre uma estratégia de recrutamento ótima e subótima.

TC e lesão pulmonar induzida pelo ventilador

A associação entre SDRA, estratégia aplicada na ventilação mecânica, inflamação e prognóstico tem sido reforçada em muitos estudos experimentais e clínicos, incluindo vários que utilizaram *microarrays* genômicos para explorar amplos mecanismos de ativação celular. Vários sistemas fisiológicos têm sido identificados como sendo importantes na evolução da lesão pulmonar induzida pelo ventilador (VILI), incluindo coagulação, surfactante, resposta ao estresse, estrutura do citoesqueleto, lesão oxidativa, e disfunção da barreira epitélio/endotélio. Apesar destes avanços, o entendimento dos mecanismos e eventos iniciais envolvidos nas respostas celulares que constituem a VILI, e a contribuição e modulação dos diferentes fenômenos mecânicos regionais a estas respostas, permanece incompleto.

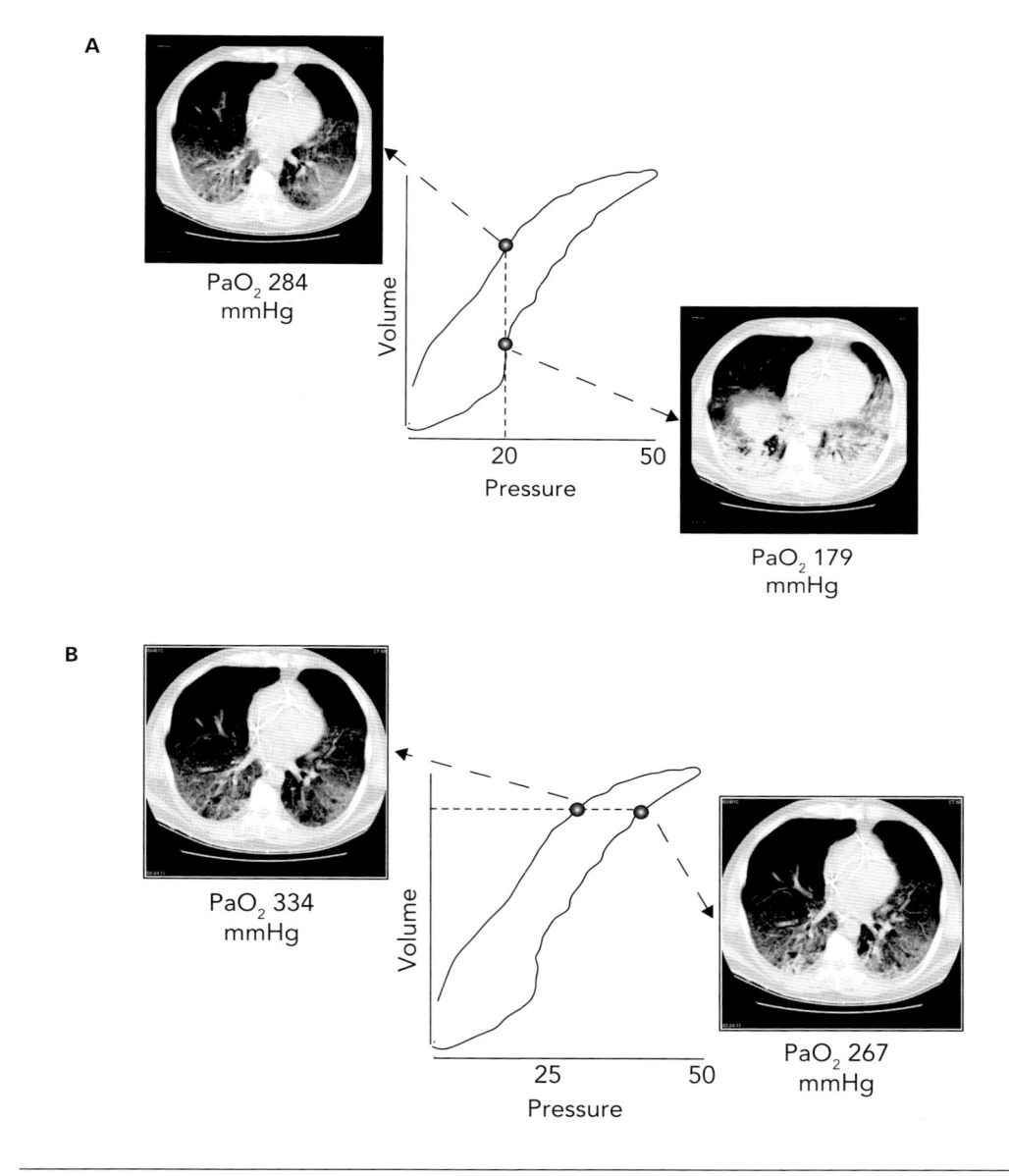

■ **Figura 20.2** Curvas pressão-volume inspiratória e expiratória durante uma manobra de insuflação e deflação pulmonar lenta em um paciente com SDRA em posição supina. A insuflação foi interrompida a uma pressão de via aérea suficiente para obter um recrutamento máximo. Os valores de PaO_2 deste mesmo paciente nas situações correspondentes são mostrados. **(A)** As imagens tomográficas são mostradas na mesma pressão de via aérea, antes (ramo da insuflação) e depois (ramo da deflação) do recrutamento máximo. A PaO_2 e o volume pulmonar total são significativamente maiores, e a quantidade de tecido pulmonar colapsado significativamente menor, após a obtenção do recrutamento máximo. **(B)** As imagens tomográficas são mostradas no mesmo volume pulmonar, também antes e depois do recrutamento máximo. A PaO_2 é 25% maior depois do recrutamento máximo, possivelmente devido a uma menor pressão de via aérea e consequentemente uma menor redistribuição de fluxo sanguíneo para as regiões pulmonares dependentes, as quais ainda apresentam tecido pulmonar colapsado.

Abordagens empregando a análise de *microarrays* genômicos fornecem uma ampla caracterização de respostas celulares regionais. A combinação da análise de *microarrays* genômicos com a "TC funcional" – para a medida não invasiva do estresse mecânico regional – torna possível a investigação *in vivo* das respostas celulares locais no pulmão associadas com a VILI. A "TC funcional" consiste na aquisição de imagens de todo o parênquima pulmonar *gated* com o final da expiração e o final da inspiração, obtidas durante ventilação contínua e estável. Em um estudo experimental utilizando "TC funcional" + a análise de *microarrays* genômicos, um pulmão submetido a VILI apresenta uma expressão significativamente alterada em 472 genes, dos quais 46% têm expressão aumentada. Entre os grupos funcionais desses genes, encontram-se angiogênese, cinética do ciclo celular, inflamação, coagulação e resposta imune. Um grande número de genes apresenta regulação diferente entre o ápice e a base pulmonar, assim como entre regiões dependentes e não dependentes. Estas regiões experimentam ambientes mecânicos notavelmente diferentes, o que foi evidenciado através da distribuição dinâmica das densidades à TC funcional. Um exame cuidadoso destes genes, cuja regulação mostrou-se marcadamente distinta entre diferentes regiões pulmonares, revelou vários genes comumente associados com SDRA, assim como novos genes nunca previamente descritos na literatura da SDRA. Para melhor ilustrar a significância destas diferenças regionais na expressão genética, foi comparada a lista de genes regulados distintamente entre as regiões dependentes e não dependentes com uma lista de genes identificados na literatura. De 226 genes identificados como associados à SDRA, 87 apresentaram alterações significativamente diferentes. Notavelmente, a expressão de 19 genes foi alterada em direções opostas, na sua maior parte apresentando regulação ascendente (*upregulation*) nas regiões dependentes e regulação descendente (*downregulation*) nas regiões não dependentes no mesmo pulmão do mesmo animal. Ainda resta saber se estas diferenças regionais são especificamente devido a diferentes estresses mecânicos, diferentes populações de tipos celulares nestas regiões e/ou outros aspectos da fisiologia local tais como perfusão.

Conclusão

Em resumo, uma marca registrada da SDRA humana é a heterogeneidade do envolvimento tecidual, e estratégias que reduzam esta heterogeneidade, em particular estratégias que reduzam extremos de comportamento mecânico, são o foco de investigações clínicas atuais. Neste sentido, gostaria de sublinhar que foi possível evidenciar através do estudo do comportamento da imagem na TC em pacientes com SDRA, que com a obtenção de um recrutamento pulmonar massivo é possível atenuar hiperdistensão nas zonas não dependentes (Figura 20.3). Um provável mecanismo é um aumento global das pressões pleurais, consequentemente diminuindo as pressões transpulmonares nas zonas não dependentes. Estes resultados promissores reforçam uma nova perspectiva conceitual na qual o desafio não é responder a uma questão simplista sobre realizar ou não manobras de recrutamento, ou simplesmente aplicar ou não altos níveis de PEEP, mas sim como melhor conceber uma estratégia protetora de ventilação mecânica que seja baseada num conhecimento crítico da fisiopatologia. Ou seja, temos auspiciosas razões para nos manter inspirados nas palavras de Gaston Bachelard: "*When the image is new, the world is new.*"

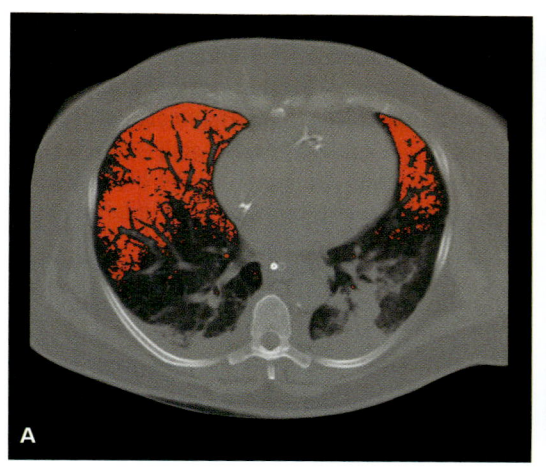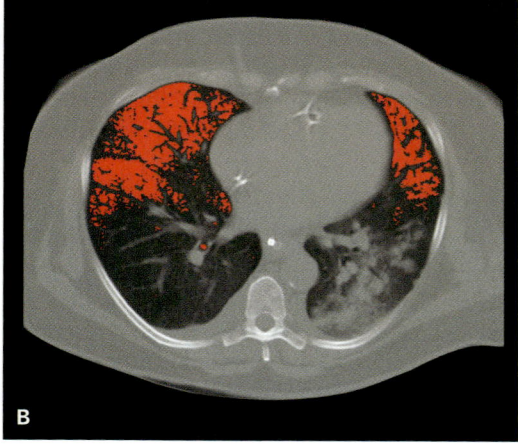

■ **Figura 20.3** Avaliação da quantidade de *voxels* pulmonares apresentado hiperinsuflação (em vermelho) antes **(A)** e depois **(B)** do recrutamento máximo em um paciente com SDRA. As medidas foram feitas em pausa inspiratória e na mesma pressão de via aérea. Note que com a obtenção de um recrutamento pulmonar massivo é possível atenuar a hiperdistensão nas zonas intermediárias e não dependentes.

Literatura recomendada

1. Borges JB, Okamoto VN, Matos GFJ, Caramez MPR, Arantes PR, Barros F, Souza CE, et al. Reversibility of lung collapse and hypoxemia in early acute respiratory distress syndrome. American journal of respiratory and critical care medicine 2006; 174(3):268-78. doi:10.1164/rccm.200506-976OC

2. De Matos GF, Stanzani F, Passos RH, Fontana MF, Albaladejo R, Caserta RE, et al. How large is the lung recruitability in early acute respiratory distress syndrome: a prospective case series of patients monitored by computed tomography. Crit Care 2012; 16(1):R4.

3. Gattinoni L, Caironi P, Pelosi P, Goodman LR. What has computed tomography taught us about the acute respiratory distress syndrome? American journal of respiratory and critical care medicine 2001; 164(9):1701-11.

4. Simon BA, Easley RB, Grigoryev DN, Ma SF, Ye SQ, Lavoie T, Tuder RM, et al. Microarray analysis of regional cellular responses to local mechanical stress in acute lung injury. Am J Physiol Lung Cell Mol Physiol 2006; 291(5):L851-61. doi:10.1152/ajplung.00463.

5. Simon BA, Kaczka DW, Bankier AA, Parraga G. What can computed tomography and magnetic resonance imaging tell us about ventilation? Journal of Applied Physiology 2012; 113(4):647-57. doi:10.1152/japplphysiol.00353.

Sedação e Analgesia do Doente Crítico durante a Ventilação Mecânica

■ Marcelo Park

DESTAQUES

- Analgesia não deve ser usada indiscriminadamente.
- A quantificação da dor e da sedação é fundamental.
- A sedação baseada em analgesia traz maior conforto para o paciente.
- Se houver necessidade de sedação contínua, a realização de despertar diário traz benefícios clínicos.
- O uso de bloqueadores neuromusculares é indicado para situações especificas e sempre por curtos períodos.

OBJETIVOS

- Discutir as principais indicações do uso de analgésicos, sedativos e bloqueadores neuromusculares para pacientes críticos.
- Apresentar escalas de quantificação de dor e de nível de sedação que podem ajudar na titulação dessas drogas.
- Enfatizar a priorização do controle da dor em relação ao uso de sedativos.
- Discutir práticas como o não sedar, despertar diário e uso restrito de bloqueadores neuromusculares na UTI.

A sedação e analgesia são práticas comuns em pacientes que necessitam de suporte ventilatório mecânico. Alguns pacientes têm indicação indubitável destas como, por exemplo, na presença de dor de forte intensidade após intervenção cirúrgica, ou quando apresentam agitação psicomotora intensa não controlável de outra forma. Entretanto, não há um consenso para o uso de sedação contínua em pacientes confortáveis, adaptados à ventilação mecânica. Nos últimos tempos, vem sendo descrita vantagem de sedação mais superficial, sem necessidade de indução do coma, o que reforça a necessidade da quantificação da sedação e analgesia para um nível de conforto do paciente. Neste capítulo, vamos explorar a literatura sobre este assunto de grande importância na medicina intensiva moderna.

Analgesia

A analgesia é um direito do ser humano com dor. Aproximadamente 22% dos pacientes internados na UTI relatam dor de forte intensidade e por longa duração. A dor deve ser diagnosticada, graduada e controlada com artifícios farmacológicos ou não. A dor costuma ser acompanhada de aumento da frequência respiratória, frequência cardíaca, pressão arterial, assim como de temperatura como o quinto sinal vital. Esse pareamento entre dor e sinais vitais traz ao dia a dia a importância do monitoramento fisiológico também para o diagnóstico e quantificação da dor, e possibilita a mensuração objetiva de resposta ao tratamento analgésico mesmo em pacientes incapazes de comunicar-se. Portanto, é fundamental um processo de educação também enfocada na mensuração pós-intervenção para tratamento da dor, resultando em uma alça fechada de controle.

Quantificação da dor e analgesia

O diagnóstico e quantificação da dor ficam intuitivos ao se utilizar um escore. O escore numérico com nota de 0 a 10 dada pelo paciente, baseado em sua percepção, é o mais utilizado atualmente. Este escore depende da consciência do paciente e da ausência de encefalopatias que prejudiquem o seu julgamento. Outras escalas analógicas como a escala de desenhos de rostos com expressões faciais características, ou simplesmente de pontos, também podem ser utilizadas. Em pacientes incapazes de expressar a dor e de quantificá-la, o escore fisiológico comportamental pode ser de grande utilidade. O escore é baseado nas características indicadas no Quadro 21.1.

Ao tentar quantificar a dor nos pacientes que não conseguem se expressar, é importante ter mente que a concordância entre a quantidade de dor extraída pela observação e a quantidade de dor expressada pelo paciente é ruim, e, em geral, a dor referida pelo paciente é maior que a extraída pela observação, sobretudo nos pacientes com maior pontuação na escala numérica autorreferida.

Algoritmos para monitorização e controle da dor

Entre os algoritmos de sedação e analgesia, um dos mais usados é o ATICE (para maiores detalhes, consulte leitura recomendada), que prioriza a sedação baseada na analgesia. Segundo esse algoritmo, mesmo durante episódios de agitação psicomotora intensas, a dor é tratada primeiro, e a sedação é utilizada para casos refratários de agitação. A dor considerada como forte (nota > 7 no escore verbal) em geral é tratada com opiáceos.

Quadro 21.1 Características do escore fisiológico comportamental.

Movimentos

- Sem movimentos
- Reduzidos, cuidadosos, vagarosos ou hesitantes
- Inquietude
- Chamando atenção com movimentos
- Vocalização

Indicadores faciais

- Caretas, testa franzida e assustado

Postura

- Rígido e tenso

Dados fisiológicos

- Taqui ou bradicardia
- Hiper ou hipotensão
- Taqui ou bradipneia
- Perspiração
- Rubor

Drogas comuns usadas para analgesia

As drogas mais comumente usadas para analgesia na UTI são os opiáceos. A quetamina também é utilizada em casos em que a dor pode ser prolongada e de forte intensidade, como nas síndromes de descolamento cutâneo (necrólise epidérmica tóxica e Stevens-Johnson) e queimados. Tanto os opiáceos quanto a quetamina produzem também algum grau de sedação. As características particulares destas drogas para uso à beira do leito são mostradas na Tabela 21.1.

Possíveis efeitos benéficos da analgesia monitorizada

A analgesia indubitavelmente traz o grande benefício do controle da sensação da dor e o intuitivo bem-estar dos pacientes. A sedação baseada na analgesia traz maior conforto no

Tabela 21.1 Características de drogas analgésicas usadas em UTI.

Características	Morfina	Fentanil	Quetamina
Dose de *bolus*	0,01 – 0,15 mg/kg	0,35 – 1,5 mcg/kg	0,5 – 1 mg/kg
Dose de manutenção	0,07 – 0,5 mg/kg/h	0,7 – 10 mcg/kg/h	0,05 – 2 mg/kg/h
Ligação a proteínas	1/3	Baixa	Baixa
Volume de distribuição	Baixo	Alto	Alto
Meia vida sérica	3 – 7 horas	1,5 – 6 horas	3 horas
Excreção	90% excreção renal	Renal	Renal e biliar
Metabolismo	Hepático	Hepático	Hepático
Lipossolubilidade	Baixa	Alta	Baixa
Efeitos colaterais particulares	Liberação de histamina	Rigidez torácica	Alucinações
Dose equianalgésica (venosa)	10 mg	200 mcg	------------

manuseio dos pacientes, possivelmente está associada a menor incidência de *delirium* e pode ser associada a um menor tempo de ventilação mecânica. O uso de opiáceos de curta ação e nova geração, como o remifentanil, não melhora o desfecho clínico em relação à analgesia e sedação; sendo assim, neste momento, a relação custo-benefício não favorece o uso destas novas drogas. Em pacientes que irão usar infusão prolongada de opiáceos, o uso da metadona precoce pode ser associado a um menor tempo de ventilação mecânica.

Sedação

Não existe uma indicação precisa para sedação. O potencial em reduzir a dor, a agitação psicomotora e a necessidade de bloqueio neuromuscular são indicações consensuais para o seu uso. A sedação pode causar complicações que comprometem desfechos clínicos do paciente, como *delirium*, aumento do tempo de ventilação mecânica, mais disfunções orgânicas

e, na sua retirada, abstinência. Uma vez duvidosa sua indicação, a quantificação da sedação torna-se importante para evitar excessos e malefícios.

Quantificação da sedação

A quantificação da sedação é feita à beira do leito por escalas observacionais e reacionais. Uma boa escala para quantificação da sedação tem quatro domínios de desempenho:

1. **Consistência interna:** correlação com outra ferramenta semelhante.
2. **Reprodutibilidade:** concordância entre observadores.
3. **Validade:** real mensuração da sedação (quando comparada ao padrão ouro).
4. **Responsividade:** captação de variações da profundidade de sedação.

São três as escalas quantificadoras de sedação mais usadas: a escala de Ramsay, a "Sedation and Agitation Scale" (SAS) e a "Richmond Agitation and Sedation Scale "(RASS).

A escala de Ramsay foi descrita em 1974 para a quantificação da sedação no uso da analgesia com a alfaxalona-alfadolona, tomando grande importância e tendo seu uso difundido após sua descrição. Duas grandes críticas a essa escala são a ausência de validação e a ausência de quantificação da agitação, limitações que reduzem sua *performance* no domínio da responsividade. A SAS é uma escala que contempla graus diferentes de agitação e passou por um processo de validação mais adequado, sendo ainda utilizada em um número grande de serviços. A RASS é a escala mais atual, tendo passado por uma validação rígida além de ser bem intuitiva e com técnica de aplicação bem descrita. Atualmente é a escala de maior potencial de homogeneização de uso pelo mundo.

Em português, a consistência interna e a responsividade do SAS e do RASS são boas, mesmo entre os diversos profissionais que cuidam do doente crítico.

As escalas de Ramsay, SAS e RASS estão apresentadas nas Tabelas 21.2, 21.3 e 21.4, respectivamente.

Tabela 21.2 Escala de Ramsay.

1	Ansioso e/ou agitado
2	Cooperativo, orientado e tranquilo
3	Obedece a comandos
4	Tranquilo, pronta resposta à percussão glabelar ou estímulo sonoro
5	Resposta lentificada à percussão glabelar ou estímulo sonoro
6	Sem resposta

Tabela 21.3 Escala SAS.

Escala SAS.		
7	Agitação perigosa	Tentativa de retirar TOT ou cateter ou de sair da cama, agredir a equipe, movimento de um a outro lado da cama
6	Muito agitado	Morde o tubo, necessidade de restrições, não se acalma com orientação verbal para estabelecimento de limites
5	Agitado	Ansioso ou levemente agitado, tentando levantar, acalma com orientação verbal.
4	Calmo e cooperativo	Calmo, acorda fácil, obedece a comandos
3	Sedado	Difícil de acordar, acorda com estímulo verbal ou gentil chacoalhar, mas volta a dormir. Obedece a comandos simples
2	Muito sedado	Acorda com estímulo físico, mas não responde a ordens. Move-se espontaneamente
1	Não despertável	Resposta mínima ou não responde a estímulos ou ordens. Não se comunica

Tabela 21.4 Escala RASS.

+4	Combativo	Claramente combativo, violento, representando risco para a equipe
+3	Muito agitado	Puxa ou remove tubos ou cateteres, agressivo verbalmente
+2	Agitado	Movimentos despropositados frequentes, briga com o ventilador
+1	Inquieto	Apresenta movimentos, mas que não são agressivos ou vigorosos
0	Alerta e calmo	
-1	Sonolento	Adormecido, mas acorda ao ser chamado (estímulo verbal) e mantém os olhos abertos por mais de 10 segundos
-2	Sedação leve	Despertar precoce ao estímulo verbal, mantém contato visual por menos de 10 segundos
-3	Sedação moderada	Movimentação ou abertura ocular ao estímulo verbal (mas sem contato visual)
-4	Sedação intensa	Sem resposta ao ser chamado pelo nome, mas apresenta movimentação ou abertura ocular ao toque (estímulo físico)
-5	Não desperta	Sem resposta ao estímulo verbal ou físico

O despertar diário

A prática da ventilação mecânica invasiva sempre foi associada à sedação do paciente. Em 2000, ocorreu a primeira publicação mostrando benefícios clínicos do uso de menor grau de sedação dos pacientes em ventilação. Essa publicação introduziu a ideia do despertar diário. O despertar diário consiste na interrupção sistemática e diária da infusão de sedação contínua até o paciente despertar ou agitar, com a retomada da sedação na metade da dose previamente usada. Essa medida foi associada a um menor tempo de ventilação mecânica, menor tempo de internação na UTI e um menor número de tomografias nos pacientes com "dificuldade" em acordar.

Esse achado, apesar de revolucionário, sofreu fortes críticas devido à possibilidade de trazer aos pacientes sequelas neuropsicológicas, como depressão e a síndrome do estresse pós-traumático. Entretanto, os autores do estudo primário acompanharam seus pacientes por um período de aproximadamente seis meses e mostraram que a incidência de depressão, an-

siedade e estresse pós-traumático foi menor no grupo que realizou o despertar diário do que no grupo de sedação contínua. Além disso, a reintegração familiar, social e no trabalho foi mais ampla e facilitada neste grupo.

Após este primeiro passo em relação à menor sedação, a aplicação de um protocolo que associa o despertar diário a uma prova de ventilação espontânea resultou em um menor tempo de ventilação mecânica em relação aos pacientes que faziam apenas o despertar diário. Da mesma forma, a recuperação física dos pacientes foi melhor com o despertar diário e atividade física passiva ou ativa, até com o caminhar com o paciente intubado em ventilação mecânica. E, mais uma vez, não houve impacto negativo em desfechos neuropsicológicos.

O não sedar

Uma vez demonstrada a ausência de malefício do despertar diário, uma série de estudos objetivou elucidar o mecanismo pelo qual a sedação poderia ser deletéria. Um achado bastante interessante foi a incidência de pesadelos e memórias deliroides, lembranças que o paciente levava consigo, provavelmente não verdadeiras e más, como a de alguém tentando machucá-lo. Essas lembranças estão associadas ao desenvolvimento de estresse pós-traumático, depressão e ansiedade. O estresse pós-traumático é um fator limitador da qualidade de vida em até seis meses após a alta da UTI. De uma forma intrigante, o uso de medicações para sedação, classicamente associadas ao *delirium*, também são associadas à presença do estresse pós-traumático. Em uma visão geral, as memórias deliroides provavelmente são propiciadas pelas drogas sedativas, iniciando uma cascata que culmina com o estresse pós-traumático.

Dessa forma, alguns grupos passaram a aplicar o princípio da "não-sedação" em seus pacientes sob ventilação mecânica, optando pelo controle de agitação e da dor, se necessário. Em 2008, foi publicado o primeiro algoritmo baseado nesse princípio e, em 2010, o primeiro estudo controlado mostrando benefícios em termos de tempo de ventilação mecânica e complicações em um grupo de pacientes mantidos na UTI sem sedação. A avaliação em longo prazo destes pacientes também não mostrou sequelas neuropsicológicas.

Algoritmos para sedação

O uso de protocolos para sedação está associado a um menor tempo de ventilação mecânica em UTIs que não têm a presença contínua de um intensivista. Entretanto, outros estudos mostraram que a presença de uma equipe horizontal, multidisciplinar, com visitas estruturadas, reduz a necessidade de um protocolo de sedação.

Drogas comuns usadas para sedação

As drogas mais comumente usadas estão na Tabela 21.5.

O uso do propofol, quando comparado ao midazolam, é associado a um menor tempo de ventilação mecânica. O uso da dexmedetomidina é associado a um menor tempo de ventilação mecânica e menor tempo em coma ou *delirium* também quando comparada ao midazolam. Em contrapartida, o uso de propofol em relação ao uso da dexmedetomidina foi associado a tempo de ventilação mecânica equivalente, embora a dexmedetomidina tenha levado a maior tempo de interação do paciente com a equipe multiprofissional.

Tabela 21.5 Características de drogas sedativas usadas em UTI.

Características	Midazolam	Propofol	Dexmedetomidina
Dose de bolus	0,02 – 0,08 mg/kg	0,05 – 0,2 mg/kg	Não recomendada
Dose de manutenção	0,04 – 0,2 mg/kg/h	0,05 – 5 mg/kg/h	0,1 – 1,4 mcg/kg/h
Ligação a proteínas	Alta	Não	Alta
Volume de distribuição	Alto	Alto	Alto
Meia-vida sérica	3 – 11h	26 – 32h	2h
Excreção	Hepático	Hepático	Renal (94%)
Metabolismo	Hepático	Hepático	Hepático
Lipossolubilidade	Alta	Alta	Alta
Efeitos colaterais particulares	-----------	Hipertrigliceridemia Acidose metabólica	Bradicardia

Sedação no Brasil e no mundo

Em países europeus, desde 1999, os pacientes com insuficiência respiratória moderada a grave ventilam em um nível de sedação que permite obedecer a ordens simples. Nos últimos anos, o número de investigações tendo como foco a sedação vem crescendo de forma vertiginosa, em paralelo com a mudança do paradigma de sedação.

No Brasil, o uso de sedativos em pacientes em ventilação mecânica ainda é bem heterogêneo, de forma que, em até 20% das UTIs nacionais, nenhum tipo de despertar é feito, em até 10% das UTIs, o nível de sedação não é discutido, e apenas 50% das UTIs mensuram o nível de sedação.

Bloqueio neuromuscular

O bloqueio neuromuscular tem seu uso cada vez menos comum na UTI nos últimos anos. A despeito de todo cuidado em limitar seu uso, em algumas situações clínicas ele está justificado, como no manejo do paciente com obstrução grave de vias aéreas, e no paciente com SDRA grave.

Farmacologia

Existem dois tipos de bloqueadores neuromusculares, os despolarizantes e os não despolarizantes. Os despolarizantes se assemelham muito à acetilcolina, sendo assim, ao se ligarem aos receptores específicos provocam despolarização muscular. Os bloqueadores neuromusculares não despolarizantes se ligam ao receptor específico e não causam despolarização muscular, funcionando como antagonistas competitivos. A Tabela 21.6 apresenta as principais características dos bloqueadores neuromusculares.

Possíveis efeitos associados ao uso de bloqueadores neuromusculares

A aplicação em bolus dos bloqueadores musculares pode causar hipertensão e taquicardia, em especial quando usamos drogas vagolíticas. Hipotensão, taquicardia e broncoespasmo podem ser observados após a infusão de drogas liberadoras de histamina. O uso da succinilcolina é associada à fasciculação difusa e elevação da pressão intracraniana.

A administração em bolus intermitente dos bloqueadores neuromusculares aminoésteres parece atingir um ponto de equilíbrio mais adequado e com menores doses. Entretanto, com o uso das benzilisoquinolinas, a adequação clínica da paralisação é atingida de uma forma mais adequada e com menor dose com a infusão contínua. A monitorização com a estimulação nervosa periférica parece ser adequada quando em uso dos aminoésteres, proporcionando uma menor dosagem e um tempo de recuperação menor após a suspensão da infusão; entretanto, com o uso da benzilisoquinolinas a monitorização parece ser desnecessária, sem impacto clínico. Durante a infusão de bloqueadores neuromusculares, devemos ter em mente que as pessoas mais idosas e a menor temperatura são associados a um maior tempo de circulação e ação dos bloqueadores neuromusculares.

A ventilação mecânica com sedação profunda e bloqueio neuromuscular pode reduzir o consumo de oxigênio em até 20% do valor inicial. Por isso, bloqueadores neuromusculares são usados às vezes com o intuito de acoplar o consumo e a oferta de oxigênio.

Aplicação dos bloqueadores neuromusculares na asma aguda grave e na SDRA grave

Em pacientes com insuficiência respiratória grave, submetidos a estratégias ventilatórias com baixos volumes correntes sob ventilação mecânica controlada, a presença de esforços respiratórios intensos pode levar à assincronia paciente-ventilador. A utilização de sedação e analgesia pode ajudar na redução dos esforços e melhor sincronia, porém pacientes com acidose mais intensa às vezes mantêm esforços respiratórios intensos que prejudicam sua interação com o ventilador. Nesse caso, o uso de bloqueadores neuromusculares por períodos de 24 a 72h está indicado para permitir que a estratégia protetora seja de fato implementada.

Nos pacientes com asma grave e necessidade de ventilação mecânica, muitas vezes é necessária a sedação profunda por vezes associada ao bloqueio neuromuscular para aplicação da hipoventilação controlada e hipercapnia permissiva.

Nos pacientes com SDRA grave, o uso de bloqueadores neuromusculares está associado a uma menor inflamação sistêmica e melho-

Tabela 21.6 Principais características dos bloqueadores neuromusculares.

Características	Pancurônio	Rocurônio	Atracúrio	Cisatracúrio	Succinilcolina
Classe farmacológica	Aminoésteres	Aminoésteres	Benzilisoquinolinas	Benzilisoquinolinas	Ester de dicolina
Dose de bolus	0,05 – 0,1 mg/kg	0,06 – 0,1 mg/kg	0,4 – 0,5 mg/kg	0,1 – 0,2 mg/kg	0,5 – 1 mg/kg
Dose de manutenção	0,05 – 0,15 mg/kg/h	0,06 – 0,1 mg/kg/h	0,2 – 0,7 mg/kg/h	0,15 – 0,30 mg/kg/h	————
Meia vida sérica	45 – 70 min.	33 min.	40 – 60 min.	90 min.	5 min.
Excreção	renal	hepática	Eliminação por metilação (Hofmann)	Eliminação por metilação (Hofmann)	Hidrólise por colinesterases plasmáticas
Metabolismo	renal	hepática	tipo Hofmann	tipo Hofmann	Hidrólise por colinesterases plasmáticas
Despolarização muscular	não	não	não	não	sim
Tempo para início de ação	4 – 6 min.	1 – 2 min.	2 – 4 min.	1 – 4 min.	1 – 1,5 min.
Tempo de ação	120 – 180 min.	30 – 60 min.	25 – 35 min.	45 – 60 min.	5 – 8 min.
Vagolise	alta	em grandes doses	não	não	não
Liberação de histamina	alta	em grandes doses	mínima, mas dose-dependente	não	não

res índices de oxigenação. Um estudo clínico demonstrou que para pacientes com SDRA e relação PaO_2/FIO_2 em torno de 100 mmHg, o uso de cisatracúrio por 48 horas foi associado a uma menor mortalidade, sem aumentar a incidência de fraqueza muscular. Na epidemia de influenza A (H1N1) de 2008-2009, foi observado que 28% dos pacientes canadenses que necessitaram de ventilação mecânica usaram bloqueadores neuromusculares.

Conclusão

A prática de sedação e analgesia é um tópico de alta importância para o paciente crítico. O foco na analgesia é fundamental, e a dor referida é o padrão para diagnóstico e monitorização. A sedação é uma prática que vem mudando seus paradigmas. Pacientes intubados, acordados, se exercitando, ajudando em seu próprio cuidado fazem cada vez mais parte do nosso dia a dia atual.

Literatura recomendada

1. Ahlers SJ, van Gulik L, van der Veen AM, van Dongen HP, Bruins P, Belitser SV, et al. Comparison of different pain scoring systems in critically ill patients in a general ICU. Crit Care 2008; 12(1):R15.
2. de Jonghe B, Cook D, Appere-de-Vecchi C, Guyatt G, Meade M, Outin H. Using and understanding sedation scoring systems: a systematic review. Intensive Care Med 2000; 26(3):275-85.
3. de Jonghe B, Cook D, Griffith L, Appere-de-Vecchi C, Guyatt G, Theron V, et al. Adaptation to the Intensive Care Environment (ATICE): development and validation of a new sedation assessment instrument. Crit Care Med 2003; 31(9):2344-54.
4. Egerod I, Jensen MB, Herling SF, Welling KL. Effect of an analgo-sedation protocol for neurointensive patients: a two-phase interventional non-randomized pilot study. Crit Care 2010; 14(2):R71.
5. Jackson JC, Girard TD, Gordon SM, Thompson JL, Shintani AK, Thomason JW, et al. Long-term cognitive and psychological outcomes in the awakening and breathing controlled trial. Am J Respir Crit Care Med 2010; 182(2):183-91.
6. Jacobi J, Fraser GL, Coursin DB, Riker RR, Fontaine D, Wittbrodt ET, et al. Clinical practice guidelines for the sustained use of sedatives and analgesics in the critically ill adult. Crit Care Med 2002; 30(1):119-41.
7. Kollef MH, Levy NT, Ahrens TS, Schaiff R, Prentice D, Sherman G. The use of continuous i.v. sedation is associated with prolongation of mechanical ventilation. Chest 1998; 114(2):541-8.
8. Kress JP, Gehlbach B, Lacy M, Pliskin N, Pohlman AS, Hall JB. The long-term psychological effects of daily sedative interruption on critically ill patients. Am J Respir Crit Care Med 2003; 168(12):1457-61.
9. Kress JP, Pohlman AS, O'Connor MF, Hall JB. Daily interruption of sedative infusions in critically ill patients undergoing mechanical ventilation. N Engl J Med 2000; 342(20):1471-77.
10. Murray MJ, Cowen J, DeBlock H, Erstad B, Gray AW, Jr., Tescher AN, et al. Clinical practice guidelines for sustained neuromuscular blockade in the adult critically ill patient. Crit Care Med 2002; 30(1):142-56.
11. Nassar Junior AP, Pires Neto RC, de Figueiredo WB, Park M. Validity, reliability and applicability of Portuguese versions of sedation-agitation scales among critically ill patients. Sao Paulo Med J 2008; 126(4):215-9.
12. Park G, Lane M, Rogers S, Bassett P. A comparison of hypnotic and analgesic based sedation in a general intensive care unit. Br J Anaesth 2007; 98(1):76-82.
13. Salluh JI, Dal Pizzol F, Mello PV, Friedman G, Silva E, Teles JM, et al. Delirium recognition and sedation practices in critically ill patients: a survey on the attitudes of 1015 Brazilian critical care physicians. J Crit Care 2009; 24(4):556-62.
14. Strom T, Martinussen T, Toft P. A protocol of no sedation for critically ill patients receiving mechanical ventilation: a randomised trial. Lancet 2010; 375(9713):475-80.

Monitorização Hemodinâmica

- Sérgio Eduardo Demarzo
- Carlos Jardim
- Rogério de Souza

DESTAQUES

- Monitorização hemodinâmica é a avaliação frequente das variáveis fisiológicas que refletem o funcionamento do sistema cardiovascular, com o objetivo de averiguar a adequação da perfusão tecidual, intimamente relacionada à preservação da função dos órgãos e sistemas.
- A monitorização hemodinâmica é essencial para o manejo de pacientes críticos, mas é efetiva apenas quando a mensuração das variáveis é seguida de intervenções que visem a obter estabilidade hemodinâmica.
- Todas as variáveis fisiológicas atualmente disponíveis e os métodos usados para medi-las têm limitações, as quais devem sempre ser levadas em conta para sua correta interpretação e consequentes intervenções baseadas em seus resultados.

OBJETIVOS

- Entender o que é a monitorização hemodinâmica e por que ela pode ser importante para o manejo de pacientes críticos.
- Discutir as principais variáveis hemodinâmicas atualmente monitoradas em pacientes críticos e os métodos disponíveis para estimá-las.
- Discutir as limitações dessas variáveis e métodos, e seu impacto na interpretação dos resultados e nas intervenções consequentes.

Ao longo das últimas décadas, o conceito de monitorização hemodinâmica se tornou um dos pilares do manejo de pacientes graves e, quando associado a estratégias bem definidas de controle hemodinâmico, demonstrou benefícios significativos tanto no ambiente da unidade de terapia intensiva quanto no cuidado perioperatório de pacientes submetidos a cirurgias de grande porte.

Esse, aliás, é um aspecto fundamental para a eficácia de qualquer método de monitorização: não importa o instrumento utilizado, nem mesmo a variável obtida, se tal processo não for seguido de intervenção sistematizada e pragmática. Ou seja, de nada adianta a obtenção de inúmeras variáveis fisiológicas se sua interpretação for equivocada ou não permitir a reavaliação do *status* do paciente, com a necessária intervenção terapêutica quando for o caso. Nesse sentido, o processo de monitorização tem dois papeis principais: o primeiro, de avaliar a resposta fisiológica a uma intervenção direcionada a um processo patológico já diagnosticado; o segundo, de detectar precocemente desvios da normalidade permitindo, assim, a atuação antes da instalação de distúrbios mais significativos.

Podemos entender como estabilidade hemodinâmica o correto funcionamento do sistema cardiovascular, resultando em adequada perfusão tecidual. Na ausência de ferramentas que permitam a avaliação direta da perfusão tecidual, o que se busca na monitorização hemodinâmica é a avaliação dos macroprocessos cardiovasculares de forma a inferir seu impacto na microcirculação, essa sim potencialmente relacionada à preservação da função sistêmica. Esse conceito é particularmente importante na compreensão das limitações das ferramentas hemodinâmicas atualmente disponíveis no tocante ao seu potencial impacto nas intervenções necessárias para o restabelecimento da microcirculação.

De uma forma geral, o conceito atual de monitorização hemodinâmica envolve um conjunto de variáveis morfológicas e funcionais que tentam traduzir o funcionamento do sistema cardiovascular. As variáveis mais comumente medidas são a frequência e o ritmo cardíaco, a pressão arterial, as pressões de enchimento cardíaco, o débito cardíaco, a saturação venosa de oxigênio e a responsividade à infusão de volume.

Pressões de enchimento cardíaco

Na década de 1970, surgiu o cateter de artéria pulmonar, também conhecido como cateter de Swan-Ganz. Esse cateter possui um balão em sua ponta que, quando inflado, é levado pelo fluxo sanguíneo permitindo, assim, o posicionamento do cateter na artéria pulmonar sem a necessidade de radioscopia. O uso do cateter de artéria pulmonar tornou possível o estudo de inúmeros fenômenos fisiológicos, em particular da interação coração-pulmão, e o estabelecimento de vários parâmetros utilizados até os dias de hoje como padrão de normalidade. Nesse período, o estudo de infusões de volume permitiu determinar que pressões de oclusão de artéria pulmonar (uma medida indireta da pressão capilar pulmonar) maiores do que 15 mmHg estavam relacionadas ao desenvolvimento de edema pulmonar, com aumento do trabalho respiratório e prejuízo da função cardíaca. Por outro lado, pressões de átrio direito maiores do que 8 mmHg não levavam à melhora na função ventricular direita. Estabeleceram-se, então, os valores de referência para as pressões de enchimento cardíaco.

Há, contudo, uma grande diferença entre o reconhecimento do valor de referência, ou valor normal, e o estabelecimento de alvos terapêuticos durante a monitorização hemodinâmica. Essa talvez tenha sido uma das grandes limitações da utilização das pressões de enchimento cardíaco como parte da monitorização hemodinâmica de rotina. Durante algum tempo, era comum buscar-se atingir valores de normalidade durante o seguimento dos pacientes sob monitorização sem a particularização de cada condição clínica. Por exemplo, pacientes com disfunção crônica de ventrículo direito apresentam rotineiramente pressões de átrio direito acima de 8 mmHg, sem que isso necessariamente represente desequilíbrio para essa situação específica; por outro lado, pressões de átrio direito mais baixas não necessariamente representam ressuscitação volêmica inadequada, embora possam sugerir isso em uma porção significativa de casos. Enfatiza-se, portanto, que a avaliação das pressões de enchimento tem papel importante dentro do contexto global da monitorização hemodinâmica. Devem-se valorizar não as pressões absolutas, mas o efeito que sua variação ao longo do tempo exerce no *status* hemodinâmico de cada indivíduo. A ausência de estratégias que tenham utilizado tal conceito talvez seja responsável pelos resultados negativos de boa parte dos estudos que avaliaram o papel da utilização do cateter de artéria pulmonar na monitorização hemodinâmica de rotina, desencorajando seu uso.

Um ponto que contribuiu para a diminuição da monitorização com cateter em artéria pulmonar foi a maior utilização de cateteres venosos centrais menos invasivos para a mensuração da pressão de átrio direito e da saturação venosa central de oxigênio, variáveis que podem auxiliar na avaliação da função cardíaca, como marcadores indiretos do débito cardíaco. Outro fator que tem contribuído para a menor utilização do cateter de artéria pulmonar e, em alguns casos, da monitorização da pressão venosa central, é a maior utilização da ecocardiografia no ambiente da terapia intensiva. O estudo das câmaras cardíacas permite certa extrapolação a respeito das pressões de enchimento do ventrículo esquerdo, e a avaliação da variação do diâmetro da veia cava inferior durante o ciclo respiratório é um marcador indireto da pressão venosa central. Entretanto, a necessidade de operador treinado, assim como a impossibilidade de avaliação contínua, limitam o uso da ecocardiografia em situações de instabilidade mais significativa.

Por fim, cabe ser ressaltado que as pressões de enchimento têm papel significativo na monitorização hemodinâmica de pacientes instáveis; contudo, sua utilização como guia para ressuscitação hemodinâmica aguda tem menor capacidade para predição de resposta a volume do que a análise da variação de pressão de pulso arterial, que será abordada mais adiante neste capítulo.

Débito cardíaco

A monitorização do débito cardíaco, um parâmetro fundamental para garantir a oferta adequada de oxigênio aos tecidos, também teve seu impulso inicial com o advento do cateter de artéria pulmonar. Com o passar dos anos, novas tecnologias foram desenvolvidas a fim de permitir a monitorização do débito cardíaco sem a necessidade do cateter de artéria pulmonar. De forma análoga ao que já foi dito em relação às pressões de enchimento, também a utilização da monitorização do débito cardíaco passou por mudanças ao longo das últimas décadas. A utilização dos valores de normalidade como alvo terapêutico tem sido cada vez menos comum, compreendendo-se que a análise do comportamento da variável com a intervenção parece ser mais importante que o valor absoluto em si.

Existem várias técnicas para a mensuração do débito cardíaco com limitações inerentes, com necessidades de *expertise* e de infraestrutura diferentes. Discutiremos, a seguir, as técnicas mais utilizadas e suas limitações como forma a tentar compreender a aplicabilidade de cada uma delas, dependendo da situação clínica e da estrutura disponível.

Termodiluição

A técnica de termodiluição foi considerada como padrão clínico e metodológico durante as últimas décadas e continua sendo o padrão de comparação de todas as demais técnicas. A medida depende da colocação do cateter de artéria pulmonar para injeção intermitente, no átrio direito, de soro refrigerado, calculando-se o débito cardíaco através da mudança de temperatura detectada na artéria pulmonar. Entretanto, uma série de situações pode influenciar a precisão e a acurácia da medida. A presença de insuficiência tricúspide ou de lesões mitrais, a presença de *shunts* intracardíacos ou mesmo o mal posicionamento do cateter podem acarretar mudanças significativas nos valores medidos. Outro ponto a ser ressaltado é o caráter intermitente da medida através da infusão de *bolus* de solução salina; se, por um lado, dá a visão instantânea do débito cardíaco, o que pode ser uma vantagem em diversas situações clínicas, por outro, depende da realização da medida diversas vezes ao dia, por um clínico. Portanto, a sensibilidade desse método no diagnóstico de mudanças no *status* hemodinâmico depende inteiramente da frequência e do momento das medições realizadas. Para suplantar tal limitação, métodos de monitorização contínuos, também baseados no princípio da termodiluição, foram desenvolvidos. A colocação de um filamento térmico na porção proximal do cateter da artéria pulmonar, mantendo-se o *termistor* na porção distal, permite que o débito cardíaco seja calculado através da mudança na temperatura causada pelo aquecimento sanguíneo. Esse método, considerado como uma medida "contínua" do débito cardíaco, na verdade resulta em uma média de várias medidas realizadas ao longo de tempos determinados, em alguns cateteres cerca de 10 minutos. Ou seja, o método fornece uma medida automatizada e frequente que reflete a tendência temporal do comportamento do débito cardíaco. A maior limitação dessa técnica é a necessidade da colocação de um cateter na artéria pulmonar, o qual é invasivo e associado a complicações como arritmias e infecção. Contudo, conforme já comentado anteriormente, o cateter de artéria pulmonar permite a visão simultânea do débito cardíaco e das pressões de enchimento, além de outros parâmetros, o que pode ser uma potencial vantagem na compreensão de padrões hemodinâmicos menos habituais, tais como nas disfunções de ventrículo direito.

Marcadores transpulmonares

Uma alternativa à necessidade da colocação do cateter de artéria pulmonar é a utilização de um cateter arterial e um cateter venoso central associado ao uso de marcadores transpulmonares. Usando o mesmo princípio físico da termodiluição, alguns sistemas usam amostras seriadas de lítio ou de soro gelado no cateter venoso central para a mensuração do débito cardíaco através das mudanças captadas no cateter arterial. Os valores obtidos por essa técnica, de forma geral, são comparáveis aos obtidos pela técnica clássica de termodiluição. A principal limitação desses métodos é a necessidade de rotinas frequentes de calibração para manter a confiabilidade das medidas.

Ecocardiograma e Doppler esofágico

A estimativa do débito cardíaco com o ecocardiograma é feita através do uso do Doppler na via de saída do ventrículo esquerdo. A integral da velocidade de fluxo durante a sístole, multiplicada pela área de secção transversal da via de saída, resulta na medida do volume sistólico. Este, multiplicado pela frequência cardíaca, fornece o débito cardíaco. O ecocardiograma tem a desvantagem de ser uma medida intermitente. Contudo, tem a vantagem de fornecer informações complementares à estimativa do débito cardíaco. O ecocardiograma também permite o reconhecimento de lesões valvares, as quais podem ter influência sobre o *status* hemodinâmico, assim como a identificação de hipocinesias segmentares que possam sugerir a presença de isquemia miocárdica, por exemplo. Através do ecocardiograma, é possível também avaliar o tamanho, forma e função do ventrículo direito, assim como estimar a pressão sistólica de artéria pulmonar, permitindo diagnosticar e acompanhar condições clínicas com potencial de gerar instabilidade hemodinâmica secundária a *cor pulmonale*. Além disso, através do ecocardiograma é possível ter-se alguma estimativa, ainda que não totalmente objetiva, das pressões de enchimento ventriculares.

O uso do ecocardiograma transesofágico é um pouco mais limitado por necessitar de maior sedação e maior conhecimento técnico, sendo geralmente realizado por especialistas em ecocardiografia. Embora tenha aplicação bastante definida para a melhor identificação de alterações anatômicas, seu uso rotineiro para a avaliação do *status* hemodinâmico não é recomendado.

O uso de transdutores de Doppler esofágicos para a medida do débito cardíaco tem sido testado ao longo da última década. A análise da velocidade do fluxo é feita na aorta descendente por meio de um transdutor esofágico com Doppler. Esses sistemas, contudo, possuem uma série de limitações que devem ser consideradas. Primeiramente a área de secção transversal da aorta não é medida diretamente; ela é estimada através de fórmulas, o que pode introduzir um potencial viés na medida. Além disso, do fluxo total da raiz da aorta, considera-se uma proporção fixa direcionada aos vasos cefálicos a fim de permitir a extrapolação do fluxo medido na aorta descendente para o cálculo do débito cardíaco. Essa proporção se aproxima do real em indivíduos saudáveis, mas pode variar consideravelmente em diversas situações clínicas, como por exemplo na presença de hipertensão intracraniana, falseando consideravelmente a medida. Outro ponto a ser considerado é a necessidade de reposicionamento do transdutor esofágico. O uso durante períodos mais prolongados exige o seu reposicionamento de forma mais frequente, o que pode aumentar a variabilidade entre as medidas. Mesmo com essas limitações, vários estudos demonstraram impacto desta técnica como guia para reposição volêmica de indivíduos submetidos a cirurgias abdominais de grande porte.

Bioimpedância/biorreactância

A variação cíclica do volume sanguíneo intratorácico, causada pela sístole ventricular, gera variação da condutividade elétrica da caixa torácica. Desta forma, a análise da condutividade tem correlação com a variação de volume gerada durante o ciclo cardíaco e, portanto, com a medida do débito cardíaco. Esse é o princípio das técnicas de bioimpedância e de biorreactância elétrica, medidas através de eletrodos colocados na parede torácica ou em uma cânula endotraqueal modificada.

Enquanto a bioimpedância mede a variação da amplitude de voltagem transtorácica em decorrência da corrente alternada de alta frequência, a biorreactância mede a variação espectral da frequência da corrente oscilatória gerada pelo sistema. Ambos os sistemas se baseiam em algoritmos matemáticos complexos que tentam minimizar o efeito de ruídos de sinal que podem levar à variação significativa da estimativa do débito cardíaco. Embora promissoras e com alguns resultados positivos, essas técnicas ainda carecem de validação em situações e instabilidade hemodinâmica mais significativa, assim como em situações de acometimento pulmonar grave, como na síndrome do desconforto respiratório ou ainda em pacientes com doença pulmonar obstrutiva crônica avançada.

Análise da onda de pressão arterial

Alguns sistemas de monitorização permitem uma estimativa batimento a batimento do débito cardíaco através da análise do contorno da curva de pressão arterial sistêmica. Algoritmos matemáticos transformam o sinal de pressão em uma medida de fluxo, permitindo assim a análise contínua do débito cardíaco. Contudo, a maior limitação desta técnica é o fato de que ela assume uma determinada situação de complacência vascular sistêmica; alterações desse *status* de complacência, por exemplo pela instalação de uma resposta inflamatória sistêmica, diminuem a acurácia da medida do débito cardíaco decorrente. Outras situações clínicas também interferem diretamente na estimativa de débito pela análise do contorno da onda de pressão arterial sistêmica, tais como a presença de arritmias ou insuficiência aórtica. Alguns sistemas permitem recalibração periódica, mas à medida que a recalibração vai se tornando mais necessária, o caráter de continuidade da medida do débito cardíaco por essa técnica vai se perdendo e ficando equivalente à medida intermitente realizada por outros métodos.

Reinalação do CO_2

A técnica da reinalação do CO_2 se utiliza de um sistema em alça colocado no circuito do ventilador artificial que pode ser fechado de forma intermitente, permitindo a reinalação do CO_2. Baseando-se no princípio de Fick, calcula a produção de CO_2 através da mensuração do volume minuto e do conteúdo medido de CO_2, enquanto a concentração arterial de CO_2 é estimada pela medida do CO_2 ao final da expiração. Com o fechamento da válvula de reinalação, há aumento no CO_2 ao final da expiração pela redução na eliminação do CO_2. Da diferença nas medidas com o sistema aberto e fechado, estima-se o débito cardíaco. Existem, entretanto, várias limitações relacionadas ao uso desta técnica. O paciente precisa estar em ventilação mecânica com parâmetros estáveis ao longo das medidas; a presença de *shunts*

intrapulmonares ou mesmo intracardíacos falseia a medida do CO_2 ao final da expiração, influenciando, portanto, a estimativa do débito cardíaco. Dessa forma, seu uso fica limitado em pacientes com insuficiência respiratória grave, como por exemplo em pacientes com síndrome do desconforto respiratório. Embora tenha surgido como uma alternativa não invasiva para a mensuração do débito cardíaco, o uso desta técnica não é recomendado como parte da rotina de monitorização hemodinâmica à beira do leito, exceto em situações muito específicas.

Saturação venosa de oxigênio

A saturação venosa mista de oxigênio, medida nas artérias pulmonares, é resultado do balanço entre a oferta e o consumo de oxigênio nos tecidos. Essa medida tem, portanto, estreita correlação com o débito cardíaco e com outras variáveis determinantes da oferta e consumo. A limitação da avaliação da saturação venosa mista de oxigênio está na necessidade da presença do cateter de artéria pulmonar. Como alternativa, pode-se utilizar a saturação venosa central de oxigênio, que pode ser medida através de uma amostra de sangue colhida de um cateter venoso central, portanto, de forma muito menos invasiva. Embora a saturação venosa central não reflita exatamente a saturação venosa mista, existe estreita correlação entre elas, com relação a seu comportamento em função de mudanças no *status* hemodinâmico. As medidas de saturação venosa mista ou central não estimam o débito cardíaco diretamente, mas sua variação pode ser interpretada para inferir sobre o débito cardíaco. Ambas podem ser mensuradas de forma intermitente ou contínua, através de sistemas que incluem cateteres específicos. Existe evidência de benefício inclusive de sobrevida quando manobras de ressuscitação foram realizadas utilizando a saturação venosa central como parâmetro de referência.

Responsividade à infusão de volume

Depois do advento da terapia de ressuscitação volêmica baseada em parâmetros objetivos, houve grande interesse na obtenção de variáveis preditoras da resposta à reposição volêmica, a fim de se identificarem os indivíduos que necessitam de ressuscitação mais ou menos agressiva.

No início dos anos 2000, comparou-se o valor preditivo das pressões de enchimento do ventrículo direito (pressão de átrio direito) e esquerdo (pressão de oclusão da artéria pulmonar) com uma nova variável derivada da medida invasiva de pressão artéria sistêmica através de um cateter na artéria radial. Durante o ciclo respiratório de pacientes sob ventilação mecânica, a pressão positiva intratorácica exerce influência sobre o enchimento ventricular de forma mais ou menos significativa de acordo com o *status* volêmico, levando à alteração no comportamento da pressão arterial sistêmica, se avaliada de maneira contínua. A variação da pressão de pulso durante o ciclo respiratório torna-se, portanto, uma maneira de se avaliar o *status* volêmico, de forma indireta. Durante o ciclo respiratório, obtém-se a maior e a menor diferença entre a pressão arterial sistólica e diastólica (pressão de pulso). Dividindo-se a diferença entre os valores máximo e mínimo pela média entre eles e multiplicando-se por 100, obtém-se o índice de variação de pressão de pulso arterial. Essa variável, como preditora da resposta à infusão de volume, mostrou-se superior ao uso das pressões de enchimento. Vários estudos confirmaram que variações da pressão de pulso maiores predizem a melhora do débito cardíaco resultante da infusão de volume, em diversas situações clínicas, com valor de corte sugerido de 13% como preditor de aumento de 10% no débito cardíaco. O poder preditivo é maior em pacientes sob ventilação mecânica com pressão positiva, sob sedação e com volume corrente superior a 8 mL/kg. Na medida em que movimentos respiratórios espontâneos passam a existir, ou que menores volumes correntes são aplicados, o poder preditivo da variação da pressão de pulso diminui. Recentemente, surgiram estudos tentando evidenciar o papel preditivo da variação da pressão de pulso em pacientes sob ventilação espontânea, sem pressão positiva; tais estudos evidenciaram diminuição da capacidade preditora da variação da pressão de pulso nessa situação em comparação com os estudos clássicos em pacientes sob ventilação mecânica. Levando-se mais uma vez em consideração as limitações, a análise da variação da pressão de pulso pode ser de auxílio relevante no período crítico de ressuscitação, ressaltadas as condições ventilatórias necessárias para sua correta interpretação.

Conclusão

De uma forma geral, observamos que existem inúmeras variáveis e técnicas para avaliar o *status* volêmico e hemodinâmico de determinado indivíduo; entretanto, nenhuma delas trará impacto significativo se não inseridas dentro de uma estratégia bem definida de intervenção. É essa combinação entre estratégia de tratamento e a obtenção de variáveis hemodinâmicas passíveis de interpretação de acordo com a situação clínica específica, da forma menos invasiva possível, que permite a otimização hemodinâmica de forma mais efetiva, trazendo reflexo direto em termos de melhora clínica ou mesmo de sobrevida.

Literatura recomendada

1. Carl M, Alms A, Braun J, Dongas A, Erb J, Goetz A, Goepfert M, Gogarten W, Grosse J, Heller AR, Heringlake M, Kastrup M, Kroener A, Loer SA, Marggraf G, Markewitz A, Reuter D, Schmitt DV, Schirmer U, Wiesenack C, Zwissler B, Spies C. S3 guidelines for intensive care in cardiac surgery patients: hemodynamic monitoring and cardiocirculary system. Ger Med Sci 2010 Jun 15; 8:Doc12. English, German. PubMed PMID: 20577643; PubMed Central PMCID: PMC2890209.

2. Manoach S, Weingart SD, Charchaflieh J. The evolution and current use of invasive hemodynamic monitoring for predicting volume responsiveness during resuscitation, perioperative, and critical care. J Clin Anesth 2012 May; 24(3):242-50. Review. PubMed PMID: 22537573.

3. Middleton PM, Davies SR. Noninvasive hemodynamic monitoring in the emergency department. Curr Opin Crit Care 2011 Aug; 17(4):342-50. Review. PubMed PMID: 21734489.

4. Montenij LJ, de Waal EE, Buhre WF. Arterial waveform analysis in anesthesia and critical care. Curr Opin Anaesthesiol 2011 Dec; 24(6):651-6. Review. PubMed PMID: 22036950.

5. Ospina-Tascón GA, Cordioli RL, Vincent JL. What type of monitoring has been shown to improve outcomes in acutely ill patients? Intensive Care Med 2008 May; 34(5):800-20. Epub 2008 Jan 5. Review. PubMed PMID: 18183364.

6. Price LC, Wort SJ, Finney SJ, Marino PS, Brett SJ. Pulmonary vascular and right ventricular dysfunction in adult critical care: current and emerging options for management: a systematic literature review. Crit Care 2010; 14(5):R169. Epub 2010 Sep 21. Review. PubMed PMID: 20858239; PubMed Central PMCID: PMC3219266.

7. Vincent JL, Rhodes A, Perel A, Martin GS, Della Rocca G, Vallet B, Pinsky MR, Hofer CK, Teboul JL, de Boode WP, Scolletta S, Vieillard-Baron A, De Backer D, Walley KR, Maggiorini M, Singer M. Clinical review: Update on hemodynamic monitoring – a consensus of 16. Crit Care 2011 Aug 18; 15(4):229. Review. PubMed PMID: 21884645; PubMed Central PMCID: PMC3387592.

Descontinuação da Ventilação Mecânica

Pneumonia Associada à Ventilação Mecânica

- Otavio T. Ranzani
- Pedro Caruso

DESTAQUES

- Pneumonia associada à ventilação mecânica (PAV) é um evento comum e prevenível.
- A mortalidade atribuível à PAV é de aproximadamente 10%.
- Protocolos baseados em diminuição de sedação, promoção de higiene das mãos, posicionamento do doente e descontaminação do trato digestório, entre outras medidas, diminuem a incidência de PAV.

OBJETIVOS

- Entender a fisiopatologia da pneumonia associada à PAV.
- Compreender as bases do diagnóstico clínico e microbiológico de PAV, incluindo suas limitações.
- Conhecer as medidas de prevenção de PAV.

A pneumonia associada à ventilação mecânica (PAV) é um tipo de pneumonia hospitalar que acomete pacientes sob ventilação mecânica invasiva há mais de 48 horas. Neste capítulo trataremos exclusivamente das PAVs que acometem pacientes adultos.

Epidemiologia da pneumonia associada à ventilação mecânica

Não há um número ou porcentagem que resuma a incidência da PAV, já que esta infecção varia com a taxa de utilização de ventilação mecânica (VM) na UTI, com os critérios e métodos diagnósticos, com o tipo de paciente que a UTI atende e com a sua organização.

Este último item está associado à existência e à aderência a protocolos de prevenção de PAV, à relação leito:enfermeiro e até com a arquitetura da UTI, como leitos em quartos privativos ou dispostos em um salão. Os relatos iniciais de incidência de PAV mostravam que, quando se usava o método de cultura quantitativa em amostra obtida por broncoscopia, 8% a 28% dos pacientes em ventilação mecânica desenvolviam PAV. Se o diagnóstico era clínico, estes números chegavam a 67%. Nestes relatos iniciais, pacientes em ventilação mecânica tiveram um risco de 3 a 21 vezes maior de ter pneumonia hospitalar que pacientes de igual gravidade, mas sem ventilação mecânica. Também nestes estudos, o risco cumulativo diário de PAV foi de 1% a 3%.

Os primeiros relatos de incidência de PAV foram calculados como porcentagem dos pacientes em ventilação mecânica, mas este modo de relatar é enganoso, porque não leva em conta o tempo que os pacientes ficaram em ventilação mecânica. Então, se passou a relatar a incidência de PAV em densidade, que é definida como a razão entre o número de casos novos de PAV e a soma dos períodos (dias) em que os pacientes estiveram em ventilação mecânica. A unidade desta relação foi definida em casos de PAV por 1.000 dias de ventilador. Usando a densidade de incidência, as primeiras incidências de PAV ficaram entre 3 a 51 casos de PAV/1.000 dias de ventilador, com a maioria dos estudos mostrando taxas de 10 a 15. O primeiro relato do Centro para Controle de Doenças dos Estados Unidos (CDC - *Center for Disease Control and Prevention*), com dados de 2002, mostrou que a incidência de PAV era de 3,7 a 11,7 casos/1.000 dias de ventilador, variando de acordo com o tipo de UTI analisada. Neste primeiro relato, a taxa de utilização de ventilação mecânica variou de 23% a 50% dos pacientes internados na UTI. O último relato do CDC com dados de 2010 mostrou que a incidência de PAV caiu para 0 a 5,3 casos/1.000 dias de ventilador, com vários perfis de UTI com taxas de 0 (como UTI cardíaca e clínica-cirúrgica com menos de 15 leitos). Neste último relato de 2010, o uso de ventilador foi de 22% a 49%, sem variação em relação aos dados de 2002. Esta queda na incidência de PAV, mantendo-se as mesmas taxas de utilização de ventiladores, mostrou que as medidas preventivas são efetivas e que é possível ter UTI sem PAV. Os relatos brasileiros são menos sistemáticos e abrangentes e baseiam-se em menores redes de observação ou em estudos com poucas UTIs. Em todos estes estudos, as taxas são superiores aos relatos europeus e norte-americanos, sugerindo que a prevenção é menos aplicada ou menos eficiente. No Estado de São Paulo, uma rede de 680 hospitais que relataram seus números de infecção revelou em 2009 uma incidência de PAV de 16,3 casos/1.000 dias com taxa de utilização de ventilador de 45%. Um estudo em UTI universitária no Rio de Janeiro mostrou incidência de 35,7 casos/1.000 dias. Outro estudo nacional avaliou 262 pacientes em UTI terciária dedicada ao tratamento de pacientes com câncer e a incidência de PAV comprovada por cultura quantitativa foi de 9 a 21,2 casos/1.000 dias de ventilador, dependendo do tipo de prevenção para PAV que o paciente recebia. Em todos os relatos, pacientes internados na UTI por trauma, queimaduras ou após cirurgias apresentaram maior incidência de PAV.

Finalmente, um dado epidemiológico muito relevante no estudo da PAV é sobre a mortalidade atribuída a ela. Em outras palavras, o que se pergunta é se a ocorrência de PAV num paciente crítico aumenta sua mortalidade além daquela induzida pela própria doença de base. A controvérsia é se o paciente crítico morre de PAV ou com a PAV. Embora intuitivamente seja fácil considerar que a ocorrência de PAV aumente a mortalidade, alguns estudos não observaram esta associação, enquanto outros mostraram que a PAV aumenta a mortalidade em até 50%. As divergências aconteciam porque diferentes populações de pacientes, hospitais e métodos diagnósticos eram analisados. Em 2011, em um estudo multicêntrico com uma robusta técnica estatística, mostrou-se que a mortalidade atribuída à PAV é menor do que se imaginava, chegando no máximo a 8% a 10% em doentes de gravidade moderada.

Fisiopatologia da PAV

A PAV, como outras pneumonias, resulta da invasão microbiana do trato respiratório baixo, estéril em situações normais. O sistema respiratório tem várias defesas para manter os alvéolos estéreis e, quando estas defesas são superadas, acontece a pneumonia. Mas não é só a diminuição das defesas pulmonares que leva à PAV, porque o paciente em ventilação mecânica também está mais propenso a ter as suas vias aéreas invadidas por micro-organismos multirresistentes e principalmente em grandes quantidades (inóculos volumosos). Assim, podemos resumir as causas de PAV em três: 1. Defeitos na defesa pulmonar; 2. Inoculação de grandes quantidades de micro-organismos nas vias aéreas e 3. Presença de micro-organismos multirresistentes. Para a ocorrência da PAV, podemos encontrar apenas um mecanismo, todos ou qualquer combinação de dois.

O primeiro mecanismo de PAV e que sempre está presente é a diminuição das defesas pulmonares. O tubo traqueal diminui a eficiência do batimento mucociliar, um dos principais mecanismos de defesa pulmonar. A partir do tubo traqueal, não há mais cílios e as secreções respiratórias acumulam-se ou só conseguem ser expelidas das vias aéreas através de tosses vigorosas. Outro motivo da diminuição das defesas pulmonares é a doença de base do paciente, como imunossupressão (pela própria doença ou por medicações), edema pulmonar (hidrostático ou por aumento de permeabilidade) e lesões estruturais pulmonares (pacientes com doença pulmonar obstrutiva crônica, bronquiectasias ou com lesões endobrônquicas). O edema alveolar diminui as defesas celulares, principalmente do macrófago alveolar, e humorais dos alvéolos. Além da diminuição das defesas alveolares, as lesões estruturais do pulmão diminuem outras defesas como o batimento mucociliar e a produção de muco. Mesmo em pacientes com a imunidade sistêmica preservada, a presença de edemas alveolares e lesões pulmonares estruturais levam a um estado de imunossupressão local pulmonar.

O segundo mecanismo de PAV é a inoculação de grandes volumes de material contaminado na via aérea do paciente. As fontes da inoculação são várias, sendo a principal a aspiração para a traqueia do material que se acumula nas vias aéreas superiores do paciente. Este material acumulado deposita-se acima do balonete da cânula traqueal que, quando insuflado, diminui a entrada de micro-organismos na traqueia, mas não impede completamente a microaspiração. Os inóculos contaminados que vêm das vias aéreas superiores podem passar por dobras que se formaram quando o balonete foi insuflado ou podem passar porque o balonete não consegue tocar e selar todo o perímetro da traqueia. Entradas repentinas e geralmente de grande quantidade de inóculo acontecem quando o balonete é desinsuflado, propositalmente ou não, e quando há movimentação vigorosa do paciente. Finalmente, existem razões exógenas para grandes aspirações de micro-organismos, como a aspiração da água condensada que se forma no circuito do ventilador (que acontece quando se usa umidificação com água aquecida) ou a contaminação do circuito do ventilador ou tubo traqueal durante manipulações das vias aéreas como a aspiração traqueal, reconexões do circuito ou colocação de equipamentos como inaladores a jato (veja o Capítulo 12, sobre fisioterapia na UTI).

Outra fonte de inoculação volumosa, e por vezes súbita, é o estômago. Em pessoas saudáveis, a acidez do estômago impede a colonização gástrica por micro-organismos que podem causar pneumonia. No entanto, em pacientes em ventilação mecânica, há indicação de uso de medicações para profilaxia de úlceras gástricas, as quais elevam o pH gástrico e permitem a colonização gástrica por micro-organismos patogênicos. Além da colonização gástrica, a fonte a partir do estômago é importante em pacientes em VM porque estes pacientes frequentemente apresentam condições que facilitam a aspiração do conteúdo gástrico. Estas condições são a sedação, presença de sondas esofágicas, rebaixamento neurológico e gastroparesias clínicas ou cirúrgicas. Estima-se que a aspiração de conteúdo gástrico seja responsável por até 20% dos casos de PAV.

A terceira causa de pneumonia, a presença de micro-organismos muito agressivos, é comum em pacientes submetidos à VM. Em pacientes graves e hospitalizados há alguns dias, a flora microbiana normal é substituída por uma flora microbiana hospitalar, que é mais resistente aos antimicrobianos. Esta substituição também ocorre na via aérea superior, principal reservatório de micro-organismos que causam a PAV.

Na maioria dos casos, a PAV começa com a colonização das vias aéreas superiores por micro-organismos e posterior colonização da traqueia, que também passa a ser um reservatório de micro-organismos. De fato, em mais de 70% dos casos de PAV, a colonização da traqueia pelo micro-organismo que causou a PAV precedeu-a. No entanto, nem todos os pacientes com contaminação da traqueia terão PAV, e pacientes podem ter PAV sem contaminação precedente da traqueia. Nestes casos, deve ter ocorrido uma rápida entrada de volumosos inóculos, que rapidamente atingiram o pulmão, sem tempo para colonizar a traqueia. O inóculo pode se originar do acúmulo peribalonete de secreções de vias aéreas superiores, a via mais comum, assim como de outras fontes, como o conteúdo gástrico, gotejamento de inóculo de infecções dos seios paranasais (sinusites), contaminações dentárias, todos esses se acumulando peribalonete. Alternativamente, pode atingir os pulmões através do ar inalado ou da circulação sanguínea, como no caso da aspiração de condensado do circuito do ventilador, contaminação durante a aspiração traqueal, aspiração de material contaminado de ambus ou nebulizadores, aspiração do biofilme de bactérias que se formam na face interna do tubo traqueal e disseminação hematogênica de infecção proveniente em outro órgão.

A PAV tem no princípio da sua patogênese a aspiração de material contaminado e, portanto, é uma pneumonia aspirativa. Como os pacientes em VM estão deitados, o material aspirado impactará preferencialmente nos segmentos posteriores dos lobos inferiores, mesmo com a cabeceira elevada. Esta aspiração leva à impactação do material contaminado em bronquíolos de pequeno calibre e, a partir deste ponto, a colônia de micro-organismos cresce radialmente invadindo o espaço alveolar adjacente. A tradução histopatológica desta aspiração é o de uma broncopneumonia. Como os fatores de risco para PAV persistem enquanto o paciente estiver intubado, devem ocorrer várias aspirações ao longo dos dias de VM, podendo haver múltiplos focos de broncopneumonia até mesmo com micro-organismos causadores diferentes. Esse processo fisiopatológico dificulta o diagnóstico e o tratamento adequado dos pacientes, como será descrito a seguir.

Prevenção

Considerando a patogênese atual da PAV, alguns consideram seu desenvolvimento como totalmente prevenível, e que, portanto, sua ocorrência seria uma iatrogenia. Apesar de radical, essa visão trouxe inclusive discussões de não reembolso por parte dos convênios nos EUA dos gastos associados à PAV. Porém, o conhecimento atual nos diz que riscos intrínsecos sempre existirão, a despeito do melhor conhecimento da patogênese e modo de preveni-la. Didaticamente, podem-se dividir os fatores de risco em modificáveis e não modificáveis. Entre os modificáveis, existem fatores relacionados ao manejo do paciente, como procedimentos, ventilação mecânica invasiva, dieta, entre outros e, entre os não modificáveis, fatores relacionados ao próprio paciente, como idade, comorbidades, sexo masculino, doença pulmonar crônica, entre outras. Com o intuito de prevenção, a atitude da equipe deve focar-se na diminuição dos fatores de risco modificáveis. Em geral, as medidas de prevenção

apresentam diferentes áreas de atuação, sendo as principais:

1. Reduzir a transmissão cruzada entre doentes;
2. Reduzir a chance de aspirações através do balonete do tubo endotraqueal;
3. Reduzir a colonização oral de bactérias;
4. Melhorar a eficácia do aparato mucociliar, prejudicado em doenças críticas e em pacientes sob ventilação mecânica invasiva.

Atualmente, as evidências apontam para maior benefício quando se utiliza a aplicação das medidas de prevenção da PAV sob a forma de um pacote, denominado *"bundle"*, mais eficaz que medidas aplicadas isoladamente.

Medidas clássicas de prevenção

Ventilação mecânica invasiva

Apesar de parecer óbvio, uma medida que deve ser lembrada é a própria instalação da ventilação mecânica invasiva e do procedimento de intubação. As duas em conjunto, assim como a reintubação, elevam o risco de pneumonia nosocomial em 6 a 21 vezes. Portanto, a VMI deve ser instalada somente se indicada e necessária. A ventilação mecânica não invasiva pode ser uma alternativa.

Higienização das mãos

Uma das medidas mais custo-efetivas e de fácil execução para prevenção da PAV é a higienização adequada das mãos antes e após qualquer procedimento com o doente, diminuindo assim a transmissão cruzada de patógenos e/ou sua instalação em sítios estéreis. A higienização pode ser tanto com lavagem das mãos como desinfecção com álcool gel. A Organização Mundial da Saúde (OMS) reforça que esta é a medida mais simples e eficiente na redução geral de infecções nosocomiais, e diversos estudos já comprovaram seu papel na redução da PAV.

Controle da pressão intrabalonete

Estudos *in vitro* e *in vivo* já comprovaram que manter a pressão intrabalonete entre 20-30 cmH_2O reduz a passagem do conteúdo suprabalonete para abaixo dele por efeito direto da pressão transmitida de dentro do balonete para a parede traqueal. Entretanto, estudos mostram que durante 24 horas de VMI, a pressão intrabalonete fica fora da faixa desejada mais de 60% do tempo. Diversos estudos mostraram que o método de palpação manual do balonete é extremamente impreciso. Assim, recomenda-se a checagem com manômetro pelo menos três vezes ao dia. Atualmente, com o intuito de contornar essa dificuldade, métodos contínuos de monitoramento e manutenção da pressão intra--balonete foram desenvolvidos, técnica que levou à menor taxa de microaspiração, menor carga bacteriana em lavado broncoalveolar e redução da incidência de PAV de 26% para 10%. Novos estudos são necessários nessa área, até mesmo para definir se o controle contínuo deve ser pneumático ou eletrônico.

Posicionamento do paciente

Em meados de 1990, descobriu-se que o estômago é uma fonte importante de patógenos (especialmente quando o pH gástrico é maior que 4), os quais poderiam translocar para a orofaringe, acumular-se acima do balonete, e aumentar o risco de PAV. Essa teoria apresenta fatores facilitadores bastante comuns na UTI, como uso de protetor gástrico e sondas de alimentação enteral, facilitando assim a colonização gástrica e o refluxo gastroesofágico. Desde então, após o resultado de estudos randomizados, tem-se orientado a posição de cabeceira elevada a 30-45° em detrimento da posição supina. Apesar de amplamente recomendada, estudos mostram que é difícil a manutenção do paciente nesta angulação acima da horizontal em tempo suficiente durante 24 horas na UTI. Além disso, recentemente tem-se revisto o real nível de evidência desta recomendação, e estudos experimentais têm questionado a verdadeira eficácia desta medida na prevenção da PAV, conforme discutido a seguir.

Descontaminação seletiva do trato digestivo

Com o intuito de diminuir a colonização da via aérea alta, objetiva-se diminuir a colonização bacteriana em cavidade oral e trato digestivo. Para isso, utilizam-se antissépticos orais e antibióticos não absorvíveis, com uso ou não de antibióticos sistêmicos. O uso sistêmico de antibióticos profiláticos para prevenção da PAV não apresenta evidência consolidada na literatura atual, porém está claro que os efeitos da medida e seus riscos estão relacionados com o perfil dos patógenos de cada unidade, sendo maior o risco em unidades com alta incidência de micro-organismos resistentes.

Em contrapartida, a descontaminação seletiva da cavidade oral com clorexidina, é bastante implementada e se mostra eficaz. Ainda restam duvidas sobre como a limpeza da cavidade oral deve ser realizada, como qual concentração, tempo de aplicação e frequência do uso de clorexidina. Novos estudos ainda sem conclusão têm sido realizados com o intuito de diminuir especificamente a colonização da placa dental através de medidas como a escovação dental ativa dos pacientes.

Local da via aérea artificial

A traqueostomia durante tempos foi uma medida considerada efetiva na prevenção da PAV. Entretanto, nos últimos anos e com estudos de melhor qualidade, essa medida mostrou-se ineficaz. Portanto, a traqueostomia não está indicada para prevenção da PAV.

Recomenda-se evitar a intubação nasotraqueal, com o intuito de diminuir a incidência de sinusite e consequentemente de PAV, apesar de não haver evidência na literatura clara associação causal entre sinusite e PAV.

Fisioterapia respiratória

Amplamente empregada, a fisioterapia respiratória pode diminuir a incidência de PAV. A atuação do fisioterapeuta começa desde a fixação correta do tubo, aspiração endotraqueal, mobilização de muco e desmame. Novos estudos estão sendo conduzidos para melhor aplicar as técnicas fisioterápicas, inclusive com o intuito de melhora no desempenho do clareamento mucociliar. Também amplamente estudada é se a aspiração deve ser realizada com circuito fechado ou aberto. Apesar de lógico, diversos estudos randomizados e metanálises não mostraram superioridade da aspiração em circuito fechado em relação ao aberto. Talvez em ambientes com alta incidência PAV e de micro-organismos resistentes, a aspiração fechada possa ser uma medida custo-efetiva.

Troca de circuitos e umidificação

Medidas amplamente estudadas, a troca de circuitos e a umidificação ainda são discutidas na literatura quanto à sua eficácia. Quanto à umidificação, a maioria dos estudos randomizados e metanálises não mostrou benefício do trocador de umidade e calor (HME, do inglês *Heat Moisture Exchanger*) em relação à umidificação ativa. Em uma minoria de estudos, o HME foi superior na prevenção da PAV, principalmente em pacientes que necessitaram de VMI por mais de 5 dias. Como a custo-efetividade do HME é superior à umidificação ativa, alguns consensos recomendam o HME, porém sem forte evidência de superioridade. As trocas de circuitos, os quais acumulam líquidos e são altamente colonizados, também já foi matéria de debate. A troca periódica e programada dos circuitos não se mostrou benéfica na redução da PAV, nem mesmo na diminuição de custos. Hoje o consenso é somente realizar a troca dos circuitos quando se visualize sujeira ou dano. É muito importante ter o cuidado, quando do manejo dos circuitos, de evitar o retorno do condensado em direção à via aérea do paciente.

Dieta e protetores gástricos

Apesar da fundamentação que a dieta enteral aumenta o risco de aspiração e consequentemente o risco de PAV, o uso de dieta enteral deve sempre ser a prioridade em relação à dieta parenteral. Não há recomendação quanto ao calibre da sonda enteral, nem se a administração deve ser contínua ou intermitente. Há um princípio fisiológico para uso da sonda em posição pós-pilórica, com o intuito de reduzir o risco de aspiração, porém não há evidência na literatura para recomendar tal procedimento. Na literatura atual, a monitorização do resíduo gástrico também é controversa no sentido de prevenir PAV. Quanto aos protetores gástricos, apesar de muito estudados em relação ao risco de PAV, a recomendação atual é de somente instituir proteção gástrica em pacientes com alto risco de sangramento gastrointestinal.

Medidas novas de prevenção

Cânulas com aspiração subglótica

Cânulas de aspiração subglótica apresentam a capacidade de aspirar o conteúdo suprabalonete e assim, retirar o substrato para microaspirações. Essa aspiração pode ser tanto contínua quanto intermitente. Diversos estudos randomizados foram realizados e uma metanálise incluindo 13 estudos mostrou ser essa uma medida eficaz na prevenção da PAV. A aspiração subglótica é comprovadamente eficaz mesmo em ambientes de baixa incidência de PAV, mas resta dúvida se é capaz de reduzir

somente PAVs precoces ou também as tardias. Existem receios, entretanto, quanto à sua segurança, pois estudos experimentais e relatos na literatura mostraram casos com dano traqueal importante. Sendo assim, necessitamos de mais estudos de segurança desta medida.

Cânulas revestidas e dispositivos de retirada de biofilme

São medidas que atuam na formação do biofilme dentro do tubo endotraqueal. Somente um estudo clínico testou cânulas revestidas de prata comparadas com cânulas convencionais: cânulas revestidas de prata diminuíram a incidência de PAV de 7,5% para 4,8%. Porém, este único estudo apresentou uma mediana de dias de ventilação de somente 3 dias, e o grupo de pacientes que usou a cânula com prata e não desenvolveu pneumonia apresentou maior mortalidade. Removedores mecânicos do biofilme estão sendo desenvolvidos e alguns já foram testados em pacientes, em estudos de fase I e II. Esses removedores são aparentemente efetivos na remoção do biofilme e na diminuição da colonização, não apresentando efeitos adversos. Futuros estudos são necessários para a implementação clínica desses dispositivos.

Balonetes modificados

Atualmente, novos balonetes foram desenvolvidos com o intuito de melhorar a eficácia na prevenção da microaspiração. A grande maioria é composta por balonetes de alto volume e baixa pressão, em contraste aos balonetes antigos de baixo volume e alta pressão, que apresentavam maior risco do que benefícios, frente à lesão traqueal causada. Originalmente, os tubos de alto volume e baixa pressão foram constituídos de formato cilíndrico e constituídos de polivinilcloreto (PVC). Após novos estudos, têm-se produzido tubos com novos formatos e materiais. Dentre os novos formatos, o mais promissor é o balonete chamado *taper*, no qual em determinada altura do balonete, o diâmetro do mesmo se iguala ao diâmetro da traqueia, atingindo quase 100% de vedação. Ainda com poucos estudos clínicos, este tipo de balonete parece promissor. Por outro lado, balonetes de materiais diferentes foram desenvolvidos. O mais atraente e já empregado clinicamente é o balonete feito de poliuretano. Este balonete tem sua membrana 10 vezes mais fina que o

PVC, sendo melhor acoplado na traqueia e permitindo menor formação de canais através do balonete e, assim, menos microaspirações. Tem como desvantagem o preço. Ainda experimentais, balonetes de lycra e silicone foram produzidos e apresentaram bom desempenho, e em breve estarão disponíveis para testes clínicos.

Posicionamento

Estudos experimentais mostraram que grande parte da microaspiração, a grande vilã na patogênese da PAV, ocorre peloo efeito da gravidade. Estudos observaram que, em pacientes intubados sob pressão positiva e com a cabeceira elevada a 30° acima da horizontal, o aparelho mucociliar tem sua capacidade reduzida, apresentando deslocamento do muco em direção ao parênquima pulmonar, e não em direção à traqueia como deveria ocorrer. Baseados neste achado, novos estudos foram conduzidos para testar outros posicionamentos do paciente. Em neonatos, a posição lateral e discretamente abaixo da horizontal (5 graus) apresentou menor incidência de PAV. Em adultos, a rotação lateral periódica também pode reduzir as microaspirações e é segura. Acredita-se que essa medida tenha maior benefício nos primeiros dias de UTI, quando o paciente encontra-se sob sedação mais profunda, com ausência de reflexo de tosse e sua doença crítica na fase mais aguda. Um estudo também sugeriu que a posição prona seria também associada à diminuição do risco de PAV. Novos estudos estão sendo conduzidos e podem mudar a rotina do posicionamento dos pacientes críticos.

Uso de probióticos

Com o intuito de modular a resposta imunológica e também restabelecer a flora bacteriana intestinal, o uso de probióticos foi estudado na prevenção de PAV. Apesar de pouco implementado, estudos de revisão sistemática e metanálise demonstraram segurança e diminuição da incidência de PAV, porém sem evidência em desfechos como dias de ventilação mecânica e mortalidade.

Corticosteroide sistêmico em trauma

Doentes com trauma cranioencefálico ou politrauma apresentam incidência elevada de PAV em comparação com outras subpopulações na UTI. Um único estudo randomizado, controlado e duplo-cego testou o uso de doses de estresse de hidrocortisona em pacientes com trauma para prevenção da PAV. Esta medida reduziu a incidência de PAV nesta população, porém necessita de maior evidência, devido aos riscos associados ao uso de corticosteroide sistêmico.

Ajuste nos parâmetros do ventilador

Apesar de fisicamente plausível, somente recentemente evidenciou-se o papel da PEEP na prevenção da PAV. Exercendo uma pressão direta contra a força gravitacional exercida sob a secreção suprabalonete, o uso de PEEP mais elevadas é comprovadamente uma medida, tanto in vitro como em estudo clínico randomizado, capaz de diminuir o risco de microaspiração. Seu valor ideal não é estabelecido, porém sabe-se que em ZEEP (PEEP igual a zero) o risco de PAV é maior. Novas evidências têm surgido quanto a possíveis ajustes no ventilador com o intuito de ajudar o aparelho mucociliar do paciente na propulsão de secreção e evitar, assim, o desenvolvimento da PAV. O fundamento mais empregado, já provado em estudos in vitro e em animais, é o aumento da diferença entre o fluxo expirado e inspirado, fazendo com que um dos parâmetros fundamentais para a melhora do clareamento mucociliar seja o pico de fluxo expiratório. Estudos de segurança e eficácia em doentes clínicos são necessários para a implantação e teste desta medida.

Solução salina antes de aspiração endotraqueal

Avaliou-se a instilação de solução salina (NaCl 0,9%) comparado com água em um estudo randomizado com o intuito de melhorar a eficácia da aspiração de vias aéreas. O mecanismo pelo qual a solução salina poderia ser benéfico é através da retirada mais eficiente do biofilme do tubo e estímulo à tosse do paciente. Neste estudo, o grupo que recebeu solução salina apresentou menor incidência de PAV microbiológica (23,5% vs. 10,8%, p = 0.008). Novos estudos precisam ser realizados para que a ampla aplicação dessa medida possa ser preconizada.

Sedação, despertar e desmame

Com o intuito claro de diminuir o tempo de exposição à ventilação mecânica invasiva e consequentemente o risco de PAV, estudos recentes demonstraram que protocolos de menor sedação no paciente crítico apresentam alguns benefícios clínicos. Esses protocolos habitualmente são constituídos por despertar diário ou prática de não sedação, associados à aplicação de testes de respiração espontânea como rastreamento para desmame da ventilação mecânica. Essas medidas são capazes de reduzir dias de ventilação mecânica, tempo de internação em UTI e de internação hospitalar. O impacto desses protocolos na incidência de PAV não foi bem estudado, e apenas um estudo demonstrou benefício em termos de redução de PAV. Entretanto, considerando a fisiopatologia da PAV, não é necessária evidência clássica na literatura para sua recomendação na prevenção da PAV, visto que extubação precoce e manutenção de nível neurológico adequado estão diretamente relacionados ao menor risco de desenvolvimento da PAV.

Estratégia diagnóstica

O diagnóstico da PAV é um dos temas mais controversos e debatidos na literatura atual. Como não há um diagnóstico padrão-ouro, muitos métodos já foram descritos, porém todos com falhas na acurácia. Para contornar este problema, pode-se lançar mão de três caminhos: 1 – Estratégia CLÍNICA; 2 – Estratégia MICROBIOLÓGICA e 3 – Estratégia MISTA (combinando as duas anteriores, Figura 23.1).

Tanto a estratégia clínica (Figura 23.1) quanto a microbiológica apresentam resultados falsos negativos e falsos positivos. A acurácia das estratégias depende das técnicas empregadas, do uso prévio de antibióticos, e da população estudada, sendo mais difícil em pacientes com SDRA, queimados ou trauma. A literatura atual indica que, para um manejo adequado, a equipe assistente deve combinar as duas estratégias.

Quanto à estratégia microbiológica, a dificuldade se estabelece em diferenciar a colonização das vias aéreas inferiores de infecção. Muito se debate se a amostra da secreção respiratória deva ser realizada de modo invasivo com lavado broncoalveolar, escovado protegido ou minilavado, ou de modo não invasivo através de aspirado traqueal. Apenas um estudo randomizado indicou que o manejo invasivo pode melhorar a sobrevida em curto prazo. Outros indicam que a estratégia invasiva pode diminuir o uso e o tempo de exposição à antibioticoterapia instituída. Também é motivo de dúvida se as culturas devem ser semiquantitativas ou quantitativas. Se quantitativas, valores de corte preestabelecidos devem ser utilizados. Outras formas de diagnóstico etiológico provêm de hemoculturas, visto que aproximadamente 35% das PAVs apresentam bacteremia, e de punção de derrame pleural associado. A coleta de toda amostra biológica, se possível antes da instituição de novo antibiótico, deve ser encaminhada rapidamente ao laboratório de microbiologia. Já é estabelecido que a instituição de culturas de vigilância, ou seja, quando não há suspeita clínica de PAV, não deve ser realizada.

O uso de biomarcadores no auxílio diagnóstico apresenta achados otimistas, porém sem critérios estabelecidos para aplicabilidade clínica. Dentre os marcadores séricos, existem a proteína-C-reativa (PCR) e a procalcitonina (PCT). O acompanhamento da tendência dos valores destes marcadores em doentes sob ventilação mecânica foi útil no auxílio diagnóstico de PAV, sendo a PCR mais sensível e a PCT mais específica. Na análise do lavado broncoalveolar, o marcador mais promissor, porém de difícil aplicabilidade à beira do leito, é o s-TREM-1. Possivelmente em pacientes com diagnóstico mais difícil, como em doentes com SDRA, o uso destes biomarcadores seja mais indicado.

Tratamento

O tratamento antimicrobiano da PAV deve ser realizado precocemente e a escolha do antibiótico deve ser baseada principalmente no perfil dos patógenos encontrados em cada unidade. O bom uso dos "guidelines" pode ajudar na escolha dos antibióticos empíricos iniciais. No geral, a colonização das vias aéreas superiores e inferiores tende a apresentar predominância de patógenos hospitalares após 5 dias de internação hospitalar, e por isso classificamos a PAV em precoce, quando ocorre nos primeiros 5 dias de internação, e tardia, que ocorre após 5 dias de internação.

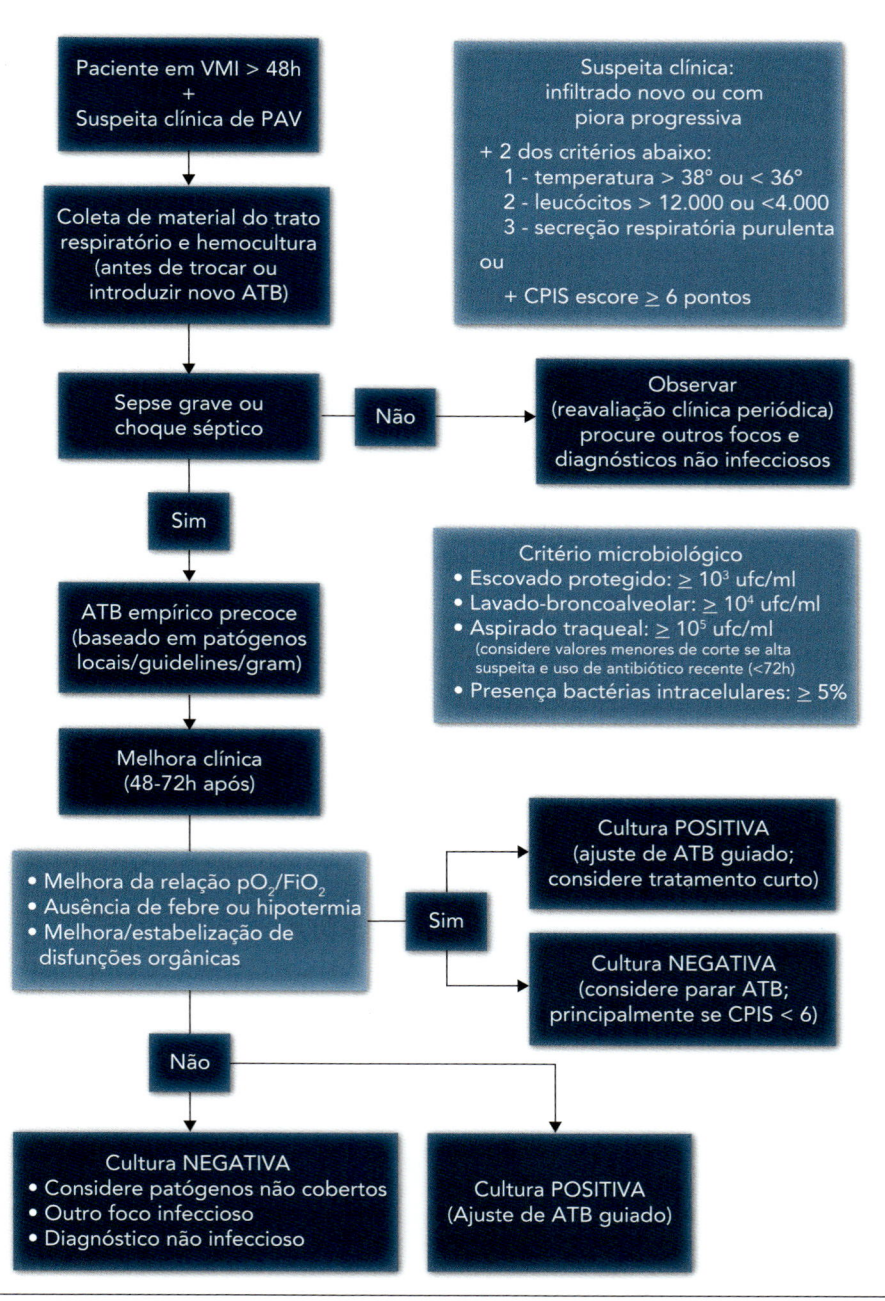

■ Figura 23.1 Estratégia mista para diagnóstico de PAV. VMI = ventilação mecânica invasiva. Infiltrado significa infiltrado ao RX de tórax. UFC = unidades formadoras de colônias. PaO_2 = pressão arterial de oxigênio. FIO_2 = fração inspirada de oxigênio. ATB = antibioticoterapia. CPIS = *Clinical Pulmonary Infection Score*.

O uso de terapia combinada para alguns patógenos, como bacilos gram-negativos não fermentadores (*P. aeruginosa/Acinetobacter* sp.), parece não apresentar diferença em desfechos clínicos como mortalidade. Também não há evidências concretas para a utilização de terapia estendida para 14 dias, ao invés de 7 dias, para estes patógenos. Dependendo do perfil microbiológico da unidade, e em situações clínicas específicas, a terapia estendida pode ter benefício.

Quanto às novidades no tratamento da PAV, existe o tratamento antimicrobiano guiado por detecção de PCR/marcadores gênicos de patógenos e a utilização de antibióticos inalatórios (Figura 23.1).

Avaliação da resposta terapêutica e falha de tratamento

Um tema pouco estudado é como avaliar se houve resposta adequada ou falha do tratamento do paciente crítico com PAV. Sendo doença infecciosa, um dos paradigmas para definir resposta completa ao tratamento antimicrobiano é a erradicação microbiológica pulmonar. Outro foco de atenção seria o uso de critérios estabelecidos para pacientes com Pneumonia de Comunidade, baseados em critérios clínicos e radiológicos. Porém, devido às suas peculiaridades, nenhum dos possíveis desfechos citados anteriormente se aplica muito bem à PAV. Como descrito, a via aérea de pacientes sob ventilação mecânica apresenta alta taxa de colonização; assim, manter o objetivo de erradicação microbiológica fica sem parâmetro real de normalidade. Além disso, aproximadamente 30% a 40% das PAVs clinicamente suspeitas apresentam culturas de via aérea negativas, e 10% a 15% delas apresentam pneumonia bacteriana no exame anatomopatológico. Por outro lado, como os pacientes com PAV costumeiramente apresentam outros motivos para febre, taquicardia e manutenção do infiltrado radiológico, os critérios clínicos de estabilidade clínica e a resposta ao tratamento ficam difíceis de serem estabelecidos. Considerando essas limitações, a literatura sugere que 50% a 60% dos pacientes com PAV apresentem falha de tratamento.

Um estudo descreveu a história natural da PAV em uma coorte de pacientes com tratamento antimicrobiano adequado. Observou-se que o tempo gasto para a normalização da febre, hipoxemia, leucocitose e cultura de secreção traqueal em conjunto foi em média 9 dias, porém podendo estender-se até 17 dias. Observou-se tempo médio de resolução da febre de 5 dias, da hipoxemia de 6 dias, da leucocitose de 8 dias e de negativação das culturas de 10 dias.

Critérios microbiológicos

Segundo a literatura atual, um evento de recorrência da PAV acontece quando aparecem novos sinais clínicos compatíveis com pneumonia, confirmados por microbiologia. A recorrência inclui três possibilidades: 1 – Persistência: a mesma infecção causada pelo mesmo patógeno inicial; 2 – Recidiva: erradicação atingida com tratamento antimicrobiano, porém nova cultura positiva e 3 – Superinfecção: identificação de outro patógeno.

Critério radiológico

Assim como na pneumonia de comunidade, na PAV, o uso de critérios radiológicos baseados na radiografia de tórax é limitado tanto pela interferência de outras condições clínicas, como edema pulmonar, quanto pela qualidade da radiografia na UTI. A radiografia de tórax pode ajudar a identificação de ausência de resposta. Por exemplo, o aparecimento de cavitações, complicações e piora em 50% do envolvimento pulmonar é fator de piora importante e critério de ausência de resposta. É descrito uma piora discreta nas primeiras 24 horas, encontrada principalmente em doentes bacterêmicos e/ou infectados por patógenos com alta virulência.

Estudos tomográficos e ultrassonográficos da evolução da PAV são raros. Recentemente, em uma pequena coorte de pacientes com PAV inicialmente tratados adequadamente, utilizou-se a ultrassonografia de tórax como medida de resposta terapêutica. Os autores conseguiram estabelecer critérios de melhora na aeração pulmonar com melhora clínica. Novos estudos são necessários nesta área.

Critério clínico

O uso de qualquer critério clínico isolado não é capaz de marcar falha terapêutica ou resposta adequada. Claramente, se o paciente apresentou choque séptico ou disfunção orgânica grave associada ao decorrer do tratamento da PAV, esse é um critério de falha terapêutica. Apesar de esquecido no contexto complexo da PAV, a literatura atual sinaliza para a PaO_2/FiO_2 como o marcador mais fidedigno para resposta terapêutica e melhora do pacientes. A melhora deste marcador também apresenta correlação com erradicação microbiológica.

Dois estudos mostraram que o uso do CPIS, um escore que inclui principalmente critérios clínicos e radiológicos, é bom marcador de resposta ao tratamento. O que se notou foi que a reavaliação do CPIS no dia 3 e dia 5 do tratamento antimicrobiano serve de guia para melhora do paciente com PAV.

Biomarcadores

Os biomarcadores mais estudados em PAV são a PCR e a PCT. Ambas são fatores prognósticos e marcadores de resposta ao tratamento, sendo que a PCR também foi associada à carga bacteriana de pacientes com PAV. Já a PCT demonstrou melhores resultados quanto à avaliação de resposta ao tratamento. Níveis baixos de PCT apresentam alto valor preditivo negativo, correlacionando-se com cura clínica. Já níveis elevados necessitam de maior investigação, sendo relacionados à superinfecção, recidiva ou infecção em outro sítio que não o pulmonar. A PCT talvez possa indicar pacientes que se beneficiem do tratamento de 7 dias em relação ao tratamento estendido, porém estudos são necessários para demonstrar a eficácia e segurança dessa estratégia. Novos biomarcadores, como a pró-adrenomedulina, estão sob estudo.

De modo geral, espera-se 48 a 72 horas para uma reavaliação adequada e discernimento se o paciente necessita de ampliação terapêutica ou não. Neste momento, provavelmente o médico terá em mãos o resultado da cultura pulmonar, e a reavaliação é necessária. Os consensos recomendam não mudar o esquema terapêutico inicial até 48h do tratamento e/ou resultado de cultura.

Conclusão

A pneumonia associada à ventilação mecânica é um evento comum e associado a maior morbimortalidade em pacientes críticos, com mortalidade atribuível de aproximadamente 10%. A PAV pode ser prevenida, e uma série de medidas simples e baratas, geralmente aplicadas na forma de pacote, ou *bundle*, são efetivas na redução de sua incidência

O diagnóstico e tratamento da PAV são grandes desafios para a equipe da UTI e novos métodos de diagnóstico e avaliação da resposta ao tratamento são necessários.

Literatura recomendada

1. American Thoracic Society; Infectious Diseases Society of America. Guidelines for the management of adults with hospital-acquired, ventilator-associated, and healthcare-associated pneumonia. Am J Respir Crit Care Med 2005 Feb 15; 171(4):388-416.
2. Bekaert M, Timsit JF, Vansteelandt S, Depuydt P, Vésin A, et al. Attributable mortality of ventilator-associated pneumonia: a reappraisal using causal analysis. Am J Respir Crit Care Med 2011; 184(10):1133-9.
3. Bouadma L, Wolff M, Lucet JC. Ventilator-associated pneumonia and its prevention. Curr Opin Infect Dis 2012; 25(4):395-404.
4. Chastre J, Fagon JY. Ventilator-associated pneumonia. Am J Respir Crit Care Med 2002 Apr 1; 165(7):867-903. Review.
5. Ioanas M, Ferrer M, Cavalcanti M, Ferrer R, Ewig S, Filella X, et al. Causes and predictors of non-response to treatment of the ICU-acquired pneumonia. Crit Care Med 2004; 32:938-45.
6. Kollef MH, Shorr A, Tabak YP, Gupta V, Liu LZ, Johannes RS. Epidemiology and outcomes of health-care-associated pneumonia: results from a large US database of culture-positive pneumonia. Chest 2005; 128(6):3854-62.
7. Li Bassi G, Ferrer M, Ranzani OT, Marti JD, Berra L, Fernandez L, et al. Prevention of VAP: role of the artificial airway, body position and setting the ventilator. European Respiratory Monograph: New Developments in Mechanical Ventilation 2012; 52:153-68.
8. Ventilator associated pneumonia. Centers for disease control and prevention. http://www.cdc.gov/HAI/vap/vap.html
9. Wunderink RG. Surrogate Markers and Microbiologic End Points. Clin Infect Dis 2010; 51(Supplement 1):S126-S130.

24

Complicações da Ventilação Mecânica

■ Sérgio Eduardo Demarzo

DESTAQUES

■ As alterações laríngeas são as mais frequentemente encontradas como complicação da intubação.

■ A intubação seletiva ocorre mais frequentemente em pacientes do sexo feminino e de baixa estatura.

■ O exame físico, através de ausculta e verificação da expansibilidade torácica, não garante totalmente o correto posicionamento do tubo na traqueia.

■ O teste de vazamento de ar do balonete é sensível em predizer a presença de estridor pós-extubação.

■ A laringotraqueobroncoscopia é o padrão ouro para avaliar alterações laríngeas e traqueais secundárias à intubação traqueal.

OBJETIVOS

■ Conhecer os tipos de complicações da ventilação mecânica relacionadas à via aérea, incidência e como identificá-las.

Definições

Podemos dividir as complicações da intubação traqueal nas vias aéreas de acordo com vários critérios, como por exemplo: topográfico, de acordo com o local da via aérea afetado; frequência, se evento raro ou mais incidente; gravidade, dependendo do potencial de morbidade; cronologicamente, considerando o momento em que o evento ocorreu, ou ainda de uma maneira mista.

Optamos por dividir as complicações da intubação traqueal em três grupos: as que ocorrem durante o procedimento de intubação, enquanto o tubo estiver em sua posição ou aquelas que advêm após o evento de extubação (Tabela 24.1).

A exata incidência destas complicações é difícil de ser determinada, variando nas diversas publicações e por volta de 10%. Fatores implicados na etiologia destas complicações incluem o tamanho do tubo empregado, material do tubo e do balonete (*cuff*), trauma durante o procedimento de intubação traqueal, tempo de duração do procedimento de intubação, além do estado nutricional, hemodinâmico e metabólico do paciente.

Tabela 24.1 Complicações da intubação.

Durante o procedimento	Permanência do tubo traqueal (TT)	Pós-extubação
■ Trauma dentário	■ Oclusão do tubo endotraqueal (TET)	■ Estridor e edema de laringe
■ Trauma laríngeo	■ Aspiração/pneumonia	■ Granuloma de prega vocal
■ Laceração traqueal	■ Edema de laringe	■ Ulceração de prega vocal
■ Intubação seletiva	■ Erosão/ulceração de laringe	■ Paralisia de prega vocal
■ Intubação esofágica	■ Granuloma de prega vocal	■ Estenose de traqueia
■ Aspiração	■ Ulceração	■ Estenose de subglote
	■ Fístula traqueoesofágica (TE)	■ Sinéquias

Complicações durante a passagem do tubo traqueal

No ato da intubação, as complicações podem ser decorrentes de trauma direto, que pode acontecer em qualquer local da via aérea ou face; ou também em respostas fisiológicas ao procedimento e/ou medicações empregadas. Martin *et al.*, avaliando 3.423 intubações de emergência, encontraram que 10,3% dos procedimentos foram realizados com dificuldade e a incidência de complicações foi de 4,2%, sendo aspiração e intubação esofágica as mais frequentes. Mort *et al.*, revendo 2.833 intubações de emergência, encontraram hipoxemia, intubação esofágica e aspiração como complicações mais frequentes, com risco relativo mais elevado quando mais do que duas tentativas de intubação eram realizadas.

Lesões secundárias a trauma direto

a) **Trauma ou avulsão dentária:** apresenta baixa incidência, entre 0,06% e 0,6%. Geralmente acontece nos dentes incisivos superiores e em pacientes com desnutrição e dentição em estado de conservação inadequado, em procedimentos de urgência ou que se emprega força em demasia. Eventualmente ocorre avulsão dentária com risco de aspiração para traqueia. A laceração labial ou de língua são mais frequentes, mas com risco de complicação menor;

b) **Trauma laríngeo:** pode se manifestar como lacerações na laringe, subluxação de arite-

noide ou hematoma de prega vocal, com incidência de aproximadamente 6%, ocorrendo geralmente associado a tamanhos de tubo traqueal (TT) maiores e intubação nasotraqueal. Destas manifestações, a mais frequente é a presença de hematoma de prega vocal ocorrendo em 4% a 5% das intubações. Geralmente ocorre na prega vocal esquerda, pois a passagem do TT é realizada pela mão direita do operador (movimento da direita para a esquerda).

c) **Laceração traqueal:** apresenta incidência muito baixa, mas é potencialmente fatal. Geralmente acontece na parede posterior da traqueia, devido ao uso de TT desproporcionalmente mais calibroso e às vezes devido ao emprego de fio-guia exteriorizado ao TT. Ocorre em procedimentos difíceis, em que múltiplas e vigorosas tentativas são empregadas. Suspeita-se deste tipo de lesão quando, após o procedimento de intubação e conexão ao ventilador mecânico, encontra-se enfisema de subcutâneo na região cervical ou torácica. Ocasionalmente associa-se pneumomediastino e/ou pneumotórax na radiografia de tórax. O diagnóstico é feito com auxílio da broncoscopia, que visualiza ruptura da parede, geralmente linear e com extensão de alguns centímetros. Se a laceração não for extensa, pode-se optar por tratamento conservador, mas dependendo do caso, localização e extensão, a abordagem cirúrgica está indicada (Figura 24.1).

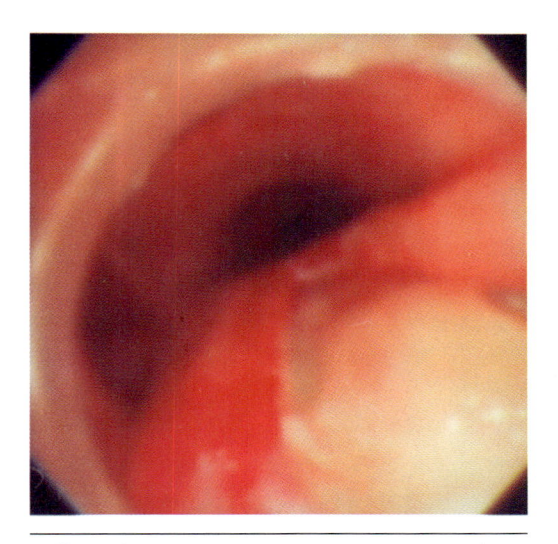

■ **Figura 24.1** Visão endoscópica mostrando laceração longitudinal em parede posterior da traqueia.

d) Intubação seletiva: a extremidade distal do TT deve posicionar-se na traqueia entre 2 e 6 cm acima da carina principal, o que corresponde à marcação entre 18 e 24 cm da cânula nos dentes incisivos superiores. A posição da cabeça do paciente pode interferir no adequado posicionamento dos TT. Com a extensão cervical, a extremidade do TT se afasta da carina e com flexão cervical, se aproxima. A incidência de posicionamento inadequado do TT varia de 10% a 25%. Schwartz *et al.* avaliaram 297

procedimentos de intubação de emergência através de controle radiológico após o procedimento e observaram posicionamento inadequado do TT em 42 pacientes (15,5%); sendo mais frequentemente em mulheres (61,9% *vs.* 38,1%, p < 0,01) e com extremidade distal do TT locada a menos de 2 cm da carina em 78,6% destes casos. Utiliza-se, obrigatoriamente, radiografia de tórax para verificar o correto posicionamento do TT (Figuras 24.2 e 24.3).

Outras complicações

Os efeitos da manipulação da via aérea podem ser variáveis e incluem: reflexo de fechamento do espaço glótico (laringoespasmo), edema pulmonar, broncoespasmo, intubação esofágica, aspiração de conteúdo gástrico, hipertensão ou hipotensão, taquicardia, arritmias, isquemia miocárdica e aumento da pressão intracraniana.

A visão direta do tubo passando pelas pregas vocais e a capnografia são os melhores métodos para o correto diagnóstico da intubação traqueal. Outras possibilidades para diagnóstico de intubação traqueal são a visualização da expansão pulmonar, a ausculta e o uso da broncoscopia.

O exame físico, através da expansão e ausculta pulmonar, é insuficiente para determinar o correto posicionamento do tubo dentro da traqueia. A ausculta da região epigástrica sugerindo borbulhamento sugere intubação do esôfago.

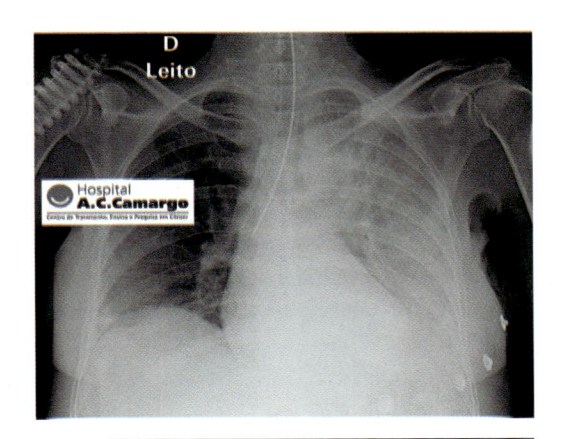

■ **Figura 24.2** Radiografia de tórax mostrando tubo traqueal seletivo em brônquio fonte direito com atelectasia de pulmão esquerdo.

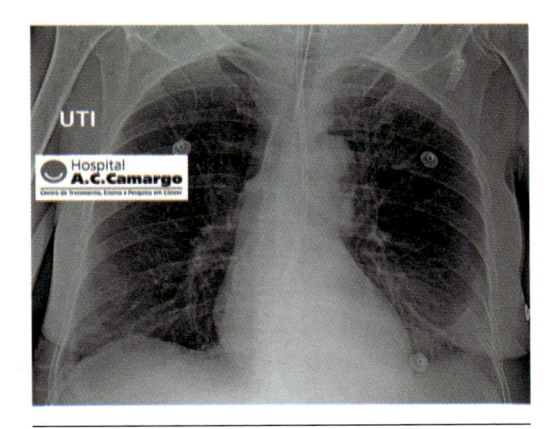

■ **Figura 24.3** Radiografia de tórax de controle após tracionar tubo traqueal, corretamente posicionado distando 5 cm da carina principal.

A intubação esofágica e aspiração de conteúdo gástrico são mais frequentes na via aérea difícil (classificação de Mallampati III ou IV), procedimentos de emergência ou quando múltiplas tentativas são realizadas (mais que 2 tentativas).

Geralmente, após o procedimento de intubação, inicia-se a confirmação da intubação pela ausculta da região epigástrica e a seguir nas regiões torácicas superiores. A presença de murmúrio vesicular bilateralmente não é suficiente para o correto diagnóstico de posicionamento traqueal do tubo, pois pode ocorrer transmissão do som de um hemitórax para o outro. O tubo pode estar, por exemplo, na entrada do brônquio fonte direito e ocorrer ventilação para o lado esquerdo através da passagem de ar pelo orifício de ventilação lateral do tubo ("olho de Murphy") (Figura 24.4).

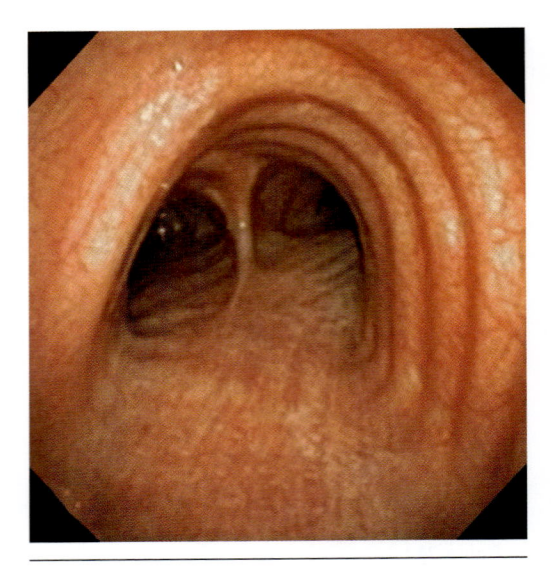

■ **Figura 24.5** Visão endoscópica mostrando a carina principal e brônquios principais.

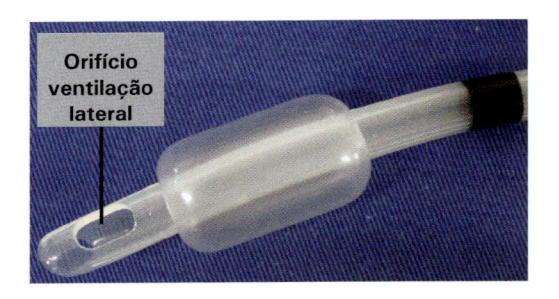

■ **Figura 24.4** Tubo traqueal com balonete de alto volume e baixa pressão com orifício de ventilação lateral (olho de Murphy).

A intubação traqueal com o auxílio de um broncofibroscópio permite visualização direta da traqueia e brônquios-fonte durante a intubação e é uma alternativa viável em pacientes com via aérea difícil, anatomia distorcida ou obesidade mórbida. Usando-se este método é possível, de maneira precisa, determinar o posicionamento do TT, dispensando a confirmação por radiografia de controle. No entanto, requer a presença de um médico especialista para realização do procedimento (Figura 24.5).

Complicações secundárias à permanência do tubo traqueal

As alterações laríngeas decorrentes da permanência do TT podem se apresentar desde edema ou eritema da mucosa até presença de ulcerações e formação de tecido de granulação, dependendo do tempo de permanência do TT.

Na região glótica, observa-se erosões ou ulcerações geralmente no terço posterior das pregas vocais com elevada incidência, variando de 51% a 94%. Estão relacionadas à pressão aplicada pelo tubo sobre a mucosa. Como fatores de risco têm-se sexo feminino e tempo de permanência do TT. Pode ocorrer a formação de tecido de granulação (granuloma) na área correspondente à reparação desta mucosa. Clinicamente aparece, após a extubação, como rouquidão com duração maior que 7 a 10 dias. O diagnóstico é feito pela laringoscopia (Figura 24.6).

A ruptura da traqueia com fístula traqueoesofágica constitui lesão rara da intubação. Ocorre devido à necrose por compressão da parede posterior da traqueia, geralmente na área em que o balonete do TT, geralmente hiperinsuflado, entra em atrito com a sonda que está no esôfago (geralmente sonda nasogástrica, que é de material mais rígido). Suspeita-se do diagnóstico quando, com frequência, ocorre a perda de capacidade de o balão vedar adequadamente (sem vazamentos) a via aérea. Outros sinais podem ser tosse após deglutição ou presença de conteúdo alimentar no aspirado traqueal (Figura 24.7).

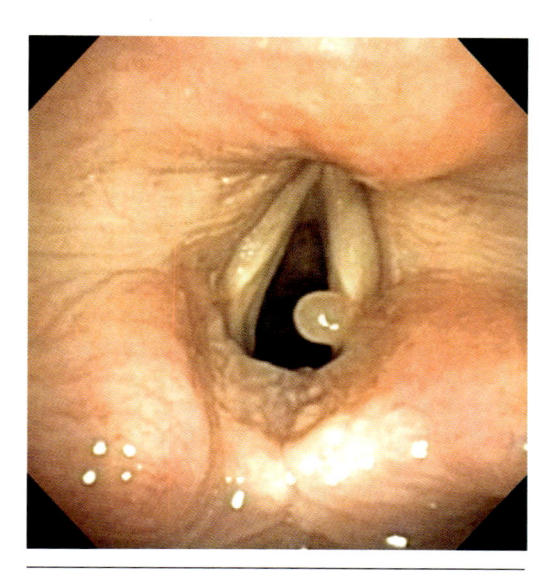

■ **Figura 24.6** Visão endoscópica mostrando tecido de granulação (granuloma) no terço posterior da prega vocal direita.

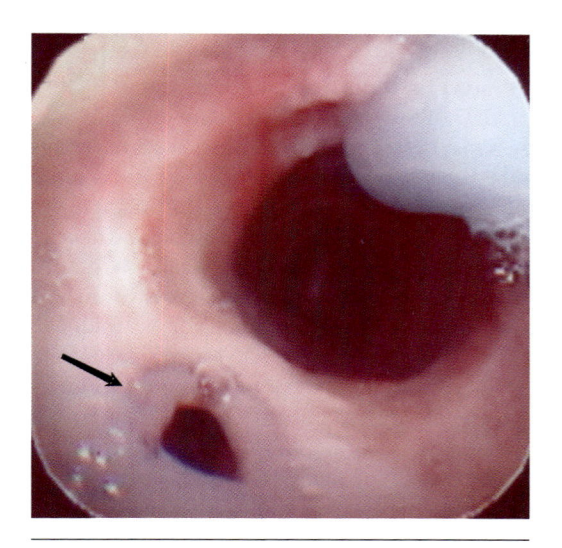

■ **Figura 24.7** Visão endoscópica mostrando orifício de fístula traqueoesofágica.

O tratamento da fístula traqueoesofágica é difícil e alguns pontos são controversos, pois devido à baixa frequência não existem estudos que avaliem um grande número de pacientes. Medidas úteis, além do reparo cirúrgico, são: posicionar o *cuff* da cânula distalmente ao orifício da fístula; realizar gastrostomia para suporte nutricional e derivação do trânsito esofágico (faringostomia) para evitar acúmulo de secreção no esôfago proximal à fístula. Não há evidências de fechamento espontâneo deste tipo de fístula, sendo a mortalidade dos casos não operados de 100%. O momento do reparo cirúrgico tem grande importância no tratamento dos casos de fístula traqueoesofágica, sendo que alguns autores preferem a correção precoce da fístula, com o paciente ainda em ventilação mecânica. O tratamento cirúrgico envolve a derivação esofágica e a confecção de retalhos usando músculo ou pleura em aposição ao orifício de fístula para bloqueio do mesmo. Recentemente, dispositivos endoscópicos, como a prótese GORE-Helex®, têm sido usados para correção de fístulas traqueoesofágicas.

Complicações após a extubação

Alterações laríngeas

A presença de edema de laringe é uma situação que, em alguns grupos de pacientes, é encontrada frequentemente. Possui elevada morbidade devido ao potencial de obstrução da via aérea após a extubação. Chung *et al.*, avaliando 95 pacientes que foram submetidos à traqueostomia percutânea por dilatação, encontraram 36,8% de edema de laringe e observou incidência maior em pacientes do sexo feminino (50% *vs* 30%), mas sem outro fator de risco. Outros autores relatam como fatores

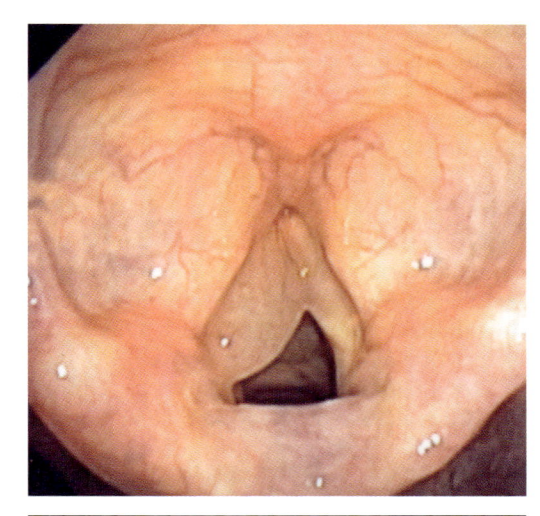

■ **Figura 24.8** Visão endoscópica mostrando edema frouxo mais intenso em prega vocal esquerda.

de risco o tempo de ventiação mecânica e o uso de TT desproporcionalmente maiores em relação à altura do paciente.

Recentemente, o uso do teste de vazamento de ar do balonete (*cuff leak test*), vem sendo usado em muitas unidades de terapia intensiva para predizer a falência de extubação consequente à obstrução de via aérea superior. É um teste não invasivo e facilmente realizado à beira do leito, realizado da seguinte maneira: inicialmente é feita a aspiração de secreção traqueal e da cavidade oral, e ajustado um modo de ventilação controlado (volume controlado, com volume corrente de 10 mL/kg, por exemplo); mensura-se o volume corrente inspirado e expirado – que devem ser próximos ou iguais (obtém-se um valor médio deste volume); a seguir esvazia-se o balonete e novamente mensura-se o volume corrente expirado em alguns ciclos após a desinflação (por exemplo 6 ciclos). Obtém-se a média dos três menores valores do volume corrente expirado. O volume de vazamento será a diferença entre o volume inicial (antes de desinsuflar o balonete) e o valor médio dos menores valores após a desinsuflação. Vários estudos definem valores de 110 mL para predizer sucesso na extubação, mas outros valores maiores (130 ou 140 mL) também são usados, com maior sensibilidade e especificidade no teste.

Como medida de prevenção da falência de extubação por obstrução alta, alguns estudos recentes avaliaram o uso de corticoide endovenoso. O uso uma hora antes da extubação não mostrou diferença em relação aos controles. No entanto, Cheng *et al.* avaliaram o efeito de 40 mg de metilprednisolona 24 horas antes da extubação (seguido de injeção de solução salina de 6/6 horas), 40 mg de metilprednisolona de 6/6 horas e injeção de somente solução salina de 6/6 horas. Mostraram diminuição da taxa de reintubação, diminuição de estridor pós--extubação e aumento significativo do volume de vazamento de ar no teste do balonete nos grupos que receberam corticoide.

Recentemente em 2010, Fan *et al.*, em metanálise avaliando uso de corticoide vs placebo, mostraram o benefício do uso de corticoide e em múltiplas doses nas 24 horas precedendo a extubação.

Tadié, avaliando 136 pacientes através de videolaringoscopia após a extubação, encontrou 73% dos pacientes com alterações de laringe: edema de laringe foi encontrado em 74 pacientes (54,4%), com alguns pacientes totalmente assintomáticos, sendo que 12 (8,8%) pacientes evoluiram com estridor laríngeo. Ainda: 45 pacientes apresentavam ulceração laríngea e 15 evoluiram com formação de tecido de granulação em pregas vocais ou aritenoide. Destes 15 pacientes, um evoluiu com estridor pós--extubação devido ao tamanho do granuloma e obstrução da via aérea. Também foi encontrada alteração de mobilidade de pregas vocais em 26 pacientes. Além da frequência elevada, este estudo mostra também a associação das lesões descritas anteriormente (edema, ulceração, granuloma e alteração mobilidade): 36 pacientes com associação de dois tipos de alteração, 9 pacientes com três lesões e 2 com quatro lesões. Neste estudo, a presença de lesões em laringe foi associada a escore APACHE II elevado ($26,3 \pm 7,8$ vs $23,1 \pm 7,2$; $p = 0,03$), ausência do emprego de bloqueadores neuromusculares durante o procedimento inicial de intubação (81% vs 97,2%; $p = 0,04$) e tempo, em dias, de duração da intubação traqueal ($8,0 \pm 9,3$ dias vs $3,7 \pm 4,9$ dias; $p < 0,01$). Um aspecto interessante deste estudo foi que, dos 18 pacientes que evoluíram com estridor pós-extubação, a presença de edema não foi o fator principal em 6 pacientes. Nestes, o estridor pós-extubação foi causado por presença de tecido de granulação (granuloma), salivação excessiva ou formação de pseudomembrana fibrinosa traqueal. Estes tipos de alterações não são avaliáveis pelo teste de vazamento de ar pelo balonete.

O teste de vazamento de ar do balonete é bastante sensível, mas a videolaringoscopia permanece como padrão ouro na avaliação laríngea antes da extubação, indicada principalmente naqueles pacientes em que o procedimento foi realizado com dificuldade ou o paciente possui algum fator de risco para complicação.

Estenose subglótica e traqueal

Estenose é a diminuição do diâmetro da via aérea com consequente dificuldade em graus variáveis para a passagem de ar e secreções. As estenoses relacionadas ao TT costumam ser glóticas ou subglóticas e traqueais; e ocorrem com frequência entre 3% e 17% e temporalmente podem ser sintomáticas após semanas ou até alguns meses após o evento da intubação.

Nas regiões glóticas e subglote geralmente o mecanismo fisiopatológico implicado na gênese da estenose é o apoio do TT sobre estas regiões. Na estenose traqueal, está relacionado à pressão do balonete (e a localização da lesão dependerá do nível em que o balonete estava localizado).

A pressão do balonete deve ser mantida entre 18 mmHg (25 cmH$_2$O) e 25 mmHg (35 cmH$_2$O). Abaixo deste valor pode ocorrer vazamento de ar e acima de 25 mmHg pode haver complicação isquêmica na mucosa da traqueia. A pressão do balonete suficiente para evitar o vazamento de ar apresenta correlação direta e linear com a pressão intratraqueal. Geralmente quando a pressão no balonete é excessiva (maior que 25 mmHg) ocorre diminuição da pressão de perfusão capilar da mucosa da traqueia e consequentemente isquemia e inflamação nesta fase aguda; com a perpetuação do estímulo de granulação, e finalmente estenose (ou eventualmente malácia se o processo inflamatório inicial também acometer anéis traqueais). A presença de hipotensão arterial ou choque acentua este tipo de estímulo. O uso de TT de boa qualidade com balonete de alto volume e baixa pressão, e a monitorização frequente da pressão do balonete (imediatamente após a intubação, e a seguir, duas ou mais vezes por dia), diminuem a incidência desta complicação.

Os sintomas apresentados pelos pacientes com estenose são relacionados ao nível da obstrução e incluem estridor, pneumonia pós-obstrutiva (por acúmulo de secreção) e dispneia. As lesões leves podem permanecer assintomáticas, e podem se manifestar em casos de infecção, onde aparece edema de mucosa e acúmulo de secreção. Nos casos de maior intensidade, pode haver grave comprometimento da ventilação e oxigenação. O diagnóstico de estenose deve ser suspeitado sempre que houver queixa de obstrução respiratória alta, tosse seca, alteração da voz, estridor, dificuldade em expelir secreções e dispneia progressiva aos esforços em um paciente com antecedente de intubação traqueal recente. Em pacientes com crise de broncoespasmo de difícil controle, e história prévia de intubação traqueal, é importante fazer suspeita clínica de estenose e considerar a realização de broncoscopia ou exame de imagem para avaliar as vias aéreas. Pneumonias frequentes, persistência de infiltrado pulmonar, sibilos (uni ou bilateral) ou presença de estridor também compõem o quadro clínico. O diagnóstico é feito pela broncoscopia, que, pela visualização direta, permite a identificação, localização e mensuração da extensão da lesão. O uso da tomografia computadorizada de tórax com reconstrução multiplanar pode contribuir no diagnóstico e ajudar no planejamento terapêutico.

As opções terapêuticas para as estenoses de traqueia variam para cada caso, dependendo da localização, extensão e complexidade:

- **Dilatação:** pode ser feita com o auxílio de laringoscópio de suspensão, com dilatadores de diâmetro progressivamente maiores (olivas metálicas de Chevalier-Jackson) ou com balão hidrostático. O efeito da dilatação é imediato para estenoses concêntricas. Geralmente é usada em casos em que a extensão da estenose não é extensa (estenose membranácea) (Figuras 24.9 e 24.10).

- **Laser:** a terapia com Nd:YAG Laser baseia-se na destruição do tecido de granulação ou fibrótico pela ação térmica do laser. É aplicado por meio de broncofibroscópio e permite o controle de sangramento. As complicações incluem perfuração, insuficiência respiratória, combustão da cânula traqueal ou do fibroscópio. O uso de eletrocautério tem efeito similar ao do laser.

- **Órteses:** são indicadas para a prevenção de reestenose após dilatação mecânica ou terapia de ablação. Sua função é manter o suporte cartilaginoso e contrapor-se às forças compressivas da árvore traqueobrônquica. Existem diversos modelos e formas específicos para cada local de obstrução. Nestes casos de estenose secundária à intubação utiliza-se órteses de silicone (prótese de Dumon, ou tubo T de Montgomery, por exemplo). O uso de próteses metálicas autoexpansíveis é contraindicado nessa situação (estenose benigna pós-intubação). As principais complicações do uso de prótese são: migração da prótese, obstrução por secreção e obstrução por crescimento de tecido de granulação nas extremidades da prótese. O controle periódico por broncofibroscopia monitora a ocorrência destas complicações.

- **Cirurgia:** devido à sua elevada morbimortalidade, este procedimento,é reservado para os casos de estenoses complexas e com extensão maior que 3 cm.

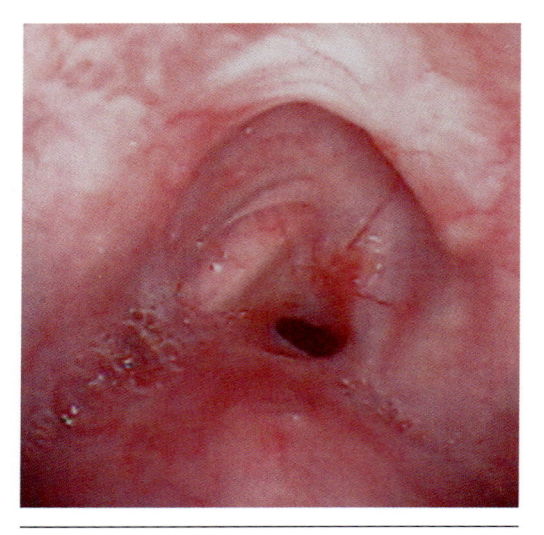

- **Figura 24.9** Visão endoscópica mostrando estenose traqueal – pré-dilatação.

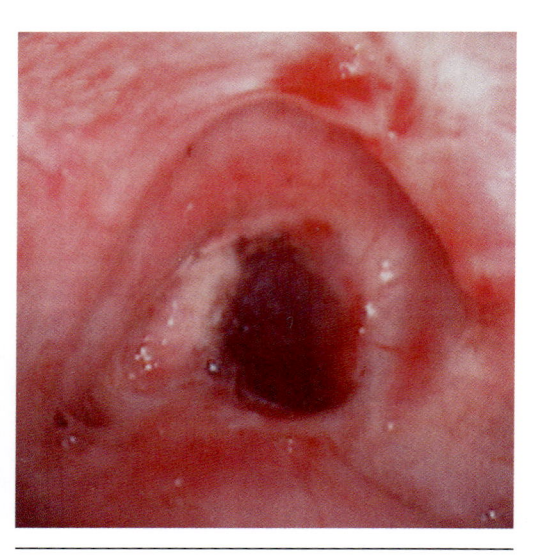

- **Figura 24.10** Visão endoscópica mostrando estenose traqueal – pós-dilatação com balão hidrostático.

Conclusão

As complicações da ventilação mecânica relacionadas às vias aéreas podem ser evitadas tomando-se precauções no momento da intubação. Pessoal habituado e adequadamente treinado para a realização do procedimento contribui para diminuição no índice de lesões iatrogênicas.

A monitorização frequente (pelo menos duas vezes ao dia) da pressão do balonete diminui a incidência de complicações traqueais secundárias à presença do TT.

O procedimento de extubação.deve ser planejado, principalmente naqueles casos em que houve dificuldade para a realização da intubação, sempre realizando o teste de vazamento do balonete quando necessário e também solicitando a realização da extubação com o auxílio da broncoscopia.

Literatura recomendada

1. Cheng, KC, Hou CC, Huang HC, Lin SC, Zhang H. Intravenous injection of methylprednisolone reduces the incidence of postextubation stridor in intensive care unit patients. Crit Care Med 2006; 34(5):1345-50.

2. Chung YH, Chao TY, Chiu CT, Lin MC. The cuff-leak test is a simple tool to verify severe laryngeal edema in patients undergoing long-term mechanical ventilation. Crit Care Med 2006; 34(2):409-14.

3. Colton HJ, Noordzij JP, Murgia B. Langmore S. Laryngeal injury from prolonged intubation: a prospective analysis of contributing factors. Laryngoscope 2011; 121(3):596-600.

4. Fan, T WG, Mao B, Xiong Z, Zhang Y, Liu X, et al. Prophylactic administration of parenteral steroids for preventing airway complications after extubation in adults: meta-analysis of randomised placebo controlled trials. BMJ 2008; 337:a1841.

5. Freitag L, Ernst A, Unger M, Kovitz K, Marquette CH. A proposed classification system of central airway stenosis. Eur Respir J 2007; 30(1):7-12.

6. Jaber S, Amraoui J, Lefrant JY, Arich C, Cohendy R, Landreau L, et al. Clinical practice and risk factors for immediate complications of endotracheal intubation in the intensive care unit: a prospective, multiple-center study. Crit Care Med 2006; 34(9):2355-61.

7. Martin LD, Mhyre JM, Shanks AM, Tremper KK, Kheterpal S. 3,423 emergency tracheal intubations at a university hospital: airway outcomes and complications. Anesthesiology 2011; 114(1):42-8.

8. Mort TC. Emergency tracheal intubation: complications associated with repeated laryngoscopic attempts. Anesth Analg 2004; 99(2):607-13, table of contents.

9. Pedreira Jr WL, Jacomelli M. Broncoscopia Diagnóstica e Terapêutica. 2005; Ed. Atheneu.

10. Stauffer JL. Complications of translaryngeal intubation, in Principles and Practice of Mechanical Ventilation, M.J. Tobin, Editor. 2006, McGraw-Hill. 801-46.

11. Sue RD, Susanto I. Long-term complications of artificial airways. Clin Chest Med 2003; 24(3):457-71.

12. Tadie JM, Behm E, Lecuyer L, Benhmamed R, Hans S, Brasnu D, et al. Post-intubation laryngeal injuries and extubation failure: a fiberoptic endoscopic study. Intensive Care Med, 2010; 36(6):991-8.

13. Wittekamp BH, van Mook WN, Tjan DH, Zwaveling JH, and Bergmans DC. Clinical review: post-extubation laryngeal edema and extubation failure in critically ill adult patients. Crit Care 2009; 13(6):233.

Complicações Musculares Associadas à Ventilação Mecânica

■ Pedro Caruso

DESTAQUES

- A complicação da ventilação mecânica mais recentemente reconhecida é a disfunção diafragmática.
- A própria ventilação mecânica é capaz de induzir à lesão diafragmática, independentemente das circunstâncias envolvidas.
- A disfunção diafragmática induzida pela ventilação é caracterizada por atrofia e lesão estrutural muscular, aumento da proteólise, diminuição da síntese proteica, lesão oxidativa e remodelamento muscular, os quais levam à perda da força muscular diafragmática.
- A disfunção diafragmática induzida pela ventilação comprovadamente acontece em humanos e provavelmente atinge outros músculos inspiratórios além do diafragma.
- Não há tratamento estabelecido para evitar ou minimizar a disfunção diafragmática induzida pela ventilação, mas há evidências que manter respirações espontâneas durante a ventilação deve atenuar a lesão diafragmática.
- Os pacientes em ventilação frequentemente têm fraqueza muscular periférica causada pelas circunstâncias que acompanham a ventilação, como sedação, desnutrição, sepse e uso de medicações lesivas aos músculos, como os corticoides.

OBJETIVOS

- Descrever as características da disfunção diafragmática induzida pela ventilação.
- Discutir o possível tratamento da disfunção diafragmática induzida pela ventilação.
- Descrever a associação entre ventilação mecânica e a polineuromiopatia que acontece nos pacientes críticos.

A ventilação mecânica invasiva (VM) é um tratamento indispensável para muitos pacientes críticos, mas, como qualquer tratamento, também está associada a complicações. A complicação mais recentemente reconhecida foi a disfunção diafragmática induzida pela VM. Esta complicação foi nomeada como "Disfunção Diafragmática Induzida pela Ventilação Mecânica" (na literatura médica, em inglês, é nomeada VIDD – *Ventilator- -Induced Diaphragmatic Dysfunction*). Neste capítulo, a discussão da disfunção diafragmática induzida pela VM trata exclusivamente da ventilação mecânica invasiva, já que não há estudos sobre esta lesão na ventilação mecânica não invasiva.

Além da disfunção diafragmática induzida pela ventilação, causada diretamente pela VM, este capítulo tratará de outra complicação muscular, a polineuromiopatia do paciente crítico. Embora não seja causada diretamente pela ventilação, esta complicação merece destaque porque é frequente em pacientes ventilados.

Definições

A disfunção diafragmática induzida pela ventilação mecânica é a perda da força de contração do diafragma causada direta e exclusivamente pela ventilação mecânica.

A polineuromiopatia do paciente crítico (também conhecida como tetraparesia flácida do doente crítico) é uma fraqueza dos músculos periféricos que não é causada diretamente pela ventilação mecânica, mas por circunstâncias comuns ao paciente em ventilação, como sedação, desnutrição e sepse, além do uso de drogas como os corticosteroides e bloqueadores neuromusculares.

Epidemiologia

O uso de ventilação mecânica depende do tipo de unidade de tratamento intensivo e varia de 10% em unidades semi-intensivas a quase 50% em unidades de tratamento intensivo de hospitais terciários de ensino. Apesar de conhecermos a taxa de utilização de VM, não é fácil saber a incidência da disfunção diafragmática, porque não há critérios diagnósticos definidos. O padrão-ouro para diagnóstico da fraqueza diafragmática é a pressão transdiafragmática, mas trata-se de um método invasivo e pouco disponível na maioria das unidades de tratamento intensivo.

A incidência de polineuromiopatia do paciente crítico, por sua vez, varia de 50% a 90% quando se usa o método eletromiográfico, e de 70% a 100% quando realizada biópsia muscular. Finalmente, usando o método clínico, a incidência varia de 10% a 80% dos casos, ficando ao redor de 25% na maioria dos estudos.

Disfunção diafragmática induzida pela ventilação mecânica

Após a generalização do uso de VM invasiva, começaram a ser descritas lesões no pa-

rênquima pulmonar, induzidas pela VM. Estas lesões são atelectasias, barotraumas, hemorragias, edema e inflamação. Passaram-se mais de 30 anos da popularização do uso da VM até que surgisse o primeiro relato de lesão diafragmática causada pela VM. O primeiro relato, de 1987, assim como os que se seguiriam por muitos anos, foi em animais de experimentação. O estudo original mostrou que 11 dias de VM levava à diminuição média de 46% da força diafragmática. Apenas em 1994, o reconhecimento que a VM levava à diminuição da força diafragmática foi confirmado por outro estudo. A partir destes estudos iniciais, a dúvida que imediatamente se colocou foi se a perda de força do diafragma era induzida pela VM ou pelo desuso, sedação e restrição proteico-calórica a que estes animais eram submetidos. Em 2002, num estudo em ratos sedados e em VM, a atrofia e perda de força do diafragma foi mais intensa que nas patas dos animais. Este estudo concluiu que a VM causa diretamente perda de força e atrofia diafragmática. No entanto, é provável que o desuso, jejum e a sedação, parceiros quase constantes da VM, também contribuam para a lesão diafragmática. Também em 2002, mostrou-se que a perda de força diafragmática está diretamente relacionada com o tempo de ventilação mecânica e que a força diafragmática era significativamente menor no quinto dia quando comparado ao primeiro dia de VM.

A partir do estabelecimento da lesão muscular induzida pela VM, as perguntas que se impuseram foram: quais as características da lesão diafragmática e quais suas causas? Das características, muito já se sabe, mas as causas continuam especulativas. Estudos seguintes mostraram que a disfunção diafragmática induzida pela VM leva à atrofia muscular, diminuição da força de contração, remodelamento de fibras musculares, aumento da proteólise, lesão oxidativa, diminuição da produção de proteínas musculares contráteis, lesão estrutural das fibras musculares e diminuição da força diafragmática. Todas estas características se acentuam com o aumento do tempo de VM.

Atualmente, os detalhes das características da disfunção diafragmática são conhecidos (Tabela 25.1). A atrofia da musculatura respiratória desenvolve-se em menos de 12 horas do início da VM controlada e é mais intensa no diafragma, que se atrofia antes dos músculos periféricos igualmente inativos. A atrofia acontece por aumento da proteólise e diminuição da produção de proteínas contráteis (actina e miosina).

A perda de força muscular foi descrita *in vitro* e também *in vivo* através da medida da pressão transdiafragmática. Nestes estudos, a perda de

Tabela 25.1 Características da disfunção diafragmática causada pela ventilação mecânica.

Características	Detalhes
Diminuição da força de contração diafragmática	▪ Acontece após poucas horas de VM ▪ Acontece em todas as faixas de estimulação (20–100 Hz) ▪ Progressiva ▪ Diminuição para 49% a 63% dos valores pré VM ▪ Descrita *in vitro* e *in vivo*
Diminuição da resistência diafragmática	Poucas evidências relatadas, mas altamente provável
Atrofia muscular	▪ Desenvolve-se em < 12 horas do início da VM ▪ Acontece por aumento da proteólise e diminuição da produção de proteínas contráteis (actina e miosina) ▪ Acontece com todos os tipos de fibra muscular
Remodelamento de fibras musculares	▪ Atrofia seletiva de fibras do tipo II em animais submetidos a períodos curtos de VM
	▪ Em animais com VM superior a dois dias, ocorre atrofia preferencialmente de fibras do tipo I
	▪ Intensidade e direção do remodelamento ainda são controversos e devem variar
Aumento da proteólise	▪ Ativação de todas as vias conhecidas de proteólise (caspases, calpaínas, proteossomos e proteases lisossomais) ▪ Aumento da expressão de genes associados à proteólise como Atrogina-1 e Murf-1
Lesão oxidativa	▪ Inicia-se nas primeiras horas da VM ▪ Provavelmente envolve a oxidação da miosina e da actina ▪ Diminuição de glutationa total diafragmática ▪ Diminuição da produção de proteínas musculares contráteis
Lesão estrutural das fibras musculares	Miofibrilas rompidas, aumento do número de vacúolos lipídicos no sarcoplasma e rupturas nas membranas das mitocôndrias
Causas da lesão diafragmática	▪ Desuso ▪ Contrações com diafragma retificado ▪ Contrações excêntricas

Legenda: VM = Ventilação Mecânica.

força de contração aconteceu em todas as faixas de estimulação (20–100 Hz). Esta perda de força diafragmática é precoce e progressiva e pode cair a valores de 49% a 63% dos pré-VM. Um estudo com primatas mostrou que além da perda de força, também há perda de resistência muscular. O remodelamento muscular acontece através da atrofia seletiva de fibras do tipo II em animais submetidos a períodos curtos de VM. Naqueles em VM por mais de dois dias, a atrofia é preferencialmente de fibras do tipo I. Os estudos atuais ainda não esclareceram a intensidade e direção do remodelamento das fibras, que deve variar com os diferentes tempos de VM e cenários clínicos. A degradação muscular proteica se dá por todas as vias conhecidas de proteólise (caspases, calpaínas, proteossomos e proteases lisossomais). O estresse oxidativo acontece rapidamente e, em animais, já se inicia nas primeiras 6 horas da VM e provavelmente envolve a oxidação da miosina e da actina. No estudo do estresse oxidativo em humanos, há uma diminuição de 23% do nível de glutationa total diafragmática após poucas horas de VM. A lesão estrutural consiste de miofibrilas rompidas, aumento do número de vacúolos lipídicos no sarcoplasma e rupturas nas membranas das mitocôndrias. Finalmente, várias alterações da expressão genética já foram descritas, como a diminuição da expressão do fator de crescimento IGF-1 e o aumento da expressão de Atrogina-1 e Murf-1, que produzem proteínas associados à proteólise.

Especula-se que o desuso do músculo por excesso de assistência do ventilador, a contração do diafragma quando ele está retificado pela ventilação com pressão positiva e contrações diafragmáticas excêntricas sejam os principais mecanismos da disfunção diafragmática relacionada à VM. As contrações excêntricas ocorrem quando o diafragma contrai na fase expiratória do ciclo respiratório e são comuns em situações de assincronia paciente-ventilador.

Quando já estava certo que a VM causava disfunção diafragmática e já se conheciam suas características, a pergunta que se colocou a seguir foi: a disfunção diafragmática induzida pela ventilação mecânica também acontece em humanos? Além da pertinência óbvia para a Medicina, esta pergunta também era relevante porque todos os estudos eram exclusivamente em animais. Então, em 2008, um estudo avaliou a atrofia, força muscular, proteólise, produção de proteínas contráteis e estresse oxidativo em humanos submetidos à VM. O estudo comparou dois grupos: 1) pacientes submetidos a cirurgias torácicas e, portanto, há poucas horas em VM e 2) pacientes em morte cerebral aguardando doação, submetidos à VM mais prolongada que o primeiro grupo. Nos pacientes há mais tempo em VM, houve mais lesão diafragmática, com as mesmas características daquelas descritas nos animais experimentais. O tempo de VM não teve nenhum impacto sobre a musculatura periférica, avaliada através do músculo peitoral maior. Apesar deste estudo de 2008 ser considerado o pioneiro da demonstração da lesão em humanos, um estudo anterior mostrou que crianças submetidas a mais tempo de VM apresentaram mais atrofia muscular diafragmática, mas não nos músculos periféricos. Até o momento, estas são as únicas evidências da lesão diafragmática em humanos, mas há evidências indiretas mostrando que os pacientes em VM apresentam fraqueza inspiratória, mesmo quando medida por técnicas específicas e que não dependem da colaboração do paciente, como a medida de pressão transdiafragmática através da estimulação magnética do nervo frênico.

Há ainda diversos pontos importantes da disfunção diafragmática que carecem de maior investigação. Por exemplo, não se sabe em quanto tempo o diafragma se restabelece ou se a volta das contrações após um período de inatividade pode agravar a lesão. Em pequenos animais, a volta das contrações diafragmáticas após 24 horas de inatividade não causa lesão estrutural ou inflamação no diafragma. Talvez a pergunta mais relevante que permanece sem resposta seja qual a relevância da lesão diafragmática associada à VM. Neste momento só podemos especular que haja uma relação entre a ocorrência da lesão diafragmática, o prolongamento da ventilação e a falência do desmame da VM.

Tratamento da disfunção diafragmática induzida pela ventilação mecânica

Concomitantemente à caracterização da lesão diafragmática induzida pela VM, começaram os estudos de prevenção desta disfunção. Duas linhas foram testadas: o uso de drogas e a manutenção da contração muscular durante a VM. Em animais, um antioxidante chamado Trolox®, análogo hidrossolúvel da vitamina E, mostrou atenuar a disfunção. Também foram testados os corticosteroides com resultados conflitantes, o que provavelmente reflete o uso de diferentes doses, diferentes regimes de VM e administração do corticoide em diferentes momentos da VM. Finalmente, foi testado em animais um inibidor das proteases lisossomais e da calpaína (leupeptina), administrado no início da ventilação mecânica. Esta droga preveniu o desenvolvimento da atrofia e disfunção diafragmática. Este último achado levanta a possibilidade de futuros estudos clínicos com inibidores das proteases.

Além das drogas, outra tentativa de prevenir a disfunção diafragmática induzida pela VM é a de manter a contração espontânea do diafragma durante a ventilação. Vários estudos mostraram que animais em ventilação totalmente controlada apresentam perda de força diafragmática. No entanto, estudos posteriores mostraram que a perda de força era atenuada, mas não neutralizada, quando o diafragma mantinha contrações espontâneas, mesmo que apenas por 5 minutos a cada hora de ventilação. O achado de atenuação da lesão quando há contrações espontâneas fortalece a hipótese que o desuso seja uma das causas da lesão. Finalmente, duas medidas que podem proteger o paciente da disfunção diafragmática induzida pela VM, e que pertencem às boas práticas de ventilação mecânica, são a diminuição da assincronia paciente-ventilador e sobretudo a abreviação do tempo de VM.

Polineuromiopatia do paciente crítico em ventilação mecânica

Sabe-se que 10% a 80% dos pacientes críticos desenvolvem em poucos dias ou semanas uma fraqueza muscular generalizada caracterizada por tetraparesia flácida. Esta complicação do paciente crítico foi descrita em humanos em 1956, antes da massificação do uso da VM. Histopatologicamente a polineuromiopatia do paciente crítico é caracterizada por neuropatia axonal, neuropatia desmielinizante, defeitos da junção neuromuscular e miopatia. A neuropatia axonal parece ser a mais comum, e a miopatia é também frequente. Eletrofisiologicamente elas podem comportar-se de maneira parecida.

O diagnóstico da polineuromiopatia do paciente crítico pode ser clínico, através de eletroneuromiografia ou por biópsia muscular. Clinicamente, a polineuromiopatia apresenta-se como perda da força muscular dos quatro membros, com diminuição da massa muscular (difícil de notar quando associada a edema) e fasciculações. Os reflexos tendinosos estão geralmente presentes. Como este diagnóstico clínico tem alta subjetividade, especialmente nas formas mais leves da polineuromiopatia, o uso de um escore mais objetivo tem aumentado. O escore MRC (*Medical Research Council*) avalia três grupos musculares nos membros superiores e inferiores, bilateralmente. Cada grupo muscular recebe uma nota de 0 (plegia) a 5 (força normal). O valor varia de 0 a 60, e valores abaixo de 48, em pacientes sem doença neuromuscular prévia, são diagnósticos da polineuromiopatia. A eletroneuromiografia é mais sensível e específica que o exame clínico, mas não está disponível na maioria dos centros e depende de pessoal treinado. A biópsia é raramente empregada e geralmente é indicada quando há suspeita de outras doenças neuromusculares.

Uma vez estabelecida, a polineuromiopatia tem curso longo e a recuperação clínica demora em média três semanas, embora haja evidência pela eletroneuromiografia que a neuropatia persiste por anos após a recuperação do período crítico.

A causa da tetraparesia flácida é multifatorial, e os fatores de risco são o desuso, a desnutrição, o uso de drogas (corticosteroides e bloqueadores neuromusculares), os distúrbios hidro-eletrolíticos, a inflamação sistêmica (especialmente a sepse) e a doença de base que levou à VM. É evidente que a maioria dos pacientes em VM tem presentes vários desses fatores de risco.

Alguns estudos mostraram que há concordância entre a ocorrência de tetraparesia flácida e a fraqueza dos músculos inspiratórios. Nestes estudos, os pacientes com tetraparesia flácida tinham também menor força inspiratória do que o grupo sem tetraparesia. Esse achado sugere que a fraqueza periférica pode ser um marcador da fraqueza inspiratória, indicando pacientes com risco de ventilação prolongada e desmame difícil. De fato, há fraqueza muscular periférica em aproximadamente 60% dos pacientes com desmame difícil.

Conclusão

As principais complicações musculares em pacientes submetidos à ventilação mecânica são a disfunção diafragmática induzida pela ventilação mecânica e a polineuromiopatia do paciente crítico. Ambas condições são prevalentes e levam à fraqueza muscular, que pode levar a aumento do tempo de ventilação mecânica.

Literatura recomendada

1. De Jonghe B, Sharshar T, Hopkinson N and Outin H. Paresis following mechanical ventilation. Curr Opin Crit Care 2004 Feb;10(1):47-52.
2. De Jonghe B, Sharshar T, Lefaucheur JP, Authier FJ, Durand-Zaleski I, Boussarsar M, Cerf C, Renaud E, Mesrati F, Carlet J, Raphael JC, Outin H and Bastuji-Garin S. Paresis acquired in the intensive care unit: a prospective multicenter study. Jama 2002 December; 288(22).
3. Jaber S, Jung B, Matecki S and Petrof BJ. Clinical review: ventilator-induced diaphragmatic dysfunction--human studies confirm animal model findings! Crit Care 2011 Mar 11; 15(2):206.
4. Levine S, Nguyen T, Taylor N, Friscia ME, Budak MT, Rothenberg P, Zhu J, Sachdeva R, Sonnad S, Kaiser LR, Rubinstein NA, Powers SK and Shrager JB. Rapid disuse atrophy of diaphragm fibers in mechanically ventilated humans. N Engl J Med 2008 Mar; 358(13):1327-35.
5. Petrof BJ, Jaber S and Matecki S. Ventilator-induced diaphragmatic dysfunction. Curr Opin Crit Care 2010 Feb;16(1):19-25.
6. Tobin MJ, Laghi F and Jubran A. Ventilator-induced respiratory muscle weakness. Ann Intern Med 2010 Aug 17; 153(4): 240–245.
7. Vassilakopoulos T. Jubran A. Narrative review: ventilator-induced respiratory muscle we Ventilator-induced diaphragm dysfunction: the clinical relevance of animal models. Intensive Care Med 2008; 34(7):16.
8. Vassilakopoulos T and Petrof BJ. Ventilator-induced diaphragmatic dysfunction. Am J Respir Crit Care Med 2004 Feb 1; 169(3):336-41.

Desmame da Ventilação Mecânica

- Juliana Valério Pinaffi
- Laerte Pastore
- Guilherme P. P. Schettino

DESTAQUES

- O tempo prolongado de ventilação mecânica está associado ao aumento de morbimortalidade.
- A retirada prematura do suporte ventilatório aumenta o risco de reintubação e suas complicações.
- A busca sistemática e ativa dos pacientes candidatos ao desmame diminui o tempo de intubação.
- O uso de protocolos multidisciplinares para o desmame é custo-efetivo.
- A falha no processo de desmame geralmente é multifatorial, sendo necessária a adequada identificação e tratamento dos fatores associados ao insucesso.
- A ventilação não invasiva tem uso potencial durante o desmame da ventilação mecânica.

OBJETIVOS

- Identificação precoce dos pacientes elegíveis para o desmame.
- Utilização de protocolos de desmame.
- Utilização de testes de ventilação espontânea.
- Reconhecimento e correção das causas de falha nos testes de ventilação espontânea.
- Emprego da ventilação não invasiva no desmame.
- Manejo dos pacientes com desmame difícil.
- Indicação da traqueostomia em pacientes dependentes de suporte ventilatório.

A ventilação mecânica invasiva é suporte essencial para pacientes com insuficiência respiratória aguda, crônica agudizada e naqueles incapazes de garantir a permeabilidade da via aérea ou em quem o centro respiratório não é capaz de ditar o ritmo respiratório. No entanto, o tempo prolongado da ventilação mecânica está relacionado ao aumento da incidência de complicações tais como pneumonia associa-

da à ventilação, lesão pulmonar induzida pela ventilação, lesão diafragmática induzida pela ventilação mecânica, trauma de vias aéreas, uso de sedativos, *delirium* e fraqueza muscular; que prolongam o tempo de internação, a morbimortalidade dos pacientes e os custos para o tratamento destes pacientes.

Em contrapartida, a retirada prematura do suporte ventilatório invasivo também está associada a complicações como fadiga muscular, hipoxemia, acidose respiratória, perda de proteção das vias aéreas e risco de reintubação, levando ao aumento do risco de pneumonia nosocomial, morbimortalidade, tempo de internação e custos.

Desta maneira, é essencial a identificação do momento ideal da extubação, reduzindo o tempo de ventilação mecânica invasiva sem expor o paciente a um aumento do risco de reintubação.

Estima-se que o processo de desmame da ventilação mecânica dure cerca de 40% do tempo total de ventilação, podendo chegar até a 60% em alguns subgrupos de pacientes, como nos portadores de doença pulmonar obstrutiva crônica (DPOC).

Neste capítulo abordaremos as recomendações e estratégias utilizadas para diminuir a duração e os riscos de complicações durante a fase do desmame ventilatório.

Critérios para o início do desmame ventilatório

Para se iniciar o desmame da ventilação mecânica, é fundamental avaliar se o evento desencadeante da insuficiência respiratória foi total ou parcialmente revertido. A avaliação clínica cuidadosa e seriada é essencial para determinar o momento exato em que o paciente está apto ao início da retirada do suporte ventilatório e posterior extubação.

Os critérios utilizados para esta decisão não estão claramente definidos e variam muito entre diferentes centros. Usualmente utilizamos uma combinação de critérios subjetivos e objetivos que incluem: avaliação da troca gasosa, dos sistemas respiratório, cardiovascular e neurológico, investigação de distúrbios hidroeletrolíticos e do equilíbrio acido-básico, além da análise da força muscular em determinados pacientes. Eventualmente pacientes que não preencham todos os critérios sugeridos poderão ser extubados com sucesso.

Exemplos de critérios utilizados na avaliação dos pacientes estão listados na Tabela 26.1. Esses critérios levam em consideração um nível de consciência adequado e a presença de *drive* respiratório estável, oxigenação e ventilação alveolar adequadas, parâmetros ventilatórios reduzidos, estabilidade hemodinâmica (mesmo que com baixas doses de drogas vasoativas), ausência de distúrbios hidroeletrolíticos ou alterações ácido-básicas.

Os pacientes em ventilação mecânica devem ser avaliados diariamente para identificar precocemente seu potencial de desmame ventilatório. Quando preenchidos, os critérios sugerem estabilidade clínica, não sendo suficientes para a extubação em si, mas permitindo o início do processo de desmame.

Tabela 26.1 Critérios para avaliação de desmame.

Critérios	Valores
Neurológico	■ Glasgow ≥ 13 ■ *Drive* respiratório adequado
Troca gasosa	■ $PaO_2/FiO_2 ≥ 150-200$ ■ $FiO_2 < 0,4$
Parâmetros ventilatórios	■ FR < 35 ou IRRS(FR/V_T) < 105 ■ CPAP ou PEEP < 5-8 cmH_2O ■ PS 5-8 cm H_2O
Hemodinâmica	■ PAS > 90 mmHg, mesmo que com dose baixa de drogas vasopressoras ■ Ausências de arritmias ou angina instável
Equilíbrio ácido-básico	■ 7,3 ≤ pH ≤ 7,6
Equilíbrio hidroeletrolítico	Eletrólitos adequados (potássio, cálcio, fósforo, magnésio)

PaO_2: pressão parcial de O_2 arterial, F_iO_2: fração inspirada de O_2; PEEP: pressão expiratória final positiva, FR: frequência respiratória, IRRS: índice de respiração rápida e superficial, V_T: volume corrente, CPAP: pressão positiva contínua, PS: pressão suporte.

Teste de respiração espontânea

Previamente à extubação, os pacientes elegíveis ao desmame ventilatório deverão ser submetidos a testes de ventilação espontânea, onde serão avaliados durante determinado período de tempo em situações com suporte ventilatório mínimo ou respiração espontânea em tubo T. Estes testes são eficazes, seguros e ajudam a abreviar o tempo de desmame.

A realização de um *screening*, ou rastreamento, de pacientes com potencial para desmame ventilatório, seguido de um teste de ventilação espontânea, diminui tanto o tempo de ventilação mecânica quanto o número de complicações associadas. A realização deste teste uma vez ao dia é tão efetiva quanto diversos testes realizados ao longo do dia.

As diversas modalidades de teste de respiração espontânea: tubo T, níveis baixos de CPAP/PEEP (5 a 8 cmH$_2$O) ou níveis baixos de pressão de suporte (5 a 8 cmH$_2$O), são equivalentes na identificação de pacientes elegíveis à extubação.

Os testes devem ser realizados por um período de 30 a 120 minutos. Os primeiros minutos devem ser cuidadosamente monitorados, pois em geral identificam pacientes com maior risco de fadiga muscular. Um *screening* nesses primeiros minutos, com a avaliação do índice de respiração rápida e superficial (FR/V$_T$), prediz a falência ao teste de respiração espontânea se valores acima 105.

Em pacientes de subgrupos específicos, que apresentam PEEP intrínseca significativa, o uso de PEEP externa ou CPAP pode reduzir o trabalho respiratório, levando a um desempenho melhor nesses testes do que em testes com tubo T.

Na Tabela 26.2 estão apresentados os critérios para avaliação de falência ou intolerância ao teste de respiração espontânea, que devem ser avaliados durante o teste.

Podemos considerar passíveis de extubação aqueles pacientes que tolerarem o teste de respiração espontânea. No entanto, uma possível falência de extubação pode acontecer em decorrência de outros fatores associados, como dificuldade de proteção das vias aéreas, dificuldade na manipulação das secreções e obstrução das vias aéreas superiores. Sendo assim, torna-se importante uma avaliação desses parâmetros antes da extubação, mesmo após o paciente ter tolerado o teste de respiração espontânea.

A presença de tosse efetiva e a capacidade de proteger as vias aéreas são essenciais para o sucesso da extubação. No entanto, não existe uma avaliação objetiva desses parâmetros. De-

ve-se considerar o adiamento da extubação naqueles pacientes que apresentem tosse ineficaz, secreção abundante e espessa, e a necessidade de aspirações frequentes.

Tabela 26.2 Critérios para falência no teste de respiração espontânea.

Índice de respiração rápida e superficial (FR/VT)	> 105
Saturação de O$_2$	< 90%
Frequência respiratória	> 35/mim. ou aumento/redução de 20% em relação ao basal
Pressão arterial sistólica	< 90 ou > 180 mmHg
Nível de consciência	Agitação ou sonolência
Sinais de aumento excessivo do trabalho respiratório	Ansiedade, sudorese, uso de musculatura acessória

Alguns grupos específicos como mulheres, pacientes vítimas de trauma e que sofreram intubações repetidas ou traumáticas têm maior risco de apresentar obstrução das vias aéreas após a extubação.

A patência adequada da via aérea não é fácil de ser avaliada. A presença de vazamento de ar durante a ventilação mecânica após a desinsuflação do balonete da cânula traqueal (*cuff*) pode ser um parâmetro utilizado. Presença de vazamento menor que 110 mL, medido durante a ventilação em volume controlado, pode ser um bom parâmetro para identificar pacientes com maior risco de desenvolver obstrução das vias aéreas superiores após a extubação. Não há evidência para seu uso de rotina em todos os pacientes, mas pode ser útil em pacientes de alto risco.

Falha no teste de respiração espontânea

A falha no teste de respiração espontânea pode acontecer em decorrência de diversos fatores, entre eles: alterações na mecânica do sistema respiratório, ocorrência de PEEP intrínseca, broncoespasmo, congestão pulmonar por hipervolemia, isquemia miocárdica, fraqueza muscular, dor não controlada, ansiedade, excesso de sedativos, distensão abdominal, anemia, febre, acidose metabólica. Em geral, a falha se dá por um desequilíbrio entre demanda e capacidade ventilatória. No entanto, outras causas devem sempre ser investigadas e tratadas para não prejudicar uma nova tentativa de desmame.

Recomenda-se que um novo teste de respiração espontânea seja realizado após um intervalo de pelo menos 24 horas do teste anterior, pois essa estratégia é tão eficaz quanto uma estratégia com múltiplos testes diários, além de ser menos trabalhosa e economizar recursos. Diferente do que se costuma imaginar, é sabido que pacientes que falham no teste não desenvolvem fadiga muscular diafragmática.

Sendo assim, define-se atualmente que o teste de respiração espontânea deve ser realizado uma vez ao dia, independente da estratégia de desmame adotada.

Até o momento não há consenso em como a ventilação do paciente deve ser mantida entre os testes: suporte ventilatório em níveis elevados e constantes ou redução gradual do suporte ventilatório. A redução gradual no suporte teria a vantagem de promover o recondicionamento dos músculos respiratórios e a transição para a ventilação espontânea a partir de um nível de suporte ventilatório mais baixo. Por outro lado, a manutenção do suporte ventilatório diminui o risco de fadiga muscular, acelera sua recuperação e requer menos recursos, tornando o desmame mais simples.

A realização do teste de respiração espontânea diário e a manutenção do suporte entre os testes é a maior tendência atualmente, permitindo repouso muscular e a identificação e tratamento de possíveis causas associadas que possam prejudicar o desmame ventilatório.

Protocolo de desmame de ventilação mecânica

A padronização das condutas utilizadas no desmame da ventilação mecânica é fundamental. Protocolos organizados pelas equipes médicas e conduzidos pela equipe multiprofissional (enfermeiros e fisioterapeutas) podem reduzir o tempo de ventilação mecânica e a incidência de complicações. A interrupção diária da sedação também é eficaz na redução do tempo de ventilação sem aumento de ansiedade ou outros efeitos indesejáveis.

Recomenda-se atualmente que cada instituição estabeleça seus protocolos de sedação e desmame, de acordo com as características, recursos e experiências de cada serviço, mas sempre baseados nas melhores evidencias da literatura.

Ventilação não invasiva no desmame da ventilação mecânica

A ventilação não invasiva com pressão positiva (VNI) tem sido muito estudada e utilizada na prática clínica. Seu uso é bem estabelecido na insuficiência respiratória aguda, na agudização da doença pulmonar obstrutiva crônica (DPOC), edema pulmonar cardiogênico e em pacientes imunossuprimidos com infiltrado pulmonar bilateral.

Durante o processo de desmame, a VNI tem potencial para ser utilizada para reduzir o tempo de ventilação mecânica invasiva, no tratamento da insuficiência respiratória desenvolvida após a extubação e na prevenção da falência de extubação.

Estudos mostraram utilidade da VNI como suporte para a extubação precoce em pacientes que estão aptos a iniciar o processo de desmame, mas que não toleraram o teste de respiração espontânea. Esta estratégia pode ser empregada em diferentes etiologias de insuficiência respiratória. No entanto, as melhores respostas foram encontradas em pacientes com descompensação de DPOC, em especial nos casos que apresentavam hipercapnia associada. Lembramos que o paciente não pode ter contraindicação para o uso da VNI.

O benefício da VNI nos pacientes que desenvolveram insuficiência respiratória após a extubação ainda não está bem estabelecido. Estudos realizados até o momento não conseguiram mostrar vantagens em seu uso, e, em algumas séries, o retardo da reintubação levou a um aumento da mortalidade. Sua utilização nesta situação deve ser feita de maneira muito cautelosa, sob intensa vigilância e por um período máximo de 2 horas, devendo ser interrompida e realizada a intubação caso o paciente não apresente melhora nítida.

Alguns grupos de pacientes apresentam maior risco para falência após a extubação: DPOC ou ICC, ventilação mecânica prolongada (> 4 dias), falha em um ou mais testes de respiração espontânea, hipercapnia pós-extubação ($PaCO_2$ > 45 mmHg), presença de estridor laríngeo, tosse ineficaz, idade > 65 anos, pneumonia como etiologia da insuficiência respiratória. Nesses grupos, o uso de VNI logo após a extubação reduziu o aparecimento de insuficiência respiratória pós-extubação e a necessidade de reintubação. A VNI nesses casos pode então ser usada como profilaxia para falência de extubação, sendo iniciado imediatamente após a extubação. Não há consenso em relação ao tempo de uso da VNI nessa condição.

Falência do desmame

A grande maioria dos pacientes é liberada da ventilação mecânica sem maiores dificuldades. Esses pacientes geralmente representam 70% dos casos e são classificados como desmame simples. Entretanto, outros 15% dos pacientes falham durante a primeira tentativa de desmame e requerem até três testes de respiração espontânea ou até sete dias para o desmame. Esses pacientes são classificados como desmame difícil. Por fim, o desmame prolongado diz respeito àqueles 15% restantes que necessitam de mais de sete dias até o desmame com sucesso. Os pacientes que falham a repetidas tentativas de desmame são responsáveis por grande parte dos custos nos sistemas de saúde e representam um grande problema clínico e econômico.

O insucesso no desmame está relacionado a um desequilíbrio entre a força da musculatura respiratória, a carga aplicada a essa musculatura e a ativação do *drive* respiratório. Na maioria dos casos temos uma associação entre o aumento da carga respiratória associado à fraqueza muscular, podendo ou não estar agravado pela resposta inadequada do *drive* respiratório.

Na Tabela 26.3 temos algumas das causas mais comumente associadas à falência do desmame:

Tabela 26.3 Fatores determinantes da falência do desmame.

Drive respiratório	■ Sedação e analgesia ■ Hipercapnia, acidose metabólica, febre, dor, ansiedade ■ Rebaixamento do nível de consciência ■ Hipertensão intracraniana
Força dos músculos respiratórios	■ Distúrbios hidroeletrolíticos (hipopotassemia, hipomagnesemia, hipofosfatemia, hipocalcemia) ■ Polineuropatia/miopatia do paciente crítico ■ Drogas (curare, corticoide, aminoglicosídeos) ■ Atrofia muscular, lesão diafragmática induzida pela ventilação mecânica, desnutrição
Carga imposta aos músculos respiratórios	■ Hiperinsuflação (PEEPi) ■ Broncoespasmo ■ Congestão pulmonar/hipervolemia ■ Fibrose pulmonar, derrame pleural, distensão abdominal

A falência do desmame é em geral multifatorial, sendo essencial a investigação e correta identificação de possíveis fatores que possam estar associados à dependência do paciente ao ventilador para instituir o tratamento mais breve possível. A abordagem destes pacientes deve ser feita envolvendo as equipes médica, enfermagem, fisioterapia, nutrição, fonoaudiologia e psicologia.

Na Tabela 26.4 apresentamos uma sugestão de medidas a serem checadas e realizadas em pacientes com falhas repetidas no desmame, para a identificação e correção precoce das possíveis causas da falência.

Tabela 26.4 Cuidados no desmame difícil.

1. Períodos de descanso da musculatura respiratória
2. Ajuste adequado do ventilador
3. Correção dos distúrbios hidroeletrolíticos e ácido-base
4. Correção da hipervolemia
5. Manipulação adequada das secreções de via aérea
6. Uso de broncodilatadores
7. Calibre adequado do tubo orotraqueal
8. Suporte nutricional
9. Utilização de plano de desmame e orientação do paciente sobre seu progresso. Motivação do paciente e promoção de estímulos ambientais
10. Correção de anemia grave e febre
11. Garantia de sono adequado

Um paciente em desmame prolongado poderá ser considerado dependente de ventilação mecânica caso seja identificada uma causa irreversível, como por exemplo, lesão de medula espinhal, esclerose lateral amiotrófica e lesão neurológica grave.

Traqueostomia no paciente dependente de ventilação mecânica

Frequentemente, a traqueostomia é utilizada como opção de via aérea nos pacientes dependentes de ventilação mecânica, trazendo benefícios como maior conforto, facilidade de aspiração de secreções, redução da resistência das vias aéreas, maior mobilidade do paciente, possibilidade de fala e alimentação por via oral e menor necessidade de sedação. Essas vantagens podem levar a um desmame mais rápido e com menor número de complicações. No entanto, não temos estudos ideais que mostrem o impacto da traqueostomia na diminuição tempo de ventilação mecânica e do tempo de internação em UTI.

Não temos evidências suficientes que corroborem a realização de traqueostomia precoce de rotina, porém ela pode ser considerada quando o paciente, após estabilização, mostrar indícios de que necessitará de suporte ventilatório prolongado ou que poderá ter um ou mais benefícios relacionados ao procedimento, daqueles já citados acima.

Abaixo listamos algumas situações onde podemos considerar a traqueostomia precoce:

- Paciente com necessidade de doses elevadas de sedação para tolerar o desconforto do tubo orotraqueal;
- Pacientes com lesões neurológicas graves;
- Pacientes com mecânica respiratória desfavorável: aumento de resistência de vias aéreas, diminuição da complacência do sistema respiratório, fraqueza muscular acentuada;
- Pacientes que podem se beneficiar psicologicamente de uma melhor comunicação, mobilidade e alimentação via oral.

A traqueostomia é considerada um procedimento seguro e com custos reduzidos quando realizada na UTI, tanto cirurgicamente quanto pela técnica percutânea.

Conclusão

A sistematização do desmame ventilatório tem como objetivo a redução do tempo de ventilação mecânica invasiva, com consequente diminuição das suas complicações, assim como a minimização das chances de uma possível reintubação. O teste de respiração espontânea, de 30 minutos, em tubo T, CPAP ou com baixos valores de pressão de suporte, deve ser realizado em todos os pacientes em ventilação mecânica há mais de 48h e que preencham os critérios para iniciar a retirada do suporte ventilatório. Essa medida simplifica o desmame e é eficaz na redução do tempo de ventilação. Com essa abordagem estima-se que aproximadamente 70% dos pacientes sejam extubados após o primeiro teste, com uma taxa de falha e necessidade de reintubação próxima de 12%.

O uso de protocolos multiprofissionais, com condutas padronizadas para a sedação e para o desmame da ventilação, é efetivo para diminuir o tempo de suporte ventilatório sem aumentar o risco de complicações e reintubação.

Falhas no teste de respiração espontânea devem ter as suas causas investigadas e corrigidas sempre que possível. Um novo teste deve ser realizado após cerca de 24h do teste anterior, sendo o paciente mantido em um modo confortável e que permita repouso adequado da musculatura respiratória.

O desmame da ventilação mecânica é rápido e tranquilo para a maioria dos pacientes; para aqueles com desmame prolongado ou difícil, ações protocoladas e integradas dos diversos profissionais é a chave do sucesso.

Literatura recomendada

1. Brook AD, Ahrens TS, Schaiff R, et al. Effect of a nursing implemented sedation protocol on the duration of mechanical ventilation. Crit Care Med 1999; 27:2609-15.

2. Ely EW, Baker AM, Dunagan DP, et al. Effect on the duration of mechanical ventilation of identifying patients capable of breathing spontaneously. N Engl J Med 1996; 335:1864-9.

3. Esteban A, Alia I, Gordo F, et al. Extubation outcome after spontaneous breathing trials with T-tube or pressure support ventilation: the Spanish Lung Failure Collaborative Group [published erratum appears in Am J Respir Crit Care Med 1997; 156:2028]. Am J Respir Crit Care Med 1997; 156:459-65.

4. Esteban A, Alia I, Ibanez J, et al. Modes of mechanical ventilation and weaning. A national survey of Spanish hospitals. The Spanish Lung Failure Collaborative Group. Chest 1994; 106:1188-93.

5. Esteban A, Alia I, Tobin MJ, et al. Effect of spontaneous breathing trial duration on outcome of attempts to discontinue mechanical ventilation: Spanish Lung Failure Collaborative Group. Am J Respir Crit Care Med 1999; 159:512-8.

6. Esteban A, Frutos F, Tobin MJ, et al. A comparison of four methods of weaning patients from mechanical ventilation. N Engl J Med 1995; 332: 345-50.

7. Esteban A, Alia I, Gordo F, et al. Extubation outcome after spontaneous breathing trials with T-tube or pressure support ventilation: the Spanish Lung Failure Collaborative Group [published erratum appears in Am. J. Respir Crit Care Med 1997; 156:2028.. Am J Respir Crit Care Med 1997; 156:459-65.

8. Esteban A, Frutos-Vivar F, Niall D, et al. Non-invasive positive pressure ventilation for respiratory failure after extubation. N Engl J Med 2004; 350:2452-60.

9. Ferrer M, Valencia M, Nicolas JM, et al. Early Noninvasive ventilation averts extubation failure in patients at risk: a randomized trial. Am J Respir Crit Care Med 2006; 173:164-170.

10. Ferrer M, Esquinas A, Arancibia F, et al. Non-invasive ventilation during persistent weaning failure: a randomized controlled trial. Am J Respir Crit Care Med 2003; 168:70-6.

11. Girault C, Daudenthun I, Chevron V, et al. Noninvasive ventilation as a systematic extubation and weaning technique in acute-on-chronic respiratory failure: a prospective, randomized controlled study. Am J Respir Crit Care Med 1999;160:86-92.

12. Goldstone, J. Difficult Weaning. Thorax 2002; 57:986-91.

13. Kollef MH, Shapiro SD, Silver P, et al. A randomized, controlled trial of protocol-directed versus physician-directed weaning from mechanical ventilation. Crit Care Med 1997; 25:567-74.

14. Kress JP, Pohlman AS, O'Connor MF, et al. Daily interruption of sedative infusions in critically ill patients undergoing mechanical ventilation. N Engl J Med 2000; 342:1471-7.

15. Lightowler JV, Wedzicha JA, Elliot MW, et al. Non-invasive positive pressure ventilation to treat respiratory failure resulting from exacerbations of chronic obstructive pulmonary disease: Cochrane systematic review and meta-analysis. British Medical Journal 2003; 326:1-5.

16. MacIntyre N. Evidence-Based Ventilator Weaning and Discontinuation. Respir Care 2004; (7.49:830-6.

17. MacIntyre NR, Cook DJ, Ely EW, et al. Evidence-Based Guidelines for Weaning and Discontinuing Ventilatory Support. A Collective Task Force Facilitated by the American College of Chest Physicians; the American Association for Respiratory Care; and the American College of Critical Care Medicine. Chest 2001; 120:375S-395S.

18. McConville JF, Kress JP. Weaning Patients from the Ventilator. N Engl J Med 2012; 367:2233-9.

19. Nava S, Gregoretti C, Fanfulla F, et al. Noninvasive ventilation to prevent respiratory failure after extubation in high-risk patients. Crit Care Med 2005; 33:2465-70.

20. Nava S, Ambrosino N, Clini E, et al. Noninvasive mechanical ventilation in the weaning of patients with respiratory failure due to chronic obstructive pulmonary disease: a randomized, controlled trial. Ann Intern Med 1998; 128:721-8.

21. Nery P, Pastore L, Carvalho CRR, Schettino G. Shortening ventilatory support with a protocol based on daily extubation screening and noninvasive ventilation in selected patients. Clinics 2011; 66(5):759-66.

22. Yang KL, Tobin MJ. A prospective study of indexes predicting the outcome of trials of weaning from mechanical ventilation. N Engl J Med 1991; 324:1445-50.

27

Síndrome Pós-cuidados Intensivos

■ Carlos Toufen Junior

DESTAQUES

- Pacientes com condições graves tais como síndrome do desconforto respiratório agudo e sepse grave apresentam mortalidade acima da esperada por até seis meses a dois anos após o quadro inicial.
- Nos sobreviventes de quadros graves, disfunções físicas e psíquicas podem afetar de forma significativa a qualidade de vida após a alta hospitalar.
- O foco dos novos estudos de UTI deve ser identificar grupos de risco para disfunções tardias e avaliar estratégias terapêuticas para evitá-las.
- O cuidado de pacientes críticos deve ter como objetivo a recuperação plena, algo que vai além da simples manutenção da vida.

OBJETIVOS

- Compreender a importância de oferecer seguimento clínico a sobreviventes de cuidados intensivos.
- Conhecer as principais disfunções que persistem após a alta dos pacientes da terapia intensiva.
- Identificar fatores relacionados a essas disfunções e formas de preveni-las ou minimizá-las.

Desde sua origem, a UTI priorizou cuidados multiprofissionais e terapêuticos com o objetivo de tratar condições agudamente graves e evitar a morte. Dessa forma, o foco da maioria dos estudos clínicos que avaliaram esses pacientes foi evitar a morte em consequência do evento agudo, ignorando ou deixando em segundo plano o desfecho do paciente após a alta da terapia intensiva.

Recentemente, vários estudos têm buscado avaliar conjuntamente desfechos como mortalidade e sequelas após a alta da UTI e do hospital. Observou-se que uma parcela considerável de pacientes sobreviventes de uma doença crítica não consegue retornar à vida normal, e que disfunções importantes podem permanecer por longo período de tempo. Por exemplo, sabe-se que apenas metade dos sobreviventes da Síndrome do Desconforto Respiratório Agudo (SDRA) retorna ao trabalho após um ano.

O somatório de disfunções físicas, cognitivas ou de saúde mental que surgem após uma doença crítica tem sido denominado síndrome pós-cuidados intensivos (*post-intensive care syndrome*). O seguimento dos sobreviventes da UTI tem fornecido informações adicionais sobre o prognóstico dos quadros graves sobre as disfunções geradas pelos distúrbios agudos, e pelo próprio tratamento intensivo. Esses aspectos relevantes ao cuidado pós-UTI serão descritos neste capítulo.

Mortalidade tardia de pacientes admitidos na UTI

A morte decorrente de condições graves não está restrita à internação no hospital ou na UTI. Em alguns casos, os cuidados intensivos permitem a manutenção da vida no ambiente hospitalar, porém um número adicional de mortes ocorre após a alta da UTI e do hospital.

Mortalidade de sobreviventes da SDRA

O uso de estratégias protetoras em pacientes com SDRA reduziu significantemente sua mortalidade na UTI, que varia atualmente entre 30 e 40%. Entretanto, dados dos estudos que acompanharam os sobreviventes mostram que a mortalidade desses pacientes é maior quando considerado um tempo maior de acompanhamento. Um estudo observacional estimou a mortalidade de 28 dias de pacientes com SDRA em 31%. A mortalidade após seis meses da admissão na UTI foi de 44%, consideravelmente mais alta. Após os primeiros seis meses, a mortalidade dos sobreviventes se estabilizou até pelo menos um ano de observação, o que sugere que a mortalidade aumentada nos primeiros seis meses era ainda relacionada ao quadro agudo (Figura 27.1).

Elevação de mortalidade após um ano também foi observada recentemente entre participantes de estudo randomizado e controlado com o objetivo de testar a posição prona em pacientes com SDRA. Nesse estudo, os autores observaram mortalidade de 60% após um ano da SDRA, sendo que 12% da mortalidade ocorreu entre 6 e 12 meses após a randomização.

Também recentemente, em coorte prospectiva que acompanhou pacientes com SDRA necessitando de ventilação mecânica, observou-se aumento crescente da mortalidade até um ano do diagnóstico. Após trinta dias do diagnóstico, a mortalidade observada foi de 44%, aumentando para 52% após noventa dias, e para 62% após um ano de acompanhamento. A mortalidade ficou estável após um ano, com mortalidade de 64% após dois anos.

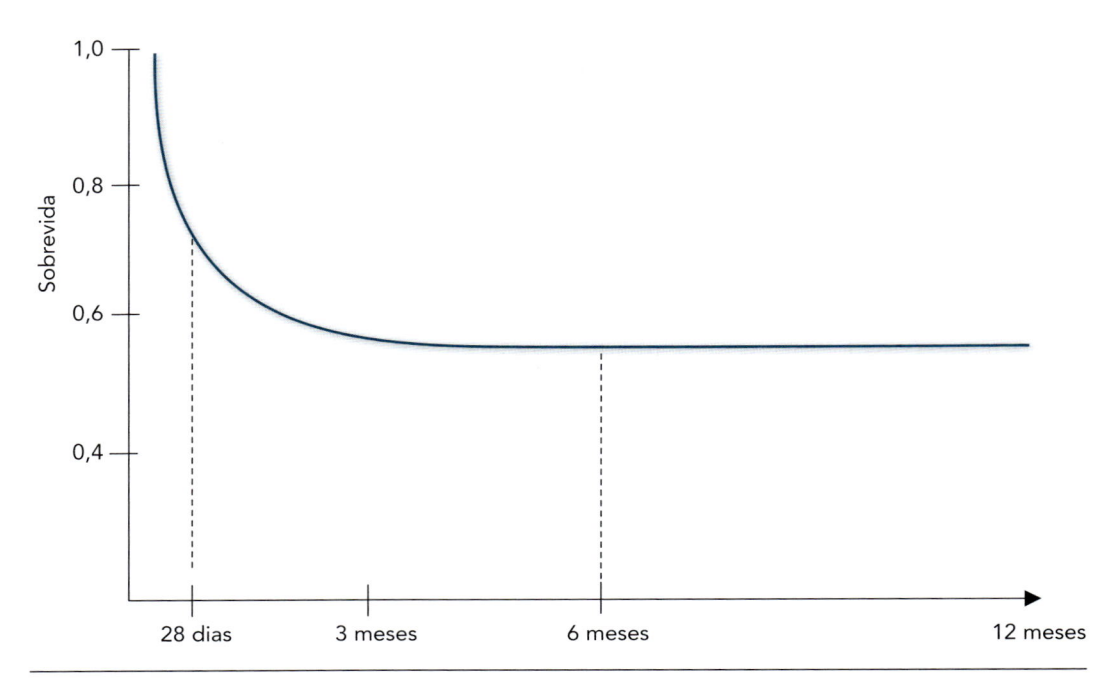

■ **Figura 27.1** Curva de sobrevida após um ano de acompanhamento de pacientes com SDRA (Adaptada de Angus e col., 2001). A sobrevida de 28 dias (69%) superestima a sobrevida de seis meses desse grupo de pacientes (56%).

Mortalidade de sobreviventes de sepse

Entre pacientes com sepse, a variabilidade de mortalidade dos sobreviventes da UTI é grande. Uma revisão sistemática de desfechos após a alta hospitalar incluiu 17 estudos que avaliaram a mortalidade em um ano, e esta variou de 7% a 43%. Entre os quatro estudos que compararam a mortalidade após um ano, com um grupo controle, a mortalidade de pacientes com sepse sempre foi superior. De maneira similar ao que se observa na SDRA, há também, entre pacientes sobreviventes de sepse, mortalidade tardia atribuível ao quadro agudo mesmo após a alta hospitalar. Em um estudo com pacientes com sepse grave, por exemplo, a mortalidade posterior à alta hospitalar foi de 16%, 28%, 41% e 45% na UTI, no hospital, e após um e dois anos da internação na UTI.

Em resumo, os dados publicados até o momento mostram que a mortalidade atribuível a condições agudas que motivam a internação na UTI é maior quando são avaliados períodos de tempo de seis meses a dois anos após a admissão à UTI. Essa mortalidade somente em parte pode ser atribuída a comorbidades apresentadas antes da admissão na UTI, sugerindo que sequelas do quadro agudo contribuem para a mortalidade tardia dos sobreviventes da terapia intensiva.

Mortalidade geral de sobreviventes da UTI

Comparações de pacientes admitidos na UTI com outros grupos, como a população moradora nos arredores dos hospitais em estudo ou de pacientes internados em enfermarias também demonstram mortalidade adicional entre os sobreviventes da terapia intensiva.

Um estudo finlandês da década de 1990 comparou 12.180 pacientes internados na UTI com a população geral, mostrando mortalidade 3,3 vezes maior entre os sobreviventes da UTI em relação à população geral da Finlândia. A mortalidade tornava-se semelhante após dois anos de observação.

Em 2010, uma análise retrospectiva de pacientes com mais de 65 anos de idade avaliou a mortalidade por três anos após a internação na UTI. Após seis meses de acompanhamento, a mortalidade dos sobreviventes da UTI foi de 14%, em comparação a 11% entre pacientes controles sobreviventes de internação

hospitalar sem necessidade de cuidados intensivos. Após três anos da internação, a diferença persistia. Analisando apenas os sobreviventes de UTI submetidos à ventilação mecânica, a mortalidade foi significativamente maior em relação a pacientes controles internados no hospital (58% *versus* 33%) após três anos, sendo a diferença mais importante observada nos primeiros seis meses (30% *versus* 10%).

Entre os fatores de risco associados com a mortalidade tardia de pacientes críticos, sem dúvida, a idade e a presença de comorbidades se destacam. Porém, evidências recentes sugerem que a ocorrência da doença aguda crítica possa alterar o perfil de risco dos pacientes em relação ao risco pré-UTI. Um estudo recente, por exemplo, sugere aumento no risco de eventos cardiovasculares nos pacientes sobreviventes de sepse grave. Outro estudo sugere aumento independentemente do risco de morte tardia associado à disfunção renal na UTI, mesmo que leve.

Avaliação da qualidade de vida

Outro desfecho importante a ser observado no acompanhamento após a alta do hospital de pacientes críticos é a qualidade de vida, que busca avaliar a recuperação dos pacientes sobreviventes de uma maneira global. A grande dificuldade e limitação dessa avaliação é a falta de um valor confiável pré-internação, além da subjetividade associada com o conceito de qualidade de vida.

Os instrumentos utilizados para avaliar a qualidade de vida dos sobreviventes da terapia intensiva são questionários respondidos pelos sobreviventes, que podem ser questionários de qualidade de vida de uso geral, como o SF-36 e o EQ-5D, ou específicos para sintomas respiratórios, como o questionário respiratório do Hospital Saint George (SGRQ). Alguns desses questionários dividem a avaliação da qualidade de vida em domínios como função física, social e afetiva, o que permite especificar os domínios mais afetados.

Em geral, a qualidade de vida dos sobreviventes de internação na UTI é menor que a de controles da população geral. Em revisão sistemática de 53 artigos avaliando a qualidade de vida após um ano ou mais da admissão na UTI utilizando SF-36 ou EQ-5D, observou-se que pacientes sobreviventes de internação na UTI tinham menor qualidade de vida quando comparados com a população geral pareada por sexo e idade. As piores reduções na qualidade de vida eram vistas em sobreviventes de SDRA, ventilação prolongada, trauma grave e sepse grave.

Em outro estudo avaliando 1.663 pacientes com mais de 18 anos de idade, que permaneceram mais de 24 horas na UTI, observou-se que os pacientes sobreviventes da UTI apresentaram redução dos parâmetros de qualidade de vida em todos os domínios do questionário SF-36 e EQ-5D quando comparados com a população que morava nos arredores do hospital. Pior qualidade de vida entre os sobreviventes de UTI foi observada desde a primeira avaliação, seis meses após a admissão na UTI, até a última avaliação 36 meses após a alta da UTI. Não houve melhora significativa após 36 meses de avaliação, com exceção do domínio da capacidade física e da função social do SF-36.

Um estudo comparou a qualidade de vida após um ano da internação de 77 pacientes com SDRA com 73 pacientes internados na UTI e pareados por escore de gravidade, idade e comorbidades. Os pacientes com SDRA apresentaram redução de qualidade de vida e mais sintomas respiratórios. Embora quase todos os aspectos da qualidade de vida tenham sido afetados, os domínios associados com limitação física foram os mais prejudicados. Somente a função emocional estava poupada em pacientes com SDRA em relação ao grupo controle.

Nesse mesmo estudo, o questionário específico de qualidade de vida que aborda a disfunção respiratória (SGRQ) mostrou redução em todos os domínios, principalmente sintomas e atividade, sugerindo que sequelas físicas e sintomas pulmonares são os mais associados com as limitações desses pacientes. Esse estudo também mostrou que pacientes com SDRA e sepse têm mais disfunções relacionadas à qualidade de vida do que pacientes com SDRA associada a trauma.

Em pacientes com SDRA, um estudo com acompanhamento dos sobreviventes por cinco anos demonstrou que o componente físico relacionado à qualidade de vida permaneceu abaixo do esperado após cinco anos da admissão à UTI. Houve melhora precoce no grupo com idade menor que 52 anos, porém todos os grupos mantiveram redução nesse componente após cinco anos.

Revisão sistemática avaliando pacientes sobreviventes de sepse mostrou redução progressiva da qualidade de vida. Em pacientes com sepse grave, a qualidade de vida ajustada por sexo e idade foi menor em relação à população geral após um ano e meio, após a admissão na UTI, embora a qualidade de vida pré-UTI estimada já fosse menor do que a população geral pré-UTI.

Em resumo, vários estudos demonstram redução da qualidade de vida entre pacientes sobreviventes da UTI. Diferentes grupos de diagnóstico de internação na UTI apresentam menor qualidade de vida, o que sugere um papel da UTI na redução adicional da qualidade de vida após a alta, principalmente em relação aos aspectos físicos.

Combinando mortalidade e qualidade de vida

Pensando em diferenciar pacientes sobreviventes com boa qualidade de vida após a alta da UTI e pacientes com múltiplas disfunções e qualidade de vida reduzida após a alta, alguns autores têm associado mortalidade com o valor de qualidade de vida, combinando assim qualidade com quantidade de vida em um único índice.

Esse índice é chamado de sobrevida ajustada pela qualidade de vida (QALY – *quality-ajusted life years*). O QALY estima o tempo de sobrevida dos pacientes e ajusta pela qualidade de vida, obtendo-se assim um ganho médio de sobrevida ajustado pela qualidade de vida.

Para calcular o QALY é preciso multiplicar o tempo de sobrevida pela qualidade de vida. Assume-se que a qualidade de vida varia de zero a 1, sendo 0 a morte e 1 qualidade de vida máxima. Um ano de vida com perfeita saúde vale um QALY = 1 ano de vida × qualidade de vida máxima, ao passo que um ano de vida doente vale menos do que 1. QALYs podem ser vistos, portanto, como "anos vividos com saúde perfeita": metade de um ano vivido em perfeita saúde é equivalente a 0,5 QALY (0,5 ano × 1 qualidade de vida), o mesmo que um ano de vida em uma situação com qualidade de vida intermediária, por exemplo, com graves dificuldades de locomoção (1 ano × 0,5 qualidade de vida).

O QALY foi desenvolvido inicialmente para estudos de custo-efetividade de terapias caras, invasivas e com risco de sequelas. Em estudos de seguimento curto costuma-se calcular o número de QALYs para cada cem pacientes. Se os pacientes em seguimento sobreviverem por um ano com saúde perfeita, teremos 100 QALYs/100 pacientes. Se todos os pacientes sobreviverem por um ano, mas a qualidade de vida não for perfeita, por exemplo, 0,6, teremos 60 QALYs/100 pacientes. Esse mesmo número seria obtido se apenas 60 dos 100 pacientes sobrevivessem por um ano, mas todos em saúde perfeita.

Estudos observacionais que calcularam o QALY para sobreviventes de UTI obtiveram valores entre 36 e 44 QALYs/100 pacientes ao final de um ano.

Distúrbios neurocognitivos e psíquicos em sobreviventes da UTI

Os distúrbios neurocognitivos têm sido cada vez mais reconhecidos em pacientes sobreviventes da UTI. Esses distúrbios são variados, tais como alterações cognitivas de memória, fluência verbal e de função executiva, e muitas vezes são subclínicos, o que dificulta seu reconhecimento.

Apesar de muitos pacientes críticos apresentarem nível de consciência reduzido durante a fase mais crítica de sua estada na UTI, a internação na UTI apresenta componentes que podem gerar traumas, como o diagnóstico de uma doença crítica, intubação e desmame da ventilação mecânica, e a ocorrência de pesadelos e alucinações que se associam com o desenvolvimento posterior de transtornos psíquicos como depressão e o estresse pós-traumático.

Cerca de 70% dos pacientes sobreviventes de SDRA apresentam sequelas neurocognitivas na alta do hospital, e entre 20% e 50% mantêm sequelas após dois anos da alta. Atividades associadas com função executiva, memória, atenção ou que exigem processamento mental rápido tornam-se difíceis ou quase impossíveis para alguns desses pacientes. Graus semelhantes de disfunção são observados em pacientes vítimas de intoxicação por monóxido de carbono e cirurgia eletiva de revascularização miocárdica.

Um estudo identificou, entre pacientes sobreviventes de SDRA, hipoxemia grave e estratégia conservadora de reposição volêmica como fatores de risco para o desenvolvimento de sequelas cognitivas. Outro estudo com mais de oitocentos pacientes identificou que quanto maior o tempo em *delirium* na UTI, maior o risco de disfunção cognitiva. Não foi possível concluir se o uso de sedativos ou analgésicos teve relação com a cognição após a alta hospitalar.

Entre sobreviventes de internação em UTI clínica, 32% dos pacientes apresentam disfunção neuropsicológica, sendo que 27% apresentam depressão na alta da UTI e 36% após seis meses.

A prevalência de síndrome do estresse pós-traumático em pacientes internados na UTI varia de 5% a 63%, dependendo da subpopulação estudada e do momento observado. Em pacientes com SDRA, a prevalência de síndrome do estresse pós-traumático foi de 44% na alta hospitalar, 25% após cinco anos, e 24% após oito anos. Como comparação, em pacientes sobreviventes de câncer, a prevalência varia de 2% a 39%, e em ex-combatentes no Vietnã de 2% a 15%.

Entre os fatores associados com a síndrome do estresse pós-traumático, encontramos a presença de memória de episódios da internação na UTI, presença de ansiedade na UTI, tempo de internação na UTI e tempo de ventilação mecânica, nível de sedação e uso de bloqueadores neuromusculares. O uso de corticosteroides parece estar associado à redução do risco de síndrome do estresse pós-traumático.

Alterações respiratórias em sobreviventes da UTI

As alterações respiratórias em pacientes sobreviventes de UTI foram estudadas quase exclusivamente em pacientes com SDRA. Essas alterações costumam ser mais intensas quanto mais precoce for a avaliação, com reversão do quadro em boa parte dos pacientes.

Em termos de função pulmonar, a alteração mais frequentemente detectada é a redução da capacidade de difusão, observada através da inalação de monóxido de carbono (D_{LCO}). Uma redução na D_{LCO} tem sido descrita com frequência após seis meses da internação pela SDRA.

No subgrupo de pacientes acometidos por SDRA associada com infecção pelo vírus *Influenza A H1N1*, um estudo recente avaliou a função pulmonar após um ano, de pacientes que necessitaram de terapia de resgate através de oxigenação por membrana extracorpórea (ECMO) e, portanto, com disfunção respiratória mais grave, comparados com pacientes que não necessitaram de ECMO. O grupo que necessitou de ECMO era mais jovem, apresentava SAPS III maior na entrada da UTI, e permaneceu mais tempo sob ventilação mecânica. Como resultado, 75% dos pacientes do grupo ECMO e 64% dos pacientes do grupo sem ECMO apresentavam DLCO abaixo do 5º percentil de normalidade, sem diferença estatística entre os grupos.

A redução da capacidade vital forçada é descrita entre 15 e 45% dos sobreviventes de SDRA, e os distúrbios ventilatórios obstrutivos também são descritos variando de 0% a 30% dos pacientes.

As alterações no parênquima pulmonar mais frequentemente observadas na tomografia de tórax de pacientes sobreviventes de SDRA são as alterações reticulares, mais comuns na região pulmonar ventral. A ocorrência de opacidades em vidro fosco é comum quando os pacientes são avaliados mais precocemente (Figura 27.2). Alterações típicas de fibrose pulmonar como bronquiectasias de tração e favelamento são raras.

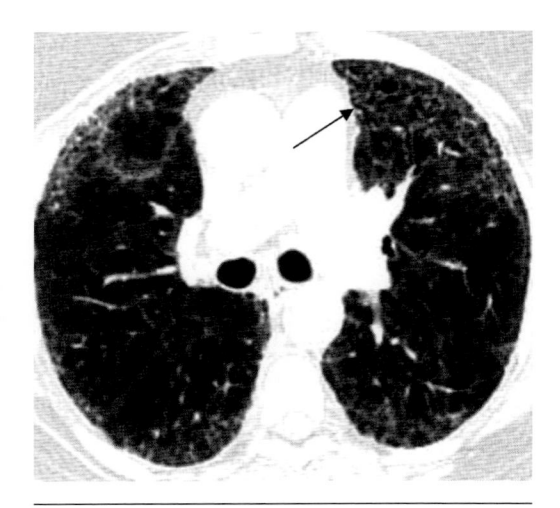

■ **Figura 27.2** Tomografia de tórax mostrando reticulado de regiões ventrais pulmonares (seta) de paciente após seis meses de SDRA.

Pacientes sobreviventes de SDRA associada com infecção pelo vírus *Influenza A H1N1* apresentam predominantemente opacidades em vidro fosco (Figura 27.3), que afetam pequena porcentagem do parênquima pulmonar após um ano de avaliação. São comuns alterações tomográficas como bandas parenquimatosas e distorções de septo (Figura 27.4).

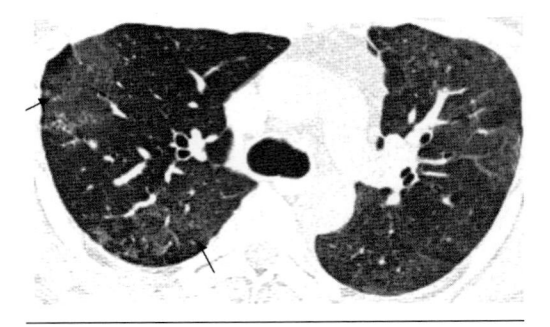

■ **Figura 27.3** Áreas de vidro fosco (setas e todo o pulmão esquerdo) após um mês de SDRA secundária à infecção pelo vírus *Influenza A H1N1*.

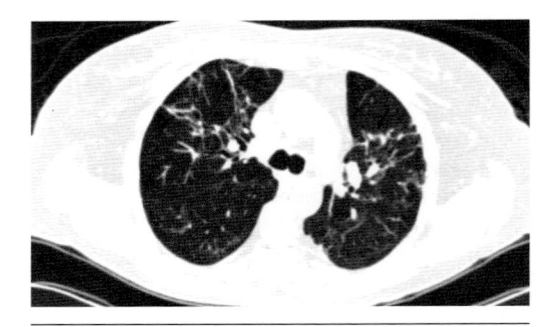

■ **Figura 27.4** Bandas parenquimatosas (setas) e distorção arquitetural após seis meses de SDRA secundária ao vírus *Influenza A H1N1*.

Até o momento, não é possível identificar o papel das estratégias ventilatórias em reduzir as sequelas respiratórias secundárias à SDRA. Somente um estudo que utilizou tratamento com óxido nítrico conseguiu mostrar melhora da função pulmonar no grupo tratamento em relação ao grupo controle.

Disfunção física e neuromuscular

É comum observar perda de peso significativa em pacientes graves após a internação na

UTI. No momento da alta da UTI, pacientes sobreviventes de internação por SDRA perderam em média 18 quilogramas, e 71% dos pacientes retornaram ao peso anterior após um ano. Muitas disfunções observadas após a alta da UTI são atribuídas à perda de peso e desnutrição, entre elas anemia, alopecia, amenorreia e risco aumentado de osteoporose.

O achado de fraqueza muscular adquirida na UTI ocorre em 25% dos pacientes que permaneceram mais de sete dias em ventilação mecânica. Entretanto, quando utilizados testes eletrofisiológicos que não dependem da colaboração dos pacientes, a porcentagem de polineuropatia alcança 58%. Em populações de maior risco, como pacientes com sepse e disfunção de órgãos, a incidência de fraqueza muscular pós-UTI pode variar de 50 a 100%.

Em pacientes com diagnóstico de polineuropatia e/ou miopatia do doente crítico, acompanhamento pós-UTI entre dois dias e oito anos demonstrou que em torno de 30% dos pacientes não conseguiam respirar e andar de forma independente. Alterações graves como tetraparesia, tetraplegia e paraplegia foram observadas em 28% dos casos. Alterações leves como perda sensitiva nos pés e nas mãos, atrofia muscular, hiperalgesia e pé equino flácido foram comuns mesmo em pacientes com recuperação funcional.

Dos fatores associados com o desenvolvimento de fraqueza muscular adquirida na UTI, o tempo de imobilização e o tempo de internação na UTI têm se mostrado como fatores importantes. Entre outros fatores de risco, são descritos: a idade dos pacientes, a presença de SIRS, a gravidade da doença aguda na internação na UTI, a ocorrência de hiperglicemia na internação na UTI, e o uso de corticosteroides.

A relação entre o uso de bloqueadores neuromusculares e a ocorrência de fraqueza muscular adquirida na UTI ainda não é clara. Embora clássica, a ocorrência de grave miopatia em pacientes asmáticos em ventilação mecânica prolongada, que recebem corticosteroides em altas doses, associados com os bloqueadores neuromusculares, os estudos clínicos realizados até o momento não demonstraram uma associação bem-estabelecida. Em estudo recente, que comparou o uso do bloqueador neuromuscular cisatracúrio, infundido continuamente por 48 horas em pacientes com SDRA, comparado com placebo, não houve diferença na ocorrência de fraqueza muscular adquirida na UTI ou na dispneia medidas após 28 dias da admissão na UTI. Da mesma forma, dois grandes estudos longitudinais recentes não mostraram essa relação. Possivelmente a imobilidade produzida pelo uso prolongado de doses elevadas de bloqueadores neuromusculares deve aumentar o risco de fraqueza muscular, entretanto, não existe evidência até o momento de que o uso de bloqueadores neuromusculares por curto intervalo de tempo, na fase aguda do tratamento intensivo, se relacione com a ocorrência de fraqueza muscular nos pacientes sobreviventes de doenças críticas.

Testes de esforço também têm sido utilizados para avaliar os pacientes sobreviventes de doenças críticas, porém geralmente em estudos pequenos. Pacientes sobreviventes de SDRA melhoram progressivamente a distância caminhada em 6 minutos, porém após um ano o valor observado ainda é baixo, 66% do valor esperado. Quando avaliados por teste cardiopulmonar de esforço, 50 a 80% dos pacientes sobreviventes de SDRA apresentam alteração do gradiente alvéolo arterial. Em pacientes sobreviventes de SDRA pelo vírus *Influenza A H1N1*, 18% dos pacientes apresentaram gradiente alvéolo arterial anormal no pico do exercício.

Conclusão

Pacientes sobreviventes de UTI têm mortalidade tardia elevada, observada até dois anos após a alta, em especial pacientes sobreviventes de sepse e SDRA. Além disso, sobreviventes de UTI apresentam incidência elevada de alterações respiratórias, distúrbios cognitivos, depressão, estresse pós-traumático e fraqueza muscular, responsáveis por grave impacto em sua qualidade de vida e capacidade para retornar ao trabalho. Essas alterações frequentemente persistem após seis meses a um ano da internação, e um acompanhamento multiprofissional desses pacientes após a alta da UTI é fundamental para a reabilitação completa.

Literatura recomendada

1. Angus DC, Musthafa AA, Clermont G, Griffin MF, Linde-Zwirble WT, Dremsizov TT, et al. Quality-adjusted survival in the first year after

the acute respiratory distress syndrome. Am J Respir Crit Care Med 2001; 163(6):1389-94.

2. Davidson TA, Caldwell ES, Curtis JR, Hudson LD, Steinberg KP. Reduced quality of life in survivors of acute respiratory distress syndrome compared with critically ill control patients. JAMA 1999 Jan 27; 281(4):354-60

3. Fan E, Dowdy DW, Colantuoni E, Mendez--Tellez PA, Sevransky JE, Shanholtz C, et al. Physical complications in acute lung injury survivors: a two-year longitudinal prospective study. Crit Care Med 2014; 42(4):849-59.

4. Granja C, Amaro A, Dias C, Costa-Pereira A. Outcome of ICU survivors: a comprehensive review. The role of patient-reported outcome studies. Acta Anaesthesiol Scand 2012 [Epub ahead of print].

5. Herridge MS, Cheung AM, Tansey CM, Matte-Martyn A, Diaz-Granados N, Al-Saidi F, et al. Canadian Critical Care Trials Group. One-year outcomes in survivors of the acute respiratory distress syndrome. N Engl J Med 2003; 348(8):683-93.

6. Herridge MS, Tansey CM, Matté A, Tomlinson G, Diaz-Granados N, Cooper A, et al. Canadian Critical Care Trials Group. Functional disability 5 years after acute respiratory distress syndrome. N Engl J Med 2011; 364(14):1293-304.

7. Luyt CE, Combes A, Becquemin MH, Beigelman-Aubry C, Hatem S, Brun AL, et al., for the REVA Study Group. Long-term Outcomes of Pandemic 2009 Influenza A (H1N1)-Associated Severe SDRA. Chest 2012; 142(3):583-592.

8. Mikkelsen ME, Christie JD, Lanken PN, Biester RC, Thompson BT, Bellamy SL, et al. The adult respiratory distress syndrome cognitive outcomes study: long-term neuropsychological function in survivors of acute lung injury. Am J Respir Crit Care Med 2012 Jun 15; 185(12):1307-15.

9. Needham D M, Wozniak A W, Hough C L, Morris P E, Dinglas V D, Jackson J C, et al., with the National Institutes of Health NHLBI ARDS Network*. Risk factors for physical impairment after acute lung injury in a national, multicenter study. Am J Respir Crit Care Med 2014; 189 (10):1214-24.

10. Pandharipande PP[1], Girard TD, Jackson JC, Morandi A, Thompson JL, Pun BT, et al., BRAIN-ICU Study Investigators. Long-term cognitive impairment after critical illness. N Engl J Med 2013; 369(14):1306-16.

11. Toufen C Jr, Costa EL, Hirota AS, Li HY, Amato MB, Carvalho CR. Follow-up after acute respiratory distress syndrome caused by influenza a (H1N1) virus infection. Clinics (São Paulo). 2011; 66(6):933-7.

12. Winters BD, Eberlein M, Leung J, Needham DM, Pronovost PJ, Sevransky JE. Long-term mortality and quality of life in sepsis: a systematic review. Crit Care Med 2010; 38(5):1276-83.

13. Wunsch H, Guerra C, Barnato AE, Angus DC, Li G, Linde-Zwirble WT. Three-year outcomes for Medicare beneficiaries who survive intensive care. JAMA 2010; 303(9): 849-56.

14. Yende S, Linde-Zwirble W, Mayr F, Weissfeld L A, Reis S, Angus D C. Risk of Cardiovascular Events in Survivors of Severe Sepsis. Am J Respir Crit Care Med 2014; 189 (9):1065-74.

Índice Remissivo